U0359235

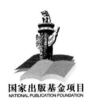
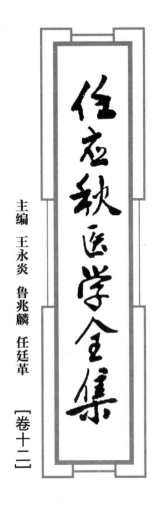

任应秋医学全集

主编 王永炎 鲁兆麟 任廷革 ［卷十二］

中国中医药出版社
·北京·

图书在版编目（CIP）数据

任应秋医学全集/王永炎，鲁兆麟，任廷革主编. —北京：中国中医药出版社，2015.1

ISBN 978 - 7 - 5132 - 2115 - 3

Ⅰ.①任…　Ⅱ.①王…　②鲁…　③任…　Ⅲ.①中国医药学 - 文集
Ⅳ.①R2 - 53

中国版本图书馆 CIP 数据核字（2014）第 253130 号

中 国 中 医 药 出 版 社 出 版
北京市朝阳区北三环东路 28 号易亨大厦 16 层
邮政编码　100013
传真　010 64405750
北京天宇万达印刷有限公司印刷
各地新华书店经销

*

开本 710 × 1000　1/16　印张 456.75　字数 7600 千字
2015 年 1 月第 1 版　2015 年 1 月第 1 次印刷
书号　ISBN 978 - 7 - 5132 - 2115 - 3

*

定价　1980.00 元（全 12 册）
网址　www.cptcm.com

如有印装质量问题请与本社出版部调换
版权专有　侵权必究
社长热线　010 64405720
购书热线　010 64065415　010 64065413
微信服务号　zgzyycbs
书店网址　csln.net/qksd/
官方微博　http://e.weibo.com/cptcm
淘宝天猫网址　http://zgzyycbs.tmall.com

总目录

卷十二
目　录

医论文集

方药琐言

争鸣碎语

证治撷英

序言评语

诊余诗文

9

医论文集

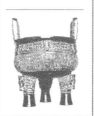

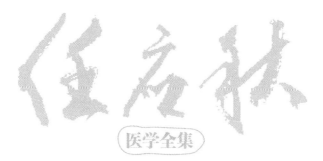

医学全集

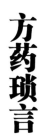
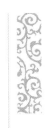

方药琐言

百合马兜铃辩

（原载《文医半月刊》1937 年第 4 卷第 1 期）

百合属于百合科，药用其球根，其根由多瓣组合而成，故以百合名之，百以形其组合之复杂数，合以状其体也。处方用名曰花百合，曰白花百合，曰野百合。古籍别名，《别录》曰𧄸，曰强瞿，曰摩罗，曰重箱，曰中逢花；《吴普本草》曰重迈，曰中庭；《本草纲目》曰蒜脑薯；《图经本草》曰强仇；《和汉药考》曰途花，曰麻罗，曰鬼蒜，曰疆仇，曰麻罗春，曰犬犬伊日根，佳者名拣片外合，产湖南湘潭宝庆，最佳者厥为龙牙合。湘潭经北江到广州北江栈沽皆产之，为多年生草本，春日抽茎，高三四尺，叶为披针形，有短柄，正《本经疏证》邹润安先生所谓"叶似短竹叶"也，但比竹叶厚而有光泽，及夏开筒状之大花，色有白及淡红之分，花冠中无斑点，尖端分六瓣而反卷，根为鳞片，大者长寸许，阔半寸许，下部微带赤色，有纤维质，且含有淀粉质。甘平无毒，润肺止咳，解热。仲景每于伤寒病后，余热未清，神志恍惚，莫名所苦之证恒用之，如百合汤是。

马兜铃属马兜铃科，药用其子实，体为蔓草，恒附木上以生，实悬垂，状如马项之铃，故名（兜，兜鍪，首铠也，今妇女之冠亦曰兜，又自后而围之亦曰兜），兜以状其垂状，马铃以象其形也。处方用名曰杜兜铃，或蜜炙兜铃。古籍别名，《和汉药考》曰王黄瓜，曰王室瓜，曰玉宝瓜，曰兜铃苗，曰两金藤；《纲目》曰云南根；《肘后方》曰都淋藤。安徽亳州、河南、山东、直隶、山西平古具等均产之。为多年生草本，春季自宿根生苗，叶似薯蓣而厚，背呈白色，有毛茸，叶茎均有恶臭，夏季于叶腋开黄紫色不整筒状花，后结实，即名马兜铃；根名青木香，秋季枯死；实呈褐色圆卵形，长一寸，阔六七分，中储多数扁平白色种子，状类榆实。苦寒无毒，开肺，下气化痰，消热；痰结喘促，血痔瘘疮，均主治之。

然则，百合自有百合在，马兜铃自有马兜铃在，百合绝不能结如马兜铃大之褐色圆卵实，马兜铃绝不能环生如鳞状之百合根瓣，各有形状，各有生殖，各有性味，各有主治，各有基本，各有效能，各有其名，各有其实，焉得混为一谈？乃存心堂中西药局罗蓄成谓该处所售之"福建龙岩百合草之果实，即马兜铃，春初抽芽生叶，叶互生为椭圆形，叶圆平滑，叶脉与叶缘平行，茎端开如喇叭之黄花，无花萼，内藏雄蕊三枚，秋深结如球状之果实，即为马兜铃，根旁生鳞状为百合"云云，查百合草，并非百合，百合之古今别名，均无是名也，今罗蓄成以百合草而名百合，不知出何经典？据余所识之百合草，即浙江杭州秦亭山圣帝殿厨房后石台基间所生佛手草之别名也（《医学辞典》《药学辞典》均载）。但医药辞典载百合草，无非谓该草形如百合，其主治仅云"一切恶疮煎汤洗"，为一种外用药，并不如罗蓄成之百合草，既可以生百合，又可以产马兜铃之妙也。吾但愿罗蓄成将该百合草呈诸植物专家研究，或可新发明一种国药物，固不可再将该草而冒为百合及马兜铃售，以自误误人也。

（按）马兜铃根之名青木香，无非是该根之一种别名，与属菊科含有辛胶、挥发油、蜡质，行气导滞，止痛治痢之木香绝异。（作者识）

食疗方笺

明忽思慧选方 任应秋笺订

（原载《柳江医药月刊》1943年第1卷第5、6期合刊、
《现代医药杂志》1946年第一卷第7、8期合刊、第13、14期合刊）

一、绪　　论

（一）食疗论

食疗者，藉食饮常啖之品，约而取之，以达治疗疾病之目的也。处方治病于急，食疗愈疾于渐，处方严君臣佐使之配合，如临大敌而不敢苟，食疗用庖厨烹调之饮膳，以治疾患而无苦痛。故古之君子，善修其身者，威仪行

义养德，饮食衣服以养体。周公制礼，竟置食医，统于冢宰，凡补养调护之术，饮食百味之宜，均稽于本草，俾天子身跻上寿，贻子孙无疆之福。周秦而后，膳医益备，天子饮酒，必用沉香木、沙金、水晶等盏，斟酌适中，执事务各称职，每日所用，标注于历，以验后效；至于汤煎、琼玉、黄精、天门冬、苍术等膏，牛髓、枸杞等煎，诸诊异馔，咸得其宜。孔子食不厌精，脍不厌细，食饐而餲、鱼馁而肉败不食，色恶不食，臭恶不食，失饪不食，不时不食，割不正不食，不得其酱不食，肉虽多不使胜食气，惟酒无量不及乱，沽酒市脯不食，不撤姜食，不多食，祭于公不宿肉，祭肉不出三日，出三日不食之矣。是种饮食卫生，尤出于食疗之上。宋元祐二年，文潞公患泄痢腹痛，苏东坡授以生姜并草茶煎汤，一剂而愈。东坡先生复以生萝卜汁治偏头痛，枸枳汤治消渴，及力阐服生姜、威灵仙、茯苓、地黄各法，通于食疗上贡献非鲜。方今民族健康问题，渐为当道重视，食疗之法，未可或疏。1921年哈普钦氏曰：人类种族上之区别，与有潜在的实力，及文化之高低，进步之迟速，皆于食物有审切关系。征诸孔子及苏东坡二氏，而益信之。至于战时之食疗问题，尤关切要。德国军队士兵，与长官同授食，通常为汤汁与黑面包，配以必须之维他命或矿物类，易刺激味觉之调味料而成；英空军人员，每日必充分摄取多种维他命，以确保最大之视力，同时兼具强壮之功能。在维他命 B 的复合体中，包含多种维他命与维他命 C，同具防止营养不足致病之效果，且能提高人体活力，加强其耐久与抵抗力，和增大其精神之气力。吾国往古无科学技能，但凭酸、苦、辛、甘，不遗形体有衰之食疗原理，而阐明五味之偏走学说，遂视之非其玄论，若以虚心讲求，亦颇有至理存焉。例如当前次欧战时，德意志士兵长途跋涉时，饮以硫磷酸钠，疲乏遽行消失，因硫磷酸钠饮料能助筋肉运动之酸素造成分量，对于身体有缓性调解之功用故也。然则，古人酸走筋之说不为无据。前人复谓咸能坚骨，多以为是一种哲学上之演绎术语，不知人体因筋肉运动过激之故，体内盐质即由汗腺分泌而出，泄出之盐质过多，即足以致过度之疲劳（缺乏食盐者亦同），苟欲恢复此疲劳状态，于清水中放入食盐少许饮之，即足见效。此为历试不爽者，故《饮膳正要》曰："咸味涌泄，多食则外注于脉，胃竭，咽燥而病渴。"又曰："五谷为食，五果为助，五肉为益，五菜为充，气味合和而食之，则补益精气。"此尤足说明食疗法之四大原理，因谷食为人生之主要食品，故曰为食；果肉菜均次之，故曰为助、为益、为充也。食也、助也、益也、充也，必合和而食之，始无偏弊，而达食疗之目的也。盖谷、果、肉、菜等食品，皆含蛋白质、脂肪、碳水化合物、水分、矿物质等，其含量因其种类各别，而互有差异。由其含量之多寡，可分为蛋白质性食品，脂肪类食品，碳水化合物性食品三类。此类区别，依其含量独多而定，非谓其只单纯含某种物质也。一般每谓蛋白质为肉类所独有，而不知谷、果、菜类仍具有是种成分；又或仅认蛋白质、脂肪类为滋养品，而谓碳水化合物性菜类毫无滋养可言，是皆不知而食，补益精气之原理，盖脂肪、蛋白质及碳水化合物，皆为有力之营养品，互相调和，乃能保持营养，用作食疗，固缺一不可者也，兹分而述之。

（二）蛋白质

蛋白质为生物最必要之化合物。有生命之所，必有蛋白质；无蛋白质之处，则无生命。其化学的组成，因蛋质种类而异，大概为含氮 15% ~ 17.6%，氧 21.5% ~ 23.5%，碳 50% ~ 54%，氢 6.5% ~ 7.3%，硫 0.3% ~ 2.4%。分动物性与植物性二种，动物性蛋白质比植物性蛋白质易为肠管吸收，植物性者有 20% ~ 40% 由粪便中排泄体外，而动物质性者所排不过 3% 乃至 6%。体内所取蛋白性，总量中三分之一须为动物性者，普通健康人体，一日至少须摄取三十三克以上之动物性蛋白质，然由消化之难易，致吸收之程度，亦各呈其差异。吾人日常饮食中，均含有蛋白质、脂肪、碳水化合物等，因其燃烧而后能保持体温，产生活力。若不及一定之需要量，或在饥饿状态中，则人体必临机应变，就其身体成分，自行分解燃烧，以补充之。如此继续分解，则身体势必渐次减少，而构成前人所谓虚阴状态，非取适当之食饵以补充之不可。凡蛋白质、脂肪、碳水化合物，能各自燃烧产生热量，以互相代偿，但碳水化合物及脂肪，不能直接成为蛋白质而补充之。而蛋白质之分解，复有定量，任其脂肪、碳水化合物如何过量摄取，终不为之变更。据西人统计，普通大人每日只需八十五克定量，称之曰维持蛋白质，以其系维持身体成分之必要限度也。若供给不足其量，则体内之蛋白质，将次第减少；供给与分解量相偿，而调节得宜，是为氮之平均，体力当健；若摄取有余量，则蓄积体中，名曰蛋白质沉着。蛋白质分解则生气氮，其大部分又成尿素而排泄于尿中，一部分则由粪便排出。然则，蛋白质不仅于食疗上为健康体所必需，即于患者亦为极必要之物质也。

（三）脂　　肪

脂肪恒存于动物性及植物性食物中。动物性者，如各种动物之皮下及组织间之脂肪，及乳脂等；植物性者，为各种植物种子油。其成分为碳、氢、氧等原子集成，其化学的组织及融点，因种类而不同。脂肪燃烧之际，摄取多量之氧，故其发烧量亦多，脂肪一公分，在体内燃烧时，可出 9.3 热力单位之热，至碳水化合物及蛋白质等，则仅及其半而已，故脂肪为体温及能力之根源。当食物中之物质所发生之热量，不足供需要时，身体成分，即行分解燃烧，以补不足，彼时最先分解燃烧者，即为脂肪，若供给有剩，则浮着于体内。此时蛋白质较难沉着，而脂肪则甚易，凡过量之碳水化合物，亦变为脂肪而沉着焉。此种蛋白质及脂肪之沉着，与肥胖疗法大有关系，欲使体内脂肪减少，可与以多量之蛋白质，少量之脂肪，及极少量之碳水化合物，使其补给极不充分，同时并行适宜运动，以增进分解燃烧，此谓之脱脂疗法。脂肪在胃中不能消化，在肠内始能消化而吸收，其溶解较低，若摄取少量，则几被完全吸收，但摄取多量，则所被利用者反少。故肠管罹病或胆道有障碍，胆汁不能供给于肠管，或胰腺有重患时，脂肪之消化即首被妨害，其大部分乃排泄于粪便中。

（四）碳水化合物

碳水化合物，其主要者为淀粉等多糖类及葡萄糖类，果糖、奶糖等单糖类多。糖及复糖，均需由消化液中之酵素分解、消化；单糖等，由肠管吸收。普通健康者，保持体温，维持活力，所必要之热量，多半发生于碳水化合物。若摄取多量，而体内所吸收者超过必要量，则其剩余不若蛋白质及脂肪之直接沉着，乃变易为脂肪而沉着，亦间接成为体内之成分。世人每谓蛋白质、脂肪易消化，碳水化合物则难，彼不知碳水化合物，除木纤维类外，反易消化，且其为肠管所吸收，而利用于体内之分量尤远在蛋白质之上。盖无论何种碳水化合物，大抵为体内所吸收者实居 80% 以上，故蔗糖、葡萄糖尤达 99% 也，但同一种类，与以多量，反不如混合食物之易被吸收。

（五）热　　量

上列三种食物之于人体，犹煤之于炉灶。煤在炉中，摄取空气之氧气而燃烧，乃克发生温热及水蒸气，以运转机械，此之谓动力；人体摄取食物，因新陈代谢之微妙作用，分解燃烧，而发生热之动力，此之谓体温与活力，亦称为食物之热量。因其物质之不同，而有差异如下表。

蛋白质	一克	4.1 卡路里
脂肪	一克	9.3 卡路里
碳水化合物	一克	4.1 卡路里

上表说明，一克蛋白质，便发生 4.1 卡路里之热量。所谓卡路里者，即将一克之水加热，使其温度升高摄氏一度时，所需之热量也。此热量于人体，则视为滋养价值焉。

二、分　　论

（一）植物类

1. 萝卜粥

食品：大萝卜五个。

主疗：消渴，舌焦，口干，小便数。

用法：煮熟，绞取汁，用粳米三合，同水并汁，煮粥食之。

《笺曰》：萝卜，即莱菔也。孙恤《广韵》曰：秦人名萝葡。李时珍曰：后人讹为萝萄。十字花科，莱菔属，种类不一，栽培甚广。一年生或越年生，草本，高至三四尺。根圆柱形，白色，肥大多肉；叶大，羽状，分裂片，不整齐；春月茎梢分枝着花，总状花序，花冠四瓣，淡紫色，或白色；雄蕊六枚，四长二短，雌蕊一枚；果实为闭果形，细而长。根及叶均可供食或药用。又有芦萉、电英、紫花菘、温菘、楚菘、秦芦菔、土酥等名，日本一名大根。

秋采苗，夏采子，每年于五六月或八九月下种。普通食用，均采其根，富含乙丙种维生素。辛、甘、无毒。经肠管吸收后，能振兴消化机能，故俗有化食之说；亦能消炎清热，故古人有用之化痰者；故方书谓其能治干渴，实因其有清解效力之故；小便频数者，以其有规整膀胱括约肌机能之谓也。征诸宁原《食鉴本草》曰，利大小便，止渴宽中。李士材《本草图解》曰，消食，除胀，利大小便。《图经方》曰，治消渴，饮食。信然，信然。

2. 葵菜羹

食品：葵菜叶不拘多少。

主疗：小便癃闭，不通。

用法：上洗择净，煮作羹，入五味，空腹食之。

《笺曰》：葵菜为睡莲科，莼属，故亦有葵莼之名。生于池沼，多年生草本。嫩茎嫩叶，被以黏液，叶椭圆形，如杠状，有长叶柄，着生于叶柄近下面之中央处。夏日花生于叶腋，萼三片，花冠四瓣，萼片及花瓣均呈赤褐色，雄蕊紫赤，其数多，雌蕊数枚。春夏之际，采嫩叶食之，味颇佳。本方亦采嫩叶用，故以菜名。一作莼菜、茆水葵、露葵、锦带、马蹄草、缺盆草，又因其时季而异名。李时珍曰，春夏嫩茎未叶者，曰稚莼，稚者小也；叶梢舒长者，名曰丝莼，其茎如丝也；至秋老则曰葵莼，有可饲猪也；又讹为瑰莼、龟莼焉，多生于江浙湖泽中。甘，寒，无毒，为消炎清解品。征诸陶弘景曰，逐水，性滑；与本方治癃闭不通合，相得益彰。

3. 马齿菜粥

食品：马齿菜。

主疗：脚气，头面水肿，心腹胀满，小便淋涩。

用法：洗净取汁，和粳米同煮粥，空腹食之。

《笺曰》：马齿菜，即马齿苋，为马齿苋科，马齿苋属。生于园圃中，一年生草本。肉质多汁，茎带赤色，平卧于地上，分枝甚多，菜小，倒卵形，厚而柔软。夏日枝梢开小花，花瓣五，黄色，雄蕊十五枚，雌蕊一枚，果实为盖果，能开盖所散种子，均供食用，六七月间采之。又曰马苋、五万草、长命菜、九头狮子草、马齿龙牙。处处有之，柔叶布地，叶对生比并，圆整如马齿故名。酸，寒，无毒，含有异刺激素。亦具清解用，能利水，治脚气病。须用糙米，俗谓碁米。征诸李时珍曰，散血消肿，解毒通淋；韩保升《蜀本草》曰，治尸脚阴肿；苏恭《新本草》曰，破血癖癥瘕，与本方立意均吻合。

4. 小麦粥

食品：小麦。

主疗：治消渴口干。

用法：淘净，不以多少煮粥或炊作饭，空腹食之。

《笺曰》：小麦为禾本科，大麦属，种类不一，栽培甚广，越年生，或一年，草本，能直立，高至三四尺。叶细长而尖，有平行脉；花复，穗状花序，其小穗状花序，由四五花而成；两侧有颖，如舟状；果实为颖果，吾人所食者，系用其种子也。《本草纲目》曰，在《梵书》曰迦师错。甘，微寒，无毒，含特多之蛋白质及脂肪，并有少量之矿物质（石灰），为最富滋养之强壮品，本方用治消渴口干，即取是美。《本草经疏》曰，解少阴之热，则燥渴咽干自止；《心镜》曰，治消渴心烦均是。

5. 葛粉羹

食品：葛粉半斤，捣取粉四两，荆芥穗一两，豉三合。

主疗：中风，心脾风热，言语謇涩，精神昏愦，手足不遂。

用法：先以水煮荆芥、豉六七沸，去滓，取汁，次将葛粉作索面，于汁中煮熟，空腹食之。

《笺曰》：葛为豆科葛属，生于山野。多年生蔓草，茎长二三丈，常缠绕于他物之上；叶大，有三小叶互生，茎与叶均生褐色之毛茸；秋日叶腋抽出花轴，长五六寸，总状花序；花冠蝶形，紫赤色，两体雄蕊；果实为扁荚，密生褐毛；根大者长三四尺。本方曰葛粉者，即自根中取出淀粉也。又名鸡齐、鹿藿、黄斤。甘、辛平，无毒。含有大量之淀粉；凡淀粉之物，遇酸则生葡萄糖，遇水（让母）则生麦芽糖，在营养生理下，有重要价值。于处方中多用作缓和剂，故张仲景氏用葛根法凡三，曰喘汗，曰呕，曰项背强，皆取其缓和之义。荆芥，为唇形科，连钱草属。培养于园圃中，一年生，草本。茎高二尺许，叶如线形，全边，至夏梢头成穗，开细小之唇形花，花白色带淡红，花后种子熟而根茎枯，子与茎叶均足供药用。又名姜芥、假苏、鼠蓂。辛，温，无毒。含有挥发油、薄荷精、树脂等，处方中用作镇痛，镇痉，发表剂。甄权《药性本草论》曰，治恶风，贼风，遍身顽痹；陈士良曰，治筋骨烦痛，头旋目眩。豉为黄豆发酵而成，色褐而灰，质柔软而润，其味淡，颗粒则较生豆小，故名淡豆豉。苦，寒，无毒。有发汗作用，能刺激胃神经，间接反射于延髓之呕吐中枢，而引起呕吐，但须用大量。张仲景氏常用治懊恼者，即心中欲吐不吐之烦闷现象也。合记本方有醒脑提神、镇痉、镇痛、清解诸作用。

6. 荆芥粥

食品：荆芥穗一两，薄荷叶一两，豉三合，白粟米三合。

主疗：中风，语言謇涩，精神昏愦，手足不遂。

用法：以水四升，煮取三升，去滓，下米煮粥，空腹食之。

《笺曰》：薄荷为唇形科，薄荷属，生于山野中，又有栽培于园圃间者，多年生草本，有地下茎，繁殖甚繁。春月萌生，至夏高一尺余，有特殊之芳香草，茎方形，叶对生，卵形而尖，有锯齿，秋日开花，花小，唇形花冠，紫色，雄蕊四枚，其长殆同，雌蕊一枚，集生于叶腋，轮瓣花序。夏日晴天，刈其茎叶，以供药用。又名菝葀、番荷菜、吴荷菜、南薄荷、金钱荷薄、龙脑荷薄、目草者。辛，温，无毒。含有挥发油及单宁，更含一种固体，名薄荷脑，其气芳香，由肠壁吸入血中，能减少白血球，同时由交感神经传达大脑，使之麻醉，故其有清凉，镇痛效，唯其清凉，亦常用作防腐剂，施治肠之异常发酵时。甄权《本草》曰，通利关节；孟诜《食疗本草》曰，去心脏风热；《日华子本草》曰，治中风失音；苏颂曰，主伤风，头脑风；李时珍曰，去舌苔，语涩。与本方列治各症，均甚吻合。粟米为禾本科，粟属（其作莠属），各国皆栽培之，即梁之变种，比梁较小，一年草本，高至四五尺，叶长，与玉蜀黍之叶相类，但较狭，花小而密集，圆锥花序，果实为颖果，小粒状，带有黄色，一名籼粟、小米、寒露粟。咸，微寒。含多量甲种维生素，其成分为蛋白质、淀粉、糖分、脂肪等，就中植物纤维，盐分尤多，具特大之滋养强壮性。荆芥、香豉，笺注见前。本方为滋养镇静缓和剂。

7. 麻子粥

食品：冬麻子二两炒去皮研，白粟米三合，薄荷叶一两，荆芥穗一两。

主疗：中风五脏风热，语言謇涩，手足不遂，大肠带涩。

用法：水三升，煮薄荷、荆芥，去滓取汁，入麻子仁，同煮粥，空腹食之。

《笺曰》：冬麻子为桑科，大麻属，一年生草本。高八九尺，茎方形，叶对生，掌状复叶，小叶五片或七片，有锯齿，花单性，雌雄异株，无花瓣。

茎之皮层，纤维强韧，可为织物，其子入药，又名牡麻、青蒿。辛，平，有毒。含有一种滋润油，止疼痛，弛痉挛，滋润枯燥，滑利涩滞；能和解因冒寒而起之咳嗽并胁痛等；用为乳剂，有缓和滋养之效，大便秘结等者，能滑利之；有消炎镇痉等效用。本方颇同前方，仅加冬麻子以滑利大便耳，白粟米、薄荷叶、荆芥穗均见前笺。

8. 恶实菜

食品：恶食菜叶嫩肥者、酥油。

主疗：中风，燥热，口干，手足不遂，及皮肤热疮。

用法：以汤煮恶实菜叶三五升，取出以新水淘过，布绞取汗，入五味酥点食之。

《笺曰》：恶实，即牛蒡子，为菊科牛蒡属。生于亚洲及北美等处，越年生草本，高至四五尺，根径寸余，长约二尺半，叶大，心脏形，有长叶柄，下面生白毛，初夏开花，筒状花冠，带紫色，头状花序，有总苞，自针状之鳞片而成，种子有棘刺，根及嫩叶均供食用。又名鼠粘子、大力子、蒡翁菜、便牵牛、蝙蝠刺等。日本一名牛房。辛，平，无毒。含植物黏液质、单宁酸、苦味质、伊努林等成分。能消炎镇痛，解毒，清热，常用作解热药。陈藏器曰，治风毒肿诸瘘；苏恭曰，出痈疽头；张元素曰，利咽膈，去皮肤风，通十二经，皆是。酥油系以牛或羊之乳熬煮而成，当以牛酥为最上，含脂肪蛋白质，及甲种维生素，润燥生津，为滋养强壮品。本方之主要药治，为"清"与"润"。

9. 莲子粥

食品：莲子一升去心。

主疗：治心志不宁，补中强志，聪明耳目。

用法：煮熟，研如泥，与粳米三合作粥，空腹食之。

《笺曰》：莲为睡莲科，莲属，热带亚细亚原产，多年生草本，生于浅水中。其地下茎肥大而长，有节，甚明了，节间有许多纵行之管状空隙，叶圆如楯形，其下面之中央，著以叶柄，甚长，夏日水上抽梗，其顶开花，花大而美，萼片与花瓣区别不显，花瓣淡红色，或白色，有单瓣复瓣大小各种之别，雄蕊多，花托上部延长呈倒圆锥形，有二三十小孔，各孔内生一雄蕊，子房一室，果实椭形，埋存于倒锥圆形之大花托内，是即莲子。有水芝、芍数、泽芝、水旦、藕子诸别名。甘，平，涩，无毒。含蛋白质、脂肪、碳水化合物、及少许之苦味质等，为强壮滋养药。苏颂曰，轻身益气，令人强健；《日华子本草》曰，止渴，安心；李时珍曰，交心肾，厚肠胃；缪希雍曰，补中养神，益气力；李士材曰，清心固精。均无非是滋养强壮之作用。

10. 鸡头粥

食品：鸡头实。

主疗：精气不足，强志，明耳目。

用法：煮熟，研如泥，与粳米一合煮熟粥食之。

《笺曰》：鸡头即芡实，为睡莲科，芡实属，生于池沼中，一年生水草。花茎及叶有刺，系圆形而阔大，泛于水面，面绿背紫，夏月花茎伸长于水上，顶端著一花，萼片厚，内面带紫色，外面带紫色，花瓣带紫色，日中开，日暮萎，花终，刺球成，长至二三寸，其内有指头大之圆子数十枚，即是芡实。采而干贮之，食其仁，又有雁喙、雁头、鸿头、鸡壅、卵菱、芳子、水流黄等名。甘，平，涩，无毒。含蛋白质、脂肪，尤含有大量淀粉，为强壮滋养药。《日华本草》曰，开胃顺气；李时珍曰，止渴益肾；缪希雍曰，入肾。故主益精强志。

11. 鸡头羹粉

食品：芡实磨成粉，羊脊骨一付带肉熬取汁。

主疗：湿痹，腰膝痛，除暴疾，益精气，强心志，耳目聪明。

用法：用生姜汁一合，入五味调和，空心食之。

《笺曰》：羊脊骨。以杀羊者，甘温无毒，含有内分泌质，为血肉滋养强壮品，神经衰弱或心脏衰弱者，宜食之。李时珍曰，补肾虚，通督脉，治腰痛下利，皆以其有振奋生活机能之故。生姜为姜荷科，蘘荷属，栽培于田圃中，多年生草本。高二三尺，叶长，披针形，叶脉平行，与蘘荷叶相类而小，其生于暖地者，夏秋之际，自根茎抽出花轴，顶端开花，花被淡黄色，不整齐，究状类于蘘荷花之花，根茎肥大，有肉，黄白色，凡药用及佐食，均用此根茎。初生者曰紫姜或子姜。辛，微温，无毒。含有挥发油、软性树脂、越几斯质、淀粉、巴蜀林等，其余为纤维质。能刺激神经，使胃之分泌增多，蠕动加速；又能刺激肠，使肠之糜乳管，吸收变强，并能减少其分泌，故常作止吐健胃药。张仲景氏，凡二十五方均用生姜，均用以治呕、或吐、或哕，是生姜为镇静药，已属无疑。但因其辛香之气，故亦能通利关节，故李时珍曰，熬贴风湿痛甚妙。

12. 桃仁粥

食品：桃仁三两汤煮熟去尖皮研。

主疗：心腹痛，上气咳嗽，胸满喘急。

用法：取汁，和粳米同煮粥，空腹食之。

《笺曰》：桃为蔷薇科樱桃属，中国原产，各国培植甚广。落叶乔木，高至十余尺，叶披针形，如长椭圆状，约三四寸，有锯齿，互生，春月与李同时开花，花瓣呈红紫白色等，在单瓣者，花冠自五瓣成，重瓣者种亦不少，雄蕊之花丝，下部曲于内面，上部则曲于外面，其数甚多，雌蕊一枚，花梗极短，果实为核果，外面生毛，夏月成熟，又有熟于秋月者，熟则带有红色，形大，自寸许至二寸余，味甘酸，果之内核，即名桃仁。苦，甘，平，无毒。内含大量苦味质类，颇富刺激性，能刺激血行及肠蠕动等，故常为润燥行血药。张仲景氏选方，用桃仁者凡七八法，皆以瘀血急结肠痛等，桃仁之能定痛，以其油质有清润镇静之作用也。惟其清润镇静之功，故本方亦用治喘咳。

13. 生地黄粥

食品：生地黄汁二合。

主疗：虚劳瘦弱，骨蒸，寒热往来，咳嗽唾血。

用法：煮白粥，临熟时入，地黄汁搅匀，空腹食之。

《笺曰》：生地黄为玄参科，地黄属，中国原产，多年生草本。春月生茎叶，高至六七寸，叶长，椭圆形，互生，初夏梢头分开花，唇形花冠，黄白色，带有紫色，总状花序，果实未熟时，茎已枯萎，采其根，晒干或蒸干，是即生地黄。甘苦，大寒，无毒。含木蜜醇及糖类，为滋养强壮药，有养阴泻心之力，无腻膈碍胃之弊，凡虚弱病者多宜用之。

14. 生地黄粥

食品：生地黄汁一合，酸枣仁水绞取汁三盏。

主疗：虚弱，骨蒸，四肢无力，渐渐羸瘦，心烦不得睡。

用法：水煮，同熬数沸，次下米三合，煮粥而空腹食之。

《笺曰》：酸枣仁为鼠李科，枣属，落叶乔木。干高丈余，有刺针形，状悉近于枣，野生，多于坡坎及城垒间，叶互生，为卵圆形，或倒卵圆形，边缘有锯齿，叶柄短，叶脉现三大纵腺，花作淡绿黄色，开五瓣似枣之小花，野生果实，圆形，果之内核即名酸枣仁，又名樲仁、棘实山枣仁、调睡参军、羊枣仁。酸，平，无毒。张仲景氏每用以治失眠症，本方因心烦不得睡，亦加入本品，皆利用其所含之酸素故也。盖酸中必有氧之成分，氧在医药效用上，能杀菌消毒，故西医常以治肺炎，故谓酸能收敛，实则以其有能平静血压之作用耳。

15. 山药馎

食品：羊骨五七块带肉，萝卜一枚切作大片，葱白一茎，草果五个，陈皮一钱去白，良姜一钱，胡椒二钱，缩砂二钱，山药二斤。

主疗：诸虚、五劳七伤、心腹冷痛、骨髓伤败。

用法：上件同煮取汁，澄清，滤去渣，面二斤，山药二斤，煮熟研泥，搜面作馎，入五味，空腹食之。

《笺曰》：羊骨，即鸡头羹粉所用之羊脊骨。葱白为百合科，葱属，栽培于园圃间，变种甚多，多年生草本。茎高二尺余，下部呈白色，是即葱白，以其未受阳光，色故白也，叶中空，管状，新叶每穿旧叶而伸出，丛生，初夏开花，伞形花序，如球状，始生时有囊状之白苞蔽之，花盖六片，带白色，六雄蕊，一雌蕊，叶供食用，四时可采，异名甚多，不及悉录。辛，平，无毒。含乙种维生素，另有一种刺激异臭，能刺激胃黏膜，使胃液分泌增加，复刺激肠膜，使其吸收增大，刺激血行，增高血压，刺激肾脏，增其排尿作用，刺激气管，助痰咳出，为发表强壮药。草果，即草豆蔻，为蘘荷科，豆蔻属，产印度、暹罗、云南、广西等处。苗似芦，叶似田姜，根似高良姜，二月开花作穗，房生茎下，嫩叶卷之，初如芙蓉花，微红，穗头深色，其叶渐广，花渐出，色渐淡，亦有黄白色者，结实若龙眼，皮无鲜甲，皮中子如石榴瓣，是白蔻仁。辛，温，涩，无毒。温补开胃，驱风镇痛，常用为健胃解毒药。含有一种油质，大有镇痉作用，故西医亦常用以止肚疼。陈皮，即橘子之皮，橘子为柑橘科，橘树属。山果木树高丈许，枝多生刺，刺出茎间与枳无辨，其叶两头尖，色绿面光，大寸余，长二寸许，四月开小花，甚香，六七月间结实，至冬黄熟，大者如杯，包中有瓣，瓣中有核，皮纹细而薄，色红，肉多筋脉，是曰陈皮。尚有异名多种。味辛，温，无毒。含有大量挥发油，及歇司秘里仁之中性无色无味结晶体之糖原质，理气化痰，燥湿行滞，用作芳香健胃药，及发汗祛痰药。张仲景氏用陈皮凡三四见，均用作行气化痰药，皆因其有镇静及挥发之作用也。良姜，即高良姜之简称，襄荷科，山姜属，中国原产，多年生草本。高至三四尺，叶长，椭圆形，中肋之左右，有许多平行脉，花有短柄，不整齐，白色，生红色之斑点及黄晕，圆锥花序，形状颇与山姜相类似，一名蛮姜，子名红豆蔻。辛，大温，无毒。含有挥发油、辛味性树脂、越几斯、淀粉、胶质等，能刺激胃神经，增加消化机能，刺激肠壁血管，使之收缩，具暖胃散寒、止痛消食诸作用，用作芳香性健胃药。胡椒，为胡椒科，胡椒属，东印度原产，蔓生植物。长至一丈余，叶长，心脏形，互生，花小，成长穗，果实珠形，其初绿色，熟则成红色，此红色之果实，干燥后，则皮上生皱，变黑色，称为黑胡椒，又将此黑色之果皮除去者，称为白胡椒，一名昧履支。辛，大温，无毒。含胡椒素、软树脂、挥发油、脂肪、护膜淀粉、有机酸盐类等，能增进胃蠕动，加多分泌，亢进消化，及增高血压，制止白血球数量，故既可为兴奋精神剂，又能退除疟热。本方采之，仍取其暖胃温中之效。缩砂，为襄荷科，豆蔻属，产安南等处。为长圆珠形之覆果，多数攒集于果梗，长四五分，开三分许，果被褐色，质似皮革，密生柔软之剂，中含多数暗褐色多角形之坚硬种子，即是砂仁。辛，温，涩，无毒。含软树脂、挥发油，能健胃镇痛，用作香窜冲动药。山药，为薯蓣科，薯蓣属，生于山野，多年生蔓草。茎细长，缠绕于他物之上，叶长，心脏形，有尖端，叶柄长对生，夏日叶腋生花，呈穗状，花小，单性，淡黄绿色，雌雄异株，果实为蒴，有三翅，药用常采其多肉之根，一名薯蓣。甘，温，平，无毒。含蛋白质、脂肪、碳水化合物等，能中和胃酸，为营养上最有价值之滋养强壮药，凡胃弱消化不良之人，宜多服本方。

16. 山药粥

食品：羊肉一斤去脂膜，煮烂熟研泥；山药一斤煮熟，研泥。

主疗：虚劳，骨蒸久冷。

用法：肉汤内下米三合，煮粥，空腹食之。

《笺曰》：山羊属脊椎动物，哺乳类，有胎盘类，有蹄类，反刍偶蹄类，羊科。形似绵羊，体狭，四肢强，头长颈短，额有角一对，角与绵羊异，壮者特大，角基略呈三角形，角尖常向后，表面有环纹，或前面形瘤状，耳大，上颚无门牙及犬牙，毛之形状有种种，大抵不及绵羊毛之柔而长，其色或白或黑，或灰白混交，壮者颚有总状之须，体长约二尺至四尺不等，野生者栖于山中，因豢养于人，颇多变种，食植物。肉苦、甘，大热，无毒。富含蛋白质及脂肪，增体温，助消化，善兴奋机体机能，故前人用为补元阳治虚羸，的是滋补强壮品。经张仲景氏之实验，尤特有镇痛作用，本方用于神经衰弱有痨瘵质之人，的称佳剂。

17. 酸枣粥

食品：酸枣仁一碗。

主疗：虚痨心烦不得卧。

用法：上用水绞取汁，下米三合，煮粥，空腹食之。

（按：由"17.酸枣粥"开始至动物类"6.白羊肾羹"《笺曰》文字缺佚，仅按忽思慧《食疗方》补充"食品""主疗""用法"三部分文字）

18. 椒面羹

食品：川椒三钱，炒为末，白面四两。

主疗：脾胃虚弱、久患冷气、心腹结痛、呕吐不能下食。

用法：同和匀，入盐少许，于豆豉作面条，煮羹食之。

19. 荜茇粥

食品：荜茇一两，胡椒一两，桂五钱。

主疗：脾胃虚弱、心腹冷气病痛，妨闷不能食。

用法：三味为末，每用三钱，水三大碗，入豉半合，同煮，令熟，去滓，下米三合，作粥，空服食之。

20. 良姜粥

食品：高良姜半两为末，粳米三合。

主疗：心腹冷痛，积聚停饮。

用法：水三大碗，煎高良姜至二碗，去滓，下米煮粥食之，效验。

21. 吴茱萸粥

食品：吴茱萸半两。

主疗：心腹冷气冲胁肋痛。

用法：水洗去涎，焙干，炒为末，以米三合，一同作粥，空腹食之。

22. 炒黄面

食品：白面一斤。

主疗：泄痢、肠胃不固。

用法：炒令焦黄，每日空心温水调一匙头。

（二）动物类

1. 生地黄鸡

食品：生地黄半斤，饴糖五两，乌鸡一枚。

主疗：腰背疼痛，骨髓虚损，不能久立，身重气乏，盗汗少食，时复吐利。

用法：先将鸡去毛肠，肚净，细切，地黄与糖相和匀，内鸡腹中。以铜器中放之，复置甑中蒸炊，饭熟成，取食之，不用盐醋，唯食肉尽，却饮汁。

2. 羊蜜膏

食品：熟羊脂五两，熟羊髓五两，白沙蜜五两、炼净，生姜汁一合，生地黄汁五合。

主疗：治虚劳、腰痛、咳嗽、肺痿、骨蒸。

用法：以上五味，先以羊脂煎令沸，次下羊髓，又令沸，次下蜜、地黄、生姜汁。不住手搅，微火熬数沸，成膏。每日空心温酒调一匙头，或作羹汤，或作粥食之亦可。

3. 羊脏羹

食品：羊肝、肚、肾、心、肺，各一具，汤洗净，牛酥一两，胡椒一两，荜茇一两，豉一合，陈皮二钱去白，良姜二钱，草果两个，葱五茎。

主疗：肾虚劳损，骨髓伤败。

用法：先将羊肚等慢火煮令熟，将汁滤净，和羊肝等并药，一同入羊肚内，缝合口，令绢袋盛之，再煮熟，入五味，旋旋任意食之。

4. 羊骨粥

食品：羊骨一付，全者捶碎，陈皮二钱去白，良姜二钱，草果二个，生姜一两，盐少许。

主疗：治虚劳，腰膝无力。

用法：水三汁，慢火熬成汁，滤出澄清，如常作粥，或作羹汤亦可。

5. 羊脊骨羹

食品：羊脊骨一具，全者捶碎，肉苁蓉一两，洗切作片，草果三个，荜茇二钱。

主疗：治下元久虚，腰肾伤败。

用法：水熬成汁，滤去滓，入葱白、五味，作面羹食之。

6. 白羊肾羹

食品：白羊肾一具切作片，肉苁蓉一两酒浸切，羊脂四两切作片，胡椒二钱，陈皮一钱去白，荜茇二钱，草果一钱。

主疗：虚劳，阳道衰败，腰膝无力。

用法：上件相和，入葱白盐酱，煮作汤，入面饵子，如常作羹食之。

《笺曰》：本方食品，均分别笺注见前，饵，音惧，饼属，古人名为寒饵。《新论》曰，孔子，匹夫莫不祭之，下及酒脯寒饵，致敬而去。即今之馓子，以糯粉和面搓成，细绳挽曲之如环，油煎，以糖食之，余品详前各方笺注。

7. 猪肾粥

食品：猪肾一对去脂膜切，粳米三合，草果二钱，陈皮一钱去白，缩砂二钱。

主疗：肾虚劳损，腰膝无力疼痛。

用法：上件，先将陈皮等煮成汁，滤去渣，入酒少许，次下米成粥，空心食之。

《笺曰》：猪肾即猪之肾脏也。猪属脊椎动物，哺乳类，有胎盘类，有蹄类，不反刍偶蹄类野猪科。一名家豚，为野猪之变种，头大，鼻与口吻皆长，略向上屈，眼小，耳壳随种而异，有小而直立，或大而下垂者，口阔大，有门牙犬牙及臼牙，但壮之犬牙向上曲，躯干肥大，疏生刚毛，毛常黑或白，及黑白混交，四肢短，每肢四趾，前二趾有蹄，后二趾有悬蹄，腹部殆接近于地，尾小呈捻状，好横卧于阴湿地，故形貌多污，其实性好清洁，常饲以豆腐粕酒粕等，亦能杂食虫类，及庖间之残渣，生一年而长成，每年产二次。咸，冷，无毒。含蛋白质及脂肪，其主要成分能引起泌尿器之溶和吸收，而增强其泌尿作用，故古人谓为理肾气，通膀胱。余药均详前各方笺注，惟本方之效力，特在粳米等药品，而不在猪肾，无非用之作引经药，而奏脏器疗法之效，又本方为治泌尿器之肾脏病，非用以治副肾腺之内分泌病也。

8. 枸杞羊肾粥

食品：枸杞叶一两，羊肾二对细切，葱白一茎，羊肉半斤炒。

主疗：阳气衰败，腰脚疼痛，五劳七伤。

用法：上四味拌匀，入五味，煮成汁，下米熬成粥，空腹食之。

《笺曰》：枸杞，为茄科，枸杞属，中国各地甚多，落叶灌木。干常纤细成蔓状，其长大者如巨干，高至十尺余，叶长椭圆形，狭长柔软，约寸余，互生，或丛生，春月开花，花紫色，合瓣花冠，雄蕊五枝，与花冠制片之数同，着生在花冠上，果实为浆果，赤色，卵形而尖，是名枸杞。本方用药，取嫩者，可以代茶。苦，寒，无毒。含一种清凉性之植物油脂，颇同于薄荷油，惟不逮其芳香，为镇静解热药。本方系用以镇静腰脚之疼痛，若阳气衰败，当属诸羊肾羊肉葱白也，均笺注见前。

9. 鹿肾羹

食品：鹿肾一对去脂膜切。

主疗：肾虚，衰弱，腰脚无力。

用法：上件于豆豉中入粳米三合，煮粥，或作羹，入五味，空心食之。

《笺曰》：鹿属脊椎动物，哺乳类，有胎盘类，有蹄类，反刍偶蹄类，鹿科。体瘦，四肢细长，前二趾踏地有蹄，尾短，眼耳皆大，耳壳能转动，壮者有枝形角一对，牝者无之，毛至夏赤褐，有淡色白斑，是谓鹿斑，至冬概灰褐，体长四尺余，角不空，由皮肤下层（真皮）所变化发达者，性温顺，善走。其肾甘，平，无毒。富含蛋白质、脂肪及磷酸钙，作用同羊肾，其强壮作用，殆尤过之，本方仍属于脏器疗法之一种。

10. 羊肉羹

食品：羊肉半斤细切，萝卜一个切作片，草果一钱，陈皮一钱去白，良姜一钱，荜茇一钱，胡椒一钱，葱白三茎。

主疗：肾虚衰弱，腰脚无力。

用法：上件，水煮成汁，入盐酱，熬汤下，面馉子，作羹食之，将汤澄清，作粥食之亦可。

《笺曰》：本方为强壮剂，药效各笺注见前。

11. 鹿蹄汤

食品：鹿蹄四双，陈皮二钱，草果二个。

主疗：诸风虚，腰脚疼痛，不能践地。

用法：上件，煮令烂熟，取肉，入五味，空腹食之。

《笺曰》：鹿蹄连肉，除原有之脂肪、蛋白质、碳酸钙、胶质、软骨等成分，能治虚弱性偻麻质斯外，古人以其善走，故用之以疗脚疾。陈皮、草果见前笺注，兹不赘。

12. 鹿角酒

食品：鹿角新者长二三寸烧令赤。

主疗：卒患腰痛，辗转不得。

用法：上件，内酒中，浸二宿，空心饮之，立效。

《笺曰》：鹿角分生角、解角二种，有头骨毛皮毗连者，为生角，反之，则为解角。咸，温，无毒。富含磷酸钙、碳酸钙、胶质等，为强壮兴奋药。本方烧令赤，则所得之炭，可以作炭养磷□（按：此处字不清）之用，有调整血行，镇静止痛诸功效。

13. 黑牛髓煎

食品：黑牛髓半斤，生地黄汁半斤，白沙蜜半斤炼去蜡。

主疗：肾虚弱，骨伤败，瘦弱无力。

用法：上三味，和匀，煎成膏，空心酒调服之。

《笺曰》：牛属脊椎动物哺乳类，有胎盘类，有蹄类，反刍偶蹄类，牛科，由数原种所变生之家畜也。体强大，四肢短，牝牡头上皆有角一对，角弯，中空无枝，生于头骨上，始终不脱，前额平，鼻阔，眼耳皆大，上颚无门牙及犬牙，上下颚之臼牙，皆强壮，喉下有垂肉，肢具四趾，各为蹄，后二趾不着地，名曰悬蹄，毛短，色不等，黄色居多，黑色及斑色次之，故俗称黄牛，尾端具丛毛体，长四五尺至六七尺，食杂草粮食类。本方取其骨髓，甘，温，无毒。富含内分泌及脂肪水类，入于人体，其内分泌所吸收，能增强内分泌之机能。故《千金方》曰，通十二经络；《本草纲目》曰，润肺补肾。无论黄牛黑牛，均具有此作用。生地黄、白沙蜜均见前。本方确为滋养峻补剂。

14. 狐肉汤

食品：狐肉五斤，汤洗净，草果五个，缩砂二钱，葱一握，陈皮一钱去白，良姜二钱，哈昔泥一钱。

主疗：虚弱，五脏邪气。

用法：上件，水一斗，煮熟，去草果等，次下胡椒二钱，姜黄一钱，醋五味，调和匀，空心食之。

《笺曰》：狐属脊椎动物哺乳类，有胎盘类，食肉类，裂脚类，犬科。

形似犬而瘦小，躯干细长，四肢细，口吻尖突，有黑须，耳壳呈三角形，不甚大，听嗅两官皆敏锐，尾长达体之半，能伸屈，毛蓬松，全体黄赤色，胸腹部白，因混有黑色，故有黑褐部分，然毛色亦有随栖地而不同者，体长四五尺，栖于山林或邱墟，及废屋中，其穴皆自营，或由他兽占夺者，穴必有数个出入口，昼伏穴中，屈体静卧，至夜则出捕食野鼠鼬蛙鸟类昆虫等，敏捷而多猜疑狡猾，逢敌则从肛门近旁之腺，放出恶臭而遁。其肉有臭，甘，温，无毒。含水分、蛋白质、筋纤维、脂肪等，因中含有异臭腺体，故富于刺激性。《食疗本草》曰，补虚损，治虫毒，五脏邪气；《图经本草》曰，治虚劳，皆与本方所述功用同。哈昔泥，即阿魏，为伞形科，阿魏属，原产波斯，及北印度，多年生草本。高二三尺，叶柄扁平，包茎，叶有缺刻，似胡萝卜，花小形，黄色聚成复伞花序。其乳液干燥之，即阿魏，辛，平，无毒。含树脂护膜，硫性挥发油等，用为冲动镇痉、祛痰调经、驱虫驱风药。醋为米麦或果实以淀粉类或油类加醋母使发酵变酸而成者，凡入药以米醋为妥。酸、苦，温，无毒。主要成分为醋酸，余则略含醋酸伊打糖分、护膜色素、灰分等，能增强胃分泌，并制止其发酵作用，能凝固已消化之蛋白质，吸入血中，俾血管收缩，而使汗液减少，此即古人酸收之药理。姜黄为蘘荷科，郁金属，产于暖地之宿根草。根茎成椭圆形，常分歧长椭圆形，或长椭圆状圆柱形之枝，被以膜质之鳞片，叶与郁金相似，背面有软纤毛，春夏之际，发芽，随抽花，茎高六七寸，下有二小叶包之，全体以鳞状苞，互生，每苞之间，各出二黄花，花瓣如漏斗状，其根茎有香气如姜，可为黄色染料。辛、苦，大寒，无毒。含挥发油、脂肪、黄色素等。能镇痉镇痛，常用作风痛药。

15. 乌鸡汤

食品：乌鸡一只㓥洗净切作块，陈皮一钱去白，良姜一钱，胡椒二钱，草果二个。

主疗：虚弱劳伤，心腹邪气。

用法：上件以葱醋酱相和，入瓶内封口，令煮熟，空腹食。

《笺曰》：酱为麦面豆米等罨黄发酵，加盐曝而成之调味品。咸，冷利，无毒。含水酵母脂肪等，用作解毒清凉镇痉药；《日华诸家本草》曰，杀一切毒；《本草纲目》曰，治汤火伤。为调味之主要佐食品，故圣人不得酱不食，余笺见前。

16. 醍醐酒

食品：醍醐一盏。

主疗：虚弱，祛风湿。

用法：上件以酒一杯和匀温饮之。

《笺曰》：醍醐，乃出自酥之精液，以好酥一石熬之，可得醍醐三四升，盛冬不凝，盛夏不融。甘，冷利，无毒。含脂肪，特重用于滋养药。

17. 牛肉脯

食品：牛肉五斤去脂膜切作大片，胡椒五钱，荜茇五钱，陈皮二钱去白，草果二钱，缩砂一钱，良姜二钱。

主疗：脾胃大冷，不思饮食。

用法：上件为细末，生姜汁五合，葱汁一合，盐四两，同肉拌匀，腌二日，取出焙干，作脯任意食之。

《笺曰》：诸品均笺注见前。

18. 炙黄鸡

食品：黄雌鸡一只拾净。

主疗：脾胃虚弱，下痢。

用法：上件以盐、酱、醋、茴香、小椒末同伴匀，刷鸡上，令炭火炙干焦，空腹食之。

《笺曰》：茴香是指大茴香言，非小茴香也。大茴香为伞形科，莳香属，栽培于园圃间，多年生草本。茎高五六尺，分枝繁茂，叶大，分裂为丝状之细片，与茎皆带白色，有香气，夏日茎顶抽出花，轴复伞形花序，无总苞及小总苞，花小，呈黄色，花冠五瓣，五雄蕊，与花瓣互生，一雄蕊，果实长椭圆形，香气颇盛，是即茴香。辛，平，无毒。含有无色或淡黄色之挥发油，经久则变暗色，之主要成分油多为阿涅笃鲁，及铁鲁边等。善治神经衰弱之消化不良症，兴奋胃肠血管，用作健胃驱风驱虫药。小椒，即蜀椒。余笺见前。

19. 鲫鱼羹

食品：大鲫鱼二斤，大蒜两块，胡椒二钱，小椒二钱，陈皮二钱，缩砂二钱，荜茇二钱。

主疗：脾胃虚弱，泄痢，久不瘥者。

用法：上件，葱、酱、盐、料物、蒜，入鱼肚内，煎熟作羹，五味调和令匀，空心食之。

《笺曰》：鲫鱼，属脊椎动物鱼类，喉鳔类，鲤科。体侧扁，为纺锤形，背部隆起，且狭长体为体高之三倍，亦为头长之三倍半，头长为吻长之五倍半，亦为眼径之四倍，鳞圆滑，稍大，头部小，口亦小，脊鳍有三棘，十七刺，臀鳍有三棘五刺，其最后之棘，为锯齿状，背都绿褐体，旁稍黄，腹面暗白，腹内有鳔，内充空气，能涨缩，以加减体之比重，易于浮沉，栖于池沼河湖之静水中。甘，温，无毒。含脂肪、水分、蛋白质，用作滋养健胃药。《蜀本草》曰，止下痢；《本草经疏》曰，治赤白久痢；《诸家本草》曰，温中下气。大蒜为百合科，葱属，与葱同类，栽培于园圃间，多年生草本。高至三尺余，地下有鳞茎，茎细长而扁，夏日叶间抽出花轴伞形花序，花被白色，带紫，各花之间，杂以珠芽，入药多用鳞茎。辛，温，有毒。含有挥发之含硫油，能增加胃液，促进消化，刺激肠壁，增加吸收作用。刺激血管则增加血行，刺激气管枝，则能黏膜增加分泌。故用健胃止痢，镇咳驱痰要药，本方的是健胃止泻剂。

20. 猯肉羹

食品：猯肉一斤细切，葱一握，草果三个。

主疗：水肿，浮气腹胀，小便涩少。

用法：上件，用小椒豆豉同煮烂熟，入粳米一合，作羹，五味调匀，空腹食之。

《笺曰》：猯，本作貒，即野猪也。《尔雅·释兽》曰，貒子貗，注曰，貒豚也，一名貛，《疏》曰貒兽似豕而肥。属脊椎动物，哺乳类，有胎盘类，有蹄类，不反刍偶蹄类，野猪科。体肥大而壮，前部犹健，后部为楔状，颈部不显，不能回顾，面部长，吻端有鼻孔，耳短小，直立能动，齿有门犬臼三种，大牙尤发达，在上颚者，向下钩曲，在下颚者，比上颚者长，为圆锥形，皆突出口外，其末端向后曲，全体被黑色粗毛，四肢短，各有四趾，前二趾着地为蹄，后二蹄为悬蹄，尾短小，生发毛，体长四五尺，野生于山林中，昼伏夜出。甘，平，无毒。与家豚肉同，富含蛋白及脂肪，而尤富于甲种维生素，为血肉滋养强壮品。孟诜与寇宗奭诸家，均为微动风，或即指其强壮性剧烈之谓，惟其于强壮剂之应用。本方乃用以治水肿，盖水肿病多半为心脏与肾脏之衰减，循环或排泄机能之障碍也。余药笺释见前。

21. 黄雌鸡

食品：黄雌鸡一只拾净，草果二钱，赤小豆一斤。

主疗：腹中水癖水肿。

用法：上件同煮熟，空心食之。

《笺曰》：黄雌鸡，属脊椎动物，鸟类，鹑鸡类，雉科，一名家鸡，为最普遍之家禽。嘴短，上嘴稍弯曲，鼻孔被鳞状瓣，此肉冠及肉瓣，雄大雌小，翼短小，不能高飞，但两脚健壮，跗跖及趾，皆被鳞板，趾四，后趾短小，此前三趾所生处较高，越六七个月而长成，产卵，其每年之产卵额，初年约二十四枚，三四年后约一百至二百枚，最良者，达三百枚，至四年后产卵力渐衰。甘，温，无毒。富含蛋白脂肪及纤维等，用作滋养强壮药。王士雄曰，节小便频数，与本方治水肿病得同样经验，不外其具有大量之营养作用也。赤小豆，为豆科菜豆属，称类不一，栽培于陆田中，一年生草本。高至二尺余，叶自三小叶成小叶，往往三裂而浅，夏秋间叶腋，开花，蝶形花冠，呈淡黄色，其包雄雌蕊之花瓣，名龙骨瓣者，作螺旋状果，实为荚，细长形，中有红色之种子，即赤小豆，时亦有呈白色者，但较少耳。甘、酸、平，无毒。含大量蛋白质，及脂肪木纤维、水分、碳分等，除具有营养作用而外，复能利水消肿疡。草果笺释见前。

22. 青鸭羹

食品：青头鸭一只拾净，草果五个。

主疗：治十种水病不瘥。

用法：上件，用赤小豆半升，入鸭腹内煮熟，五味调，空心食。

《笺曰》：鸭属脊椎动物，鸟类，游禽类，鸭科，鸭亚科，一名家鸭，由凫饲养而生之变种，形似凫而大，嘴扁劲长，小翼尾短，体扁，腹面如舟底，脚位于后端，各四趾，前三趾有蹼，后一趾略小，羽毛甚密，色有全白、栗壳黑褐之别，雄体较大，头颈部多黑色（俗称青色），有金绿光。本方之所谓青头鸭者，即指此言。尾端有分泌脂肪之小突起，谓之尾脂腺，时时以嘴取油，偏涂于羽，羽有油，故入水不濡，善游泳，步行拙。甘，大寒，无毒。与鸡具有同等之成分，滋阴补虚，用作滋补强壮药。

23. 野鸡羹

食品：野鸡一只拾净。

主疗：消渴，口干，小便频数。

用法：上入五味如常法，作羹臞食之。

《笺曰》：野鸡属脊椎动物，鸟类，鹑鸡类，雉科。形质似鸡，雌雄异色，雄羽甚美，头颈黑绀色有绿光，面部赤色，头顶青茶色，眉斑色，颈之一部，周围有白色颈轮，嘴黄白色，胸腹铜赤色，有光泽，腹部中央黑色，眉黄色，混有黑斑，背之上部铜赤色，有白斑，彩色颇复杂，上尾筒灰绿色，其羽分裂为毛状，翼之覆雨羽紫褐，有带黄白斑，拨风羽褐色，亦有黄白斑，尾羽甚长，下面暗黑，上面黄灰带绿，有显著之横斑，尾缘紫灰色，翼长约八寸，尾长约一尺六，嘴峰约一寸二，雌之羽毛地色淡黄褐，胸腹部有黑色之大斑，或有细微之暗色小斑，栖于平原丛薮中，食谷物及虫类，善走，不能久飞。酸，微寒，无毒。含脂肪及丙种维生素。宜于九月至十一月中捕食，肉中略具山臭气，具有滋养而润燥之作用，故本方用以止渴。

24. 鹁鸽羹

食品：白鹁鸽一只切大片。

主疗：消渴，饮水无度。

用法：上件用土苏一同煮熟，空腹食之。

《笺曰》：鹁鸽，一名家鸽，由野鸽因驯养而变化者，属脊椎动物，鸟类，鸠鸽类，鸠鸽科。体之上面灰黑，颈胸皆暗红，体之下面黑色，或灰黑，亦有纯白、茶褐、黑白交杂等，彩色之变化无限，往往略存野性而群飞。相鸽之法，在其眼，眼有大小黄绿朱砂数种，转睛血砂粗者为佳，生殖力强，鸠亦可为匹，其交尾时，以雌乘雄。咸，平，无毒。含蛋白脂肪，及甲乙种维生素，用作滋养品。《嘉祐补本草》谓能解毒，颇富于滋润性，故古人亦有称其有调精益气之功也。土苏即紫苏，属唇形科，一年生草本，多种于园圃。茎高三尺许，其形方，分茎有棱，具外逆之稀毛，叶作卵圆，或广椭圆形，末端带尖，长二寸许，边缘有锯齿，叶有柄，对生，背面多紫红色，茎端叶脉，俱出三四寸长之穗，开或白、或淡紫之唇形花，小花缀为总状花序，萼五裂，果实为属于闭果之瘦果，种色黄褐色，如芥子大。辛，温，无毒。含有挥发油、薄荷油、水分、灰分等，有芳香气，用作发表杀虫药，有镇静作用。

25. 鸡子黄

食品：鸡子黄一枚生用。

主疗：小便不通。

用法：上件服之，不过三服，熟服亦可。

《笺曰》：鸡子黄即鸡卵之内黄，形圆如球，黄色质厚。甘，温，无毒。其成分自五十四分之水，七十一分之蛋白质，二十九分之含酸脂肪，及剥笃亚斯新盐磷酸，盐酸，酸化等而成。清热补阴，用为解热解毒药。李时珍曰，小便不通者，生吞之数次效，与本方之作用同。

26. 鲤鱼汤

食品：大鲤鱼一头，赤小豆一合，陈皮二钱去白，小椒二钱，草果二两。

主疗：消渴，水肿，黄疸，脚气。

用法：上件入五味，调和匀，煮熟，空腹食之。

《笺曰》：鲤属脊椎动物，鱼类，喉鳔类，鲤科。体呈纺锤形，而侧扁，体长为体高之三倍，亦为头长之三倍半，头长为吻长之三倍，亦为眼径之六倍，吻钝，唇厚，上颚两旁有短触须一对，口之后角有长触须一对，咽头骨发达，具齿，鲤孔阔，脊鳍长，有三刺至四刺，十七刺至二十二刺，臀鳍有三刺五刺至六刺，此两鳍之最后一刺最大且坚，缘有锯齿，鳞大，紧著于皮，沿侧缘之鳞，凡六十三片，背部苍黑，腹面黄白，鳞色带黄，且微紫，长大者体长达三尺，栖于河湖池沼等处，常成群潜游于水下层。甘，平，无毒。含水分、蛋白、脂肪、纤维等，经消化后，其特殊成分专能与肾脏相融洽，而达到利尿作用，古人亦尝用以行水消肿。余药笺见前。

27. 驴头羹

食品：乌驴头一枚挦洗净，胡椒二钱，草果二钱。

主疗：中风头眩，手足无力，筋骨烦痛，语言謇涩。

用法：上件煮令烂熟，入豆豉汁中，五味调和，空腹食之。

《笺曰》：驴属脊椎动物，哺乳类，有胎盘类，有蹄类，奇蹄类，马科。体比马小，头较体稍大，额与颞颥部皆被毛，耳长如兔，鬣短直立，毛硬，胸部稍狭，臀扁而下塌，背圆凸，背之中央多有黑条纹，尾端有丛毛，性温顺，有忍耐力。酸，温，无毒。含脂肪、纤维等，但因汗腺发达之故，尚留有轻微之尿酸，用作滋养镇痉药。《日华子本草》曰，治头风、白屑；《心镜篇》曰，治中风头眩，均取其滋养镇痉作用也。

28. 驴肉汤

食品：乌驴肉不以多少切。

主疗：风狂，忧愁，不乐，安心气。

用法：上件，于豆豉中烂煮熟，入五味，空心食之。

《笺曰》：详驴头羹。

29. 狐肉羹

食品：狐肉不以多少及五脏。

主疗：惊风癫痫，神情恍惚，语言错谬，歌笑无度。

用法：上件，如常服法，入五味，煮令烂熟，空心食之。

《笺曰》：详狐肉汤。

30. 熊肉羹

食品：熊肉一斤。

主疗：治诸风脚气，痹痛不仁，五缓筋急。

用法：上件，于豆豉中入五味葱酱煮熟，空心食之。

《笺曰》：熊属脊椎动物，哺乳类，有胎盘类，食肉类，裂脚类，熊科，一名黑熊。体肥满，头大额广，耳壳短圆，鼻端略钝，眼露凶光，嘴突出，上唇中央有分裂，齿共四十二枚，门牙与犬牙皆坚锐，臼齿扁钝，不似他种肉类之锐利，四肢短，以跖踏地，各五趾，具钩爪，爪不能伸缩，尾短小，毛深密而刚硬，色黑有光泽，咽喉部有白色月形纹，体长四五尺，栖于深山。甘，平，无毒。含脂肪、蛋白及甲乙类维生素，用作滋养强壮药，复用为镇痉驱风药，善治风痹筋骨不仁。

31. 乌鸡酒

食品：乌雌鸡一只拭洗净去肠肚。

主疗：中风背强舌直，目睛不转，烦热。

用法：上件，以酒五升，煮取酒二升，去滓，相继服之，汁尽无时，熬葱白生姜粥投之，盖覆取汗。

《笺曰》：笺见前。

32. 羊肚羹

食品：羊肚一枚洗净，粳米二合，葱白数茎，豉半合，蜀椒去目闭口者炒出汗三十粒，生姜二钱半细切。

主疗：治诸中风。

用法：上六味拌匀，入羊肚内，煮烂熟，五味调和，空心食之。

《笺曰》：笺见前。

33. 乌驴皮汤

食品：乌驴皮一张挏洗净。

主疗：中风手足不遂，骨节烦疼，心燥，口服面目㖞斜。

用法：上件，蒸熟细切如条，于豉汁中调匀，煮过，空心食之。

《笺曰》：驴皮，即驴之皮，笺见驴肉汤，惟皮类富含胶质，阿胶即由驴皮熬成，有缓解血管之亢进作用，故能止血，本方之治中风，即用其滋养止血也。

34. 羊头脍

食品：白羊头一枚挏洗净。

主疗：中风头眩，赢瘦，手足无力。

用法：上件，蒸令烂熟，细切，以五味汁调和脍，空腹食之。

《笺曰》：参见羊肉羊脊髓诸笺。

35. 野猪臛

食品：野猪肉二斤细切。

主疗：久痔，野鸡病，下血不止，肛门肿满。

用法：上件，煮令烂熟，入五味，空心食之。

《笺曰》：详猫肉羹方；臛，即肉羹也。

36. 獭肝羹

食品：獭肝一付。

主疗：久痔下血不止。

用法：上件，煮熟，入五味，空腹食之。

《笺曰》：獭属脊椎动物，哺乳类，有胎盘类，食肉类，裂脚类，鼬鼠科。体形似鼬，头扁而短，眼大耳圆短，上下唇有刚须，尾略扁而尖有力，四肢短，富有筋肉，各肢具五趾，趾间有蹼，全体被细长柔毛，夏日黑色，冬日稍赤褐，体长三尺余，尾长约一尺二三寸，穴居于河滨池畔间，昼伏夜出求食。其肝脏甘，温，无毒。含钙、脂肪、水分等，用作止血滋养解毒药。

37. 鲫鱼羹

食品：大鲫一头新鲜者洗净切作片，小椒二钱为末，草果一钱为末。

主疗：久痔，肠风，大便常有血。

用法：上件用葱三茎煮熟，入五味，空腹食之。

《笺曰》：各品均笺见前。

三、结　　论

据"二、"所列动、植物各食疗方，大半均系吾人所常食用之蔬菜、药物、肉类，因其配治之不同，便可得营养及治疗上之伟大效果，此笺者之不敢默视而忽之也。于此百物昂贵，生活高涨之战时，中国尤不得不于经济原则下，用医学知识，而求国人营养与治疗之普遍获得。根据营养学家之调查，中国人每健康体，每公斤体重，即时需 0.75 公丝之维生素 C，每坏血病人，每公斤体重，约日需 1.6 公丝之维生素 C，此即正常需要。与不正常需要之一例比，但以素负东亚病夫盛名之中国人，真正健康体，尚不足百分之二十，可知 0.75 公丝维生素 C 之最低需要，不可或缺也。维生素 C 从何得之，多半均分布于中国最平民化之新鲜蔬菜水果中，惜国人不善运用，而交臂失此富于营养与治疗之广大蔬菜水果群，而不自知，可慨也夫！兹将罗登义氏节录之最富于维生素 C 之中国食物，表列如次，以供参阅。

食物	维生素 C 之含量	食物	维生素 C 之含量
芫荽	923	小青菜	276
蒜苗	498	菠菜	550
韭葱	392	青苋菜	424
小葱	577	马兰头	688
灰灰菜	1020	大白菜	422
牛皮菜	444	鲜蚕豆	260
金针菜	191	四季豆	135
红薯	132	豌豆	244
卜萝卜	477	绿豆芽	202
白萝卜	348	黄豆芽	158
白苦瓜	888	苦蒜	316

食物	维生素 C 之含量	食物	维生素 C 之含量
冬瓜	283	广橙	180
药芹	200	广东金橘	280
茼蒿菜	226	福建金橘	440
番茄	185	福橘	112
鱼腥菜	240	藕	569
蕹菜	170	青辣椒	1730
豌豆苗	1650		

上列各项蔬菜水果，概系平民食物，吾所谓交臂失之者，即国人不知其烹调摄取之谓也。盖维生素 C，容易氧化分解，加热破坏尤速，碱与铜均不利其存在，吾人欲尽摄取是种维生素 C 时：①不用铜器；②不用碱；③加热时间短（普通菜蔬汤汁，热到开始沸腾，均损失维生素 C 10% ~ 15%，煮沸五至十分钟约损失 45% ~ 50%，蒸十五分钟，损失亦同）。时人根据经济原则，拟制卫生豆饼、军用饼、卫生汤等，于食疗上均颇足取法，其方如下。

1. 卫生豆饼

豆渣一百磅，生油四磅，芝麻二磅，碳酸钙三磅，黄糖二十磅，生盐二磅，苏打一磅，面粉六十磅。

将豆渣压干，煮半干熟，每一百磅豆渣，用生油四磅起锅，加入黄糖生盐，煮成浆液，再将面粉、苏打、碳酸钙、芝麻混合成饼，可做一千八百只，计每磅十二只。食时须于前一夜将饼浸入水中，翌晨磨碎，筛过，煮熟，加糖服食；若做成菜食，再调入三分之二钙粉，配以韭菜、葱或盐等，（不用糖）成薄饼，煎成黄块食，其味绝似牛肉而过之，滋养料尤不在牛肉之下。

2. 卫生汤

水 10 磅，马铃薯 10 磅，萝卜 3.5 磅，青菜 5 磅，葱 10 两，豆渣 20.5 磅，盐适量，碳酸钙 10 磅。

上件锅内煮熟，用以佐餐。

3. 军用饼

麦粉一斤，粗盐半斤，芝麻半两，花生仁一两半，花生油半两，糖二两，麻油半两，酵母及水适量。

上料，可合成二十四饼，每饼能产生热力一百二十五加路里，每兵每日配食二十个，若经烘烤，可十余日不坏，能配以各种新鲜蔬菜食尤佳。

盖人类生理之饥饿有二，一者即胃囊之空虚，一者即营养之不足。凡代用食品，多半为满足前者，若维生素及钙、磷、铁、碘化中之类矿物质，则为满足后者。前者曰食，后者曰疗。本书所列各方，均能两者兼顾，巧而取之，其效必宏。最近美国营养学家哈里斯氏，发明两廉价之食疗方，其一，即在小麦与卞麦之混合物上加脱脂乳粉，并配合必要之维生素及矿物盐类；其二为燕麦、玉蜀黍、小麦与大麦之混合物，参以番茄汁一杯佐食。盛称人能每日享受此混合食物，则一日所需之维生素、矿物盐类及蛋白质，皆已充分。彼岂知本书所列之麻子粥、山药饦、山药粥、生地黄、鸡羊骨粥等，其食疗作用之兼该，已早驾而上之耶！

三十二年十一月八日脱稿于江津

金与银

——药物珍谈之一

（原载《新中华医药月刊》1945 年第 1 卷第 2、3 期合刊）

金银之用于世，可以扬名显亲，加官晋爵，其利之溥，无远弗届，而医药上用之，亦有其不可磨灭之功效在焉。或谓中国药物之用金银，眩其珍稀之美，由惊奇而附会于药用，为科学所不取而遭非斥者，但非斥任其非斥，药效自是药效，吾人当此科学日进之际，是否可求得其科学上之根据，奠定其药用之基础，而大有于科学之世乎。请分述之。

一、金

金为金属化学原质之一，其特性为有金属光泽性、展延性，善传电及热，在化学上成盐基而与酸中和，其应用于工业上，凡金属类莫与或先，至其应用于医疗，无论中外，均始于中古之世。印度俗，凡小孩初生，即使饮取金液，以防毒眼、丹毒、黄疸等，且当柏拉采尔苏之世，金液之预备使用，已极为普遍，竟由饮料金、金油、金髓中发现氰化金钾，能阻止结核菌之发育，更用含有金质之药膏，治疗创伤及皮肤伤害，西医界之用金制剂即始于此。金制剂既经柏拉采尔苏氏之试用成功，复经后人之证明，始确定金制剂之由氧化而有防腐作用，并证实创用极纯洁而极薄之金属片（吾人称为金箔或银箔）数贴其上，可以防止化脓，促其瘳愈。中医之使用金，多为金箔与金屑，宋寇宗奭曰（《本草衍义》著者）："不曰金而更加屑字者，是已经磨屑可用之义……必须烹炼锻屑为箔，方可入药。"屑也，箔也，皆不外分碎之而便入药用也。古人论其性质曰辛平，辛或缘于五运之说，金为庚辛所用也，平者，金则根本不易辨出气味。至论其功用，甄权《药性本草》曰："疗小儿惊伤。"《集简方》曰："治风眼烂眩，蛊毒卒黄，挑疔杀虫。"与西人之应用如出一辙。

二、银

银亦为金属化学原质之一，为得游离银离子之物质，其展延性，传电及热，均与金等，惟于色泽上判之，银白金黄耳，置空气不变化，置于含有硫化水素之气中，则逐渐变黑。供医用者，为硝酸银、枸橼酸银、乳酸银、蛋白银及胶样银等，硝酸银为有光辉无色板状之结晶，溶解于0.6分之水及10分之醇，有强烈之腐蚀收敛作用，杀菌力极强，胃痉胃溃疡，慢性下利痢疾等亦可丸以小量内服。枸橼酸银为透明赤褐色之小叶片，徐徐溶解于水，用作消化不良及清凉止渴剂。乳酸银为白色无臭无味之粉末，溶于15分之水，防腐力强大，少刺激性，故为防腐洗涤或含漱剂，丹毒皮脱疽等多用以注射或膏涂布。蛋白银为银之蛋白化合物，含8.3%之银，为淡黄色微细粉末，易溶于水，用作痢疾尿道注入料或点眼，亦为创伤疗法之防腐药。胶样银为类绿黑色或类蓝黑色之小叶片，有金属样之光泽，百分中含有七十四至八十分之纯银，投于水则成暗褐色之溶液，然非真正之溶液，乃金属银之最微粒子之分散状态，即胶质溶液也，从其银离子之徐徐出现，而显杀菌与消毒之作用，故为全身消毒剂，用为涂布及静脉内注射。要之，西人用银属制剂，无不从其游离酸之强弱，而微其腐蚀或收敛作用，及银离子之徐徐游离，从而得其持续之杀菌作用也。中医入药，除水银而外，多用银箔，其于治疗之记载，《圣济总录》曰："治口鼻疳蚀，穿唇透颊。"《千金方》曰："治身赤疵，杀虫。"后曰："治痈肿。"与西人之用以腐蚀杀虫，仍无二致。

吾国古人富豪之家，恒用金杯银盏，及其金银所制之服用饮器，不计其时，然而亦有其医药卫生之价值存焉！即如金银铜币，虽经多人手污，染着细菌，但只经一短时间，即无细菌之胚芽存在，此即金属有氧化作用，而收防腐之效，且氧化金钾与他种金化合物，虽掺淡至二百万分之一，仍能防结核菌之生长，如饮料水固多含有微生物也，若用银质器储之，则在短时期内，即可使之清洁无味，如有他法，使银沉淀于陶土器具之上，俾水自由流通，则含有微生物之污水，亦可得而排除，故用极少量之银溶解于水中，足以永保水之清洁而不坏。据试验所得，此种涤除作用，竟可保持至二年之久，而水中之银溶量亦极少，人类饮之，均无若何危险，《千金方》曰："治身面赤疵，常以银揩令热，久久自消。"赤疵，即脾脱疽一类疾患，系感染脾脱疽菌而成，以银揩之而消，是古人早知此氧化杀菌之理数。

中药治疗疟疾的方剂文献研究

（1953 年）

一、汉代治疗疟疾的方剂概要

汉代治疗疟疾的方剂主要有鳖甲煎丸、白虎加桂枝汤、蜀漆散，此治疟三方均出《金匮要略·疟病脉证并治》。

在蜀漆散方后附有《外台秘要》治疟方三首，这是宋朝孙奇、林亿等校理医籍时采入的，因此这三方应该列入唐代。附方中的柴胡桂枝干姜汤虽出于《伤寒论》，但张仲景并非用以治疟。原文云："伤寒五六日，已发汗，而复下之，胸胁满，微结，小便不利，渴而不呕，但头汗出，往来寒热，心烦者，此为未解也。柴胡桂枝干姜汤方主之。"而细查《外台秘要》中又不见载有此方，是以仍不列论。

综览上方，汉代对疟疾的治疗，分为寒疟、温疟、疟母三种类型，以蜀漆主疗寒疟，以知母主治温疟（《圣济总录》中称白虎加桂枝汤名知母汤），以鳖甲主治疟母。

二、晋代治疗疟疾的方剂概要

晋代治疗疟疾的方剂，可以从《肘后备急方·卷三·治寒热诸疟方》中集出 30 首左右。总计这些方剂，凡用药 38 种，常山凡 14 用，甘草凡 7 用，知母凡 4 用，豆豉凡 4 用，鳖甲凡 3 用。和汉代的治疟方剂比较，用常山（包括蜀漆）、知母、鳖甲三药治疟的经验得到了继承和发展。尤以常山治疟的经验从疗效上看有了长足的进展，《肘后备急方》文献中记载了更丰富的案例。如文载：常山（捣，下筛成末）三两、真丹一两；白蜜和，捣百杵，丸如梧子；先发服三丸，中服三丸，临卧服三丸；无不断者，常用效。又文载：常山三两（锉）；以酒三升，渍二三日；平旦作三合服，欲呕之临发又服二合便断；旧酒亦佳，急亦可煮。又文载：常山二两、甘草一两半；合以水六升，煮取二升，分再服；当快吐乃断，勿饮食。又文载：常山三两、甘草半两、知母一两；捣，蜜丸；至先发时服如梧子大十丸，次服减七丸、八丸，后五六丸，即差。又文载：常山、黄连各三两；酒一斗，宿渍之，晓以瓦釜煮取六升；一服八合，比发时令得三服；热当吐，冷当利，服之无不差者，半料合服得。

以上所说的"常用效""服二合便断""当快吐乃断""即差""服之无不差"等疗效记载，都是古人用常山治疟经验的记录，弥足珍贵。

同时甘草和常山的配伍应用，在这个时期已经比较普遍了，从文献记载的治疟各方就可以看出来，配合应用的效果亦很好。其次是知母和常山的配伍应用有 4 例，鳖甲和常山配伍应用有 2 例，豆豉、附子、升麻与常山的配伍应用亦各有 2 例，都饶有研究的价值。

三、唐代治疗疟疾的方剂概要

唐代治疗疟疾的方剂，可从《备急千金要方·卷十·温疟》中集出柴胡栝蒌根汤、牡蛎汤、麻黄汤、恒山丸、恒山鸡子白丸、栀子汤、蜀漆丸、乌梅丸、大五补汤、鲮鲤汤、乌梅丸、恒山汤、藜芦丸等，加上一些无方名的方剂共计 25 首左右。

至于鳖甲煎丸、蜀漆散、白虎加桂枝汤等，皆为《金匮要略》之方，因此不得视为唐代的方剂，故不列。惟鳖甲煎丸在《金匮要略》方中没有大戟而多赤硝，这是小有不同处。恒山鸡子白丸（文中称"又方"）本为《肘后备急方》方，但因其所载的煮法和服法都不同，仍然另列。至于藜芦丸，可说是从《肘后备急方》蜕变出来的，但绝不是晋人方，因为方中既多了恒山、牛膝两药，而《肘后备急方》中亦没有藜芦丸的名称。

《备急千金要方》中的这 25 方，共用了 59 味药，其中常山用到 20 次，即有 20 方都有常山（包括蜀漆），竟占了五分之四的比率，可见常山治疟的药效到了唐代时有了更进一步的经验。他如鳖甲占 8 方，知母占 6 方，说明这两味药对疟疾的治疗仍有一定的作用。5 个方中有乌梅、豆豉，3 个方中有乌贼、秫米，这仍然是继续了晋人的经验。至甘草与常山的配伍应用有 8 方，而乌梅、乌贼、秫米、豆豉也和常山相伍而用，说明这些药是仅次于甘草与常山相伍的辅助药。

唐代治疗疟疾的方剂，还可从《外台秘要·卷第五·疟病门》中集出约 51 首。凡用药 90 味中，37 方都有常山，10 个方子有蜀漆，若以常山、蜀漆合计，51 方中便占了 47 方，这说明常山对疟疾治疗的应用，在唐代越发有了丰富的实践。《外台秘要》不过迟《千金要方》七八十年，在这短短的几十年中，常山治疟的疗效一直在发展着。

在上述记载的这些方剂中，有不少是有来历的。如《延年》的疗疟常山丸，文献载为"裴右庶送"；《必效》的疗疟鸡子常山丸，文献载"此方勅赐乔将军服之立效"；虎骨常山丸，文献载"魏右史处得"；麻黄散，文献载"元比部云，在岭南服得力大验"；极效常山汤，文献载"勅赐长孙祥"等等。无疑，这些方剂均经过当时名人、要人，或有钱有权势者服用过的，这些记载增加了这些方剂的可信度。

在上述方剂中，除常山而外，鳖甲、乌梅占 20 方，甘草占 18 方，豆豉占 16 方，大黄占 13 方，桂心占 10 方，知母、升麻占 7 方，竹叶占 6 方，附子占 5 方，黄连虽仅占 2 方，但在方中都占有主药的地位。这些药物都可说是常山治疟的辅助用药，仍然是从《备急千金要方》中继承并发展出来的。如甘草、常山配伍凡 16 方，大黄、常山配伍凡 11 方，鳖甲、常山配伍凡 10 方，知母、常山配伍凡 6 方，附子、常山配伍凡 4 方，竹叶、常山配伍凡 5 方，升麻、常山配伍凡 5 方，黄芩、常山配伍凡 3 方。

从对不同时代治疟方剂的比较中，还可以看出方剂的传承关系。如大鳖甲煎即《金匮要略》的鳖甲煎丸；白虎加桂心汤即《金匮要略》的白虎加桂枝汤。此外，在这个时期，汉晋疗疟的有效方剂一直在民间流传着，累积了丰富的经验。如《金匮要略》疗牝疟的蜀漆散；《肘后备急方》中的许多无名方剂，分别治疟病、温疟、疟发作无常、瘴疟、三十年疟、劳疟积久众治不差等；《备急千金要方》麻黄汤（疗疟须发汗方）、恒山汤、乌梅丸（治肝邪热为疟）、恒山丸（治脾热为疟）、恒山汤（治肺热痰聚胸中，来去不定转为疟）、恒山汤（治肾热发为疟）、治心热为疟不止方、藜芦丸（胃腑疟）、鲮鲤汤（山瘴疟）、蜀漆圆、栀子汤（主疟经数年不差）、牡蛎汤等。在做文献统计时，都没有包括这些方剂，以免重复计算。

综上所述，唐代治疟 76 方中，施用常山者凡 67 方。

四、宋代以后治疟的方剂概要

宋以后治疟方剂繁多而博杂，若尽录之不但不成体例，抑且无补于实际应用，故从宋代起，便只录其具有代表性的治疟方剂，并加以比较。

（一）宋代治疟主要方剂

宋代颇具代表性治疟方剂，有如《苏沈良方》的七枣散，《普济方》中的搜风顺气丸（《普济方》虽为明代医籍，但记载的多为前朝之方），《太平惠民和剂局方》的草果饮，《圣济总录》的鳖甲丸，《严氏济生方》的鳖甲饮子、清脾汤，《全生指迷方》的栝蒌汤、鳖甲汤，《洪氏集验方》的祛疟散，《幼科发挥》的平疟养脾丸，《万氏女科》的柴胡知母汤、增损柴胡四物汤等，尚有李校理敦裕尝为传刻石于大庾岭的木香丸。

查阅文献，选择了以上方剂，仅 13 方中，便用了 69 味药物。比之《肘后备急方》30 方用药 38 种，《备急千金要方》25 方用药 59 种，《外台秘要》51 方用药 90 种，宋代治疗疟疾的处方用药确是复杂得多。在这 69 味药中：

柴胡占 8 方，厚朴占 7 方，草果、生姜、半夏、黄芩、鳖甲各占 5 方，常山仅有 3 个方剂用到。虽未概之全，但也能说明宋代对疟疾的治疗，较重柴胡、厚朴、草果、鳖甲。溯其发展之源，不能不说是从《伤寒论》的小柴胡汤、《金匮要略》的鳖甲煎丸蜕变而来。惟有用草果治疗疟疾，是宋代新赏识的一味药，至于常山在宋代便大为落伍，自汉至唐大约 1200 余年的宝贵经验似有停搁之现象，宋代理学妨碍中国医学的进步亦于此可见一斑。

（二）金元治疟主要方剂

从金元的有关文献中，挑选了 20 余方。如刘完素《黄帝内经宣明论方》中的辟邪丹、斩邪丹、断魔如圣丹、辰砂丸、疟神丹、趁鬼丹，又《素问病机气宜保命集》中的藜芦散、雄黄散、苍术汤；李东垣《兰室秘藏》中的苍术复煎散、加味四君子汤；《洁古家珍》中的白芷汤，《云岐子保命集论类要》中的草果饮子、生熟饮子、七宝散，《洁古珍珠囊》中的常山散，《脉因证治》中的老疟丹、疟母丸、一补一发丹、常山汤、不二散、神妙绝疟方等。

以上 22 方，凡用药 58 种。甘草占 9 方，信砒占 7 方，常山占 6 方，草果、陈皮、苍术各占 4 方；雄黄、朱砂、柴胡、乌梅、白芷、黄芩各占 3 方。

其中用信砒治疟，俱出河间，可算是用矿物药治疟的第一人。实际上，用砒治疟，原出于《肘后备急方》，但当时并不怎样重视，且没有多少临床经验。

至于用常山治疗疟疾，在朱丹溪手里复又活跃起来，据他的临床经验，仍认为常山是有效的截疟药。

他如草果颇赏用于云岐子，柴胡则赏用于李东垣，都是治疟的常用药物。

（三）明代治疟主要方剂

明代治疟的主要方剂均载于几个大部头的文献中。如《证治准绳》的疟母丸（2 首）、麻黄黄芩汤、清脾汤、斩邪饮、鬼哭散、草果饮、祛疟饮（2 首）、祛疟丹、胡黄连散、柴胡橘皮汤、柴胡散、柴胡四物汤、柴朴汤、芎归鳖甲饮、二姜丸、二仙饮；《六科证治准绳》中的七宝散、三圣丸；《景岳全书》中的牛膝煎、草果饮、截疟常山饮、万安散、捷疟饮、简易方（3首）、何人饮、追疟饮。

查阅以上30方，共用药64味。甘草占15方，陈皮占12方，草果、常山各占8方，柴胡、青皮、乌梅各占7方，槟榔、半夏、茯苓、人参各占6方；鳖甲、良姜各占4方。在这些方剂药物中，常山、草果、柴胡、槟榔、鳖甲、乌梅等，都是针对疟疾使用的；他如甘草、陈皮之类，都不是针对性强的药物。

明代治疟方剂的使用，应该不下500余方，除了以上列举的这30个代表方剂外，他如柴胡桂枝汤的治疟之身热、多汗；柴胡四物汤的治阴虚疟疾；胃苓汤的治湿疟水蛊；桂枝石膏汤的治二阳疟；桂枝黄芩汤的治三阳疟等。这一类方剂的作用都不是专在治疟，类似的方剂便录不胜录，而对于治疟方剂的研究帮助不大，故不悉录。

从上列的30首治疟代表方来看，明代对疟疾的治疗，仍首以常山、草果为要药，柴胡、槟榔、乌梅、良姜为佐治药，鳖甲仍用之于治疟母。至于二仙饮、二姜丸、牛膝煎、大蒜等类的简易方，其中并没有习用的治疟药，是否真有效验，尚乏治验报告，未可确论。

（四）清代治疟主要方剂

查阅清代有关文献，集得清代治疟的主要方剂17首。如《沈氏尊生书》中的鳖甲丸、截疟饮、胜金丹、阴疟丸、十将军丸、人参截疟饮；《张氏医通》中的阿魏化痞散、常山饮、苍术柴胡汤；《倪涵初疟痢三方》中的疟疾第一方、疟疾第二方、疟疾第三方；《惠直堂经验方》中的四日两头方、疟疾不二饮；《回生集正编》中的治三日或间日疟方、截疟神方；钱一桂《医略》中的夜光丸。

以上17方，共用药54种。常山、槟榔各8方，青皮占7方，柴胡、鳖甲各5方，乌梅、半夏、草果、知母各4方。这些药物都为清代医师所习用。

在清代所记载的治疟方剂文献中，一般以大医家自鸣者，上焉者好以小柴胡汤为轨范，下焉者则以银翘散加减为依归。前者《医宗金鉴》是其代表，后者《温病条辨》是其代表。真能在古人之实验方剂中用工夫者，首推吴江徐灵胎氏，若看过他的《兰台轨范》便可概见。

五、历代治疟方剂小结

上列历代著名治疟方剂，共 192 方，当中 107 方都用了常山，这足以说明常山对疟疾治疗的疗效是通过了临床实践检验的。而与常山为伍的佐治药，如知母、甘草、乌梅、槟榔、柴胡，亦有一定的疗效。宋以后，草果在治疗疟疾中的应用，亦逐渐发展起来。至于用鳖甲治疗疟母（脾肿大），从汉至今一直相沿习用不替，因此亦有提出来研究的价值。

通过对历史方剂文献的调研，总结古代治疟的经验，结合临床实际，在此提出治疗疟疾的新方，其药味有常山、知母、槟榔、乌梅、鳖甲、草果、柴胡、甘草，此方可加入生姜、大枣作煎剂服用。限于掌握的研究资料，兹将上述药物的药理作用略述如下。

常山：具有甲、乙、丙三种抗疟的黄常山碱，其控制寒冷的效验与抗病原虫的效力，与奎宁比较，实过之无不及。据傅丰永、张昌绍两氏研究的试验报告，常山的根和叶之提取物均有同样效用，而其叶之效验较根者约强 5 倍。

知母：有研究报道，知母作用于体温调节中枢，有显著的解热功能。

槟榔：有研究报道，槟榔含槟榔碱（arecoline;arecane）、鞣质（15%）、脂肪（14%），除驱除绦虫外，有刺激迷走神经末梢的作用，能增加汗液、胃酸、肠液的分泌等。张昌绍的研究报告指出：常山的毒性反应比较显著，会有恶心、呕吐、腹泻等胃肠症状，若加槟榔、红枣等，可缓冲其毒副作用。

乌梅：有研究报道，乌梅含有林檎酸、枸橼酸等成分，有抑制病原虫繁殖的作用，也能缓冲常山的毒副作用，与中医学认为该药有健胃、调味、收敛功能的认识相吻合。

鳖甲：有研究报道，鳖甲含碘和脂肪酸，可直接作用于体温调节中枢，有显著的解热作用。

草果：有研究报道，草果含有挥发油，与常山配合，能增加其消减原虫活力的作用，并可缓冲常山的毒副作用。

柴胡：有研究报道，柴胡含碱皂体、脂油等成分。据朱鼐氏的研究报道，由温刺而发热的家兔，用一定量的柴胡煎剂，经口服用，有解热的功效。还有研究提示，柴胡有阻止疟原虫发育而消减病原虫的作用。

甘草：有研究报道，甘草含苷、糖等，有镇咳、消炎的作用。

生姜：有研究报道，生姜含生姜油和诸多辛辣成分，有芳香健胃的作用。

大枣：有研究报道，大枣含皂甙类化合物和丰富的糖类等成分，具有缓下与强壮作用，可抑制常山的毒副作用。

在这个治疟的方子中，常山、柴胡、乌梅是主药，都具有直接抑制或杀灭疟原虫的作用；知母、鳖甲是佐药，其作用为解热；槟榔、草果能缓解常山的毒副作用，并能增强常山杀虫的力量；甘草、生姜、大枣是健胃矫味药，能达到本方安全服用的目的。

目前，疟疾在中国大地上肆虐，而抗疟药物严重不足，尤其缺乏十分安全的抗疟药，在争取药材自给自足的今日，特为发凡如上，希望能为一般的实验研究提供支持。

中医对黄连的应用

（1954 年）

《神农本草经》记载："黄连，味苦，寒，主热气，目痛、眦伤、泣出，明目，肠澼、腹痛下痢，妇人阴中肿痛，久服令人不忘，一名王连，生川谷。"在张仲景的临床经验中，黄连又有治心下痞、心中烦悸的作用。据此，黄连主要应用在下列几方面：治疗眼结膜炎，症见目痛、眦伤、泣出，有明目功效；治疗痢疾或肠炎，症见肠澼、腹痛、下利；治疗胃炎，症见心下痞、心中烦悸；治疗阴道炎，症见妇人阴中痛。兹分别将中医治疗上述各病的文献记载结合本人之用验（主要是"黄连"的用量略有改动）列述如下。

一、黄连在治疗眼结膜炎中的应用

1. 阳丹

阳丹出自明代《证治准绳·类方》中；治疗诸般外障（即结膜浑浊而显

肥厚或有滤泡形成）、赤脉贯睛（结膜充血）、怕日羞明沙涩难开（目涩有异物感）、胞弦赤烂（角膜溃疡）、星翳覆瞳（外障）等。组成和制剂：黄连、黄柏各一两，大黄、黄芩、防风、龙胆草各五钱，当归、连翘、羌活、栀子、白菊花、生地黄、赤芍药、苦参各三钱，苍术、麻黄、川芎、白芷、细辛、千里光、脑荷、荆芥、木贼各一钱半，炉甘石一钱，麝香三厘，片脑一分；作点眼剂。

2. 日精丹

日精丹出自明代《证治准绳·类方》中；治一切火热赤眼、烂弦风等症，专治一切眼目稍轻者。组成和制剂：黄连二两，黄柏三两，龙胆草、防风、大黄、赤芍药、黄芩、当归、栀子各五钱，白菊花、脑荷各二钱，炉甘石一两，朱砂、硼砂各二钱，麝香三分，生白矾一分；作点眼剂。

3. 黄连膏

黄连膏出自明代《证治准绳·类方》中；治目中赤脉如火，溜热炙人。组成和制剂：黄连八两，片脑一钱；作点眼剂。

4. 吹云膏

吹云膏出自明代《证治准绳·类方》；治睛困无力，隐涩难开，睡觉多眵，目中泪下，及迎风寒泣，羞明怕日，翳膜遮睛。组成和制剂：黄连三钱，蕤仁、升麻各三分，青皮、连翘、防风各四分，生地黄一钱半，细辛一分，柴胡五分，当归身、生甘草各六分，荆芥穗一钱；为点眼剂。

5. 紫金锭子

紫金锭子出自明代《证治准绳·类方》中；治一切眼疾，不分远年近日，诸般翳膜，血灌瞳仁，胬肉攀睛，拳毛倒睫，积年赤瞎，暴发赤肿，白睛肿胀，沙涩难开，怕日羞明，眵多泪热，烂弦风痒，视物昏花，迎烟泪出，目中溜火，诸般目疾。组成和制剂：炉甘石、黄丹各半斤，黄连（另研）、朱砂各一两，当归、硼砂各半两，海螵蛸、白丁香、生白矾、轻粉、贝齿、真珠、石蟹、熊胆、乳香、没药、麝香各一钱二分半，片脑二钱，黄连一斤，当归、生地黄各四两，防风、黄柏、龙胆草各二两，蕤仁半两，诃子八枚，冬蜜八两，鹅梨八枚，猪胰子四枚；为丸锭，阴干，金银箔为衣，每以少许新汲水浸化开，鸭毛蘸点眼大眦内，又可以热水泡化洗眼，药水冷又暖洗，日洗五七次，日点十余次，大效。

6. 金丝膏

金丝膏出自明代《证治准绳·类方》中；治风热上攻，目赤肿痛。组成和制剂：黄连二两，大黄、黄柏、龙胆草、山栀仁、当归各一两，青竹叶一百片，大枣二十枚，灯心、硼砂、乳香各二钱五分；为点眼剂。

7. 退翳丸

退翳丸出自明代《证治准绳·类方》中；治一切翳膜。组成和制剂：黄连一两，白菊花、夜明砂、车前子、蝉蜕（文献中原无此药）、连翘各五钱，蛇蜕一条炒研；米泔煮猪肝丸如梧子大，每服三十丸，薄荷汤下。

8. 日精月华光明膏

日精月华光明膏出自明代《证治准绳·类方》；治一切内障（青盲），善治翳膜遮睛，及攀睛胬肉，无问年久日深，或一目两目俱患，但能见人影者。组成和制剂：黄连四两，当归一两，诃子一对，石决明二两，石膏一两半，大鹅梨二十枚，猪胰二具，炉甘石四两，黄丹四两，马牙硝二钱半，铜绿、真胆矾、硼砂各一钱半，没药四钱，乳香三钱，防风一钱，天花粉半钱，轻粉一钱，麝香半钱，片脑半钱；作点眼剂。

9. 黄连散

黄连散出自明代《证治准绳·类方》中；治眼烂弦风。组成和制剂：黄连、防风、荆芥、赤芍、五倍子、蔓荆子、覆盆子根；煎沸，入盐少许，滤净，又入轻粉末少许，和匀作洗眼剂。

10. 秘传羊肝丸

秘传羊肝丸出自宋代《太平惠民和剂局方》中；治风毒上攻，眼目昏暗泪出，羞明怕日，隐涩难开，又治远年日近内外障眼，诸般眼疾及障翳、青盲者，皆主之。组成和制剂：黄连一两，生白羖羊肝一具；上将羊肝先入沙盆内杵烂，旋次入黄连末拌捣，干湿得所，为丸如梧桐子大，每服十四丸，食后，以温浆水吞下。

从汉代到清代，中医学治各类眼病的方剂计约有 425 方，其中配用黄连的 103 方，约占四分之一，可见中医学用黄连治疗眼疾患的临床经验是值得研究的。以上所列 10 个方剂，仅限于治眼结膜炎且以黄连为主的代表方剂。

二、黄连在治疗痢疾或肠炎中的应用

1. 白头翁汤

白头翁汤出自汉代《伤寒论》中；治热痢下重。组成和制剂：白头翁二两，黄连、黄柏、秦皮各三两；上四味，以水七升，煮取二升，去滓，温服一升。

2. 四制黄连丸

黄连丸出自清代《本草纲目》引《韩氏医通》；治五疳八痢。组成和制剂：黄连一斤（分作四分，一分用酒浸炒，一分用生姜汁炒，一分用吴萸汤浸炒，一分用益智仁同炒），白芍药、使君子仁各四两，广木香二两；为末，蒸饼和丸绿豆大，每服三十丸，米饮食前下，日三服。

3. 姜连散

姜连散出自清代《本草纲目》引杜壬方；治气痢，后重里急，或下泄。组成和制剂：黄连一两，干姜半两；各为末，每用黄连一钱、干姜半钱和匀，空心温酒下，或米饮下，神效。

4. 香连丸

香连丸出自宋代《严氏济生方》中；治后重里急，或泄或痢。组成和制剂：黄连、生姜各四两，木香二两；以姜铺砂锅底，次铺黄连，上铺木香，新汲水三碗，煮焙研，酢调仓米糊为丸。

5. 治赤白痢方

治赤白痢方出自宋代《是斋百一选方》中；治赤白下痢。组成和制剂：黄连（去毛）、吴萸（汤泡）各等分；一起以好酒浸透，取出，各自拣，焙或晒干，为细末，糊丸如梧桐子大。

6. 二色丸

二色丸出自清代《本草纲目》引邓笔峰《杂兴方》；治痢、水泄、肠风。组成和制剂：吴茱萸、黄连各二两（同炒香，各自为末），百草霜末二两（同黄连作丸），白芍药末二两（同茱萸作丸）；各用饭丸梧子大，各收，每服五十丸，赤痢乌梅汤下连霜丸，白痢米饮下茱芍丸，赤白痢各半服之。

7. 黄连阿胶丸

黄连阿胶丸出自宋代《太平惠民和剂局方》中；治肠胃气虚，冷热不调，下痢赤白，状如鱼脑，里急后重，脐腹疼痛，小便不利。组成和制剂：

阿胶一两（炒过水化成膏），黄连三两，茯苓二两；为末，捣丸梧子大，每服二十丸，粟米汤下，日三。

8. 黄连汤

黄连汤出自唐代《备急千金要方》中；治赤白痢。组成和制剂：黄连、黄柏、干姜、石榴皮、阿胶各三两，当归二两、甘草一两；以水七升，煮取三升，分三服。

9. 乌梅丸

乌梅丸出自宋代《严氏济生方》中；治热留肠胃，下痢纯血，脐腹疼痛，或先经下痢未断服热药，蕴毒伏热，渗成血痢。组成和制剂：黄连（去须）三两，乌梅肉二两，当归、枳壳各一两；研细，醋糊为丸，如梧子大，每服七十丸，空心食前，米饮送下。

10. 香连丸

香连丸，出自明代《医学入门》；治一切痢疾。组成和制剂：黄连五两，粉草二两；同用蜜水拌湿，置锅中重汤蒸，良久取出晒干，如此者九次，后入木香一两为末，糊丸梧子大，每五十丸，空心温酒米饮送下。

11. 黄连补肠汤

黄连补肠汤出自清代《沈氏尊生书》中；治大肠虚冷，痢下青白，肠中雷鸣。组成和制剂：黄连四钱，赤苓、川芎各三钱，地榆、酸石榴皮各五钱，伏龙肝二钱；锉作末，每服八钱，水煎服。

12. 归连丸

归连丸出自明代《证治准绳·类方》中；治痢，无问冷热及五色痢，入口即定；黄连四两（文献为"一两"），当归、黄柏、黄芩、阿胶（炒熟）、熟艾各二两；研细，以醇醋二升，煮胶烊，下药煮，令可为丸，如豆大，每服七八十丸，日二夜一，用米汤下；若产妇痢，加蒲黄一两，炼蜜和丸。

13. 黄连丸

黄连丸出自明代《证治准绳·类方》中；治一切热痢及休息痢，日夜频并，兼治下血黑如鹅肝色，暑月下痢，用之尤验。组成和制剂：黄连二两半，羚羊角、黄柏各一两半，赤茯苓半两；研细，炼蜜为丸，梧子大，每服二十丸姜蜜汤下。

以上这些方剂，均以黄连为主，是治疗痢疾、肠炎富有代表性的方剂，其临床疗效是很好的。据统计，唐《外台秘要》载治痢 175 方，用黄连者有 68 方；宋《圣济总录》载治泻痢 395 方，用黄连者 180 方。这些数据说明，中医应用黄连治疗痢疾、肠炎，较之其他用药，占有较大的比重。

为了迎合"黄连治疗痢疾"的主题讨论，特对相关的部分文献做了不完全的统计。计从唐代至清代，用黄连治疗痢疾病案约计有 1576 个；同黄连配伍应用的药物有木香 902 例、吴萸 646 例、白芍 779 例、生姜 600 例、黄柏 598 例、茯苓 441 例、白术 433 例、川芎 431 例、阿胶 388 例、黄芩 382 例、大黄 376 例、葛根 352 例；350 例以下者不另统计。这些药物的配伍应用是值得研究的。

三、黄连在治疗胃炎中的应用

1. 黄连阿胶汤

黄连阿胶汤出自汉代《伤寒论》中；治心烦、不得眠，即由嘈杂、呕恶、上腹膨满所致者。组成和制剂：黄连四两，黄芩二两，芍药二两，阿胶三两，鸡子黄二枚；上五味，以水六升，先煮三物，取二升，去滓，内胶烊尽，小冷，内鸡子黄，搅令相得，温服七合，日三服。

2. 黄连汤

黄连汤出自汉代《伤寒论》中；治胸中有热，胃中有邪气，腹中痛，欲呕。组成和制剂：黄连、干姜、桂枝、炙甘草各三两，人参二两，半夏半升，大枣十二枚；上七味，以水一斗，煮取六升，去滓，温服，昼三夜二。

3. 上二黄丸

上二黄丸出自金代《内外伤辨惑论》中；治伤热食痞闷，兀兀欲吐，烦乱不安。组成和制剂：黄芩二两，黄连一两（酒洗），升麻、柴胡各三钱，甘草二钱，枳实（炒）五钱；研末，汤浸蒸饼和丸，如绿豆大，每服五七十丸，白汤送下，食远，量所伤服之。

4. 进退黄连汤

进退黄连汤出自清代《医门法律》中；治心痛（胃痛），痞满，腹胀而泄，呕苦，咳哕烦心。组成和制剂：黄连（姜汁炒）三钱，干姜（炮）三钱，人参（人乳拌蒸）、半夏（姜制）各一钱五分，桂枝一钱，大枣二枚；进法，各药均不制，水三茶盏，煎一半，温服；退法，不用桂枝，黄连减半。

5. 伤食丸方

伤食丸方出自明代《丹溪心法》中；治心腹膨满，多食积所致。组成和制剂：黄连（姜炒）三两，南星（姜制）、半夏、瓜蒌仁各一两半，香附（童便浸）一两，礞石（硝煅）、萝卜子、连翘各半两，麝少许；研末，曲糊丸。

6. 连萝丸

连萝丸出自明代《医学入门》中；治食积，痰饮成块，两胁作痛，雷鸣，嘈杂，眩晕。黄连（一半以吴萸五钱同炒，一半以益智五钱同炒，去吴萸、益智）、萝卜子各一两半，香附、山楂各一两，川芎、山栀、三棱、莪术、神曲、桃仁各五钱；研末，蒸饼和丸梧子大，白汤吞下五六十丸。

7. 伏梁丸

伏梁丸出自明代《医学正传》中；治心积（与今胃炎表现近似），久不愈令人烦心。组成和制剂：黄连一两五钱，厚朴、人参各五钱，黄芩三钱、桂枝、茯神、丹参各一钱，干姜、石菖蒲、巴豆霜、川乌头各五分，红豆蔻二分；上件除巴豆霜外，为细末，另研巴豆霜旋入末和匀，炼蜜丸如梧桐子大，淡黄连汤下；初服二丸，日加一丸，三日加二丸，至大便溏，便渐减服。

8. 痞气丸

痞气丸出自金代《东垣试效方》中；治脾之积在胃脘，覆大如盘，久不愈，令人四肢不收，发黄疸，饮食不为肌肤。组成和制剂：黄连八钱，厚朴（姜制）四钱半，吴茱萸三钱，黄芩、白术各二钱，茵陈（酒炙炒）、缩砂仁、干姜（炮）各一钱五分，白茯苓、人参、泽泻各一钱，川乌、川椒各五分，巴豆霜、桂各四分；炼蜜丸梧子大，初服二丸，一日加一丸，三日加二丸，渐加至人便微溏，再从二丸减服，淡甘草汤下。

9. 黄连消痞丸

黄连消痞丸出自金代《东垣试效方》；治心下痞满，壅滞不散，烦热喘促不安。组成和制剂：黄连一两，枳实七钱，橘皮五钱，干生姜二钱，半夏九钱，黄芩二两，茯苓、白术、炙甘草各三钱，姜黄、泽泻各一钱，猪苓半两；为细末，汤浸蒸饼为丸，如梧子大，每服五十丸，温水送下，食远。

10. 三黄泻心汤

三黄泻心汤出自宋代《类证活人书》中；治心下痞，按之濡。组成和制剂：大黄、黄连各二两，黄芩一两；上三味，以百沸汤二大盏，热渍之一时久，绞去滓，分温二服。

11. 左金丸

左金丸出自明代《丹溪心法》中；治痞结胁痛，吞酸呕吐，由肝火引发。组成和制剂：黄连六两，吴茱萸一两；上为末，水丸或蒸饼丸，白汤五十丸。

以上 11 方所治症见，如吞酸、心烦、欲呕、痞满、腹胀、胁痛等，无一不是胃炎病的表现，中医尽管无胃炎概念，然而对证施治，这些方剂对各类胃炎的治疗都是有卓效的。

四、黄连在治疗阴道炎中的应用

1. 内疏黄连汤

内疏黄连汤出自明代《外科正宗》中；治阴疮。组成和制剂：黄连二钱，木香、山栀、当归、黄芩、白芍、薄荷、槟榔、桔梗、连翘各一钱，甘草五分，大黄钱半；水二茶钟，煎八分，食前服，临服加蜜二匙亦可。

2. 黄连阴蜃丸

黄连阴蜃丸，出自明代《证治准绳·幼科》；治狐惑疮，清热杀虫。组成和制剂：黄连二钱，芦荟、干蟾（煅）各一钱二分，使君子肉二钱五分，川楝子肉一钱；研末，乌梅捣膏和丸，如梧子大，每服二三钱。

3. 疗阴疮方

疗阴疮方出自晋代《肘后备急方》中；治阴疮，但赤作疮，名为热疮。组成和制剂：黄柏一两，黄芩一两；均作汤洗之，作末敷之。

4. 治合阴阳辄痛不可忍方

治合阴阳辄痛不可忍方出自唐代《备急千金要方》中。组成和制剂：黄连一两半，牛膝、甘草各一两；上三味㕮咀，以水四升，煮取二升，洗，日四度。

5. 治男女阴中疮湿痒方

治男女阴中疮湿痒方出自唐代《备急千金要方》中。组成和制剂：黄连、栀子、甘草、黄柏各一两，蛇床子二两；研细末下筛，猪脂和涂，深者绵裹内疮中，日二。

6. 疗妇人阴肿苦疮烂洗方

疗妇人阴肿苦疮烂洗方出自唐代《外台秘要》中；疗妇人阴肿，苦疮烂。组成和制剂：黄连、麻黄、蛇床子各一两，酢梅十枚；煎水洗之。

7. 清肝渗湿汤

清肝渗湿汤出自明代《外科正宗》中；治肝经郁滞，邪火流行，致阴肿痛，或风热作痒。组成和制剂：黄连二钱，川芎、当归、白芍、生地、山栀、胆草、连翘各一钱，柴胡、泽泻、木通各六分，芦荟五分，甘草三分，防风八分；水二钟，淡竹叶、灯心各二十件，煎八分，食前服。

8. 凉营泻火汤

凉营泻火汤出自明代《外科正宗》中；治妇人怀抱忧郁不清，致生内热，小水涩滞，大便秘结，及阴中火郁作痛，亦如涩淋。组成和制剂：黄连二钱，川芎、当归、白芍、生地、黄芩、山栀、木通、柴胡、茵陈、胆草、知母、麦门冬各一钱，甘草五分，大黄二钱；水二钟，煎八分，空心服，便利去大黄。

9. 治阴疮方

治阴疮方出自唐代《备急千金要方》中。组成和制剂：黄连、芜荑、芎䓖、黄芩、甘草、矾石、雄黄、附子、白芷各六铢；上九味㕮咀，以猪膏四两，合煎敷之。

10. 麻黄汤洗方

麻黄汤洗方出自明代《证治准绳·女科》中；治妇人阴肿或疮烂者。组成和制剂：麻黄、黄连、蛇床子各二两，北艾叶一两半，乌梅十个；上锉细，以水一斗，煮取五升，去滓热洗，避风冷。

上列 10 个含黄连的方剂，对于单纯性阴道炎均可收到良好的疗效，只要症见阴道发干、发热、发痒、疼痛，随即有分泌物流出时，及时应用即可奏效。即或有淋球菌等感染，黄连仍然有一定的疗效。

中药的"炮制"问题

（原载《北京中医》1954 年第 3 卷第 8 期）

"炮制"原来叫作"炮炙"，相传始于雷公，雷公是刘宋（420 —

479）时人，姓雷名敩，大概他对中药的炮制很专研，因而特地编辑了一部《雷公炮炙论》专门谈药物炮制的书。但中药的炮制是否即由他开始，雷公以前的药物就没有炮制吗？这却不能这样说。而且我们还可以肯定地说：药物的炮制，是和原始人类由生食到熟食的生活变革是分不开的，现在我分作下列几方面来谈。

一、"炮制"是药物进化的必然过程

古书上有句老话："神农乃始教民尝百草之滋味，当此时，一日而遇七十毒。"（《淮南子》）药物终究不同于一般食品，是有它特有的毒性的，原始人类在开始对药物做试尝的时候，或者说人类在求生存寻取食物的时候，就经常饱受着药物毒害的教训的。在既受到药物毒害的当中，同时也发现了它对某些疾患的治疗作用，人类便会运用一般食物进化的知识，想出方法来减少它的毒害作用，提高它的治疗作用，这是很自然的事。事实上我们也知道植物药里的有机碱，治疗人体的机能病最有效，而它对人体的病毒性亦相当大，因此使用有机碱的剂量是不能太大的，大了容易发生副作用。黄连、藜芦、甘遂、大黄、莨菪、马钱子等，就是这类的代表药。如《灵枢·邪客》的"半夏汤"制法说："以流水千里外者八升，扬之万遍，取其清五升煮之，炊以苇薪火，沸置秫米一升，治半夏五合，徐炊令竭，为一升半，去其滓，饮汁一小杯，日三，稍益，以知为度。"这样就比服用生半夏安全得多，因为半夏所含的一种挥发性生物碱，毒性作用颇大，不仅能麻痹末梢神经运动，并能使动物产生痉挛而毙，经过这样炮制，它的毒性便消失了。《黄帝内经·素问遗篇》里还有制"小金丹"的方法："辰砂二两，水磨雄黄一两，叶子雌黄一两，紫金半两，同入合中，外固，了地一尺，筑地实，不用炉，不须药制，用炭二十斤煅地也，七日终候冷，七日取出，次日出合子，埋地中，七日取出，顺日研之（即左旋），三日，炼白沙蜜为丸。"这样把几种金属药聚在一起，加以高温，又经过冷却，姑无论它的成就怎么样，这不能不算是原始的制药化学技术，因为雄黄、雌黄经过高热，是一定要产生氧化砷的，辰砂经高热也要产生亚硫酸瓦斯而升蒸水银。《内经》自然是汉朝（206—220）的伪书，但可以说明比雷敩还早几百年前，药物便有种种不同的炮制方法了。正由于炮制方法的不断进步，无论植物药、动物药、矿物药都一天比一天的便于服用了。如《素问·缪刺论》的"燔治左角发酒"，《腹中痛论》的"乌鲗骨丸"等都是。

于是我们可以体会到药物的炮制，主要是由于火的发明的进化，原始人类在没有"钻木取火"的技能以前，主要是靠采集"树木之实……蠃蚘之肉"（《淮南子》），有了火以后，他们便知道"炮生为熟""以化腥臊"（《韩非子》），从前不易下咽的"鱼鳖螺蛤"之类，现在都可"燔而食之"了。当然药物的应用，亦随着火的发明和劳动工具的进步、引起了伟大的飞跃的变革。所以雷敩"炮炙论"的十七法，九种都离不掉火，他叫作"炮""爁""炙""煿""煨""炒""煅""炼""制"。其余"度"是用量问题，"飞"是清洁作用，"伏""镑""擞""㿻""曝""露"，无非是操作的方法和过程而已。因此，我的看法是："神农尝药"，绝不是神农一个人的聪明；"雷公炮炙"，也不是雷公一个人的才智，都是我们的祖先劳动人民在与生活做艰苦的斗争过程中，不断地劳动，不断地发明的伟大成就之一。

二、对"炮制"的认识和批判

根据前面所谈的，"炮制"在药物进化上有它一定的进步性，但是，不是便可以"原封不动"地"遵古炮制"。因为它和一般的文化学术一样，经过了长期的中国旧的封建统治社会的侵袭，被当时的封建统治阶级的君臣们注入了许多的唯心毒素，例如《神农本草经》载着："上药一百二十种为君，主养命以应天，无毒，多服久服不伤人，欲轻身益气，不老延年者，本上经；中经一百二十种为臣，主养性以应人，无毒有毒，斟酌其宜，欲遏病补羸者，本中经；下品一百二十五种为佐使，主治病以应地，多毒，不可久服，欲除寒热邪气，破积聚愈疾者，本下经。"可是，上品里第一味药丹砂（朱砂）就是红色硫化汞，就是有毒素的东西，就不可以久服。相反，下品里的夏枯草、白蔹、白及、杏仁等，并不是什么了不得的"多毒"东西。进一步看他们的炮制，可以举一般药业人员都知道的《雷公炮制药性赋》来谈谈。

1. "人言须煅用，诸石火煅红"　上面句暂且不谈，"诸石火煅红"，是不是合理的呢？石膏为含水硫酸钙，能消炎解热镇静，一经火烧，便消失了钙质，变成了做水泥的石灰质，我们可以用"洋灰"来消炎解热吗。代赭石主要是氧化铁，有补血、镇静中枢神经等作用，一经火烧，便消失了铁质，剩下土质，颇同炉灰，还有什么作用呢？

2. "知母桑皮天麦冬，首乌生地熟地分；偏直竹刀铜刀切，铁器临之便不驯。" 我们知道铁遇见强酸性物质，可能起变化，被它腐蚀；铁也不耐潮湿，常因潮湿氧化而生锈，桑皮、天冬、麦冬、地黄、何首乌等，是含糖、淀粉、黏液质的药物，铁器和它们不发生何种关系，没有禁忌的必要；反之，铜的酸化作用比铁还大，要是生了铜绿，却是一种有毒物质，不宜滥用。而竹刀是适用于这些药的。

3. "枳实陈皮半夏齐，麻黄狼毒及茱萸；六般之药宜陈久，入药方知奏效奇。" 这是最驰名的"六陈歌"，意思说：枳壳、陈皮、半夏、麻黄、狼毒、茱萸这些药都宜用陈久的，不宜用新鲜的。其实枳壳含的柠檬精油，陈皮含的右旋性柠檬烯，半夏含的植物固醇和精油，麻黄含的麻黄碱，狼毒含的狼毒素，茱萸含的佚等，主要都是芳香类的物质，越新鲜所含的这类物质越丰富，越陈久这些物质越会散失，因而"六陈"的说法是不正确的。

不过，也有它的合理的一方面。如张元素和李时珍都说："黄芩酒炒则上行。"雷敩主张："凡使当归，须去头芦，以酒浸一宿入药。""蔓荆子用酒浸一伏时，蒸之。""蓬莪术于砂盆中以醋磨令尽，然后于火畔协干。"李时珍说："三棱消积，须用醋浸一日，炒。""玄胡索去皮醋炒。"这些利用酒精和醋酸来作溶媒，可能把有机碱变为可溶性盐，更好地发挥其治疗作用。又如陈嘉谟说："入药用五倍子鲜者十斤，舂细用瓷缸盛。"雷敩说："凡使石榴皮或叶或根，俱勿犯铁器。"五倍子和石榴皮都含大量的单宁酸（鞣质），和铁质化合，便会沉淀药效而丧失其疗能。雷敩复主张："凡使香薷，采得去根留叶，剉，暴干，勿令犯火。""苏木从巳至申，阴干用。""沉香不可见火。"香薷的挥发油（香薷酮），苏木的苏木素和精油，沉香的挥发油、树脂等，这些物质都容易被高热破坏，所以都禁忌用火来干燥的办法。苏颂说："用天南星去皮脐浸五七日，日换三四遍，去涎，曝干用。"雷敩说："凡使乌头，宜文武火炮令皱折，劈破用。"天南星和乌头的毒素均颇强，加以高温，使其消失一部分，这是必要的，诸如此类，都合理可行，有它一定的意义。

于此知道旧法炮制，是瑜瑕互见，得失参半，虽不能完全否定，亦不可盲目的"遵古"，主要是通过科学理论的认识和批判，不合理的部分予以扬弃，合理的部分亦必须经过整理而发扬之。毛主席在《新民主主义论》中曾这样的指示我们说："中国的长期封建社会中，创造了灿烂古代文化。清理古代文化的发展过程，剔除其封建性的糟粕，吸收其民主性的精华……但决不能无批判地兼收并蓄。"中药的炮制问题，正要利用毛泽东思想武器来进行批判，才可能符合人民的要求。

三、提出今后改良炮制的几点意见

我们既认识了中药的炮制，有它的进步性和落后性两方面。今天要使药物在国家过渡时期的总路线光辉照耀下，更好地服务于社会主义生产建设，不能不急切地改善药物的炮制方法，来保障劳动人民的身体健康。也就是说要批判掉它落后性的方面，发扬它有进步性的一方面，才可能尽量发挥出药物在生产建设上的一定作用，为了要达到这个目的，首先要从思想上澄清混乱，端正认识。

1. 批判"遵古炮制"的保守思想　由于中国长期停滞在生产落后的封建社会阶段，统治阶级唯心理论不断地滋长，凡《雷公炮炙论》《千金要方》《嘉祐本草图经》《本草纲目》等书所谈的炮制方法，已经不是劳动人民在实践中所得来经验的旧观，而披上了极浓厚的玄学外衣，如雷敩说："凡修事朱砂，先于净室内焚香斋沐，然后取砂以香水浴拭。"李珣说："使龟板须经卜者更妙。"陈嘉谟说："凡使白术，以陈壁土（更有附会成东壁的）炒过，窃土气以助脾也。"这些都是虚玄空论，不足取信的，一味遵古，毫无用处。至"诸石火煅""六陈歌""九蒸九晒"等，更大大地减杀了药物的治疗作用，正所谓"不徒无益，而又害之"。甚至有些口头上在谈"遵古炮制"实际并没有那样做，只是打起招牌，招揽买主就是了。

2. 肃清资本主义的经营思想　近百年来中国严重地受到帝国主义的侵略以后，关于中药业的经营也不能例外，遭受到资本主义经营思想的很大影响，完全从追求利润出发，尽量讲究饮片外表的美观，想尽方法，把药片切得又薄又光亮。为了要做得薄和光亮的美观，便不惜毁损药效成分，一而再、再而三地炮制浸泡，其他的地区我们不谈，即以重庆市而言，一般制天麻，都用水作多时间的浸润，切成纸样薄的片子，甚至还要用硫黄来熏，使其颜色漂白。广木香也用酒来尽量浸透，切成薄片，香气都被酒挥发了。半夏曲的制法，是要把半夏弄成粉子，和生姜汁、白矾水做成饼，用叶子包起来，使其发酵，再晒干。这方法是出于宋朝的《和剂局方》，而重庆制的半夏曲，就是把半夏、生姜、白矾用水泡在一起，泡二十天便完事，不但没有经过发酵，经过了二三十天的水泡，只剩得一点药渣。重庆切的槟片，一直在水里泡到发酵了，才弄起来切片，这样的槟片的药效，便大成问题了。经临床实验，如用个子槟榔，只须 30 公分便有杀绦虫的效力，用经水泡切片的槟榔，便要用到 120 公分，才能发生驱虫作用。无论什么饮片，越是切得薄，越是浪费大，工本越是耗得多。这样不惜浪费物资，不惜耗损药效，追求美观，追求利润恶劣的资本主义作风，应及时予以肃清，才能很好地服务于人民健康事业。

3. 学习改良饮片的先进经验　既明确了对药物炮制的认识，同时亦揭发了目前制作饮片的许多错误，便应该从整个人民的利益出发，吸收其他地区的先进经验，积极从事工作的改善。如上海市国药业职工在 1952 年通过"五反"运动后，政治觉悟大大提高，因此建议国药业同业公会研究改善办法，并在上级工会和市卫生局的鼓励领导下，成立了改革饮片切制小组，并选择六十多种最讲究外表美观而切制最麻烦的饮片，先进行改革切制法，结果在减少废品、减少人工方面都已获得初步成就。如玉竹过去仅能切成方圆片 44.17%，改革后提高到 89%，并减少人工 50%；制香附过去切成方用片 73%，改革后竟提高到 81.5%，节省人工 75%。厚朴、黄柏等改成切丝以后，工作效率也提高到十倍左右。又如合肥市人民政府通过了卫生工作者协会、医务工会、国药业店员工会、中医师团体、国药业公会，挖除了饮片的旧有陋规，并订立了改良切法规格，如香附、花粉、怀山药、槟榔等，都采用打碎成重约二分的块子，不再用水浸泡了，一般切片均保持平均不超过 15% 的标准，废止了广皮圆剪的方法。这些都是很好的先进经验，值得我们学习。重庆市的改制饮片，应该在大家通过了这次学习之后，有步骤地推行起来。

四、结　语

第三届全国卫生会议指出：卫生工作要为国家经济建设服务。把药物炮制得很好，药效提高，浪费减少，成本降低，这是目前医药卫生工作在生产建设方面最需要的条件。相反，有了很好的医生，正确的诊断，合理的处方，而药效不如理想，或者成本太高，群众的经济能力不能负荷，这就是药物部门没有给他很好的服务，没有尽到药物部门的力量，所以药物对群众的健康关系，还是很直接地而不容忽视。

总之，要保证国家社会主义工业化加速实现，必须提高劳动生产率，保护与增进工人健康，是提高劳动生产率的有力保证。而搞好药物质量，这是保护和增进工人健康主要内容之一。因此，改善炮制，搞好药物质量，就成为我们药业人员的首要职责和政治任务，这个任务是光荣的，我们必须为完成这一任务贡献出最大的力量。

（编者按：此文为 1954 年 5 月 21 日任应秋在重庆市中药从业人员业余学习班上做的报告）

中药临床药理学

（原载《新中医药》1954 年第 9、10、11、12 期、1955 年第 2、3、5 期）

一、基本概念

（一）中药的含义

药物是治疗人类疾病的有力武器，是任何种族都需要的，因此，它是不受种族或国界所限制的。中药似乎是指中国药而言，带有很浓厚的国界意味，似乎有点不适合。但也可以这样说，譬如"贝母"吧！浙江有，四川也有，因此就有"川贝""浙贝"之分，总不能说：贝母吗？贝母就是了，何必分什么川浙？分了川浙就不通，理由完全一样，例子也很多，又如"胡黄连""胡椒""胡桃""胡荽"之类，老早已经成了中药，但仍然去除不了这个"胡"

字，我们可以直接把它叫作黄连、椒、桃、菱吗？这便反而不通了，中药的含义，不过如此，所以仍旧值得我们运用。

中药也可以叫作生药，因为它包括了一般植物界的根、皮、花、叶、草、实，动物界的蛇蜕、兽骨、鳞介，以及矿物界的岩石、矿物或化石等的天然产品，很少有经过人工合制的。过去的中药，称作"本草"，这是以中药中多数的植物来代替了动物药和矿物药的关系，例如《神农本草经》365种药里，除植物性药物而外，还有矿物药46种，动物药67种，至早于《神农本草经》时代的《山海经》（公元前400—公元前250）凡载203种药，动物和矿物药类反而要多些，所以"本草"这个名称，是比较狭隘而不很适合的，可以让它做历史上的名词罢了。

人类最初对于生药的研究，无疑的系由搜集食物而起，经历悠久的岁月，和大自然不断地残酷斗争，发现若干致病或致死之有毒生物，与消除疾病之物质，积累多数经验，遂形成药的意识，寖积而有"本草"名称之出现。所以往昔人类，大都部落群居，每一区域，各保持其独特种类的药物，以抗拒疾病。继以人类智识，日益进步，交通频繁，原限于一定区域的疾病，亦渐次蔓延至世界各地，因之各种药物，随其需要，有者仍保持其原来分布的状态，但有者不分地区，互相交流，而成国际性的药物。我们研究药物学，一方面固不可忽视国际性药物之应用，同时对于国产药材——中药，更应尽力搜研，揭微宣秘俾能发扬光大，很好地为人民服务。

（二）中药在历史上的演进

人类利用对草木金石禽兽的认识，作为药疗，在原始共产主义社会下是很自然的。我国也不例外。传说中的神农或黄帝尝药，伊尹汤液，都是例子，这些例子的经验，不断地累积而流传着，便是当时医药的主要形式。到了奴隶社会时期，巫掌握了政治经济，也掌握了医药，所以像伊尹这巫师（阿衡）就变成了做方剂的鼻祖。但是他们用什么药，现在尚不能推断。殷墟古物内有朱砂，也不能说朱砂已经被他们做了药用。到了周代封建时期，巫医慢慢分开了，医多用针砭等物理与方法治病，所用药剂也渐渐有了记载，其中大部是有毒植物（如乌头杀人），及动物与矿物，这可以在《山海经》上看到。

一直到了汉朝如仓公的医案已渐用方药,但是还是毒剧药居多,如乌头、大戟、半夏、巴豆等。这惯用毒剧的方剂,到了后汉时代还很流行,根据王叔和的《伤寒序例志》,张仲景反对当时医生乱投神丹、青散等含有乌头、甘遂等毒药以治病,这一点张氏是进步的。汉朝正是封建社会的黄金时代,帝皇贵族的荒淫,使道家的长生思想就应运而兴,所以把药物分成三品,把长生不老药列入上品,把治病的毒剧药列入下品,并牵连着天文迷信,由那时医生或方士汇集了合着一年的日子数目列入365种药,用《神农本草经》的名义发表了。张仲景的《伤寒论》方内只采集了其中药品81种。其后经过“五胡乱华”,历晋唐宋元明,由于领土的发展,交通的发达,遂不断与外来民族接触,一方面采集了不少印度、中亚、南洋外来药品,一方面又增加了民众经验的草药,所以每朝都有本草书籍印行。如《唐本草》所载药物已达八百四十四种,这《唐本草》是经国家编修,可以说是世界最古的一本国家药典(650 — 655),然而在反动政府时期所出的第一版《中华药典》偏偏可耻地说:“缅继首制,实始牛伦”(1542)<small>(编者按:“牛伦”即纽伦堡)</small>,真是数典忘祖了,以后又数经增修。在宋朝又因药业国营,为求利润增加,又广用外国芳香性药剂与制丸方法,除刊行几次本草以外,更有固定的标准方剂书刊出(1148年南宋将太平惠民和剂药局监本医方印颁诸路)这统一方剂的工作,在世界医药历史上也是首创的。降及金元间,理学之阴阳五行运气之说大盛,往往以此理论评局方,或重逞己意用新书处方,专用些芳香性的药及胃肠不适的药以治各病,药品名目虽多,但其主效,却更模糊不清啦,难怪顾炎武先生说:“今人莫识病源,以情臆度,多立药味,譬之于猎,未知兔所,多发人马空地遮围,冀有一人获之,术亦疏矣,所以治病,也使人在不死不活之间,杂泛而均停,既见之不明,而又治之不勇。”明代政府(弘治)虽曾颁布《本草品汇精要》一书,载新旧药味1815种,但却不及李时珍的私人著作《本草纲目》流传得广(1578)。李书载药1892种,实完成了中国药典的大观。明清时的方剂,因金元四大家的影响也随意增多,而治效不确,例如伤寒派与温热派方剂的争论,在药学观点上看来,并没有把药的理论与实效都提高了些。只是二者的方剂内不因病人的局部症状而忽略病人的整体,这局部与整体不可分的思想,虽是本诸玄学的,但从现代我们的唯物辩证法的完整性上看来,这一点是进步的。

（三）中药在现阶段的地位

自从资本主义勃兴，科学就被资本家利用，药在外国也从草药慢慢演进到化学药品，但是这发达不是从原有基础上逐渐前进的。资本家因染料工业的利润刺激，重心放到把这工业的副产物变成药剂以增加利润，所以渐渐把他们有历史性的草药忘怀了。但是人民却还不能这样做，于是在欧美各国药与人民方面，亦就看见了矛盾。资本家的意思就让草药日渐淘汰下去。我国过去一般吸收欧美文化的士大夫们也跟着欧美资产阶级的意旨，为欧美宣传西药的效力，而把中药的历史一笔抹杀，仿佛如《纽伦堡药典》是科学的，而《唐本草》都是无价值。其实《纽伦堡药典》里面也包有大部草药与有迷信的药品呢，英美对草药事实上只要有关经济，还是要注意的。譬如英国对于海葱、乌头，因为对他们尚有经济价值，便保留起来。美典对南北美产的药用植物也多保留，对苏联的山道年则予废止使用，美国在 1942 年曾发生过国防药学运动，主张用本国生药及化学药品代替外来药品，所以就是资本主义国家，也并不以纯技术观点来用药，药是与他们资本经济制度密切配合的。但是以前我国这个半殖民地国家人民却相信外国药商的夸大宣传，以为洋药万灵，弄得生病不打青霉素而死，则是医生不好，打后而死，则是天命，好像药与政治经济毫不相关的。1951 年苏联药学专家耶也夫斯卡娅来中国访问，有人问她如何解决"阿斯匹林"制造问题，她说在苏德战争中，苏联对此供应也不够，就用生药来代替，她发问为什么中国不用有退热作用的草药呢？这话是值得我们猛省的。她还说苏联第七版药典 1929 年以前的药典，是一部载外国药的药目录，第八版（1946 年）都是全国的产品了。这第八版除新药外，多采用生药及制剂。现在苏联用药典及非药典的生药尚有 250种。自从组织疗法可用植物药治疗，这应用就更有发展了。在这新民主主义时代，我们不能抹杀中药在我国政治经济上的作用，我们无理由说生药是不合科学的。但是对生药也不是让它停在现阶段上，我们要使之提高一步，及向上发展的。

当然中药真够太多，方剂也极复杂，这些不能说都是经济而有效的，我们也可采取英国某医生从一个秘方中 20 种草药，——单独试验，卒发现洋地黄的功效，这个故事做一个参考。我们对中药也不能先从技术观点出发，要先照顾事实，只要有药效，就可应用，其中的化学成分及构造与纯品的药理作用可以继续研究的，我们应该了解实际乌头的分子式研究了一百多年尚没有解决，为什么英国还是使用呢？当归素在德国也没有找出化学构造来，为什么他们也把中国当归做了药贩买呢。譬如说使君子实在可杀虫而副作用少，为什么一定要把它的有效成分提出来，再把化学构造式确定后，才算是新药而施用呢。假使把这结晶粉末再加上赋形剂或糖为便于小儿服用，那么这天然的使君子种子既带甜味不是天然的赋形剂么，这何必要从天然赋形剂提出而再加入人造赋形剂呢，这在资本经济国家是因为增加药厂老板利润，可以做的，在我们的国家却要对此考虑了。当然中药的化学构造还是需要研究的，不过事有缓急先后，科学要与政治经济配合，中药的化学研究部分，这是学术研究机构责无旁贷的事，而目前如何把中药提高一步的问题，这却不能不与群众配合起来从临床的经验积累中打下基础。

（四）中药的治疗价值多半在经验积累

众所周知，中药疗效是千余年来民间和中医在治疗疾病上所得经验的累积，虽然不是建筑在正规的科学基础上，可是它的根据是临床经验。大黄通便，车前子利尿，贝母化痰，麻黄止喘，雷丸驱虫等等，都是临床经验的累积，由于这个累积，汇成中药治病的基石，由于这个累积，造成民众对中医的信仰，由于这个累积，引起国内外学者的注意。试以附子为例：经千余年来的经验累积，附子有下列五种作用。

第一，主治脉沉微。

1. 干姜附子汤证　昼日烦躁不得眠，夜而安静，不呕不渴，无表证，脉沉微身无大热者，干姜附子汤主之。

2. 麻黄细辛附子汤证　少阴病，始得之，反发热脉沉者，麻黄细辛附子汤主之。

3. 附子汤证　少阴病，身体痛，手足寒，骨节痛，脉沉者，附子汤主之。

4. 白通汤证　少阴病，下利脉微者，与白通汤。

5. 白通加猪胆汁汤证　利不止厥逆无脉，干呕烦者，白通加猪胆汁汤主之。

6. 通脉四逆汤证　少阴病，下利清谷，里寒外热，手足厥逆，脉微欲绝，身反不恶寒，其人面色赤，成腹痛，或干呕，或咽痛，或利止脉不出者，通脉四逆汤主之。

7. 四逆加人参汤证　恶寒脉微而复利，利止亡血也，四逆加人参汤主之。

8. 通脉四逆加猪胆汁汤证　吐已下断，汗出而厥，四肢拘急不解，脉微欲绝者，通脉四逆加猪胆汁汤主之。

9. 四逆汤证　病发热，头痛，脉反沉，若不差，身体疼痛，当救其里宜四逆汤。少阴病，脉沉者，急温之宜四逆汤。既吐且利，小便复利而大汗出，下利清谷，内寒外热，脉微欲绝者，四逆汤主之。

10. 麻黄附子汤证　水之为病，其脉沉小属少阴，浮者为风，无水虚胀者为气，水，发其汗即已。脉沉者，宜麻黄附子汤。

第二，主治疼痛。

1. 桂枝附子汤证　伤寒八九日，风湿相搏，身体疼烦，不能自转侧，不呕不渴，脉浮虚而涩者，桂枝附子汤主之。

2. 甘草附子汤证　风湿相搏，骨节烦疼掣痛，不得屈伸，近之则痛剧，汗出短气，小便不利，恶风不欲去衣，或身微肿者，甘草附子汤主之。

3. 真武汤证　少阴病，二三日不已，至四五日腹痛，小便不利，四肢沉重疼痛，自下利者，此为有水气，其人或欬，或小便利或下利，或呕者，真武汤主之。

4. 四逆汤　治身疼痛头痛（见上）。

5. 通脉四逆汤　治腹痛咽痛（见上）。

6. 头风摩散　治头风痛。

7. 桂枝芍药知母汤证　诸肢节疼痛，身体尫羸，脚肿如脱，头眩短气，温温欲吐，桂枝芍药知母汤主之。

8. 薏苡附子散证　胸痹缓急者，薏苡附子散主之。

9. 乌头赤石脂丸证　心痛彻背，背痛彻心者，乌头赤石脂丸主之。

10. 附子粳米汤证　腹中寒气，雷鸣切痛，胸胁逆满，呕吐，附子粳米汤主之。

11. 大黄附子汤证　胁下偏痛，发热，其脉紧弦，此寒也，以温药下之，宜大黄附子汤症。

12.四逆散证　少阴病四逆，其人或欬或悸，或小便不利，或腹中痛，或泄利下重者，四逆散主之。加减法云："腹中痛者，加附子一枚。"

第三，治恶风寒。

1.桂枝加附子汤证　太阳病，发汗，遂漏不止，其人恶风，小便难，四肢微急，难以屈伸者，桂枝加附子汤主之。

2.桂枝去芍药加附子汤证　太阳病，下之后，脉促胸满者，桂枝去芍药汤主之，若微恶寒者，去芍药方中加附子汤主之。

3.芍药甘草附子汤证　发汗，病不解，反恶寒者，虚故也，芍药甘草附子汤主之。

4.附子泻心汤证　心下痞，而复恶寒汗出者，附子泻心汤主之。

5.甘草附子汤　治恶风不欲去衣（见上）。

6.附子汤证　少阴病，得之一二日，口中和，其背恶寒者，当灸之，附子汤主之。

7.四逆加人参汤　治恶寒脉微（见上）。

8.四逆汤证　大汗出，热不去，内拘急，四肢疼，又下利，厥逆而恶寒者，四逆汤主之。

9.越婢加附子汤　加减法云："恶风者加附子一枚，炮。"

10.千金越婢加术汤　加减法云："恶风加附子一枚，炮。"

第四，主治厥冷。

1.附子汤　治手足寒（见上）。

2.白通加猪胆汁汤　治厥逆（见上）。

3.通脉四逆汤　治手足厥逆（见上）。

4.通脉四逆加猪胆汁汤　治汗出而厥（见上）。

5.四逆汤证　大汗若大下利而厥冷者，四逆汤主之。吐利出汗，发热恶寒，四肢拘急，手足厥冷者，四逆汤主之。

6.乌梅丸证　伤寒脉微而厥，至七八日肤冷，其人躁无暂时安者，此为脏厥，非蛔厥也，……蛔厥者，乌梅丸主之。

第五，主治痉挛。

1.桂枝加附子汤　主四肢微急，难以屈伸。（见上）

2. 甘草附子汤　主骨节烦疼掣痛，不得屈伸（见上）。

3. 真武汤证　太阳病，发汗，汗出不解，其人仍发热，心下悸，头眩身瞤动振振欲擗地者，真武汤主之。

4. 通脉四逆加猪胆汁汤　主四肢拘急不解。（见上）

5. 四逆汤　主四肢拘急。（见上）

6. 竹叶汤　加减法云："颈项强，用大附子一枚。"

根据以上用附子数十方的经验积累，附子主要的作用有两项，第一是强心作用，如它能治脉沉微，能治厥冷，能治恶风寒，这完全是兴奋了心脏，加强了心脏的唧筒作用，改善了血循环，增加了生温机能的结果。第二是镇静镇痉作用，所以它能治疼痛和痉挛。事实是，今天附子在临床上的疗效，也就是这样，这证明这些经验的积累是正确的。假如丢开这些积累经验而不谈，照目前有些药物学家的说法，如赵燏黄、朱鼐等，他们都认为附子所含的乌头碱，有麻痹和抑制心脏作用，轻则减少脉数脉量，重则窒息至于丧失知觉，与中医千余年来的经验累积完全相反，亦和我们今天在临床上的事实完全相反。四川中坝是产附子的主要地区，那些土人，把附子当作山芋吃，并没听到有吃附子麻痹或窒息而死的事件，这说明在目前仅凭一般用药物化学分析提取的方式，还不足以追求或反证中药经验累积的成就。因为中药绝大多数是植物，今天的化学，对复杂性的有机植物，尚难洞达隐微。而且就现在分析所知，成分的提出，完全决定于溶液，水溶液、酒精溶液、哥罗仿溶液等所提的成分，可以完全不同。每一种植物所包含的主成分，往往在一种以上，甚至在十多种以上，每种的主成分，不一定都有药效作用，在同一植物里，有药效的主成分它们之间的关系，也不一致，有的可以相互利用，有的却是相互抵制，有的各不相关，所以某一种生药分析所得的化学主成分，不一定有药效作用，即有，也不一定能代表它的全部作用。拿中药中应用最广的麻黄、人参、当归来说，麻黄素是最典型的中药有效成分，然而和中药的临床经验比较，它只能代表麻黄药的一部分。人参到现在尚没有可供对照的药效成分提出，然而人参在中医临床经验里，有强壮提神的主要作用。当归素是当归的习用成分，不是化学主成分，已如前述，但它的效用，却和中医临床经验所得，几乎完全一致，这三个例子说明了中药在中医习用经验下，使用的成分，和它的化学主成分，它们间的药效作用，是可以不同的。这三个例子也说明了研究中药效用，中医的累积经验是要利用的，而且在目前是非利用不可的，麻黄素的提出，日本早已成功，然而药理上只知有散瞳作用，假使能利用中医的用药经验，止喘的作用，不必待陈克恢氏发明了。

（五）中药的调剂问题

用中药调剂而达到治疗的目的，多半是同类治疗的作用。即身体上某些部分有病，即配合对某部分有关的一些药品来治疗，例如肾脏有病就用动物肾脏来治疗他，植物药亦复如是，如香辛苦味药，健胃补脾，发散药出汗解热，以"君、臣、佐、使"的方式方法配合起来，药理极复杂，力量极伟大，有一发千钧的功效，它的优越功用，总的说来有三点：①直接应用生药，不加十分炮制，它的维生素尚未破坏，此其一。②一种生药中，如含有数十种成分的阿片，假如处方中有阿片末，或阿片酊，就有它的总膺碱合奏的功用，仅用它提炼出来的一种成分，如吗啡，便只有它一种成分的独奏功效，且证明合奏的功用，比独奏的功用大，此其二。③用生药的君臣佐使而成的复方，君药一味，含君药中全部化学成分，臣药一味，含臣药中的全部化学成分，集合许多复杂的成分合奏起来，尤能显出它的特殊功效，可用药理学的事实来证明它，此其三。这些复杂成分的药物，对于人体组织细胞各有它的特殊的选择性（亲和力），所以不同的药物，才能达到不同的作用，它能使人体蛋白体的运动形态发生变化，并不是药物在体内的附加。我们治疗疾病是完全依靠人体的自力更生力量。用药的目的也是为了提高生理的战斗力，如普通形而上学观点所说的"生肌长肉"等，对人体起直接作用的药物根本没有，就以效力比较确实的磺胺剂来说，它也不过只是抑制微生物在人体的发育，杀菌作用还是要赖人体自己的力量，在实验室能杀死微生物的药物，在人体就不能用到杀菌的浓度，如用到杀菌浓度，则人体细胞也要遭受破坏，使人体与微生物两败俱伤。至于生肌长肉抑是人体细胞的增殖修补，与药物无甚直接关系。中药调剂的君臣佐使作用，一部分是掌握剂量和调节剂量的一个整体关系，因为由其药剂用量大小的不同，则其改变组织细胞的运动形态也各异，用小量显兴奋作用，用大量就可以抑制兴奋，更大量就呈麻痹作用。药物由其使用方法不同，其作用也就不同，如吐根内服大量可以催吐，用小量则为恶心性祛痰药，皮下注射吐根素就治原虫性痢疾。君臣佐使在中药调剂中另一作用，就是采用多种药物的同类作用，或异类作用，制成复合的力量，而达到敏捷的疗效。例如"四逆汤"附子、干姜并用，能使兴奋作用增强，"承气汤"大黄、芒硝并用，能使通下作用加大，这叫作"协同作用"。半夏用姜矾制过，能杀灭它的刺激性，大黄用酒浸蒸过，能杀灭它的通下性，这叫作"拮抗作用"。又如"凉膈散"解热剂和通下剂同时并用，能够治疗充血便秘的急性热；"藿香正气散"发汗剂和调整胃肠剂同时并用，能够治有感冒的神经性下痢；"黄龙汤"于通下剂中加入人参的强壮，藉以补偿剧下的副作用；"桃仁承气汤"在攻血剂中配合大黄的泻下，能够使其病血速去，诸如此类，都包含着极复杂的药理作用。因此，数种中药配为一剂的效果很好，如用其有效的一种，或抽出其膺碱而用时，则效力大减，这就是药物的不同成分，相互助长、相互抑制的具体表现。我们理想的制剂，就是要相互助长其医疗作用，相互抑制其毒素作用的方剂。有的怀疑中药复方用水煎熬的溶解问题，其实这亦不足顾虑的。以水为溶媒，其对许多药的纯粹成分虽为不溶性，但事实上能将其溶出，因有些水溶性的无效成分如糖类、胶质、有机酸、无机盐、色素等溶于水后形成溶媒，可使不溶性的成分溶解，如鼠李皮的树脂，在纯水中不溶，而溶于原生药的溶液，所以这熬出的药液，仍为含有该药的各个不同的原有完全成分。因之各药在复方中能够协同的个别奏效，是无问题的。

（六）中药所含一般成分的概况

古人论药，都讲性味，亦或叫作气味，其所谓性，不过是确定它的宜丸、宜散、入酒、入汤的分别，甘、酸、苦、辛就是味，寒、热、温、凉就是气，其实气即嗅，气味犹言嗅味，简言之也可以叫作味。《大戴礼》说："味为气。"《周礼疡医》说："五气以养之。"《郑康成注》说："谓五气当作五谷。"《贾公彦疏》说："以气非养人之物，故破气为谷。"这些例子说明汉唐人养人疗疾，本不说气，因而本草各条，亦但言味辛温，味甘寒，而不言气，尝味辨药，这正是古人实地经验的朴质处。宋元以后，才说寒热温凉是药之性，更加以升降浮沉之说，谓某药属金，某药属木，华而不实，失去了汉唐以前凭客观、据实验的科学精神，但是药效的本真，并没有随之而变易的。现在是大时代，是人民的科学世纪，论药单凭性味，已不足以应今日之要求，若更徒托空言，如何升降浮沉，那便是逆时代的巨轮而行，不会有生存的余地的。那么，目前发掘中药，是不是要按照化学分析，动物实验，临床应用人工合成，改做制造这种一般制造化学药品的程序来进行呢？这又不然，因为中药已经有了千多年来的经验积累了，我们只要正确地掌握经验，便可施于临床应用，化学分析研究工夫，仅可以慢慢地做，目前最要紧的一件事，就是要把那些空洞的理论丢开，而有步骤地向着科学一途发展。因此，如前几章所说，在目前还不可能提取某种中药中的某项药效主成分来应用，但当前已经发现了它的一般成分，我们仍有知道的必要，特将中药中的一般成分情况分类列举如下：

1. 有机碱

有机碱是含氮的有机化合物。是植物蛋白质，因酵素分解，再受酵素与日光的催化，与蚁醛化合而成的东西。溶于水亦溶于酒精。简单检查，可在溶液里滴入醋酸或盐酸，便产生白色或黄白色的沉淀。对于人体有毒性，但它治疗人体的机能病，亦最有功效，剂量不可太大，因为它容易发生副作用。如黄连杀菌的功效极大，但大量便能使脾脏收缩，血压微降，脊髓运动中枢受抑制，血液循环受影响，所以古人称作"凉药"。这种比较显著的药物有：黄连、麻黄、附子、延胡索、黄柏、汉防己、木防己、雅片、象贝母、川贝母、衡州乌药、百部、大黄、石斛、南天烛、石蒜、益母草、白鲜皮、吴茱萸、钩藤、苦参、山豆根、藜芦、黄芪、天冬、元参、马兜铃、牛蒡子、常山、续断、使君子、甘遂、大戟、茛菪、马钱子、槟榔、茶叶、烟叶、石榴皮。

2. 配糖体

一种或多种糖类与其他化学基之化合物，加水分解，便为配糖体。系植物的分泌物，或保藏的滋养物，可能是色素或毒素。能杀细菌，而对人类为性道和平的药剂。中药里的许多抗生素，都是配糖体，常用以治疗咽喉、气管、肺结核、尿道炎、肾脏炎、化痰、止咳、平喘、利尿、健胃、滋阴等。有许多味甘甜，水与酒精都能溶解，不为醋酸铅所沉淀，检查方法，用费林氏溶液呈深红色或黄色沉淀。如牛蒡子、前胡、甘草、射干、人参、茯苓、土茯苓、桑白皮、百合、生地、连翘、淡豆豉、枳实、黑丑、山栀、丹皮、木通、蒲黄、槐花、桑寄生、龙胆草、黑料豆、白芥子、车前子、马鞭草、女贞子、山茶、鼠李、虎杖、紫菀、仙鹤草、杨梅皮、大黄、苦杏仁、杨柳、青黛、吴茱萸、天仙子、鸦胆子、番红花、枇杷叶、鸢尾草、茜草、白桃花、白芷、威灵仙、白及、藕、慈菇、胡芦巴、破故纸、决明子、冬青子、菟丝子、商陆、黄芩、万年青等都是。

3. 黄碱

即配糖体中的一种含有色素的，又叫作黄色素母酮，溶于酒精比溶于水较快，可以镁末与稀盐酸，注入酒精溶液中获得红色，这种物质在中药里退热的功效极大。黄芩、紫草茸、淡豆豉、枳实、山栀、瓜蒌、天花粉、葛花、槐花、苍耳子、白桃花、芫花、蒲黄、陈皮、姜黄、大黄、萹蓄等就是含黄碱的代表。

4. 肥皂草素

也是植物配糖体的一种，把它放在水里振荡摇动，便发生碱泡，所以叫作肥皂草素，又叫作碱皂素。在人体中能溶解血球，不宜多服或久服，逾量或逾久会使人逐渐消瘦，中药常利用它来化痰、杀菌，尤其是止咳，川紫菀、桔梗、款冬见效都很好。含肥皂草素较著的有知母、桔梗、沙参、赤小豆、韭、皂角、远志、酸枣仁、荸荠、款冬花、龙葵、柴胡、白鲜皮、南星、紫菀、刘寄奴、丝瓜、金银花、胡桐泪、合欢皮、王不留行、地肤子、木通。

5. 单宁

树皮里多年都含有这种物质，有收敛性，对氯化铁呈黑色；对蛋白质、胶质，有机碱皆能使其沉淀。加酸加热，可能成糖体，还是植物中的分泌物，中药贯利用它止血和止泻，偶亦含有抗生素，能用以杀菌杀虫。凡五倍子、石南、柿蒂、金银花、连钱草、常春藤、石榴、茶叶、苦楝根、望江南、龙芽草、萹蓄、杨梅、槟榔、大黄、诃子肉、蒺藜、御米壳、芫荽、榆皮、儿茶、藕节等都含有单宁。

6. 挥发油

又叫作芳香油，有的是液体，有的是固体，都溶解于酒精，用水煮煎，一部分便挥发飞遁，这类药在中医处方常常要注明"后下"。总之，挥发油不耐高热的，用酒浸为宜，约分下列几种。

（1）烃：中药常用以健胃、强心、止痛、镇痉、阻止发酵、发汗、消肿等，如荆芥、紫苏、陈皮、藿香、泽泻、防风、青蒿、元参、蔓荆子、香附、藁本、枳壳、木香、青皮、莪术、山栀、茵陈、吴茱萸、豆蔻、益智、旋覆花、丁香、乳香、没药、小蓟、川椒、川楝子、茴香、荔枝核、郁李仁、甘遂、覆盆子、蛇床子、辛夷、白芥子、柠檬、刘寄奴、泽兰、丹参、佛手、香橼、柑皮、苏木、草豆蔻等。

（2）醇：中药常用以镇痛利尿，如蔓荆子、丹皮、益智仁、沉香、川椒、芫花。

（3）醛：大都有兴奋作用，所以叫它作温热药。这类药物，以肉桂、桂枝、杏仁、八角茴香、生姜、紫苏、苏子、瞿麦、榧子、鹅不食草、白薇、番红花、香附、乌药为最著。

（4）酮：能使反射机能亢进，多量有兴奋、调经、镇痉、健胃、驱风湿等作用。含酮较多的有生姜、辛夷、郁金、樟脑、当归、川芎、细辛、荆芥、石菖蒲、薄荷、大茴香、香薷、草果、艾叶、苍术、葛花、麝香、泽兰、防风。

（5）酚与酯酚：有暖胃肠，杀细菌，温暖子宫等作用，如小茴香、柏子仁、蛇床子、紫苏、丁香、缩砂、龙脑香、苏合香、高良姜、白豆蔻、番红花、水菖蒲、细辛等都含有这类成分。

（6）有机酸：有机酸在中药中一般具有助消化和杀虫的作用，如柠檬、甘草、山楂、覆盆子、贯众、白芷。

（7）色素：大多为杀虫解毒药，如麝香、槐花、黄芩、红花、大黄、茜草、紫草根、郁金、菊花、黑料豆、姜黄、靛青。

（8）树脂：是植物中排出的无定形物质，多系植物中分泌的挥发油氧化而成，为树脂酸类及燋醇类的环状碳氢化合物的含氧气诱导体的混合物，无结晶，溶点低，不溶于水，溶于碱类酒精及其他有机溶剂，这是它的特点，多具强壮与兴奋作用，中药含树脂较多的有苍耳子、冬瓜皮、西瓜子、车前子、天仙子、紫苏叶、黑丑、安息香、当归、阿魏、使君子、藤黄、胡桐泪、乳香、巴豆、远志、没药、蒺藜、甘草、补骨脂、杜仲、枫香脂、附子、萹蓄、荜澄茄、胡椒、生姜、芦荟、槟榔、血竭、泽泻、琥珀、木贼。

（9）苦味质：多具健胃、祛痰、驱虫作用，黄连、蒲公英、龙胆草、款冬花、甜瓜蒂、苦楝、鸦胆子都属这一类药。

（10）**毒素**：多有镇痛、杀菌、强壮作用，如闹羊花、蟾酥、藤黄、乌头、钩吻、莨菪、夹竹桃等是。

（11）**钙盐**：大豆、甘草、红苋、菠菜、荞麦、胡桃、麦麸、人中白、石膏、石决明、海鳔蛸、虎骨、鹿角胶、牡蛎、方解石、钟乳石、阳起石。

（12）**镁盐**：茶叶、大豆、甘草、胡桃、麦麸、滑石、寒水石、阳起石。

（13）**钠盐**：芒硝、元明粉、食盐。

（14）**铵盐**：甘草、硇砂、童便。

（15）**磷盐**：石决明、海鳔蛸、虎骨、牡蛎、蛋黄、大豆、人中白。

（16）**碘**：昆布、海藻、海带、水萍、莴苣、菠菜、胡豆花。

（17）**钾盐**：夏枯草、蒺藜、红苋、青葙子叶、生姜、麦麸、荠菜花、丝瓜络、商陆、人参。

（18）**溴盐**：水萍。

（19）**铁盐**：茶叶、红苋、菠菜、胡桃、代赭石、铁华粉、磁石、禹余粮、皂矾。

（20）**铜盐**：莴苣、甘薯、旱芹、小茴香、胡萝卜、茶叶、豇豆、青菜、山药、葱、芋、粳米、小麦、黄玉蜀黍、自然铜、牡蛎、杏仁、胆矾、绿青、铜绿。

（21）**镍盐**：粳米。

（22）**钴盐**：粳米，维生素乙。

（23）**砒盐**：香蕉、无漏子、粳米、黄玉蜀黍、雌黄、雄黄、砒霜。

（24）**锌盐**：萹蓄、皓矾、炉甘石

（25）**硫黄**：阿魏、大蒜、胡葱、硫黄。

（26）**氰酸**：杏仁、桃仁、竹叶、桃叶、大枫子、白果。

（27）**锰盐**：胡桃、高良姜、茶叶、紫石英。

（28）**铅盐**：青铅、密陀僧、铅丹、铅粉。

（29）**铝盐**：石脂、青礞石、明矾、云母石。

（30）**汞盐**：轻粉、升汞、朱砂。

（31）**激素**：童便、海狗肾、雀脑、紫河车、狗肾、驴肾、马肾、蛇胆、猫胞、猴枣。

（七）药物对人体所起的作用

药物到了人体所发生的变化，不过是在细胞分子间的结合上呈显出作用，而脏器的成分，并不曾稍有破坏，到了药物被排除以后，细胞分子的结合，仍然恢复了它的原有状态，而营其健康的机能。因此，药物对人体组织间的作用，可分作直接和间接两种。体内各脏器，是相互有联系的，其脏器受到变化，相关联的脏器，亦不免要受到影响。起初的变化，叫作直接作用，后者的影响，叫作间接作用。例如消化器受到某种药物的腐蚀而发生了炎症，这是药物的直接作用，起炎症以后，食欲减退，营养障碍，这是药物的间接作用。几种药物作用于一个脏器，其效果相同，而其作用之点是不相同的，如便秘是一种症候，有由于肠肌肉麻痹而发生的，有因肠神经节被刺激而发生的，有因运动神经的末梢麻痹而发生的，用药的时候，不能不细为分辨，了解病根的所在，药的作用所在，然后适当地运用，才能奏效。同时药物之于人体，又有局部作用和吸收作用的不同，药效只能达到身体的局部的，如要驱除毛虱，而把大蒜的汁涂在头上，因为要防治皮肤或黏膜的糜烂，或涂布滑石粉，或露喷以冰硼散，这些都叫作局部作用。服用内服药，或是涂布外用药，目的是要药从皮肤黏膜等处，由吸收而输送到身体组织中去，甚至达到远处的脏器，方才显出它的作用。例如服牵牛儿的煎液，而抑制肠的蠕动，止住了下痢。服用石膏的浸液，而减轻心脏的紧张度，使高热下降，这都是它被吸收后而出现的一些作用，便叫作吸收作用。中药品类至夥，它的作用，并不是单纯的，在它的许多作用中，只一二种作用是应用在治疗方面的，这叫作治疗作用。除此之外，它还有若干不必要的作用，就是副作用。例如便秘的时候，服用大黄或番泻叶，使肠的蠕动亢进，藉以通便，这通便作用，便是治疗作用，然而同时很可能发生腹痛，甚至有呕吐现象，便是副作用，中药的副作用自然极少，亦正由于副作用少，而每致运用上的不注意，亦可能的障碍健康的事件发生，如用商陆治疗梅毒，若超过了治疗作用以上的分量，便要发生剧烈下痢、脱水、呕吐等现象，这便是中了商陆毒，叫作中毒作用。因此我们知道了药物的用量对于药效作用的影响是很大的，甚至药品的质量，与它的理学性质和个体的关系等等，无一不影响药理的作用，兹分述之。

1. 用量问题

应用药物，是否能发挥预期的功效，多是依着所用的分量而定。以局部作用为目的的时候，和药的浓度，很有关系。例如：药品相同，而用稀薄的药液，仅不过呈显收敛作用，若用浓厚的药液，便现出腐蚀作用。以吸收作用为目的的时候，和用药的分量，也很有关系。例如：用药相同，用量较少，便是健胃药，用量较多，却成缓下剂。所以同一种药，都依着用药的方法和分量，而结果大不相同。

一切药物的用法，是以用药的分量较少，而能得充分的效果为贵，但是过于减少，往往很难现出所希望的效果，这样的分量，在药学上叫作"无效量"。依着通例，用药的分量，需要随着用药的目的而有大略的规定，能显致功效的分量，叫作"药用量"，或者简称"用量"。从"药用量"起逐渐增加，以没有危险为度，达到最大的分量，叫作"极量"，一般所用的药，若超过了"极量"，便要发生中毒症状，这种极量以上的分量，叫作"中毒量"。超过了"中毒量"再增加药的分量，便会致人死亡，这叫作"致死量"，但是目前中药的用量除极少部分砒剂、汞剂及其他剧毒药外，很难定出这样严格的剂量来。这在安全上来讲，也算是中药的优点之一。

药物用量又和用处、用法极有关系，若欲吸收迅速，药物的用量要少；若欲吸收缓慢分量要多。就是用相同的药物，也要分食后和食前，食前的药量，虽比食后少，而见效却易。对于男和女的药用量，有时也不相同，总要依据营养的状态来斟酌对它的用量，大概普通女子的药用量要比男子少，瘦人药用量要比肥人轻，虚弱人的药用量要比强壮人少，老年与少年人的药用量也要比壮年人轻。其次，又当注意用药的习惯，时常饮酒，酒量便要逐渐增加，常服一种药，经过日子多了，便不能靠着普通的用量使它见效。这叫作药物的"习惯作用"，有了习惯作用之后，用量要格外加多，才能见效。又久用了一种药剂，经过若干日药却积蓄在体内发生中毒症状，这叫作药物的"蓄积作用"，凡有蓄积作用的药物，须要特别注意，以免危险，尤其是对于老年人和肾脏障碍的人，更须格外留意。反之，尽管照着一定的分量使用药物，但因药物服用后的被排除，或是分解，或是变化，以致不能长时间保存它的效力，须用分服的方法，连续服用，照着普通的情形，每日要分三至六回服用，才能达到药效持续的目的，若是只希望一时奏效，却又可以在一两回中服用完全的分量，这叫作"顿服"。

中药虽没有如使用化学药品的严格服用量，但剂量的轻重大小，是和药关系有密切作用的。尤其是我们在使用古方，一般咀片又是使用我们的市秤，然而有许多书籍和经过改型的药剂又在使用国际公分，因此不能不有一统一的掌握，以便应用。

古方的权量，说法颇不一致。综合来说，古代权法一般是以百黍为铢，二十四铢为一两，十六两为一斤，医家所用的便略有出入，一般是十黍为一铢，一铢约合市秤一厘四毫五，一两约三分四厘八，一斤约五钱五分六厘八，一合约一勺多，一升约一市合多，一斗约一升一合多，但除水与粳米可照此合算外，药升则不可此约算，大约一升可照古权法半斤合算，合亦照此类推。到公分与市秤合算表列如下：

市钱折合公分比例计算表

		1 市钱 = 3.125 公分				0.1 市钱 = 0.3125 公分				
0.1~1	市钱	0.1	0.2	0.3	0.4	0.5	0.6	0.7	0.8	0.9	1.0
	公分	0.3125	0.6250	0.9375	1.2500	1.5625	1.8750	2.1875	2.5000	2.8125	3.1250
1~10	市钱	1.0	2.0	3.0	4.0	5.0	6.0	7.0	8.0	9.0	10.0
	公分	3.125	6.250	9.375	12.500	15.625	18.750	21.875	25.000	28.125	31.250
11~20	市钱	11.0	12.0	13.0	14.0	15.0	16.0	17.0	18.0	19.0	20.0
	公分	34.375	37.500	40.625	43.750	46.875	50.000	53.125	56.250	59.375	62.500
21~30	市钱	21.0	22.0	23.0	24.0	25.0	26.0	27.0	28.0	29.0	30.0
	公分	65.625	68.750	71.875	75.000	78.125	81.250	84.375	87.500	90.625	83.750
31~40	市钱	31.0	32.0	33.0	34.0	35.0	36.0	37.0	38.0	39.0	40.0
	公分	96.875	100.000	103.125	106.250	109.375	112.500	115.625	119.750	121.875	125.000
41~50	市钱	41.0	42.0	43.0	44.0	45.0	46.0	47.0	48.0	49.0	50.0
	公分	128.125	131.250	134.375	137.500	140.625	743.750	146.875	150.000	153.125	156.250
51~60	市钱	51.0	52.0	53.0	54.0	55.0	56.0	57.0	58.0	59.0	60.0
	公分	159.375	162.500	165.625	168.750	171.875	175.000	178.125	181.250	184.375	187.500
61~70	市钱	61.0	62.0	63.0	64.0	65.0	66.0	67.0	68.0	69.0	70.0
	公分	190.625	193.750	196.875	200.000	203.125	206.250	209.375	212.500	215.675	218.750
71~80	市钱	71.0	72.0	73.0	74.0	75.0	76.0	77.0	78.0	79.0	80.0
	公分	221.875	225.000	228.125	231.250	234.375	237.500	240.625	243.750	246.875	250.000
81~90	市钱	81.0	82.0	83.0	84.0	85.0	86.0	87.0	88.0	89.0	90.0
	公分	253.125	256.250	259.375	262.500	265.625	268.750	271.875	275.000	278.125	281.250
91~100	市钱	91.0	92.0	93.0	94.0	95.0	96.0	97.0	98.0	99.0	100.0
	公分	284.375	287.500	290.625	293.750	296.875	300.000	303.125	306.250	309.375	312.500

公分折合市钱比例计算表

1 公斤＝1000 公分＝2 市斤＝32 市两＝320 市钱＝3200 公分
1 公分＝3.2 市分＝0.32 市钱　　0.1 公分＝0.32 市公＝0.032 市钱

0.1~1	公分 市钱	0.1 0.032	0.2 0.064	0.3 0.096	0.4 0.128	0.5 0.16	0.6 0.192	0.7 0.224	0.8 0.256	0.9 0.288	1.0 0.32
1~10	公分 市钱	1.0 0.32	2.0 0.64	3.0 0.96	4.0 1.28	5.0 1.6	6.0 1.92	7.0 2.24	8.0 2.56	9.0 2.88	10.0 3.2
11~20	公分 市钱	11.0 3.52	12.0 3.84	13.0 4.16	14.0 4.48	15.0 4.8	16.0 5.12	17.0 5.44	18.0 5.76	19.0 6.08	20.0 6.40
21~30	公分 市钱	21.0 6.72	22.0 7.04	23.0 7.36	24.0 7.68	25.0 8.00	26.0 8.32	27.0 8.64	28.0 8.96	29.0 9.28	30.0 9.60
31~40	公分 市钱	31.0 9.92	32.0 10.24	33.0 10.56	34.0 10.88	35.0 11.20	36.0 11.52	37.0 11.84	38.0 12.16	39.0 12.48	40.0 12.80
41~50	公分 市钱	41.0 13.12	42.0 13.44	43.0 13.76	44.0 14.08	45.0 14.40	46.0 14.72	47.0 15.04	48.0 15.36	49.0 15.68	50.0 16.00
51~60	公分 市钱	51.0 16.32	52.0 16.64	53.0 16.96	54.0 17.28	55.0 17.60	56.0 17.92	57.0 18.24	58.0 18.56	59.0 18.88	60.0 19.20
61~70	公分 市钱	61.0 19.52	62.0 19.84	63.0 20.16	64.0 20.48	65.0 20.80	66.0 21.12	67.0 21.44	68.0 21.76	69.0 22.08	70.0 22.40
71~80	公分 市钱	71.0 22.72	72.0 23.04	73.0 23.36	74.0 23.68	75.0 24.00	76.0 24.32	77.0 24.64	78.0 24.96	79.0 25.28	80.0 25.60
81~90	公分 市钱	81.0 25.92	82.0 26.24	83.0 26.56	84.0 26.88	85.0 27.20	86.0 27.52	87.0 27.84	88.0 28.16	89.0 28.48	90.0 28.80
91~100	公分 市钱	91.0 29.12	92.0 29.44	93.0 29.76	94.0 30.08	95.0 30.40	96.0 30.72	97.0 31.04	98.0 31.36	99.0 31.68	100.0 32.00

2. 体质关系

药物的作用，对于应用者的身体状态，有密切的关系，由于机体的状态有种种不同，药效亦往往随之而异，兹分述如下。

（1）**性别关系**：小儿的中枢神经系最易兴奋，消化器系和泌尿器系的感受性亦非常敏锐，因而关于刺激这些器官性质的药物，在运用时必须格外注意。老年人的血管系统，一般都起了各种变性，心脏亦罹退行性的变化，消化器系的感受性敏锐，肾脏的排泄机能亦多减弱，用药的时候，务须审慎，如亢进血压，或刺激消化器的药物，尤须审慎。妇女的生活状态和男子有所不同的，就是月经、妊娠、授乳等等，有一定的药物要审慎施用，如行经或妊娠时，能使骨盆内起充血的药物——芦荟，能使月经过多，甚至堕胎。又如授乳时用阿片制剂，乳汁中有吗啡排出的可能，能使乳儿中毒，这些都是应该注意到的。

（2）**体质及营养状态**：体质虚弱的人，对于药物的感受性强，腺病质的尤甚。这等人的神经系极易兴奋，消化器亦多敏锐。反之，若体质强壮，而营养佳良的人，药效多弱。

（3）**特异体质**：有一种人对于某药或某种食物，感受性是非常敏锐的，这叫作特异体质，这种特异体质的人，或是得之先天，或是得之后天。有感受性大致和一般人无异而特较强的，有感受性会与一般人不同的。如服某药某食物，即生湿疹发红斑，或吐或泻，或发热，有服麻醉性的吗啡等，反而兴奋的，有服解热剂反而发热的，种种不同现象，都得随时留意。

（4）**免毒性**：反乎特异质的，就是免毒性。他对于某药物某毒物的感受性较之常人减弱，这也有得之先天的而以后天的为最多。多由于久服某种药成了习惯的原故。如酒客的对于酒精，吸阿片的对于吗啡，都是由于习惯而得到免毒性。这是因为他对一物的久服，体内新生一种分解毒质的作用。他的毒质经分解一变而为无毒质的东西。如蛋白性毒质、细菌毒素、蛇毒等，都能入机体内产生种种抗毒素，而得到免毒性。

（5）**药效随疾病而异**：凡司吸收、排泄、分泌等脏器如有变化，它的影响必会波及药物的作用。例如循环器障碍的人，必会妨碍胃肠的吸收，内服药时，奏效较少。又如肾脏有变化的人，必然妨碍药物的排泄，易起蓄积作用，而致中毒。罹病的脏器，对于药物的作用，有增加的，有减退的。某脏器亢奋的时候，兴奋性和刺激性的药效容易增加，而镇静性的药效易于减少。某脏器镇静的时候，镇静药的作用容易增加，而兴奋药的作用易于减少。如患急性胃肠炎的，胃肠的感受性非常敏锐，吐剂、下剂，奏效甚著，破伤风病人神经系非常敏锐，故能耐大量的麻醉药品。至心脏有脂肪变性时，它的心动衰弱，虽投以少量的"哥啰仿谟"亦恐怕发生麻痹，反之，用大量鼓舞心动的"毛地黄"还不能显著奏效，这些在临床上是最容易发现的。

3. 药物的并用问题

两种以上的药物，一时并用，各药物各自逞其独有作用，毫不受到他药的影响，以增加其效力，这是药物学的通则。但有时亦有因并用而效力增加的。这叫作"协同作用"。至其药性相反，而互相减杀者，这叫作"拮抗作用"，前面已略提及，兹再分别说明如下。

（1）**协同作用**：两种以上的药物，同时并用，使它的效力增加，这叫作协同作用。中药处方关于这点，极为重要，赏用颇多。依据临床实验所得。如附子和干姜并用，使兴奋的效力大为增高。大黄和枳实、芒硝并用，使通下的功效愈是显著。杏仁、贝母、前胡、桔梗并用，倍增祛痰镇咳的功力，麻黄、桂枝或荆芥、防风并用，愈著发汗解热的效能，都是协同作用的好例子。

（2）**拮抗作用**：这类的例子也很多，有的可以得到化学的说明，有的还待研究，如芫花、甘遂、大戟之与甘草相减杀，藜芦之与葱白相减杀，人参、细辛、芍药之与藜芦相减杀等，都还没有得到相当的说明，只是从临床上的反应观察，知道是一种拮抗作用就是了。

4. 药物的品质及其理学性质

从植物采取的生药，因光线、空气及各种霉菌而起变化，用药时必须辨别其新旧，审察其贮藏法，藉以鉴定它的效力。此外如培植法、产地亦和有效成分含量的多寡有关，都应该详为考察。这是关于选用国药的基本问题，不可不加以注意。例如用川贝母、浙贝母，都是大家很熟悉的，在植物上也是两种东西。据调查中国的贝母属植物有十五种以上，出产贝母的地方也很多，在南方的药店里面知道的是浙贝母、川贝母，如果到北方的药店里面去找，又是别的贝母了。此外如白芷、玄参、术……等，都因产地不同，而原植物也不一样的是很多的，稍一不慎，便有很大的距离。

至于药物的理学性质与其作用亦有绝大关系。其吸收最速，作用亦速而强的，多属气体和有挥发性易成蒸气的药。次之则为液体和固形物做成溶液的。不易溶化的固体物，它的作用最迟，硫黄便是这一类的药。吸收迅速的，它的药力同时并举对身体发生作用，虽用少量，它的结果是和用大量相同，仍有突死危险现象的可能。大凡吸收速的，奏效亦快，消失亦早，吸收慢的，奏效亦慢。而药力的持续性亦久，固体药物，易溶于水的，吸收很快而作用亦强，不溶于水而溶于脂肪的，遇着上皮细膜，皮膜及构成细胞间质类的脂肪，能够溶解，所以亦容易吸收入血。但人体内除水以外，又含有蛋白、脂肪、盐类、消化酵素等液体，凡水或油脂都难溶解的药物，而遇着这类的液体而溶解的也有，如硫黄、铁粉便是。又药物到了胃肠里，不特受种种化学的变化，即黏膜的上皮细胞亦具有特异的选择吸收作用，所以还不能以水和油脂的可溶与否，来确定它吸收难易的标准。不过大概而言，就水和油脂的溶解与否，以定药物吸收的迟速，而推测它作用的徐疾强弱是可以的，若是完全不可溶解的物质，则与沙砾无异，只有器械的作用，毫无药理的作用可言了。

（八）药物对疾病的应用

在一切的疾病中间，可以分作两种，一种是必须施行治疗法的，又一种是不必讲究治疗法，可以勿药而愈的。例如心脏瓣膜病，只要是它代谢的机能没有全失，便可静待它的自然痊愈。在必须治疗的疾病中间，也有不必用药物疗法的。有的疾病，可以完全不用药物疗法，而用其他疗法，如我国的针灸疗法和巴甫洛夫发明的睡眠疗法等。不必治疗而自然痊愈的病，叫作自然疗能，又叫作自疗本能，这是生理学上神经系统的一种修补作用。病人的身体内，在将要发生自觉或他觉症状的时候，却有消减其病变的能力，例如肠内有腐败物或细菌存在，将要出现病的现象的时候，却依着生理的作用，把腐败物或细菌驱到体外，藉以防害于未然，或是在病势轻微的时候，使它消灭，鼓舞肠的蠕动而诱起下痢，便是其中最显明的作用。这种作用的下痢，就是他自疗作用所驱使，在这个时候，因为要使自然疗能十分充足，所以不可服止泻药，相反地服用大黄或番泻叶等泻下药，却可帮助这种自然疗法，容易见效。

依着疾病而研究中药的应用，在药品的利用上确是很重要的事情。有许多人以为内服药治病，不比用外科手术一般，不能用肉眼直接看见药物在身体内的变化，便把药物看轻了，容易发生滥用药物的流弊。其实用药治病的事情是很重大的，药用得准，便可立见奇效，用错了药，便要立见损害，所以我们对于用药治病的事情，必须十分谨慎，一般药物对疾病的应用约分下列几种。

1. 原因疗法

原因疗法，即是驱除疾病原因的治疗方法，已经知这病的原因，在不使病人受着危险的范围之内，对于该病原因直接予以攻击，把它芟除，这便是原因疗法。在施行这种疗法的时候，虽然或者要用外科手术，但是仍多要等待药物的应用。例如因为体内有寄生虫，以致发生贫血和萎黄，若知道他的原因是由于蛔虫的寄生，便可服用使君子槟榔合剂，把蛔虫驱除干净，病就好了，这就是利用药物施行原因疗法的例子。

2. 病变疗法

病人因为生病，以致身体的某部分，发生变化，若不知道疾病的原因，很难选择原因疗法的时候，便可使用对病变的治疗方法，也就是说：对于病原无从施展作用，仅就这病原所发生某脏器的病变，施行治疗，或者病原已去，而由病原所发生某脏器的病理变化，还有贻留未除去的，施用药物治疗，这就叫作病变疗法。例如因为感冒伤风，或是其他原因，引起咽头或喉头发炎，可以含漱食盐水，藉以治疗炎症和糜烂，对于肠黏膜发炎的病人，可以服用五倍子的煎汁，藉以消炎，从其收敛。

有以上两种作用的药物，一般叫它作特效药。

3. 对证疗法

知道了疾病的原因，而能施行原因疗法，固然是最好的。但有些时候，施行原因疗法却要使病人痛苦，甚至有陷入危险的可能，在这时便当施行对证疗法。或者既没有原因疗法的药品，万不得已，只好就其病的变化所起的结果，如有痛苦危险诸症候，消耗体力诸症候时，不能不设法予以治疗，这就叫作对证疗法。这种疗法，可以消散痛苦，防遏危险，维持体力，使自然治愈的机能，易于发挥，即不然，亦可以迁延病人的死期，或者使病人减轻痛苦以死，这说明对证疗法是有它一定的作用的。例如体温太高，头痛体颤的病人，施用白虎汤；剧烈咳嗽，食不下咽的病人，施用桔梗萝卜煎汁；失眠施用莨菪罂粟子煎汁或酸枣仁汤，这些都是对证疗法的例子。

4. 预防疗法

在疾病流行的时候，觉着身体不很好，易被疾病侵犯的时候，除一般预防注射而外，还可以讲究预防疾病的药疗法，这种方法，就叫作预防疗法。例如在肠伤寒、霍乱流行之际，服用梅酢或梅子酒，在白喉盛行之际，常喝温水，或含漱食盐水，都有相当的帮助。

（九）药物应用后的消失问题

给药后药物在人体内的命运，亦为药理学上重要问题之一。因为药的剂量，应用次数和用法等，都要由此决定。大凡易于离开身体或在体内消失迅速的药，用量要大，次数要多，反之，用量便要小，次数便要减少，才不至于发生蓄毒作用。兹将药物在人体内消失的情况，分述如次．

1. 经吸收入血药物的消失

凡经吸收入血的药物，散布到全身后，它有三条消失的道路：

（1）在体内起变化：即是起了化学上的变化，它的效力或是因而变易，或是因而消失，约有下列几种现象：①中和：酸质到了体内，组织的碱性液，即与之中和。假如碱质不足与之中和，便由蛋白质分解所产生的碳酸及亚摩尼亚等，不复生成尿素，即以其亚摩尼亚来中和酸类。碱质到了人体内，在胃便由胃酸中和，在组织则蛋白质碳酸等，都可以中和它。②酸化：人体中的酸化作用是没有间断的，糖分、脂肪、蛋白等，都常被其酸化，而吸收的药物，亦多被其酸化，如磷的化为磷酸、硫化物的化为硫酸盐类，酒精的化为水和碳酸，有机酸的化为碳酸等都是。③还原：如碘酸盐类的变为碘化物，卤盐酸类的变为卤化物，都是药物在体内所营的还原作用。④复合：药物在体内，多因为复合作用而失效力，如石碳酸与硫酸化合而成醇精硫酸，吗啡与硫酸化合而成为无毒的物质，铁与蛋白复合而为血色素，同类的还很多，这些复合的成就，药物便失了它固有的作用，而从体内排出于体外，只有铁剂的变为血色紫，留存体内，而营特别重要的作用。⑤分解：被吸收的药物，因分解作用而失去其效力的，亦复不少。

（2）在体内的沉着：药物到了人体一定的脏器组织，能够使药物沉着，因而减杀其效力，甚或消失其物质，体内最能起沉着作用的为肝脏，种种重金属到了肝脏，变为蛋白化合物而沉着，类盐基质的一部分，和胆酸化合，贮存于肝脏后，才同胆汁慢慢的分泌，注入肠内。肝脏因为有了这种作用，所以它能够收集体内的毒物，夺其毒性，使全身免于中毒。惟重金属的砷素之类，用之过久，能致慢性中毒，这是为肝脏力量所不能防范的。

（3）终于被排泄：药物到了血里，在体内呈显了一定的作用后，由种种的分泌器、排泄器把它驱逐体外，凡有挥发性而不易溶于水的，便和呼气相杂，从肺脏排出体外来。没有挥发性的多数药物，便溶解于尿，从肾脏排出，如水银剂一类的药，便随着唾液而分泌，吗啡一类的药物，便随着胃液而分泌，重金属盐类的大部分，便由肠黏膜的分泌而随粪便排出，重金属盐类、番木鳖碱等，又从肝脏而排泄到胆汁中去，其他种种金属、砷石、吗啡、酒精之类，在授乳期，能从乳汁分泌，至于脂腺、汗腺、泪腺、黏液腺等，亦有多少分泌的力量。

2. 局部应用药物的消失

局部应用药物的消失，最简单的是涂布药物的地方，用器械除去它，如洗涤、揩拭都是。其次药物与局部的组织成分，亦有起化学的变化，而成一种化合物的，若局部不起化学的变化，滞留于所用的部分，由徐徐的吸入血中，而局部的药物亦渐次的消失了。

复习问题

（1）我们应具何种观点来认识中药？

（2）"神农尝草"究竟是什么一回事？你对"神农本草经"的看法怎么样？

（3）资本主义国家的化学药品，都是特效药，都能符合人民的要求吗？

（4）资本主义国家的化学药品已经有相当的进步了，为什么还保留一些生药来使用呢？

（5）在现阶段使用中药，主要的是依靠积累经验呢？还是依靠化学成分的提取？

（6）你将怎样的收集中药的积累经验来更好的掌握使用？

（7）为什么说单纯的用化学分析方法，在目前还不能解决使用中药问题？

（8）由多种生药组成的合剂，为什么能发挥它一定的效力？

（9）"君臣佐使"在古方的主要意义是什么？

（10）你对中药的"气""味""性"的认识怎么样？

（11）中药所含的有机酸、有机碱、配糖体等成分，是否即可认为是它的药效成分？

（12）麻黄素的作用为什么与生药麻黄的作用不同？乌头碱的作用为什么与使用整个乌头或附子的作用不同？

（13）中药为什么绝大多数都不可能有极量？

（14）使用药物应注意到病人体质的哪几个方面？

（15）怎样叫作药物的"协同作用"？怎样叫作药物的"拮抗作用"？

（16）什么是"原因疗法"？什么是"对证疗法"？

（17）怎样注意药物在人体内发生蓄毒作用？

（18）药物发生了一定的药效作用后，通过什么样一些形式而排出有机体外或消失其作用？

二、外用药物类

（一）防腐药

所谓防腐药，就是指用来杀死细菌或制止它的繁殖的药物，它们应当在不损害组织细胞的活力的原则下，能在含蛋白质的体液内，与组织做长期间的接触，发挥强大的杀菌或制止的能力，中医在外科学上的"化腐生肌"方法，也就是用药物一面制止住细菌的繁殖（化腐）一面促进细胞活力的滋生（生肌）的一种方法，其中便有极大的防腐作用。防腐药的主要作用表现在下列几方面：

（1）由于化学的亲和力与细菌的有机成分结合，而进行破坏。

（2）溶解细菌膜的脂质，侵入菌体内而使其中毒。

（3）夺取细菌营养的必要水分，使其繁殖暂时中绝。

1. 硼砂（蓬砂）

形态：为产于矿中的无色透明棱柱状小晶块，在空气中能风化，溶于水，加热便失却结晶水，变成白色海绵状物质，再加热便溶化成透明玻璃状块，以白如明矾一般的最好。

成分：含焦性硼酸钠约为 55%。

药理：有防腐消毒力，外用并无刺激性，因为它是碱性物，有清净皮肤的作用，对于丝状菌有强大的制止其发育的力量，凡口腔炎、咽喉炎、齿龈炎等，可用作撮布料（吹药）。化为 1% ～ 2% 溶液，作合漱料，眼炎可为洗涤剂。如内服可以减弱尿的酸性，并能防止尿酸和尿盐酸的折出。

研究资料：①宋《本草衍义》："含化咽津，治喉中肿痛。"②明《本草纲目》："去口气，消障翳、恶疮及口齿诸病。"③《本草经疏》："治喉痹恶疮折伤。"④宋《嘉祐本草图经》："硼砂治咽喉最为切要。"

经验积累：①《普济方》："治木舌肿强，硼砂末，生姜片蘸指少时即消。"②《直指方》："治咽喉谷贼肿痛，蓬砂牙硝等分为末，蜜和半钱含咽。"又："治胬肉瘀突，硼砂一钱，片脑少许研末灯草蘸点之。"③《经验方》破棺丹："治咽喉肿痛，用硼砂白梅等分捣丸，芡子大，每噙化一丸。"④《集简方》："治喉痹牙疳，硼砂末吹并擦之。"

2. 枫香脂（白胶香）

形态：是漆树科的枫树受损伤后，渗出脂质，凝结而成的块颗粒，色黄或灰褐，微透明，质脆弱。

成分：主要成分为桂皮酸及桂皮酸结合的盐。

药理：有显著的防腐作用，可使疥癣虫及其卵在一小时内死亡，涂布于局部，大多无刺激，但自皮肤特别是表皮剥脱部吸收时，能够引起肾脏的刺激症状。

研究资料：①明《本草纲目》："治一切痈疽疮疥金疮，止痛解毒。"②《本草经疏》："为活血凉血药，故主血热生风之证，治浮肿止痛。"③清《本草求真》："金疮末敷即效。"

经验积累：①《危氏得效方》："治金疮断筋，用枫香末敷之。"②《直指方》："治诸疮不合，白胶香、轻粉各二钱，猪脂和涂。"③《儒门事亲》水沉金丝膏："治一切恶疮，用白胶香、沥青各一两，以麻油、黄蜡各二钱半，同溶化，入冷水中，扯千遍，摊贴之。"④《寿亲养老书》："治恶疮疼痛，枫香腻粉等分为末，浆水洗净贴之。"

3. 雄黄、雌黄

形态：属砷矿斜方晶系的小斜结晶矿石，为半透明的固体，产于火山喷火口的附近。一般称生于山阳的为雄黄，赤色如鸡冠，明彻无臭气的叫作雄精。生于山阴，它的化石年限较晚，色彩呈浅黄色的叫作雌黄。

成分：雄黄主要成分为二硫化二砷，含砷 70%，在空气或氧气中加热使燃烧，即变成三氧化二砷（砒霜）和二氧化硫。雌黄主要成分为三硫化二砷，含砷 61%。

药理：它所含的硫和砷（砒）是两种很毒的元素，对于细菌固然有毒的作用，对于人体组织亦有毒作用。雄黄在未经燃烧成三氧化二砷（砒霜）和二氧化硫以前，对于细菌的毒作用比较小，在燃烧以后，它的扑灭细菌力量大，有消毒作用，雌黄亦复如是。它的刺激性却要比砒石少得多。

研究资料：①宋《大明诸家本草》："主疥癣一切虫兽伤。"②明《本草纲目》："杀劳虫疳虫。"③《本草经疏》："苦辛能燥湿杀虫，故为疮家要药。"④《本草图解》："杀百虫，理蛇伤。"⑤清《本草求真》："能治寒热鼠瘘，恶疮疽痔，死肌疥虫䘌疮诸症。"

经验积累：①：《肘后方》"治阴肿如斗，痛不可忍，雄黄、矾石各二两，甘草一尺，水五升，煮二升，浸之。"②《千金方》："治疔疮恶毒，刺四边及中心，以雄黄末敷之，神效。"③《圣济总录》方："治白秃头疮，雄黄猪胆汁和敷之。"④《金匮》方："治𧏖虫蚀鼻，雄黄、葶苈等分研末，猎猪胆和，用槐枝点之。"⑤《圣惠方》："治鸟癞虫疮，雌黄粉醋和鸡子黄调涂之。"⑥《直指方》："治牛皮顽癣，雌黄末轻粉和猪膏敷之。"

4. 硫黄

形态：为非金属元素之一，火山地带的天然产品，为黄色或黄绿色透明结晶块，时或作橙黄色，或橙赤色，破碎面呈介壳状，有玻璃光泽，摩擦能发电气，热至140度即熔化，遇火便燃烧而发青焰，并发臭气（亚硫酸气）。

成分：除含单体元素"硫"外，并有砷、铁、石灰、黏土等，若呈赤色的，是由于雄黄和铁的混存。

药理：硫黄内服，本体无作用，在肠内，由于特殊的蛋白质和细菌的作用，还原成硫化氢，有促进肠运动及排便的作用，这种还原很慢，所以作用亦和缓，一般称为缓下作用，常排泄糜粥样软便。硫黄还有溶解脂肪的作用，贴用于皮肤时，和皮肤的分泌物接触，便形成硫化碱，使表皮软化，而有扑灭寄生虫的作用，特别在加碱性液时功效增强。

研究资料：①唐甄权《药性本草》："生用治疥癣。"②宋《大明诸家本草》："杀脏虫邪魅。"③《嘉祐本草图经》.："本经所用，止于治疮蚀。"④明《本草经疏》："其主头秃恶疮疥虫者,悉取其除湿杀虫之功耳。"⑤清《本草求真》："能杀疮疥一切虫蛊恶毒。"

经验积累：①《肘后方》："治女子阴疮，硫黄末敷之，瘥乃止。"②《梅师方》："治阴湿疮疱，硫黄敷之日三次。"③《外台秘要》："治痈疽不合，石硫黄粉，以筋蘸，插入孔中，以瘥为度。"④《救急良方》："治疥疮有虫，硫黄末以鸡子煎香油调搽极效。"⑤《集验方》：治疠疡风病，白色成片，以布拭醋摩硫黄附子涂之，或硫黄白矾擦之。"⑥《圣惠方》："治诸疮胬肉如蛇出数寸硫黄末一两，肉上敷之即缩。"

5. 铅丹（黄丹）

形态：金属矿石类，为黑铅炼成的黄赤色重粉末，加热能放出氧，一部变为氧化铅，普通溶液不溶解，遇硝酸便溶解一部分，成为硝酸铅。余则留下褐色的过氧化铅。

成分：为四氧化三铅，系氧化铅和过氧化铅的化合物。

药理：为灭菌消毒防腐药。它含的氧，能与细菌的细胞结合而进行破坏。同时对细菌亦有一定的毒作用。所以它是制造铅丹硬膏和中药敷贴膏的主要原料，亦有镇痛镇痉作用。

研究资料：①唐甄权《药性本草》："煎膏用，生肌止痛。"②宋《大明诸家本草》："敷疮生肉，及汤大疮。"③明李时珍《本草纲目》："杀虫去怯，除恶杵。"④清《本草求真》："杀虫解热，拔毒去瘀，长肉生肌，膏药每取为用。"

经验积累：①《肘后方》："治蝎蛊螫人，醋调黄丹涂之。"②《集元方》："治金疮出血，不可以药速合，则内溃伤肉，只以黄丹、滑石等分为末敷之。"③《普济方》："治小儿口疮糜烂，黄丹一钱，生蜜一两相和蒸黑。每以鸡毛蘸搽甚效。"④《陆氏积德堂方》："治血风臁疮，黄丹一两，黄蜡一两，香油五钱熬膏，先以葱椒汤洗，贴之。"⑤《孙氏集效方》："治远近臁疮，黄丹飞炒，黄柏酒浸七日，焙，各一两，轻粉半两，研细，以苦茶洗净，轻粉填满，次用黄丹护之，外以柏末摊膏贴之，勿揭动，一七见效。"

6. 酒

形态：为无色挥发性易燃烧的液体，能和水随意混合，有辛烈味。

成分：主要为酒精，约 10% ~ 16%，余为醋酸、甘油酸等。

药理：为制菌消毒防腐药，内服能兴奋血循环，且有麻醉作用，用于皮肤黏膜，能抑制细菌，收到清洁消毒的良效。

研究资料：①唐《本草拾遗》："通血脉，润皮肤，散湿气。"②明《本草纲目》："能解马肉桐油毒。"③《本草经疏》："辟邪恶毒气之效，甚于他物。"

经验积累：①《肘后方》："治马气入疮，或马汗马毛入疮，皆致肿痛烦热，入腹则杀人，多饮醇酒，至醉即愈妙。"②《广利方》："治蛇咬成疮，暖酒淋洗疮上，日三次，亦治蜘蛛疮毒，毒蜂螫人。"③《外台秘要》："治下部痔䘌，掘地作小坑，烧赤以酒沃之，纳吴茱萸在内坐之，不过三度良。"

综合意见

上列防腐药，在中药里是比较有显著的防腐作用的，我们可以掌握研究资料和古人经验积累的重要环节来很好地使用，由于中医中药在长期的封建社会里披上了唯心的玄学外衣之后，关于药效的记载，便有些不免失之夸大，例如硼砂对于丝状菌所引起的皮肤疾病及口腔的鹅口疮等是有很好的功效的，但李时珍说："除噎膈反胃，上焦痰热。"那就未必尽然。于文献上亦很少找到这类效验的记载。硫黄对于疥癣等皮肤病的功效是很好的，而李时珍说："补命门不足，阳气暴绝，阴毒伤寒。"那就不一定可靠。所以苏颂说："古方未有服饵硫黄者，本经所用，止于治疮蚀，攻积聚，冷气脚弱等，而近世遂火炼治为常服丸散，观其治炼服食之法，殊无本源，非若乳石之有论议节度，故服之其效虽紧，而其患更速，可不戒之。"因此，对上例药品的应用，提出下列意见：

（1）**硼砂**：外用于皮肤的寄生虫性疾病，主用于口腔的鹅口疮等，用硼砂五公分加水，糖浆及甘油各十公分，用作涂布料。

（2）**枫香脂**：在疥癣、湿疹及其他慢性皮肤病等，均可使用。疥癣一日量用枫香脂 5 ~ 10 公分，涂布数次，其他皮肤病用 10% 软膏涂布。

（3）**雄黄、雌黄**：使燃烧成气体，消毒房间用，颇佳。选择如豆大者七粒，分别用红枣去核包裹，炭火上煅存性，研细末，治牙疳臭烂（即坏疽性齿龈炎）颇效。

（4）**硫黄**：主要用于疥癣及其他皮肤疾病，配成 50% 软膏，涂擦于局部。

（5）**铅丹**：外用于溃疡及分泌物亢进的疮面，研细末作撒布料，对腋臭切伤颇著效验。

（6）**酒**：最好使用 75% 的酒精，能杀死一般抵抗力较弱的细菌，如浓度太低它的制菌力不够强，太高它会在细菌的体外成一层坚韧的膜，使乙醇不易渗入，因而不能杀死细菌。

（二）杀虫灭菌药

杀虫灭菌药主要是用于寄生性的皮肤病，例如疥疮，它就是由于全体圆形或椭圆的疥虫寄生所致。黄癣是由于黄癣丝菌的寄生，毛囊虫的惹起痤疮，马虻属幼虫的蛆隧病，以及头虱衣虱等都需要有相当的杀虫药，才可能治愈。西药里面的杀虫药，约分四类：①硫剂，如升华硫黄硫肝等；②滴滴涕类；

③苯甲酸甲苯；④毒鱼籘、除虫菊。但毒鱼类和第一类，都不可能叫作西药，而且是十足的中药，除硫黄已列入防腐药外，毒鱼籘和除虫菊可说是一种民间草药，只是中医还不很习惯用它就是了。现在提出几味比较习常惯用而有效的杀虫药如下。

1. 大枫子

形态：大风子科，大枫子树属的果核，形状扁平，稍有棱角，外皮薄，呈灰色，中藏有核仁肉。

成分：含甲种大枫子油酸和乙种大枫子油酸，余为蛋白质及脂肪油等。

药理：治癞病梅毒和癣疥疮类，有显著的杀虫作用，同时有摧毁抗酸菌的作用。用于局部颇有刺激性，内服可引起恶心与呕吐，注射于局部，可发生炎症及脓疡。大枫子油被吸收后，对于中枢神经，初见刺激，继则麻痹，终至呼吸中枢麻痹而死亡，内服大枫子油少量，尿粪中钙增加，继续服用则相反。内服大量，硫的分泌增加。初服大枫子油，尿中氮增加，继续服用小量，尿氮渐减，而氨的分泌则大增，用大枫子油钠盐注射于静脉内，可发生溶解红血球的作用。

研究资料：①明《本草经疏》："能杀虫燥湿，治大风疠症及风癣疥癞诸疮。"②清《本草求真》："可取油以杀疮疥，惟用外敷，不入内治。"

经验积累：①《普济方》："治大风诸癞，大枫子油一两，苦参末二两，少入酒，糊丸，梧子大，每服五十丸，空心温酒下，仍以苦参汤洗之。"②《卫生方》："治大风疮裂，大枫子烧存性，和麻油轻粉研涂，仍以壳煎汤洗之，亦治杨梅毒恶疮。"③《证治准绳》方：大枫油膏：治肺风面赤鼻赤，杀虫解毒，用大枫子、油麝香各五十分，草乌尖七个，以草乌尖研为末，入麝香研匀，次用大枫子油盛瓷盒中，于火上调匀，先以生姜擦患处，次用药擦之，每日三四次，兼服何首乌丸除根。

2. 大蒜

形态：百合科，葱属，蒜的球根，白色，呈鳞状的球形。

成分：脂肪、挥发油、糖等，新鲜的蒜汁含水分65%，氮化物质7%，无氮物质2%，油是未饱和的硫化物和二硫化合物的混合体，其有效成分是二硫化合物。

药理：含硫的挥发油，对于细菌有抗生作用，以0.5%水溶液，对伤寒杆菌五分钟完全死灭，又用大蒜汁加入细菌培养皿中，约 3% 比例，对于各种细菌，殆可完全制止发育，并有杀灭阿米巴原虫的性能，因它有卓越的杀虫灭菌作用。家兔体重每公斤给予大蒜素（含硫挥发油）0.6 公分，则血压急剧下降，终至呼吸停止而死。

研究资料：①唐《本草拾遗》："疗疥癣、杀鬼、去痛。"②宋《日华诸家本草》："疗恶疮蛇虫毒，沙虱并捣贴之。以熟醋浸经年者良。"③明《本草经疏》："主除风邪，杀毒气，及外治散痈肿𧏾疮也。"④《本草求真》："功能破坚、化肉杀虫，用此切片艾灸，则痈毒、恶毒疮、肿核能起。"⑤清《随息居饮食谱》："消痞杀虫，外灸痈疽。"

经验积累：①《外科精要》方："治背疮灸法，凡觉背上肿硬疼痛，用湿纸贴寻疮头，用大蒜十颗，淡豉半合，乳香一钱，细研，随疮头大小用竹片作圈，围定，填药于内，二分厚，着艾灸之，痛灸至痒，痒灸至痛，以百壮为率，与蒜钱灸法同功。"②《子母秘录》方："治小儿百秃，团团然，切蒜日日揩之。"③《年希尧集验方》："治疮成管，用大蒜梗烧灰存性，擦患处，其管自消。"④验方："大蒜膏治恶疮肿痛不眠，用独蒜头数颗，捣烂，麻油拌和，厚敷疮上，干又换敷，毒消痛止立效。"

3. 苦参

形态：荳科，多年生草的根茎，呈黄色，或用全草。

成分：含苦参碱。

药理：全草煎汁为杀虫剂，苦参碱对于家兔皮下注射之致死量为 1000公分体重约给 0.4 公分。其作用初为大脑麻痹，次为兴奋痉挛中枢，发强度之痉挛，遂至横膈膜及呼吸运动末梢麻痹，呼吸静止而死，能刺激胃神经，促进消化，并刺激肠蠕动而排便，制菌力量颇强。

研究资料：①南北朝《本草集注》："治疥杀虫。"②唐《新修本草》："治恶虫胫酸。"③甄权《药性本草》："治热毒风，皮肤烦燥，生疮赤癞眉脱。"④明《本草纲目》："杀疳虫并热痢。"⑤《本草经疏》："疗恶疮，下部𧏾疮。"⑥清《本草求真》："用此杀虫除风，治水去疸，扫疥治癞。"⑦《本草备要》："通水杀虫，治大风疥癞。"⑧《本草从新》："祛风杀虫，治大风疥癞。"

经验积累：①《医方摘要》："治火肠脱肛，苦参、五倍子、陈壁土等分煎汤洗之，以木贼末敷之。"②《金匮要略》："治狐惑蚀于下部，用苦参一升，清水一斗，煎取七升，去滓熏洗，一日三次。"③《沈氏尊生书》："苦参汤治痱疹坐板疮，用苦参四两，菖蒲二两，清水五碗，盖片时，临洗入雄猪胆汁四五个，洗三五次，无不愈。"④《直指方》："治下部疮漏，苦参煎汤日日洗之。"⑤《集验方》："治热毒足肿，疼痛欲脱，酒煮苦参以渍之。"

4.苦楝根皮

形态：楝科，落叶乔木，苦楝的根皮，皮片扁平稍弯曲，厚3～8毫米，外面有灰棕色或类白皮栓层，有纵横皱纹或沟裂，剥落较易的部分呈棕赤色，里淡黄，破折纤维性，味苦。

成分：含鞣质7%及苦楝素。

药理：日本稗田宪太郎博士，将我国产苦楝皮的浸膏，进行实验，证明对于寄生人体的蛲虫有杀死的功效，而且作用非常显著，用它的茎叶煎汁，是优良的农用杀虫剂，若把它干燥，研成细粉，撒布粪池里，可以灭蛆。

研究资料：①南北朝《本草集注》："苦酒和涂，疗癣甚良。"②宋《大明诸家本草》："治游风热毒风疹，恶疮疥癣，小儿壮热，并煎汤浸洗。"③清《本草备要》："杀三虫，疗疡疥。"④《本草从新》："苦寒，只宜于杀虫，治疮疥。"

经验积累：①《千金方》："治小儿诸疮、恶疮、秃疮、蠼螋疮、浸淫疮，并宜楝树皮或枝烧灰敷之，干者猪脂调。"②《肘后方》："治口瘘疮、东行楝根，细剉，水煮浓汁，日日含漱，即吐去，勿咽。"③《奇效方》："治疥疮，风虫，楝根皮皂角去皮子等分为末，猪脂调涂。"

5.百部

形态：百部科，多年生草的根块，颇如天门冬，数十颗连贯丛生，外部黄白，内部呈褐色。

成分：含百部有机碱。

药理：百部生物碱，使呼吸兴奋性减退，但对于心脏并无显著的作用，经苏联医药学界证明，百部对菌类有杀灭作用，是属于植物性抗生药的一种。

研究资料：①唐《本草拾遗》："治疥癣，去虫蚕咬毒。"②宋《大明诸家本草》："治疳虫、蚘虫、寸白虫、蛲虫，及一切树木蛀虫，烬之即死，杀虫及蝇蠓。"③明《本草经疏》："其性长于杀虫灭虱,兼疗癣疮。"④《本草求真》："功专杀虫,能除一切虫毒,及传尸骨蒸,树木蛀虫、疳积、疥癣。"

经验积累:①《经验方》:"熏衣去虱,百部奏艽为末,入竹笼烧烟熏之自落,亦可煮汤洗衣。"②《疡医大全》:"百部膏治牛皮癣,百部、白鲜皮、鹤虱、蓖麻子仁、生地黄、黄柏、全当归各一两,麻油八两,入药熬枯,去渣复熬至滴水成珠,再下黄蜡二两,试水不散为度,取起锅,入雄黄末,和匀稍冷,收入瓷钵中收贮,退尽火气,摊贴患处。"③《圣济总录》:"治百虫入耳,百部炒研,生油调一字于耳门上。"

6. 羊蹄(牛舌菜、土大黄)

形态:蓼科,多年生草本,羊蹄的地下茎,状如胡萝卜,呈黄白色。

成分:含驱虫豆酸、欧鼠大黄素、鞣质、挥发油等。

药理:用其浓缩煎液,有对细菌的抗生力,尤于葡萄状球菌为最强,对于其他生物,亦有显明的抑制其生殖的作用,用0.5~2.0内服,其缓下通便的作用,颇同大黄。

研究资料:①唐《新修本草》:"疗虫毒。"②宋《大明诸家本草》:"治癣,杀一切虫,醋磨贴肿毒。"③《图经本草》:"新采者磨醋涂癣速效。"

经验积累:①《圣惠方》:"治疬疡风驳,羊蹄草根于生铁上磨好醋,旋旋刮涂硫黄少许更妙,日日用之。"②《肘后方》:"治头上白秃,独根羊蹄,以陈醋研如泥,生布擦赤敷之,日一次。"③《千金方》:"治细癣,用羊蹄根五升,桑柴灰煮四五沸,取汁洗之,仍以羊蹄汁和矾末涂之。"④《外台秘要》:"治疥癣有虫,羊蹄根捣和猪脂,入盐少许,日涂之。"⑤《简要济众方》:"治癣久不瘥,羊蹄根杵绞汁,入轻粉少许,和如膏,涂之,三五次即愈。"⑥《永类钤方》:"治癣经年者,败毒菜根独生者,即羊蹄根捣二钱,入川百药煎二钱,白梅肉擂匀,以井华水一盏,滤汁澄清,天明空心服之,不宜食热物,其渣抓破擦之,三次即愈。"

7. 川槿皮

形态:锦葵科,木槿属,落叶灌木的根皮,皮原,色红,中有丝,白茸如杜仲。

成分:含川槿碱、黏液质。

药理:为疗皮肤癣疮要药,用于局部,经吸收后,对于皮肤酿母菌和丝菌等，都有一定的抑制作用，对于顽癣，煎汤洗之，有止痒灭菌的特殊消毒功效。

研究资料：①宋《大明日华诸家本草》："疗恶疮疥癣，瘿赘肿毒。"②宋《本草衍义》："消疮肿，杀虫除蠹。"③明《本草纲目》："治肿痛疥癣，洗目令明。"

经验积累：①《杨起简便方》："治癣疮，以川槿皮煮汤，用肥皂去核及肉膜，汤浸时擦之，或以汁磨雄黄搽尤妙。"②《活人书》方："治顽癣多年不愈，川槿皮二钱，轻粉五分，斑蝥七个，大枫子七粒，河井水共一钟，煎半，露一夜，笔蘸涂之。"③毛世洪《经验集方》："治牛皮癣癞，川槿皮一斤，勿见火，晒燥磨末，以好烧酒十斤，加榆面四两，浸七日为度，不时蘸酒搽擦，二三十年者擦一年，根断。如无川槿，土槿亦可代之。"④《种福堂方》："治顽癣，川槿皮、海桐皮、尖槟榔、樟木、苦参、黄柏、白及各二钱，雷丸一钱五分，大枫子杏仁各二粒，木鳖四个，用火酒浸七日，将穿山甲刮癣少碎，以酒搽之即愈。"⑤《经验广集方》："五仙散治年久顽癣，牛皮癣神效，红纷霜五分，明矾、川槿皮、杏仁各一钱，密陀僧三钱为末，津调抹，一日三次，三日全愈。"

8. 狼毒

形态：毛茛科，宿根植物狼毒的根茎，皮黄肉白。

成分：含狼毒素。

药理：有剧毒，能杀鼠及其他动物，施用于寄生性皮肤病，有溶解角质和杀灭疥癣病原体的功效，对农产物一般害虫的防治，颇有研究推广的价值。

研究资料：①汉《神农本草经》："主恶疮鼠瘘，疽蚀鬼精虫毒，杀飞鸟走兽。"②宋《大明诸家本草》："治瘕痕，亦杀鼠。"③明《本草图解》："治虫疽、瘰疬、结痰。"④清《本草崇原》："治恶疮鼠瘘疽蚀。"

经验积累：①《兰氏经验方》："治干湿虫疥，狼毒不拘多少，捣烂，以猪油、马油调擦患处方睡，勿以被蒙头，恐药气伤面，此淮阳潘氏所传方。"②《永类钤方》："治积年疥癣，狼毒一两，一半生研，一半炒研，轻粉三合，水银三钱，以茶末少许，于瓦器内，以津液擦化为末，同以清油浸药，高一寸，三日，待药沉油清，遇夜不见灯火，蘸油涂疮上，以口鼻于药杯上吸气取效。"③《圣惠方》："治积年干癣生痂，搔之，黄水出，每逢阴雨即痒，用狼毒末涂之。"

综合意见

（1）**大枫子**：治麻风烂疮和梅毒疮等，可用大枫子煅存性，研成细粉 10 公分，轻粉研细 0.5 公分，混合用麻油调涂，能收一定效果，药房出售之大枫子油及软膏亦可用。

（2）**大蒜**：狼疮用大蒜榨汁，在睡前涂布，待干，次日洗去，另敷硼酸软膏当有效果，因大蒜在人体外试验，有强大的杀灭结核菌功效，同时大蒜又能对组织促进肉芽生长和上皮形成，所以是很适合的，但需要长期有耐性治疗。

（3）**苦参**：痔肿脱肛，用苦参 10 公分，五倍子五公分，水 400 公撮，煎至 200 公撮，去渣，温洗局部，效果甚好。

（4）**苦楝根皮**：水疱性皮肤病，用本品刮去外面汗层薄皮及内部木质根骨，取内皮干燥，对局部作撒布料，能获灭菌和收敛的效果。

（5）**百部**：治头虱，用百部根 30 公分，肥皂 50 公分，水 5 升，可作为杀头虱用的洗涤剂，但应将百部根用水煮沸 30 分钟，过滤后，加入肥皂供用，这是最好的。

（6）**羊蹄**：疥癣秃疮及其他皮肤病，用新鲜的羊蹄根捣碎，或榨汁作涂布料，有相当的杀灭细菌和收敛作用，内服一日量 5～8 公分，作煎剂，有缓下作用。

（7）**川槿皮**：治牛皮顽癣，川槿皮 30 公分，斑蝥 20 公分，高粱酒 100 公撮，浸出过滤，再加升华硫黄五公分，樟脑五公分，混合外搽。

（8）**狼毒**：研细涂布干癣，慎勿内服。

他如防腐剂里的升华硫黄，亦为杀虫灭疥主药，可参用。

（三）皮肤黏膜药

皮肤是被覆在人体表面的组织，与空气完全相接触。人体黏膜例如全部消化道的黏膜，包括口腔、食道、胃、肠等各部分的黏膜，也都可以和体外的空气相接触，所以我们不但可以直接和皮肤接触，也可以利用各种方法和黏膜接触。

上述皮肤黏膜，都有保护它们下部组织的功用，又有排泄和调节体温的功能。皮肤吸收药的能力比黏膜差得多，但是有些部位的皮肤比较薄，例如腋下，或有破损的地方也能吸收。除了皮肤本身的因素之外，赋形药的性质也很要紧，例如酒精或挥发性的溶媒，能加快药物的吸收，而脂溶性的药物又比水溶性的药物容易被吸收。由于皮肤的吸收究竟不可靠，因此用来产生全身性作用的药物，很少由皮肤给药。概括地说：应用于皮肤和黏膜的药物，大都是利用它们的局部作用。根据他们作用的性质，可分为下列几种。

1. 刺激药

刺激药或是抗刺激药，主要是利用它们所产生的轻微的刺激作用，使皮肤或黏膜发生反应性炎症，来促进局部创伤的愈合，减少因发炎而生出的渗出物，或改变深部组织的循环。因此，它们的作用，可分为局部和远达两种。局部作用，主要是由于最小的动静脉和毛细管壁的机能有了变化，血管扩大，一部分血管且失去了它的收敛性，增加了血浆和红白血球的渗透性，因而该部红润（称发赤药），并有温热的感觉，随后，血管的周围和淋巴间隙中，充盈了渗出物，形成了浮肿现象，同时增加了组织的紧张性，静脉受压迫，血液还流发生障碍而致郁血，感觉神经被牵引和压迫发生了疼痛的感觉。若是刺激的原因继续存在，则可使皮肤形成水疱（称发疱药）。更进一步，就可发生化脓的现象了（称发脓疱药）。从另一方面设，因炎症而引起的充血现象是人体的一种自卫能力的表现。因为血液中的白血球，有扑灭和溶解细菌或细菌产生的毒素的作用，把局部的血液增加了，也就是增加了这种灭菌的作用。远达作用是说药物虽然用在皮肤上，但是它也能影响用药处深部的内脏和关节。原来同一段脊髓不但是有神经和皮肤和肌肉发生联系，而且也和内脏有联系，因此当内脏有发炎症的现象时，它能够经由传入神经感应那一段的脊髓内和皮肤感觉神经联系的神经细胞，这样，由于反射而皮肤发痛，也能引起肌肉发生痉挛性的收缩。根据这样的原理，我们可以相反地应用刺激药在皮面，也可以经由感觉神经的传入而影响内脏，可以改变它们的循环，将血流引向皮肤，以减少内脏的充血。这样也就可以减轻疼痛和其他发炎的症象。因之这类刺激药也叫作抗刺激药。同时我们对刺激药的治疗功效，也可以总括地做如下说明：

①刺激药可以引起反应性炎症、扑灭细菌、破坏毒素，促进健康组织的

再生机能。所以它对皮肤、皮下组织、肌肉、腺体和骨膜等的慢性和亚急性疾患有治疗的功效。

②对于深部脏器或组织的炎症或疼痛，应用刺激药于皮肤的表面，也可以出现它的治疗功效。

③刺激广大的皮肤面，由于传导和反射的作用，对于血液循环，呼吸和一般的新陈代谢都有良好的影响，属于这一类的刺激药，性质比较温和，而不是普通的刺激药，例如食盐水、温泉水等便可以应用于这种的目的。

（1）芥子

形态：为十字科芸薹属，一年生或越年生草本所结的种子，极细小而呈圆球形，色黄褐。

成分：含有脂肪油，其主成分为落花生酸、芥子酸、次木焦油酸及次亚麻子油酸等。

药理：用温水（60度以下）调和芥子末成粥糜状，是为芥子泥。把它涂在油纸上，使作用于有机体的皮肤，该作用部即发生炎症，甚至可能化脓，治愈后并遗留瘢痕。又使作用于前膊皮肤，约 10～15 分钟后，皮肤发红，并有温热的感觉，若时间更久，则发生水疱。芥子泥不可应用于广大的部分，时间亦不可超过数分钟乃至十余分钟，它的作用是很迅速的，可以引起如刺的疼痛、潮红、充血、灼热感等。应用于神经痛、胃痛、风湿痛、肋膜炎等。

研究资料：①唐《新修本草》："疰气发无常处，及射工毒丸服之，或捣末醋和涂之，随手有验。"②宋《日华诸家本草》："治风毒肿及麻痹，醋研敷之，仆损瘀血，腰痛肾冷，和生姜研涂贴之，又治心痛，酒调服。"③明《本草纲目》："除寒暖中，散肿止痛，筋骨腰节诸痛。"

经验积累：①《济生秘览》方："治身体麻木，芥菜子末，醋调涂之。"②《圣惠方》："治喉痹肿痛，芥子末水和敷喉下，干即易之。"③又："治走注风毒作痛，用小芥子末，和鸡子白涂之。"④《摘玄方》：治腰脊胀痛，芥子末调酒贴之立效。"⑤《千金方》："治一切痈肿，猪胆汁和芥子末贴之，日三上，猪胆亦可。"

（2）白果

形态：公孙树科，落叶乔木所结的二棱形或三棱形的果实，皮肉俱呈白色。

成分：含银杏酚酸、银杏油、银杏醇。

药理：白果的刺激作用都在皮肉所含的酚酸等，而不在核仁，它有强烈的局部刺激作用，接触皮肤时，便引起炎症或发疹。对一般慢性皮肤病，均能起到兴奋杀菌、唤起组织的再生机能的作用，间时它亦有麻痹作用，可以止痛。

研究资料：①明《本草纲目》："嚼浆涂鼻面手足，去皶皰䵟黯皴皱及疥癣甘蟨阴虱。"②《本草求真》："消毒杀虫，以浆涂鼻面手足，则去皰皴䵟黯油腻。"③《随息居饮食谱》："擦面去皶皰䵟黯皴皱及疥癣疳蟨阴虱。"

经验积累：①《医林集效方》："治鼻面酒皶，银杏酒醇糟同嚼烂，夜涂且洗。"②《邵氏经验方》："治头面癣疮，生白果仁切断，频擦取效。"③赵原阳方："治下部疳疮，生白果杵涂之。"④刘长春方："治阴虱作痒，阴毛际肉中生虫如虱，或红或白，痒不可忍者，白果仁嚼细，频擦之，取效。"

（3）斑蝥

形态：为节肢动物昆虫类、鞘翅类、地胆属，生长于大豆叶上的甲虫。约长五六分。背有黄黑斑纹，其体有一种臭气。

成分：合斑蝥素，惟其含量因种类产地而略有不同。

药理：为皮肤刺激药，有引赤发疱生毛的效能，用0.1公分溶解于脂肪油，涂擦于皮肤，经过数小时即发疱，炎症徐徐发现，但并没有剧烈的痛疼。这种炎症的变化，并不及于深部，因为它没有挥发性的缘故。若是贴布在表皮剥离的部位，炎症便剧烈发生，组织坏死，并见弥漫而持久的化脓。它颇容易自皮肤及黏膜吸收，当排泄的时候，且侵犯肾脏，特别使丝粒体变性，发生糖尿、蛋白尿、血尿等。刺激尿道，惹致生殖器充血疼痛性勃起，亦最常见。总之斑蝥素被吸收后，即从许多腺体、浆液膜及黏膜排泄，而在各该部均能发生炎症。因而慎勿乱投内服，更不要使用大量。

研究资料：①唐甄权《药性本草》："治瘰疬，通利水道。"②宋《大明日华诸家本草》："疗淋疾，敷恶疮瘘烂。"③明《本草经疏》："扁鹊云有大毒，近人肌肤即溃烂，性能伤肌肉，蚀死肌，故主鼠瘘疽疮疥癣。"④《本草图解》："攻血积，解疔毒，治疬堕胎，专主走下窍，直至精溺之处，蚀下败物，但痛不可当。"⑤清《本草求真》："斑蝥最属恶物，闻人捕捉，即于屁尾射出恶气，近人肌肉则溃，人胎则堕，止可以蚀死肌，敷疥癣恶疮，内治止可以破石淋，拔瘰疬疔肿，下大肠恶毒而已。"

经验积累：①《肘后方》："治中沙虱毒，斑蝥二枚，一枚末服，一枚烧至烟尽，研末，敷疮中，立瘥。"②《外台秘要》："治疗肿拔根，斑蝥一枚，捻破，以针划疮上，作米字形样，封之，即出根也。"③《直指方》："治痈疽拔脓，痈疽不破，或破而肿硬无脓，斑蝥为末，以蒜捣膏，和水一豆许贴之，少顷脓出，即去药。"④《圣济总录》方："治面上痞瘰大风，面上有紫瘟未消，用干斑蝥末，以生油调敷，约半日痞瘟胀起，以软帛拭去药，以棘针挑破，近下令水出干，不得剥其疮皮，及不可以药近口眼。"

2. 收敛药

收敛药是使局部组织紧缩致密的药物，特别在黏膜和创面它的作用显著而迅速，在皮肤则可由汗腺和排泄管徐徐侵入而发生作用。收敛作用，主要是由于局部组织和血管的变化。湿润的创面或黏膜遇到收敛药的时候，组织的蛋白质和胶质、水和体液等就同收敛药结合成不溶解性的化合物，形成了一层菲薄的沉淀膜，因而表面干燥而紧缩。同时淋巴腔被闭塞，腺细胞的机能亦被抑制，因此浆液和黏液的分泌量显著减少，更增加了干燥的程度。在被收敛药作用的表面，常是苍白的颜色，这一方面是由于组织的收敛，而主要的是由于表在性的小血管亦被收缩的原故，这时候血浆和红白血球不容易透过毛细管壁和小动脉壁，这是因为管壁内膜细胞形成了沉淀的原故。因而收敛药的主要作用表现在下列几方面：

①止血作用：因为收敛药可以收缩血管和凝固血液，凡浅表性或深入性的实质性出血，都可以运用它来止住。但是大血管的出血，殊不可能。

②镇痛作用：第一是因为刺激感觉神经末稍而引起痛觉的物质，被收敛药结合而除去了。另一方面，因为它形成了有保护性的被膜，遮断了外来的刺激，所以它能发生镇痛作用。

③防腐作用：细菌体的表面被收敛药形成了蛋白沉淀膜，同时把细菌所需要的营养液亦被收敛作用而减少，大大制止了细菌的繁殖，因而便达到防腐作用。

④消炎作用：发生炎症的原用，主要是由于毛细血管的扩大和充血，渗出液增加，而收敛作用则和它相反，收缩毛细血管，减少血管壁的渗透性，所以收敛药是有力的消炎药。

至于收敛药的应用，主要在创面、溃疡面、结膜和浆膜等，有时亦应用在皮肤表面，它的应用范围，可分作四点来说：

①通常外用于局部发生炎症、分泌过多的时候。

②在下痢或肠溃疡的时候，内服不溶解性的收敛药，可以有效。

③在实质性出血的时候，用为止血药。

④足跖、腋窝等局部分泌多量汗液时，可用为止汗药。

（1）五倍子

形态：属于漆树科的盐肤木的叶柄或嫩叶，被一种蚜虫刺伤所形成的虫瘿，它外形不整齐，或似菱状，或分歧作裂瓣，色灰褐，坚脆如角质，表面有穴孔，中系空洞。

成分：主要为鞣酸，约 10% ~ 77%，还有脂肪、树脂及蜡等。

药理：一般鞣酸对蛋白质有沉淀性，对血清溶液或蛋白质溶液有沉淀凝集作用。五倍子主要含鞣酸，所以它的药理作用和鞣酸相同，主要是收敛作用，它可以制止分泌，消除炎症，并有防腐作用。它收缩血管，促进血凝，而出现止血作用，又有微弱的局部镇痛作用。

研究资料：①宋《本草衍义》："口疮掺之，便可饮食。"②明《本草纲目》："消肿喉痹，敛溃疮金疮。"③《本草经疏》："主齿宣疳䘌，风湿癣疮，及小儿面鼻疳疮。"④"以治肤熏洗，则能驱风除湿杀虫，为降火收湿之剂。"

经验积累：①《儒门事亲》方："治口舌生疮，赴筵散，用五倍子密陀僧等分为末，浆水漱过干贴。"②《杏林摘要》方："鱼口疮毒，初起未成脓者，用五倍子炒黄，研入百草霜等分，以蜡调涂患处，一日一夜即消。"③《三因方》："治脱肛不收，用五倍子末三钱，入白矾一块，水一碗，煎汤洗之，立效。"④《普济方》："聤耳出脓，用五倍子末吹之。"⑤《卫生简易方》："治牙缝出血不止者，五倍子烧存性，研末敷之即止。"

（2）地榆

形态：蔷薇科多年生草本的宿根，根直，呈黄褐色。

成分：主要成分为鞣酸，并有糖分等。

药理：为收敛止血药，由于它的收敛小血管的作用，对于局部的小出血，有止血功效。用它稀薄的溶液，性颇缓和，收敛作用显著。若浓厚溶液反可因刺激而发生炎症，获得相反的结果。

研究资料：①萧梁《名医别录》："止脓血诸瘘，恶疮热疮，补绝伤，可作金疮膏。"②宋《大明日华诸家本草》："吐血鼻衄肠风。"③明《本草纲目》："捣汁涂虎犬蛇虫伤。"④《本草求真》："性主收涩，作膏可贴金疮。"

经验积累：①《肘后方》："毒蛇螫人，新地榆根捣汁饮，兼以渍疮。"②《千金方》："治小儿湿疮，地榆煮浓汁，日洗二次。"③《卫生总微》方："治小儿面疮，煅肿赤痛，地榆八两，水一斗，煮五升，温洗之。"④《圣惠方》："治男女吐血，地榆三两，米醋一升，煮十余沸，去滓，食前稍热服一合。"

（3）儿茶（孩儿茶）

形态：是合欢科儿茶所制成的水浸膏，经干燥成为无光泽暗褐色的不整硬块，破碎面有蜡样光泽。

成分：主要为儿茶素。

药理：它的作用与鞣酸类似，有显著的收敛作用，有消炎、止血、止痛的作用，经组织吸收能抑制其过量之分泌。

研究资料：①明《本草经疏》："能凉血清热，故主金疮止血，及一切诸疮，生肌定痛也。"②清《本草求真》："收湿，凉血，生肌，凡一切口疮喉痹，吐血衄血，阴疳痔肿，服之立能见效。"

经验积累：①《本草权度》方："治鼻渊流水，孩儿茶末吹之良。"②《积德堂方》："治牙疳口疮，孩儿茶硼砂等分为末，擦之。"③《纂奇方》："治下疳阴疮，外科用孩儿茶末，米泔洗净敷之神效。"④《孙氏集效方》："治痔疮肿痛，孩儿茶麝香为末唾津调敷。"

（4）胆矾（石胆）

形态：铜矿自然生成，为青蓝色透映斜方棱柱状结晶体，放置干燥空气中，即渐渐风化，变为白色，能溶解于水，不溶于酒精。

成分：主要含结晶水的硫酸铜。

药理：为收敛性腐蚀药，内服一定量，则刺激胃黏膜引起反射性呕吐，可见恶心。在切断迷走神经时，即不发生呕吐。将它稀薄的溶液涂布于创面黏膜时，则收敛组织，而有消炎制泌的功效；若使用它浓厚的溶液或固体的胆矾，则有腐蚀的作用。

研究资料：①宋《大明诸家本草》："治虫牙鼻内息肉。"②清《本草求真》："气寒而涩，治金疮不愈诸毒，又治马牙疳。"③《玉楸药解》："酸溜燥收，能克化癥结，消散肿毒，金疮白瘢，一切肿痛。"

经验积累：①《外台秘要》："治齿痛及落，研细石胆以人乳和膏擦之，日三四次，止痛复生齿。"②《活幼口议方》："治小儿齿疳鸭嘴胆矾一钱，匙上炼红，麝香少许，研匀敷于龈上，立效。"③《简要方》："治小儿鼻疳蚀烂，胆矾烧烟尽，研末掺之，一二日愈。"④《圣济总录》方："治赤白癜风，胆矾、牡蛎粉各半两，生研，醋调摩之。"⑤《直指方》："治痔疮热肿，鸭嘴背胆矾煅研，蜜水调敷，可以消脱。"

（5）明矾、枯矾

形态：是白色透明坚硬的八角形结晶块，为矿物类之矾石所制成，加高热即失去它含有的结晶水，成为轻松似海绵的块状物，这叫作枯矾。

成分：是硫酸铝与硫酸钾结合成的复盐。

药理：明矾与蛋白质相遇，便结合成难溶性的化合物而沉淀，所以它有强大的收敛作用。但是假设超过了一定的限度，就可出现腐蚀作用而诱发炎症。此外，它也有比较强大的防腐作用。明矾内服，不自胃肠黏膜吸收，仅在黏膜面出现局部作用，服用大量则发生胃肠炎。

研究资料：①明《本草纲目》："止血定痛，蚀恶肉，生好肉，治痈疽疔肿恶疮。"②《本草经疏》："其性燥急收涩，解毒除热坠浊，阴蚀恶疮。"③清《本草求真》："风痰泄痢崩带，用此以治即愈，诸血脱肛，阴挺崩带，风眼痰饮疮疡，用此以涩即效。"④《本草崇原》："矾石酸涩杀虫，肃清秽浊，治阴蚀恶疮。"

经验积累：①《圣惠方》："治小儿脐肿，山汁不止，白矾烧灰敷之。"②《御药院方》："治阴汗湿痒，枯矾扑之，又泡汤沃洗。"③《百一选方》："女人阴肿，矾石三分，炒甘草末半分，绵裹导取瘥。"④《救急方》："治刀斧金疮，白矾黄丹等分为末，敷之最妙。"⑤《生生方》："治干湿头疮，白矾半生半煅，酒调涂上。"

（6）炉甘石

形态：为异极矿类长方形六面形、鸡冠状、葡萄状、块状及钟乳状半透明或不透明之固体矿石，它的颜色通常是白色，亦有青色、褐色的，平常应用的，都经过充分的煅制。

成分：主要为碳酸锌。

药理：有优良的收敛防腐作用，用于创面黏膜的时候，便形成微薄的被膜，足以防止外来的刺激，同时局部干燥，并阻止了细菌的繁殖。应用于一切炎症，结膜炎、眼睑炎、慢性溃疡等。

研究资料：①明《本草纲目》："受金银之气，故治目病为要药。"②《本草经疏》："能散风热，通畅血脉，散肿痛，生肌肉，止血治赤烂肤翳。"③清《本草求真》："性涩能黏翳膜，凡目翳得此，即能拨云，并治下疳阴湿。"

经验积累：①《御药院方》："治目暴赤肿，炉甘石火煅尿淬，风化硝等分为末，新水化一粟点之。"②《宣明方》："治诸般翳膜，炉甘石青矾，朴硝等分为末，每用一字，沸汤化开，温洗日三次。"③《杂病治例》："治漏疮不合，童尿制炉甘石，牡蛎粉外塞之。"④《通妙邵真人方》："治下疳阴疮，炉甘石火煅醋淬五次一两，孩儿茶三钱为末，麻油调敷立愈。"

3. 缓和药

缓和药是用来被覆于皮肤、黏膜或创伤而保护它的表面，以机械的方法庇护其包盖之下的细胞使与接触之空气或刺激物所受之兴奋远离，因而有减少局部化学的、机械的或细菌性的刺激的作用，得减轻疼痛与炎症。

（1）黄蜡、白蜡

形态：系蜜蜂腹部轮节状处的分泌，遇空气凝结而成，为蜂巢和蜜槽之主要原料，采蜜后将残留之蜂巢，加热汤压榨的溶出物即为蜡。黄蜡呈黄色固体状物，在50℃～60℃即渐柔软而溶解，再精制脱去黄色，即为白蜡。

成分：主要为软脂酸。

药理：外用作被护包摄剂，能在腐蚀或刺激处作一盖护，使其不接触空气或其物质，并能使组织软化，内服治出血性下痢，能够直接凝固血液，防腐灭菌。

研究资料：①唐甄权《药性本草》："孕妇胎动，下血不绝欲死，以鸡子大煎三五沸，投美酒半升服，立瘥。"②明《本草图解》："蜡主下痢，贴疮，生肌止痛。"③清《玉楸药解》："黄蜡凝聚收涩，治泄痢便脓，胎动下血，跌打金刃汤火蛇咬冻裂，一切诸愈。"

经验积累：①《肘后方》："治狐尿刺人肿痛，用热蜡着疮并烟熏之，。"

令汗出即愈。"②《千金方》："治代指疼痛，以蜡松胶相和，火炙笼指即瘥。"③《姚和济众方》："治脚上冻疮，浓煎黄蜡涂之。"④《王仲勉经验方》："治诸般疮毒，臁疮金疮汤火等疮，用黄蜡一两，香油二两，黄丹半两，同化开，顿冷瓶收摊贴。"⑤《千金方》："胶蜡汤治热痢，及妇人产后下痢，用蜡二梃子大，阿胶二钱，当归二钱半，黄连三钱，黄柏一钱，陈仓米半升，水三钟煮米至一升，去米入药，煎至一钟，温服神效。"

（2）豚脂（猪油）

形态：乃自猪的新鲜脂肪组织所熔出，除去水分后所得的脂肪，为白色柔软均匀之块，臭气微弱，热至 43℃～51℃，便熔融成清明液。

成分：主要为脂肪。

药理：为缓和滋养药。一切皮肤干燥症，均可能使其柔软，并具有防腐镇痛作用。

研究资料：①南北朝《本草集注》："悦皮肤，作手膏，不皲裂。"②《新修本草》："治痈疽。"③宋《日华诸家本草》："杀虫，治皮肤风，涂恶疮。"④《嘉祐图经本草》："利血脉，散风热，入膏药，主诸疮。"⑤明《本草经疏》："解毒润燥，疗恶疮。"

经验积累：①《千金方》："治手足皴破，猪脂着热酒中洗之。"②《肘后方》："治疥疮有虫，猪膏煎芫花涂之。"③《外台秘要》："治热毒攻手，肿痛欲脱，猪膏和羊屎涂之。"④《十便良方》："治冬月唇裂，炼过猪油，日日涂之。"⑤《小品方》："治代指疼痛，猪膏和白墡土敷之。"

（3）乳香（薰陆香）

形态：为漆树科植物所分泌的一种树脂，呈如胡椒状颗粒，质脆不透明，破碎面有玻璃光泽，气芳香，色类绿或淡黄。

成分：有树脂、鞣质、乳香素、精油及固醇类等。

药理：为缓和镇痛药，尤其是镇痛效力颇大，复具有一定的除臭防腐作用，常用为香料或漱口料。

研究资料：①唐《本草拾遗》："疗诸疮令内消，理风冷。"②宋《大明诸家本草》："止心腹痛疰气，煎膏止痛长肉。"③金《珍珠囊》："定诸经之痛。"④明《本草纲目》："消痈疽诸毒，活血定痛伸筋。"

经验积累：①《摘玄方》："治香口辟臭，摘乳香嚼之。"②《梅师方》：

"治风虫牙痛不可忍者，用薰陆香嚼咽其汁，立瘥。"③《直指方》："治漏疮脓血，乳香二钱，牡蛎粉一钱为末，雪糕丸麻子大，每姜汤服三十丸。"④《灵苑方》："治甲疽胬肉，脓血疼痛不愈，用乳香为末，胆矾烧研等分敷之，内消即愈。"⑤《永类钤方》："治杖疮溃烂，乳香煎油搽疮口。"

（4）滑石

形态：为单斜形之矿石，质柔软而疏松，冬为纤维状块状，粒状或叶状等，有脂肪或珍珠状光泽，置于指间摩擦有滑腻感觉。

成分：主要为硅酸镁，并含有少量氧化镁及矽酸。

药理：有助皮肤滑泽及易干燥的作用，所以多用作撒布剂。又为利尿及肠管保护药，于肠炎下利、尿道出血、尿道炎等，它有被覆黏膜止血消炎的作用。

研究资料：①宋《本草衍义》："燥湿，分水道，实大肠，主石淋。"②明《本草纲目》："金疮出血，诸疮肿毒。"③《本草经疏》："利水除湿。"④清《本草求真》："荡热除湿，通窍利便。"

经验积累：①《普济方》："风热毒疮，遍身出黄水，用滑石末敷之，次日愈，先以虎杖、豌豆、甘草等分煎汤，洗后乃搽。"②《集简方》："治脚指缝烂，滑石一两，石膏煅半两，枯矾少许，研掺之，亦治阴下湿汗。"③《赵氏经验方》："治杖疮肿痛，滑石、赤石脂、大黄等分为末，茶汤洗净贴。"④《金匮》方："滑石白鱼散，主小便不利，滑石二分，乱发二分（烧），白鱼二分杵为散，饮服半钱匕，日三服。"又："滑石代赭石汤治百合病下之后者，百合七枚，滑石三两，代赭石如弹丸十枚。"

（5）石英、紫石英、白石英

形态：为构成地壳的一种最主要的化合物，本为白色，如杂有其他不纯粹的物质，就呈现各种不同的颜色，水晶即是结晶形石英的一种，是白色有光泽透明的六角棱锥体。

成分：主要是氧化硅（硅酸）。

药理：有被覆缓和的作用，用它的胶状液大量注射于家兔的静脉内（150公丝）由于血管内血液凝结，在三四分钟内即死亡，用比致死量小的注射于静脉内，则流出血液的凝结增快，但在体外，取血液加入的硅酸（石英的主要成分）并不能改变正常血液的凝固时间。

研究资料：①唐甄权《药性本草》："治惊痫蚀脓。"②明《本草经疏》："散痈肿，令人悦泽。"

经验积累：①《日华本草》方："治痈肿毒气，紫石英火烧醋淬为末，生姜米醋煎敷之，磨亦得。"②《金匮》方："风引汤治风热瘨疭及惊痫，紫石英、寒水石、石膏、干姜、大黄、龙齿、牡蛎、甘草、滑石各等分。"

（6）天花粉（栝蒌根）

形态：为葫芦科，多年生蔓草的连珠状根，外表黄褐色，内部白色，也有很像葛根的。

成分：主要为栝蒌素，还有多量淀粉和树胶。

药理：因它所含的大量淀粉，确有保护局部，缓和炎症刺激的作用。但它的消毒灭菌力并不强。如被吸入血中，可能使血液流动增速，间接地促进有机体排脓生肌消肿的功效。

研究资料：①宋《大明日华诸家本草》："消肿毒，排脓生肌，消仆损瘀血。"②明《本草图解》："消毒通经。"③清《本草求真》："肿毒痈乳痔漏，服之立能解除。"

经验积累：①《肘后方》："治折伤肿痛。栝蒌根捣涂，重布裹之，热除痛即止。"②《普济方》："治天泡湿疮，天花粉滑石等分为末，水调搽之。"③孟诜《食疗方》："治痈肿初起，用栝蒌根苦酒熬燥捣筛，以苦酒和涂纸上贴之。"

综合意见

以上所谓刺激药，一般就是中医所说"辛温""温热""有毒"的一类药物，在临床上是针对着"阴性"症候，亦所谓是抑制性的慢性疾患，而且还要对准他是"实证"不是"虚证"才使用，反之，若果是"阳性"症候，那便不适合应用了，这必须提起注意。这些药的具体用法，最好是采用下列方式。

（1）芥子：取芥子细末加温水调和成芥子泥，贴布于患部皮肤。或取挥发性芥子油一分，酒精四九分，制成芥子酊，取它 20 ~ 30 滴濡于纸上，贴用于局部，作为皮肤引赤药。

（2）白果：把果皮捣碎，贴布在皮肤，可作为皮肤刺激药。

（3）斑蝥：药店有现成的斑蝥火绵胶、斑蝥硬膏、斑蝥酊、斑蝥油、引赤纸等，可照规格应用。内服量每日 0.03 ~ 0.06 公分，三回分服，不可过量。

收敛药，一般是对着"湿"性或出血性症候而使用的，例如"肠澼下利"这是肠管吸收水分机能障碍，或者因为炎症的刺激而分泌增加，如创伤一般说的"流黄水"多汗症等，中医都把它列入"湿性症"的范围里，而应用这些收敛药。如：

（1）五倍子：制成末作撒布料或做成10%～20%软膏，或作成5%～10%的煎剂或浸剂，而为含漱用或罨包用。在口腔有炎症或冻疮、其他皮肤溃疡等，都可用5%～10%煎剂涂擦。内服可作成煎剂、散剂、丸剂或酊剂，一次用量为0.2～2.0公分，一日三次，作为肠收敛药。

（2）地榆：皮肤的湿疹和炎症、黏膜的炎症、实质性的小出血，和肛门裂疮的出血，用5%地榆煎剂罨包、洗涤、涂擦，都有效果。胃肠炎症或出血，可用10%煎剂100公分内服可效。

（3）儿茶：以外表局部应用最好，1%～2%液作为含漱料，在口腔炎症或有黏膜溃疡时用之。创伤洗涤药，可用5%。

（4）胆矾：外用作收敛腐蚀药。对于砂眼、结膜的乳嘴肥大和慢性结膜炎，可用洁净光滑的胆矾结晶块摩擦患部。结膜炎可用0.2%～0.5%点眼，溃疡面用0.2%～0.5%罨包。催吐用胆矾1公分加水50公撮，每分钟服一茶匙，至呕吐为止。

（5）明矾、枯矾：口腔炎、咽头炎可配成2%溶液含漱，喉头及鼻黏膜的慢性炎症，可作成细末吹入，阴道慢性脓漏症，则撒布于棉球上插入。尿道直肠和眼的慢性炎症，可用0.5%～1.0%洗涤。

（6）炉甘石：眼结膜炎，应用少量的炉甘石粉末涂布于局部有效。溃疡面疹、表皮剥离等，可用以撒布。或配成10%软膏与油液涂擦。

缓和药一般是针对着"阳性"和"痛性"的症候而应用的，即是说凡属于亢进的，都可应用。

（1）黄蜡、白蜡：医药上常用为赋形药，内服一次量1～2公分。

（2）豚脂：可随意用于皮肤干燥裂伤等症。

（3）乳香：与没药等分为细末，醋调涂敷一切肿硬块核甚效。内服一日量3～6公分。

（4）滑石：在湿疹或疮面，可用滑石细末撒布于局部。

（5）石英：制末撒布于创面，有缓和的作用。

（6）天花粉：调水涂布于患部，于皮肤湿疹等，可用作撒布料。

复习问题

（1）什么叫作防腐药？它和中医"化腐生肌"的说法有什么不同？

（2）防腐药的主要作用表现在哪些地方？

（3）你对于防腐药的应用有哪些经验？

（4）杀虫灭菌药与防腐药有什么不同？

（5）什么叫作狼疮，大蒜对它为什么有疗效？

（6）苦楝根皮有收敛作用，羊蹄亦有收敛作用，在药理上是一致的吗？

（7）通过防腐药和杀虫灭菌药的学习，中药药理都是凭"气化"吗？

（8）皮肤黏膜在人体上有什么作用？

（9）怎样叫作刺激作用？它有哪些现象？

（10）对皮肤黏膜施用刺激药可能影响内脏吗？是怎样发生影响的？

（11）斑蝥对于表皮未剥离和已剥离的作用怎么样？

（12）在什么一些现象的时候，才可以使用收敛药？它的目的是什么？

（13）收敛药怎样会发生镇痛作用？

（14）以中医旧的临床经验来讲，在什么样的症候时，可以使用收敛药？

（15）中医"酸收"的道理，我们将怎样去理会它？

（16）你提出哪些是金属盐类收敛药？哪些是鞣酸类收敛药？

（17）你在这章里可以提出哪些补充意见？

介绍中药复方新剂型

（原载《江西中医药》1955 年第 3、4、5、7、8、9 期）

一、川芎茶调片（即川芎茶调散原方）

白芷　甘草（熜）　羌活各二两　荆芥（去梗）　川芎各四两　细辛（去芦）一两　防风一两半　薄荷（叶，不见火）八两

上为细末，每服二钱，食后茶清调下，常服清头目。

——《太平惠民和剂局方》

（一）本方剂来源

大约在公元 960 ~ 1127 年，这一漫长的时期，在历史上叫作北宋。这个封建王朝剥削人民的方法很多，例如 1076 年在开封设立对药品专卖的"太医局卖药所"，制造丸、散、膏、丹、酒等成品药出卖，后来又改作"熟药所""太平惠民局"及"太平惠民和剂药局"等名，不管名称改得怎样的好听，其目的是在追求利润。所谓"局方"，也就是这药局里经过调配的成方。现在通行的"和剂局方"，共分作十四门，凡 788 方。川芎茶调散也就是"局方"之一，在"局方"里的"诸风门"和"伤寒门"都常见到，大概是当时所习用的经验方，尤其是治疗一般感冒的有效方。药局记载本方的来源，是通过吴直阁从群众经验中搜集得来的，这说明了川芎茶调散是有广泛的经验基础的。

（二）历代文献对本方疗效的记载

（宋）《太平惠民和剂局方》："治丈夫妇人诸风上攻，头目昏重，偏正头痛，鼻塞声重，伤风壮热，肢体烦疼，肌肉蠕动，膈热痰盛，妇人血风攻疰，太阳穴疼，但是感风气，悉皆治之。"

——《太平惠民和剂局方·伤寒门》

（元）朱震亨的应用："治诸风上攻，头目昏重，偏正头痛，鼻塞声重。"

——《丹溪心法·伤风》

（明）王肯堂的应用："治诸风上攻，头目昏重，偏正头痛。"

——《女科准绳·头痛》

（明）张介宾的应用："治伤风上攻，偏正头痛，鼻塞声重。"

——《景岳全书·卷五十六·散阵》

（清）徐大椿的应用："治诸风上攻，头目昏重，偏正头痛，鼻塞声重，及妇人血风攻疰，太阳穴疼。

——《兰台轨范·卷六·诸痛》

根据以上记载，各家在临床上对川芎茶调散疗效的认识是一致的，主治"诸风上攻，头目昏重，偏正头痛，鼻塞声重"等重感冒的一般证候。风字在中医临床观察上，常具有两种意义：第一泛指有热型的急性病，如："太阳病，发热汗出，恶风脉缓者，名为中风。""太阳病，发热而渴，不恶寒者为温病，若发汗已，身灼热者，名曰风温。"（《伤寒论》）"风本生于热，以热为本，以风为标，凡言风者，热也。"（《素问病机气宜保命集》）；第二泛指神经系统疾病，如："中风大法有四，一曰偏枯，二曰风痱，三曰风懿，四曰风痹，夫诸急卒病多是风。"（《千金方》）偏枯的主症为半身不遂，风痱的主症为四肢不收。偏枯痛，风痱不痛，两者都为脑出血病，不过前者轻而后者重。风懿主症为奄忽不知，舌僵不能言，急性脑贫血，脑充血都可能有这症状，而舌咽神经尤为麻痹；风痹的主症为身体不仁，也就是末梢神经的麻痹。本方主治的"诸风上攻"的风证，同样包括有这两种意义。《局方》说的"鼻塞声重，伤风壮热……但是感风气，悉皆治之。"就可能是指急性热病的感冒而言。"头目昏重，偏正头痛……肢体烦疼……血风攻疰，太阳穴疼。"就可能是由于神经亢奋，血管充血而发生的各种痛楚。由于种种不同的关系（尤其是自家中毒），而引起脊髓液之压力亢进，便易于遭致偏头痛，太阳穴当为三叉神经第二支的范围，存在有颞颥动脉，凡属感冒性的头痛，最容易侵害它，所以一般内科书对感冒头痛的记载，常为前额部和眼窝部（包括太阳穴，也就是三叉神经第二支的范围），这和中医的临床经验是差不多的。

为了更好地确定本方疗效，还可以从几个著名的同类方剂来证明它。

（宋）芎辛汤："川芎、细辛各三分，炙草、干姜，附子、乌头、天南星各二分，茶芽少许，煎七分，去滓，食后服，治伤寒生冷，及气血虚痰，头痛如破，兼眩晕如倒，呕吐不定。"

——陈无择《三因方》

（金）彻清膏："川芎、薄荷各三分，蔓荆子、细辛各一分，生甘草、熟甘草各五分，藁本一钱，为细末，每服二钱，食后，茶清调下，治偏正头痛，及脑痛不止。"

——李东垣《兰室秘藏》

（金）川芎天麻散："川芎、细辛、防风、荆芥、薄荷、苦参、地骨皮、菖蒲、何首乌、蔓荆子、牛蒡子、蛇蜕草、威灵仙、天麻、杜钱黎各一两，甘草二两炙，为末，每服二三钱，茶水调下，不计时，治头顶痛，颈面肿，拘急，风伤营卫，发燥热。"

——刘河间《宣明论》

（元）川芎丸："川芎、薄荷各七两五钱，甘草、细辛、防风各二两五钱，桔梗十两，为末，炼蜜丸，每两半作五十丸，每服一丸，细嚼，茶清食后临卧时下，治头目眩晕，心忪烦热，颈项紧急，脑昏目疼，鼻塞声重，面上游风。"

——朱彦修《丹溪心法》（按：本方原出《圣惠》）

（元）川芎散："川芎、荆芥、甘菊、薄荷、蝉壳、蔓荆子各二两，甘草炙一两，为细末，茶下二三钱，食后服，治头痛眉棱痛。"

——张子和《儒门事亲》

根据上列方剂，对本方治头痛的疗效，可以获得两个旁证。第一，芎辛汤是偏热的方剂，也就是兴奋和强壮作用大的方剂，但它仍然采用了本方川芎、细辛、茶芽等主药来达到镇静头痛的目的，这说明就是虚性头痛，仍有配合川芎、细辛、茶芽的必要。第二，金元四大家，他们在理论上尽管各有一套，各持其门户之见，但对于这感冒头痛的治疗，基本上是一致的，惟刘河间的川芎天麻散的对象，有风伤营卫、发燥热、头面肿、拘急等证候，病情较复杂，用药亦比较多，但同样以川芎、细辛、防风、薄荷、茶芽等为主要的镇痛药。这两个旁证，便给川芎茶调散镇静头痛的作用以有力的说明。

（三）药效分析

薄荷：唐《药性本草》："疗阴阳毒，伤寒头痛。"宋《图经本草》："主伤风头脑风痛。"清《本草求真》："辛能发散，而于头痛头风，发热恶寒则宜。"含薄荷油，薄荷脑，用于局部能麻痹知觉末梢而镇痛，内服少量有兴奋作用，能使皮肤毛细管放大，促进汗腺的分泌，使体温发散，黄氏说："辛能发散，发热恶寒则宜。"大概即是这等作用的表现。

川芎：汉《神农本草经》："中风入脑，头痛寒痹。"梁《名医别录》："除脑中冷动，胁风痛，温中内寒。"清《本草求真》："芎入而血自活，血活而风自灭，又何有毒、有痹、有痛、有郁，而致病变多端哉。"含挥发油，有扩张周围血管作用而降低血压，经动物实验，对大脑的活动具有抑制性，这或许就是我们用它作"活血镇痛"药的解释。

6545

荆芥：唐《药性本草》："主伤寒头痛，头旋目眩。"宋《日华诸家本草》："治暴伤寒，能发汗。"明《本草纲目》："散风热，清头目。"用为发汗、祛风，正由于它有发汗兴奋作用，所以能发散风热，清头目。

白芷：汉《本草经》："寒热头风，侵目泪出。"金《珍珠囊》："解利手足阳明头痛，中风寒热。"明《本草纲目》："治鼻渊鼻衄，齿痛，眉棱骨痛，妇人血风眩晕。"含白芷毒，少量为延髓兴奋药，大量能发生麻痹，能兴奋中枢神经系，致眩晕及蛇毒所致之神经抑制，具有相当价值。

羌活：汉《本草经》："风寒所击，金疮止痛。"梁《名医别录》："疗诸贼风，百节痛风。"宋《大明诸家本草》："治一切风并气，骨节酸疼，头旋目赤。"含有机碱和有机酸，对各种神经痛有镇静作用。

甘草：汉《本草经》："寒热邪气，倍气力。"元《用药法象》："生用泻火热，熟用散表寒，去咽痛。"明《本草纲目》："解小儿毒，降火止痛。"含甘草甜素、木蜜醇等，经作离体蛙心实验，有相当的强心作用，而于一般炎证痛证，复有一定的缓和作用。

防风：汉《本草经》："大风头眩痛，骨节疼痛。"金《珍珠囊》："治上焦风邪，散头目中滞气。"清《本草求真》："治头痛目眩，脊痛项强。"经药理实验，防风的挥发性精油，有显著的退热疗效。

细辛：汉《本草经》："咳逆上气，头痛脑动。"明《本草经疏》："风药也，主咳逆头痛，疗诸风寒湿疾。"清《本草求真》："风邪入至阴，而见本经头痛，宜用此调治。"含有挥发油，经动物实验，对中枢神经有麻痹作用，因而消失痛觉。

茶芽：元《汤液本草》："清头目，兼治中风昏愦。"明《日用本草》："用芎藭葱白煎饮，止头痛。"明《本草图解》："清头目，醒睡眠，故善理头风。"含咖啡碱、茶碱等，能兴奋高级中枢神经的活动力，改善血循环，畅通血流而呈显利尿作用。

以上药物的配合，其表现的作用，主要在下列几方面：①川芎与细辛配合，对中枢神经具有一定的抑制作用，因而减低头部的充血，而消失痛觉。②白芷、薄荷、茶芽为兴奋中枢神经药，可能与川芎细辛发生拮抗作用，使其镇静而不至于麻痹，抑制而不至消失其活力，这样可以维持高级中枢的调节作用。③荆芥、羌活、甘草、防风的协同作用，协助机体的调节机能，畅通体液循环道路，并缓和生活机能的紧张度，务使生理机能愉快地战胜病理机转，达到整体治疗的目的，这些推论，与显著的经验疗效相结合，正反映着复杂地有机生药，对复杂的有机体所发生的作用，实非片面地割裂观察所能理解的。

（四）新旧剂型的优劣

在未说到如何应用本方的新剂型之前，应该了解新旧剂型的优劣，才能有信心对新剂型药方的掌握应用，其理由很多，但总地说来不外下列几点：

1. 旧剂型的缺点

①炮制不合理：如由生药制成熟药，以火力直接加热，或九蒸九晒等，以及过分浸渍的发酵等，结果生药的有效成分多被破坏，丧失了疗效。②丸散药纤维太多，体积太大，不易吞服，不易消化和吸收，以致功效迟缓不显著。③煎剂临时配制既不方便，而各药的溶解度不同，也会影响疗效。

2. 新剂型的优点

①含量较准确，功效增强，所有旧式制剂的流弊与偏差，皆可纠正。②体积缩小，量少服用简易，携带便利。③立即可付与患者服用，并能大量供应医院联合诊所使用，更适合农村医师的出诊应用。

因此，可以肯定地说，新剂型是进步的。

那么，我们的新剂型究竟是怎样改制的呢？这也分作两方面来说。

1. 今天我们的改剂，绝不同于过去的提取单一成分，而是把药效的全成分都保留下来了，如改剂的麻黄，并不单一的是爱菲特灵——麻黄素，仅能治气喘，而是在原有"治表邪，散风寒，发汗解热"等基础上，更进一步发挥这些复合作用的麻黄。改剂的白芍，并不是单一的安息香酸，仅能祛痰防腐，而是在原有"清热和血、止痛"等基础上，更进一步发挥这些复合作用的白芍。

2. 在改剂的过程中，除必要时得用化学溶剂外，一般仍以水为主要的溶剂，因为中药里的赝碱、配糖体、色素、盐类等，都是溶于水的，这样与旧剂的用水煎煮，基本上是一样的，但与旧剂煎熬比较基本上有了下列几方面的改进：①浓缩时视药的性质不同，而予以不同的浸渍法（桂枝、生姜）和浸煎法（芍药、甘草、大枣）处理，这样能尽量淅出其药效成分。②所制剂型，亦根据中药的性质来决定，如含有黏液质或淀粉多的，便制成粉制或片剂，如黏液质少，便制成水剂、流膏、糖浆等，这样更保全了原有的全部药效成分。③根据个别药物不同的性质，来分别控制热源，如银花、冬花等在沸点上仅适合15～30分钟的加热，石膏、龙骨等在沸点上还须120～180分钟的加热，如薄荷等含挥发性油的药物，一般不能超过60℃的温度煎煮，这样便能适当地取出药效成分，而无"过与不及"的弊病。这样就完全可以明白经过改变剂型的药物，比之旧剂处理，是如何的合理和进步了。

本方经过改制成片剂后，每片重量为0.3克（公分），约含原方全生药3克（每克约市秤3分），成人每次可以服用3～5片，每日三次，研细后，用温开水冲服。

（五）结　语

1.本方最适用于一般感冒而引起的充血性头痛（包括偏头痛，三叉神经痛昏眩等），鼻道和喉头都有轻微的炎证，即所谓"鼻塞声重"，或有轻度发热现象者，颇能达到"解表镇痛"的作用。

2.心脏衰弱，体温低落，营良不良所引起的脑贫血头痛时，甚或有过敏性者，本方都不适合。

二、杏苏合剂（即杏苏散原方）

苏叶　半夏　茯苓　前胡　苦桔梗　枳壳　甘草　生姜　大枣（去核）橘皮　杏仁

——《温病条辨》

（一）本方剂来源

本方出自吴鞠通《温病条辨·上焦·秋燥门》，但并不是吴氏所调制的方剂，他曾在《温病条辨·桑菊饮·方论》里说："今世金用杏苏散，通治四时咳嗽。"又《温病条辨·补秋燥胜气论》说："杏苏散乃时人统治四时伤风咳嗽通用之方。"可见本方是当时一般习用的经验方，究竟出自何人手创，虽难臆断，但我认为与下列两个方剂有分不开的关系：

（1）参苏饮：紫苏（用叶）　半夏（汤洗姜制）　茯苓（去皮）　前胡（去苗）各三分　桔梗（去芦）　枳壳（去穰，麸炒）　甘草（炙）各半两　生姜七片　大枣一个　陈皮（去白）三两　木香半两　干葛（洗）　人参（去芦）各三分。

——宋《和剂局方》

（2）宁嗽化痰汤：紫苏一钱二分　半夏（姜汤泡七次）　茯苓　前胡　桔梗　枳壳（麸炒）各一钱二分　甘草四分　生姜三片　陈皮一钱二分　杏仁一钱　桑皮一钱　麻黄一钱　干葛一钱二分。

——明《类方准绳》

与参苏饮比较，多杏仁，缺木香、干葛、人参，但《易简方》（宋王硕）里的参苏饮，并没有木香，则出入尤小。与宁嗽化痰汤比较，多大枣，缺麻黄、桑皮、干葛，出入也甚微，这说明本方仍然是从宋、明代的经验方蜕变出来的。

（二）本方的适应证

关于本方的适应证，吴鞠通有如下几个意见：

"杏苏散减小青龙一等。"

——《温病条辨·补秋燥胜气论》

"杏苏散辛温，只宜风寒，不宜风温。"

——《温病条辨·银翘散·方论》

"头微痛恶寒，咳嗽稀痰，鼻塞嗌寒，脉弦无汗，杏苏散主之。"

——《温病条辨·补秋燥胜气论》第二条

据此，知道本方的性质，类于"小青龙汤"，不过全方的药力要较和缓（减一等），而适应证为："头微痛，恶寒，咳嗽稀痰，鼻塞嗌塞弦脉无汗。"把这些证候概括起来看，就是现在的所谓呼吸器型感冒，因为呼吸器型感冒，鼻腔因发炎而闭塞的症状，特别显著，气管炎证亦最常见，"咳嗽稀痰，鼻塞嗌塞"，可说是气管炎证，尤其是上呼吸道炎证的具体表现。"嗌塞"，就是气管因发炎肿胀而狭窄的关系。《史记》说"伏食下嗌"，这把"嗌"当作食管，是错误的，而《中国医学大辞典》也说："嗌为喉下之食管。"（见该书 3374 页）尤为错误，它理解不到解剖的所见，喉上是咽，喉下是气管，它也没有理解到《素问·至真要大论》说"嗌不容粒"，《灵枢·邪气藏府病形》篇说"下嗌还出"，正因为它是气管，所以才"不容粒"，才会"下嗌还出"。又《素问·六元正纪大论》说"民病咳嗌塞"，这就明明说出是气管，而不是食管，嗌塞与咳连在一起，这就是气管炎的病变。吴鞠通倒还体会得这个道理，所以他说："嗌塞者，嗌为肺系也。"（《温病条辨·补秋燥胜气论》）脉弦，是脉管壁的收缩神经兴奋的结果，它和头痛、恶寒、无汗有密切的关系，这是一般感冒常见的证候。

上面已经说明杏苏散是从参苏饮、宁嗽化痰汤蜕变而来，为了更明确本方的适应证起见，兹再把这两方的适应证节录如下：

参苏饮："治感冒发热，头疼，或因痰饮凝结，兼以为热，并宜服之。若因感冒发热，亦如服养胃汤法，以被盖卧，连进数服，微汗即愈，而有余热，更宜徐徐服之，自然平治。因痰饮发热，但连日频进此药，以热退为期，不可预止，虽有前胡、干葛，但能解肌耳，既有枳壳、橘红，自能宽中快膈，不致伤脾，兼大治中脘痞满，呕逆恶心，开胃进食，无以逾此，毋以性凉为疑，一切发热，皆能取效，不必拘其所因也，小儿室女亦宜服之。"

——《和剂局方》

宁嗽化痰汤："治感冒风寒，咳嗽鼻塞。"

——《类方准绳》

是参苏饮和宁嗽化痰汤同样治感冒发热，头痛咳嗽，鼻塞痰饮，与吴鞠通所说的"头微痛恶寒，咳嗽稀痰，鼻塞嗌寒"等症状，几乎完全是一致的，服参苏饮要发汗，与吴鞠通所说的"脉弦无汗"，也没有什么不同，因此，我们可以初步确定本方的适应证为轻度的呼吸器型感冒，而有头痛、恶寒、发热、鼻塞、咳嗽、咯稀薄痰等表证者。

（三）药效分析

苏叶：唐《食疗本草》："除寒热。"明《本草纲目》："解肌发表，散风寒，消痰利肺，止痛定喘。"清《辨药指南》："解肌发表，开心胸郁热神妙。"念有紫苏醛等挥发性精油，有兴奋汗腺和胃机能的作用，而对于感觉神经却具有一定的抑制作用，因而它为发汗镇咳，健胃镇痛药，而防腐作用尤强。

半夏：汉《本草经》："伤寒寒热，胸胀咳逆，头眩，咽喉肿痛。"梁《名医别录》："消心腹胸膈痰热满结，咳嗽上气，时气呕逆。"金《珍珠囊》："消胸中痞，膈上痰，除胸寒，和胃气，治痰厥头痛，消肿散结。"含一种挥发性生物碱、植物固醇、有抑制中枢和末梢神经的作用，通过动物实验，证明其能镇咳镇吐。

茯苓：汉《本草经》："胸胁逆气，寒热烦满，咳逆，利小便。"唐《药性本草》："止呕逆，心腹胀满。"金《珍珠囊》："止渴，利小便，除湿益燥。"含有茯苓酶、果糖等，能促进肠管的吸收作用而显著的利尿，并镇静中枢神经而解热除烦。

前胡：唐《药性本草》："去热实及时气，内外俱热。"明《本草纲目》："清肺热，化痰热，散风邪。"明《本草图解》："消痰化气，止呕定喘，除嗽安胎。"含一种配糖体，能镇咳镇痛祛痰，缓和气管枝之痉挛及消失其炎证，有著效。

桔梗：梁《名医别录》："除寒热，疗喉咽痛。"唐《药性本草》："消聚痰涎，去肺热，气促嗽逆。"金《珍珠囊》："清利头目咽痛，胸膈滞气及痛，除鼻塞。"含桔梗石碱草素、植物固醇等，经动物实验，有较强的促进气管的分泌作用，而排出稀释痰，石碱草素本能破坏红血球，但经口服用，在消化道中进行加水分解而破坏，并无这种流弊了。

枳壳：宋《大明诸家本草》："下气止呕逆，消痰治反胃。"金《珍珠囊》："泄肺气，除胸痞。"清《本草求真》："风寒食滞热积，咳嗽胸满，便秘痰癖，治皆能除。"含有挥发油，能振奋胃肠运动，并排除肠管积气，而呈显健胃驱风作用。

甘草：见川芎茶调散。

生姜：梁《名医别录》："除伤寒头痛鼻塞，止呕吐，去痰下气。"唐《药性本草》："疗咳嗽时疾，中热呕逆，不能下食。"明《本草经疏》："消痰止呕，出汗散风，祛寒止泄。"含挥发油、生姜酮等，刺激胃黏膜，能引起血管运动中枢及交感神经的反射性兴奋，因而亢进血循环，振奋胃机能，而达到健胃发汗等作用，并可镇吐止呃及止泻。

大枣：宋《诸家本草》："润心肺，止嗽。"元《汤液本草》："养脾气，补津液。"明《本草图解》："补脾益气，润肺止嗽。"含枣酸、黏液质、糖、鞣质等，为缓和强壮药，能滋养体液，镇静咳嗽，用于慢性支气管炎尤佳。

杏仁：汉《本草经》："主咳逆上气。"金《珍珠囊》："除肺热，治上焦风燥，利胸膈气逆。"清《本草求真》："凡肺经感受风寒，而见喘嗽咳逆，胸满便秘，烦热头痛，无不可以调治。"含结晶性配糖体的杏仁素，能安静吸呼运动而镇咳，为滋润性镇咳祛痰药。

上述各药，苏叶、前胡、生姜的协合，能亢奋生活机能，解表发汗；桔梗、茯苓、枳壳协合，可能消失上呼吸道的炎症，而使鼻塞嗌塞现象松减；半夏、杏仁、甘草、大枣协合，能缓和气管的痉挛而镇静咳嗽。但是，还不能完全这样割裂它们的作用，它们相互之间一定还存在有许多更微妙的关系，而显现复合的疗效。

（四）结　　语

1.本方为解表镇咳剂，主要用于感冒的呼吸器型，而有恶寒、头痛、鼻塞、咳嗽、咯稀痰液、胸膈不快等症。

2.患轻感冒而咳嗽微渴，身有微热者，这是桑菊饮的主症，患重感冒而恶寒身痛，喘咳稀痰，恶水不欲饮，甚至倚息不得卧，脉紧无汗，这是小青龙汤的主症，本方于前证，药性嫌其偏温，于后症药力嫌其薄弱，因之均不适宜。

3.本方改制成合剂后，每毫升含原方全生药2克，原方1剂折合本药为45.4毫升，用20%乙醇防腐，成人量每次服10～15毫升，每日三次，用开水冲服。

三、楂曲合剂（即楂曲平胃法原方）

楂肉（炒）三钱　神曲（炒）三钱　苍术（土炒）一钱　厚朴（姜制）一钱　广陈皮一钱　甘草八分　加鸡膍胵二枚为引。

——《时病论·卷三》

（一）本方剂来源

本方载于雷少逸《时病论》（1882），是雷氏治"食泻"的方剂。雷氏原书云："法内苍、陈、朴、草，系局方之平胃散，为消导之要剂，佐山楂健脾磨积，神曲消食住泻，膍胵乃鸡之脾也，不但能消水谷，而且能治泻利，食泻投之，必然中鹄。"可见本方虽为雷氏所调制，而他的理论根据是宋朝《和剂局方》的"平胃散"，即是说他采用了"平胃散"原方，而加入楂肉、神曲、鸡膍胵三味所组成。

什么叫作"食泻"呢？雷氏说："食泻者，即胃泻也，缘于脾为湿困，不能健运，阳明胃腑失其消化，是以食积太仓（按：胃者，太仓也——《灵枢·胀论篇》），遂成便泻……其证咽酸嗳臭，胸脘痞闷，恶闻食气，腹痛甚而不泻，得泻则腹痛遂松，当用楂曲平胃法治之。"是雷氏所谓的"食泻"，也就是由于消化不良而引起的胃肠炎证，"平胃散"原方有制呕除湿、消胀满、止泻利的作用，雷氏加入三味助消化的药物而已。

但这里应说明两个问题：①鸡膍胵即鸡胃里的最上一层组织，一般叫作鸡肫皮，而不是"脾"，我们所看见比鸡胃还大的嗉子，那是它食管的一部分，叫作嗉囊，并不是胃。②中医书上所记载的脾脏，除极少数如"脾藏营"（《灵枢·本神》）这类记载，可能相当于制造白血球的脾脏而外，它如"脾恶湿"（《素问·宣明五气论》），"脾病者，腹满肠鸣，飧泄，食不化"（《素问·藏气法时论》）"脾足太阴之脉……是动……食则呕，胃脘痛，腹胀，善噫，得后与气，则快然如衰，所生病者……食不下，烦心，心下急痛，溏瘕泄"（《灵枢·经脉》）等，都是指的胃肠炎证，是由于吸收机能发生障碍的病理变化，并不是解剖上所见到的脾脏，而实际健脾的药物，多半也是对胃肠发生作用，与脾无关，除湿的药，多半是促进肠管的吸收作用，亦与脾无涉。

（二）本方的适应证

　　雷氏调制本方，既是以"平胃散"为主要依据，势必先对"平胃散"进行了解，再提出本方的适应证才合适。《局方》的记载如下：

　　（宋）平胃散："陈皮（去白）五十两，厚朴（去粗皮、水浸一宿、剉、生姜汁制炒）五十两，甘草（剉炒）十两，苍术（去粗皮、米泔浸二日、焙干）五斤，为细末，每服二钱，水一盏，生姜二片，干枣两枚，同煎七分，去枣姜热服，治脾胃不和，不思饮食，心腹胁肋胀满刺痛，口苦无味，胸满短气，呕哕恶心，噫气吞酸，面色萎黄，肌体瘦弱，怠惰嗜卧，体重节痛，常多自利，或发霍乱，及五噎八痞，膈气翻胃，并宜服之。"

——《太平惠民和剂局方》

　　根据上列《局方》记载平胃散的适应证有三：①消化不良（脾胃不和，不思饮食，口苦无味，胸满短气，呕哕恶心，噫气吞酸）。②营养障碍（面色萎黄，肌体羸瘦，怠惰嗜卧，体重节痛）。③胃肠炎（常多自利，或发霍乱，五噎八痞，膈气翻胃）。以后李东垣、罗谦益、朱丹溪、王肯堂辈对于"平胃散"的应用，无一不是以这些证候为适应的目标。从这些经验的积累，我们可以肯定说，平胃散对上述证候是完全适合的，但经雷氏加入了神曲、山楂、鸡胵腔等进去后，是否仍然很适合呢？我们的答案仍是很适合的，兹举两例如下：

　　（宋）加味枳术丸：白术（泔浸土炒）二两，枳实（麸炒）、神曲、麦芽（炒）、陈皮、山楂、香附各一两，砂仁（炒）半两，为细末，荷叶烧饭为丸，桐子大，每服三五十九，食前温水下，治脾胃虚弱，食积气滞，胸腹胀满，常服进食宽中，和畅脾胃。

——《仁斋直指方》

　　这个方剂，除去枳实、麦芽、香附、砂仁，便是一个"楂曲平胃"法，而麦芽亦相当于鸡胵腔的作用，枳实、香附，也相当于厚朴的作用。又如：

　　（明）启脾丸：人参、白术、陈皮、青皮（去瓤）、神曲（炒）、麦芽（炒）、砂仁、厚朴、干姜各一两，甘草（炙）两半，炼蜜为丸弹子大，每服一丸，食前细嚼米饮下，治脾胃不和，气不升降，中满痞塞，心腹膨胀，肠鸣泄泻，不思饮食。

——《景岳全书》引杨氏方

这个方法去人参、青皮、砂仁、麦芽、干姜，也相当于楂曲平胃法。

于此说明平胃散加山楂、神曲、鸡胝腔，只是更加强了促进消化的力量，而于营养障碍、胃肠炎症等，一样的适合应用。

最后还要说明一点，即雷氏在本方的主治下还说："治因食作泻，兼治食疟。"治因食作泻，已如上述，当然没有问题，但伤食与害疟是两回事，如因消化不良而引起体温的上升，或时有恶寒的情形，便不是疟，如同时感染或诱发了疟疾使用本方时，最好是适当的兼服治疟药。

（三）药效分析

厚朴：梁《名医别录》："疗霍乱及腹痛胀满，泄痢淋露。"唐《药性本草》："治积年冷气，腹内雷鸣虚吼，宿食不消，冷痛。"明《本草图解》："健脾宽胀，消食止痛，消痰利水。"含类箭毒、厚朴醇、挥发油等，对运动神经有弛缓与麻痹作用，因此用它来镇痛止泻，都比较可靠，同时对于赤痢杆菌、伤寒杆菌、霍乱弧菌等具有抗生作用。

陈皮：梁《名医别录》："下气、止呕咳，疗脾不能消谷，止泄。"明《本草纲目》："疗呕哕反胃，嘈杂，时吐清水。"清《随息居饮食谱》："治咳逆呕哕，噫噎胀闷，霍乱泻痢。"陈皮所含的挥发油对胃肠有轻度的刺激作用，能促进消化液的分泌，并能排除肠内积气，同时有刺激性祛痰作用，在临床上与古人的经验记载，完全是一致的。

苍术：梁《名医别录》："除心下急满，及霍乱吐下不止，暖胃消谷嗜食。"唐《药性本草》："主心腹胀痛，水肿胀满，除寒热，止呕逆，下泄冷痢。"明《本草纲目》："主脾湿下流，浊沥带下，滑泻肠风。"含苍术醇、苍术酮，和大量的甲种丁种维生素，比鱼肝油中含量超出 10～20 倍，能振奋胃机能，促进肠管吸收作用的增强，这就是古人认为它"燥湿"的具体表现。

甘草：见川芎茶调散

山楂：元《日用本草》："消食积，补脾。"明《本草纲目》："化饮食，消肉积癥瘕、痰饮痞满，吞酸，滞血痛胀。"清《随息居饮食谱》："消肉食，破瘀血，散结消胀，除痞积，止泄痢。"含柠檬酸、戊醛、维生素丙等，能增强胃中酵素，促进俏化，促进无机盐类如钙铁等之吸收，并阻止胃肠里的发酵与腐化，也有一定的收敛和镇痛作用。

神曲：金《珍珠囊》："养胃气，治赤白痢。"明《本草纲目》："消食下气，除胀满诸疾。"清《本草经读》："主化谷食积，服此便消。"真正的神曲为白术、青蒿、野蓼、苍耳等自然汁，赤小豆末，杏仁泥和白面作饼，麻叶包窨，经发酵而成，含精油、脂酶、苷类物质等，为酵素性消化药，能消化蛋白，相当于胃液素、胰液素等的消化作用。

鸡胘胵（鸡内金）：明《本草纲目》："治小儿食疟，疗大人反胃，消酒积。"《本草经疏》："消化水谷，除热，愈泄痢。"含有胃激动素，用于因缺乏消化之胃消化素不良、噫气、反胃、呕吐等有殊效。

综合上列七药，山楂、神曲、鸡胘胵的协合作用，为强有力的助消化药，苍术应为本方的主药，它有促进肠管吸收机能的作用，而制止泄泻的病理机转，厚朴陈皮协合起来有良好的兴奋胃机能，弛缓肠蠕动的作用，并排出肠管内发酵的积气，这样来达到清洁肠道和镇痛的目的，甘草在本方里亦为不可少的滋养缓和药，因此，可以确定本方为镇痛止泻助消化剂。

（四）结　语

1. 本方为镇痛止泻助消化剂，适用于因消化不良而引起的胃肠炎症，即雷氏所谓胸脘痞闷、吞酸嗳噫，恶闻食气，腹痛泄泻等症状。

2. 胃机能过于衰弱（脾胃虚损）者，可采用轻量缓缓服食，别无禁忌。

3. 本方改制成合剂后，每毫升（即 1cc 或 1 公撮约等于普通水 16 滴，油 12 滴，挥发性酒类 20～25 滴，450 毫升为磅）含原方全生药 2 克（每克约市秤 3 分），原方 1 剂，折合药为 18.5 毫升，系以 20% 乙醇防腐，成人每次服 10～15 毫升，每日三次，温开水冲服。

以上三个方剂，川芎茶调散为神经系统药，杏苏散为呼吸系统药，楂曲平胃法为消化系统药。

四、小青龙合剂（即小青龙汤原方）

麻黄（去节）　芍药　细辛　干姜　甘草（炙）　桂枝（去皮）各三两
五味子半升　半夏（洗）半升

上八味，以水一斗，先煮麻黄，减二升去上沫，内诸药，煮取三升，去
滓，温服一升。

——《伤寒论·辨太阳病脉证并治中》

（一）方剂来源及其命名意义

本方载于《伤寒论·辨太阳病脉证并治中》第 41 条和第 42 条，《伤寒
论》里有大小青龙汤的不同，为什么叫作"青龙"呢？方有执的《伤寒论条
辨·卷二》云："夫龙一也，于共翻江倒海也，而小言之；以其兴云致雨也，
乃大言之。"前者指小青龙汤的作用，后者指大青龙汤的作用。所谓"翻江
倒海"，就是指小青龙汤的"散水表寒"而言；所谓"兴云致雨"，就是指
大青龙汤的"发汗解烦"而言。可见大小青龙的含义，都是从方剂的作用而
命名，别无他义，所以喻嘉言的《尚论篇·卷一·太阳下》亦云："青龙方
中，张大其施，则升天而为霖雨，狭小其制，则鼓浪而奔江海。"仍然是说
明一个主发汗（升天而为霖雨），一个主散水（鼓浪而奔江海）的作用。

（二）主要的适应证

小青龙汤证在《伤寒论》里仅有两条：①"伤寒表不解，心下有水气，
干呕发热而咳（按：《玉函千金翼方》并作'咳而发热'，无'干呕'二字），或渴、或噎、
或小便不利，少腹满、或喘者，小青龙汤主之。"②"伤寒，心下有水气，
咳而微喘，发热不渴，服汤已渴者，此寒去欲解也，小青龙汤主之。"据此，
我们知道本方的主要证候，即："伤寒表不解，发热而咳，心下有水气，微喘。"

所谓"伤寒表不解"，也就是对具有发热、恶寒、头痛等证候的统一认
识，凡急性支气管炎、毛细支气管炎、支气管性肺炎、渗出性胸膜炎症等呼
吸道疾病，都可能有此症状，兹例举上述各病的主要症状如下：

（1）急性支气管炎：中等度发热、头痛、咳嗽、咯透明样及不透明蜡样黏液痰。

（2）毛细支气管炎：高热、剧烈咳嗽，呼吸困难，咯黏液脓性痰。

（3）支气管性肺炎：恶寒发热，剧烈咳嗽，咯痰量多，为黏液脓性，呼吸频数。

（4）渗出性胸膜炎：恶寒发热，咳嗽频发，呼吸紧迫，渗出液多量时患侧胸廓膨大。

——以上根据《新内科学》（1953年11月天津黄河出版社出版）

从上列各病的证候来看，所有的头痛恶寒发热等，便是《伤寒论》所谓的"伤寒表不解"的症状，所有炎证渗出的咯黏液性痰，以及胸膜之浸润等，就是所谓"心下有水气"，呼吸困难的表现就是喘。陆渊雷先生亦云："小青龙汤，治急性呼吸器病之方也，其主症为发热、恶寒、头痛、咳而微喘，《玉函千金翼方》以咳而发热为主症，不举干呕是也。如急性支气管炎、支气管螺旋体病、支气管肺炎、渗出性胸膜炎等，凡咳嗽而有太阳证者皆是……仲景书凡言心下者皆指胃，独此条之水气，不在胃而在呼吸器，以其主症为咳喘故也，胃中蓄水，故有致咳喘者，然属苓桂术甘汤、真武汤所治，不属小青龙。小青龙之水气，即上述诸病之炎性渗出物，以其浸润而非停潴，故不曰饮而曰气……惟喘为支气管病，本方证所必见，胸膜病则不必见耳。"（《伤寒论今释·卷二》）准此而言，小青龙汤的主要适应证，似为发热恶寒、头痛、咳嗽、喘息，咯浆液或黏液性痰等。

（三）历代名家对本方的应用

（宋）成无己的应用："咳而微喘者、水寒射肺也，发热不渴者，表证未罢也，与小青龙汤发表散水。"

——《注解伤寒论·卷三》

（元）张璧的应用："太阳经病、头痛、身热、恶风，因水饮而咳者，邪在于表，因水饮而不消，形寒饮冷则伤肺，故微喘脉浮而紧，宜小青龙汤。"

——《保命集·上》

（明）王肯堂的应用："大青龙主荣卫之两伤，此则主表不解（按：指本方）

而加之心下有水气，则非麻黄汤能解，桂枝汤所能散，乃须小青龙始可驱除表里之邪气耳，表不解以麻黄发汗为君，桂枝甘草佐麻黄发汗为臣，咳逆而喘，肺气逆也……用芍药酸寒，五味子酸温为佐，以收气逆，心下有水、津液不行……以干姜细辛味辛热，半夏味辛温微热为使，以散寒水。逆气收，寒水散，津液通行，汗出而解矣。"

——《伤寒准绳·卷五》

（清）喻嘉言的应用："盖无形之感，挟有形之痰，互为胶漆，其当胸窟宅，适在太阳经位，惟麻桂方中倍半夏五味，以涤而收阴，加干姜细辛以散结而分邪，合而用之，令药力适在痰邪绾结之处，攻击片时，则无形之感从肌肤出，有形之痰从水道出，顷刻分解无余，而膺胸空旷，不复丛生小痘矣，若泥麻桂甘温，减去不用，则不成其为龙矣，将恃何物为翻波鼓浪之具乎！"

——《尚论篇·卷一·论治胡卤臣先生痰饮病案》

（清）柯韵伯的应用："此方又主水寒在胃，久咳肺虚。"

——《伤寒论注·卷二》

（清）徐大椿的应用："此方专制水气，盖汗为水类，肺为水源，邪汗未尽，必停于肺胃之间，病属有形，非一味发散所能除，此方无微不到，真神剂也。"

——《伤寒论类方》

从以上各名家的应用看来，基本上都是一致地用于心下有水气、咳、喘等证，与《伤寒论》的记载是完全一致的。

（四）药效简介

麻黄：汉《本草经》："发表出汗，去邪热气，止咳逆上气，除寒热。"唐甄权《药性本草》："主壮热温疫，山岚瘴气。"明《本草图解》："去营中寒邪，泄卫中风热，通利九窍，宣达皮毛，消斑毒，止咳逆。"含3‰的麻黄素，有显著的缓解支气管痉挛的作用，并因其能收缩内脏血管，使分布皮下的血管扩大，且能振奋心脏，令血液自然流转表面，因此麻黄不仅为优良的止喘药，并能帮助出汗，以奏解热的功效。

桂枝：汉《本草经》："上气咳逆，结气喉痹，利关节。"金《珍珠囊》："去伤风头风，开腠理，解表发汗。"清《本草经疏证》："其用之道有六：曰和营、曰通阳、曰利尿、曰下气、曰行瘀、曰补中。"含特殊香气的桂皮油，有亢进血循环，振奋生活机能的作用，缓解痉挛，对多种细菌有抑制繁殖作用。

芍药：汉《本草经》："邪气腹痛，利小便。"梁《名医别录》："通利血脉，去水气，腹痛腰痛。"明《本草经疏》："止痛下气，肺急，胀逆喘咳，利膀胱大小肠。"含安息香酸、天冬精，为镇痉和镇痛药，适用于腓肠肌痉挛性疼痛和胃肠蠕动亢进而引起的腹部疝痛等，并对赤痢杆菌有抗生作用。

干姜：汉《本草经》："胸满咳逆上气、出汗，逐风湿痹。"宋《大明日华诸家本草》："消痰下气，腹胀反胃干呕。"明《本草经疏》："辛可散邪理结，温可除寒通气。"含挥发油、姜辣素等，有刺激胃机能的亢进，用于机能衰减性的腹泻、咳嗽等，颇有镇痛镇咳作用。

细辛及甘草：均见川芎茶调散。

五味子：汉《本草经》："益气、咳逆上气，补不足。"唐《药性本草》："能治中下气，止呕逆，补虚痨。"元《汤液本草》："治喘咳嗽，壮水镇阳。"含多量有机酸、挥发油等，能刺激呼吸中枢神经系统的反射应激，调节心脏血管系统病态生理机能，及改善失常的血液循环，用于神经衰弱、心肌乏力等，有显明的疗效。

半夏：见杏苏散。

综合上述药效，麻黄、桂枝、细辛、白芍协合，有解热排水（主要是发表散汗）作用，再配伍以干姜、甘草、五味子、半夏，有平喘镇咳的作用，尤倍于前者。

（五）应用本合剂的几个临床病例

本方改制成合剂后，每毫升含原方全生药 2 克，原方 1 剂折合本合剂为33 毫升，含 20% 乙醇为防腐剂，成人每次可服 5 ~ 8 毫升，每日 4 次，用温开水冲服，截至目前止，据收得的资料，已通过 8000 余人次的临床应用，疗效显著，列举数例如下表：

主治医师	患者姓名	性别	年龄	症状	诊断意见	服用效果
刘溶川	杜××	男	29	咳嗽气喘，咯泡沫痰，年发三四次	支气管炎	用100毫升，分十次服完，症状消失
杨治明	熊××	女	30	产后咳嗽，气喘头痛	支气管炎	用80毫升，分八次服完，症状消失
胡俊卿	唐××	男	36	咳嗽喘促，胸剑骨痛，咯白沫痰	慢性支气管炎	用210毫升，分十次服完，基本好转
江铭生	郭××	男	48	咳嗽气喘，心悸面青，不能卧	慢性支气管炎	用90毫升，分六次服完，症状消失
夏睿明	游××	男	42	咳嗽气喘已十余年，咯白沫痰，体温36.9	慢性支气管炎	用60毫升，分六次服完，症状消失
史方奇	李××	女	36	咳嗽气喘，心悸，咯泡沫痰，遇冷加剧	慢性支气管炎	用60毫升，服完渐愈，一月复发，续用60毫升，症状消失

复据重庆市中医学会统计，应用本方53人的疗效略如下表：

性别		年龄	剂量	体温	症状	效果			备注
男	女					痊愈	显效	无效	
26	27	20岁以上2岁至20岁	60：4 20：4	38℃以下	咳嗽气喘，咯泡沫痰，干呕，入夜尤剧，心悸	47.5%	49.4%	3.1%	治愈25人，显效26人无效2人

（六）初步结论

1. 本方对于发热恶寒咳嗽喘息，咯浆液痰等呼吸道疾病有优良效果。

2. 本方以兴奋强壮作用为优，因而对慢性呼吸道疾病，亦有一定疗效。

五、逍遥合剂（即逍遥散原方）

甘草（微炙）半两　当归（去苗剉微炒）　茯苓（去皮白者）　白芍药　白术　柴胡（去苗）各二两

上为粗末，每服二钱，水一大盏，烧生姜一块、切破，薄荷少许，同煎至七分，去滓，热服，不拘时候。

——《太平惠民和剂局方·卷九·妇人诸疾》

（一）方剂来源

本方原载于宋《太平惠民和剂局方·卷九》，治妇人诸疾门，但同一时候刘元宾氏撰的《神巧万全方》，也有本方，无当归、芍药、甘草，而有人参、黄芪各等分，一般运用和历代名家的记载，都是和剂原方，很少见到用刘氏方的，到了明代，薛新甫氏就《局方》加入牡丹皮、炒山栀各五分，叫作加味逍遥散，后人又叫作丹栀逍遥散，一般亦颇习用。

（二）适应证的研究

本方的适应证，据《和剂局方》的原始记载云："治血虚劳倦，五心烦热、肢体疼痛，头目昏重，心忪颊赤，口燥咽干，发热盗汗，减食嗜卧，及血热相搏，月水不调，脐腹胀痛，寒热如疟，又疗室女血弱阴虚，荣卫不和，痰嗽潮热，肌体羸瘦，渐成骨蒸。"综合以上证候，可分下列几项：

1. 发热：五心烦热、发热盗汗，寒热如疟，潮热，渐成骨蒸。

2. 贫血障碍

①运动障碍：血虚劳倦。

②感觉及精神障碍：嗜卧。

3. 神经症状：头目昏重、肢体疼痛。

4. 消化系症状：口燥咽干，减食。

5. 循环系症状：心忪颊赤。

6. 新陈代谢症状：肌体羸瘦、盗汗。

7. 呼吸系症状：痰嗽。

以上都是一般贫血的症状，所以它开头便说是由于"血虚"，以及"血弱阴虚，荣卫不和"，如再加上"月水不调，脐腹胀痛"的子宫病，那就说明这是指妇女的贫血，因此，本方的适应证，似为贫血性的月经困难。

兹再提出各名家对本方应用经验如下，以资参考。

（元）罗谦甫的应用："治血虚劳倦，五心烦热，颊赤盗汗，室女血弱阴虚，荣卫不和，月水不调，痰嗽潮热，肌体羸瘦，渐成骨蒸。"（茯苓 白术 当

归 芍药 柴胡各一两，甘草半两炙）

——《卫生宝鉴·妇人诸疾证》

（元）朱丹溪的应用："治血虚烦热，月水不调，脐腹胀痛，痰嗽潮热。"（药用量与罗谦甫同）

——《丹溪心法·卷二十·妇人门·经病发热》

（明）王肯堂的应用："治血虚烦热，月水不调，脐腹胀痛，痰嗽潮热。"（药用量与罗谦甫同）

——《女科准绳·卷一·调经门》

（明）孙一奎的应用："治血虚烦热，月水不调，脐腹胀痛，潮热咳嗽。"（药用量同上，惟少白术）

——《赤水玄珠·卷二十·调经之剂》

（明）龚廷贤的应用："治肝脾血虚发热，或潮热，或自汗盗汗，或头痛目眩，或怔忡不宁，颊赤口干，或月经不调，或肚腹作痛，或小腹重坠，水道涩痛，或肿痛出脓，内热作渴。"（药用量与罗谦甫同，惟用酒洗当归，酒炒白芍，土炒白术，酒炒柴胡）

——《万病回春·卷下·虚劳》

（明）陈自明的应用："治肝脾血虚有热，遍身瘙痒，或口燥咽干，发热盗汗，食少嗜卧，小便涩滞等证，又疗瘰疬流注、虚热等疮。"（甘草炙、当归炒、芍药酒炒、茯苓、白术各一钱，柴胡五分）

——《妇人良方·卷二十四》

（清）程国彭的应用："治肝血虚，烦燥口渴，头眩心悸，颊赤口苦，发热盗汗，食少嗜卧，经水不调，脐腹胀痛，寒热如疟，室女经闭，咳嗽潮热，肌瘦劳热等证。"（药用量各一钱，薄荷五分）

——《医学心悟·卷三·虚劳》

（清）徐大椿的应用："治肝家血虚火旺，头痛目眩，颊赤口苦，倦怠烦渴，抑郁不乐，两胁作痛，寒热、小腹重坠，妇人经水不调，脉弦大而虚。"（芍药酒炒、当归、白术、炒茯苓、甘草炙、柴胡各二钱）

——《兰台轨范·卷一·通治方》

（清）武之望的应用："治血虚烦热，口燥咽干，减食嗜卧，月水不调，又主荣卫不和，痰嗽潮热，肢体羸瘦，渐成骨蒸。"（药用量同罗谦甫，另

加麦门冬二十粒煎）

——《济阴纲目·卷一·经病发热》

根据以元明清以来九大名家的应用，基本上可以统一的，就是："血虚烦热""经水不调"两大证，这和《局方》的原始记载，治疗贫血性的月经困难，可说毫无二致。

（三）药效简介

甘草：见川芎茶调散。

当归：汉《本草经》："妇人漏下绝子，诸恶创疡。"唐《药性本草》："止呕逆，虚劳寒热，女人沥血腰痛，补诸不足。"宋《大明诸家本草》："补一切劳，破恶血，养新血。"含挥发性的油质，和一种水溶性的不挥发的碱性结晶质，有弛缓子宫痉挛的疗效，选用于痛经，并能增进子宫发育，为和血要药。

茯苓：见杏苏散。

芍药：见小青龙汤。

白术：唐甄权《药性本草》："治心腹肿满，腹中冷痛，胃虚下利。"宋《日华本草》："治反胃，利小便。"金《珍珠囊》："除湿益气，消痰逐水止泻利。"含甲种和丁种维生素，苯环的第三级醇等，为除湿利尿药，有调整肠胃机能、健胃作用。

柴胡：汉《本草经》："寒热邪气，推陈致新。"唐《药性本草》："治劳热，骨节烦疼，劳乏羸瘦。"金《珍珠囊》："除虚劳、散肌热、去早晨潮热。"明《本草纲目》："治肥气寒热，妇人热入血室，经水不调。"含肥皂草素、柴胡酮、植物固醇等，为一般解热药，特别常用于寒热往来的症状，经实验用于先注射大肠杆菌使动物引起的人工发热，柴胡浸膏能使其高热迅速降到正常。

上药当归、芍药、柴胡协合，在临床上有优良的调经镇痛解热作用，茯苓、甘草、白术协合，有增进营养，促进新陈代谢的作用。

（四）改剂后的临床经验

本方改制成合剂后，每毫升相常于原生药 2 公分，含 20% 醇为防腐剂，一日量为 15 毫升，分三次服，一次量 5 毫升，用温开水冲服，截至目前止，已通过 5000 余人次的临床应用,证明本方的调经作用颇显著,略述数例如下表：

主治医师	患者姓名	性别	年龄	症状	诊断意见	服用效果
杨鸿恩	龙××	女	21	月经困难，腹痛腰痛，时作寒热		初诊用 60cc，分四次服，复诊用 30cc，分三次服，痊愈，第二次月经已不困难
苏学东	陈××	女	27	患痛经已六七年，食欲不振，时作寒热		共用 150cc，分一五次服完，症状消失
成绍康	张××	女	24	经来腹痛腰痛，阴道奇痒		用 100cc 分五次服，每四小时一次，服至第三次阴痒消失，服完痊愈
史方奇	蒋××	女	25	月经困难，七八日淋沥不净，腹痛腰痛		用 30cc 分三次服完，痊愈，续用四物合剂，此后月经即正常

（五）初步结论

1. 本方适用于贫血性的月经困难，而有弛张热型、烦满腹痛、食欲减退等症。

2. 表热或里热重者，均非本方所宜。

六、归脾合剂（即归脾汤原方）

白术　茯苓（去木）　黄芪（去芦）　　龙眼肉　酸枣仁（炒去壳）各一两　人参　木香（不见火）各半两　甘草（炙）二钱半

上㕮咀，每服四钱，水一盏半，生姜五片，枣一枚，煎至七分，去滓温服。不拘时候。

——《济生方·卷四》

（一）方剂来源

本方原载于宋严用和《济生方·卷四·健忘门》。归脾汤的原方本来没有当归身和远志肉,两味是从明代薛新甫氏才加入的(见王肯堂《六科准绳》),我们改制合剂的原方,也就是薛新甫的新加方。

（二）对本方主治证候的理解

严用和《济生方·卷四》云:"归脾汤治思虑过度,劳伤心脾,健忘怔忡。"这说明本方是治疗由于思虑过度而心脾劳伤,以致于患健忘和怔忡的疾病,心脏劳伤了而致怔忡,是极自然的病变,脾脏劳伤而致健忘,脾阳不运,而致嗜卧食少,也是应有的病变。《素问·阴阳应象大论》云:"在脏为脾,在志为思,思伤脾。"《素问·五常政大论》云:"太阳司天、寒气下临,心气上从……热气妄行……善忘。"《素问·四时刺逆从论》云:"秋刺经脉,血气上逆,令人善忘。"又:"冬刺肌肉,阳气竭绝,令人善忘。"《素问·调经论》云:"血并于下,气并于上,乱而善忘。"《灵枢·大惑论》篇云:"上气不足,下气有余,肠胃实而心肺虚,虚则营卫留于下,久之不以时上,故善忘也。"以上说明善忘的原因是由于劳伤心脾。因此,我们很可以把本方治思虑过度、劳伤心脾、健忘怔忡理解为心脏和脾脏的官能有障碍,而出现记忆力减退的健忘、心脏悸动的怔忡、脾不统血、致血妄行。

（三）从各名家的应用来谈适应证

历代名家的应用,略举数人如下:

（明）王肯堂的应用:"治思虑过度,劳伤心脾,健忘怔忡。"（人参、茯神、龙眼肉、黄芪、酸枣仁、白术各二钱半,木香、炙甘草各五分,生姜五片,红枣一枚）

——《类方准绳·卷五·健忘》

（明）薛己的应用:"治思虑伤脾,不能摄血,致血妄行,或健忘怔忡,惊悸盗汗,或心脾作痛,嗜卧少食,大便不调,成肢体重痛,月经不调,赤白带下，或思虑伤脾而患疟痢。"（人参、白术、白茯苓、黄芪、龙眼肉、酸枣仁各二钱，远志一钱、木香、甘草各五分，当归一钱，姜枣水煎）

——《内科摘要·卷上》

（明）张景岳的应用："治思虑伤脾，不能摄血，致血妄行或健忘怔忡，惊悸盗汗，嗜卧少食，或大便不调，心脾疼痛，疟痢郁结，或因病用药失宜，克伐伤脾，以致变证者，最宜用之。"（龙眼肉七枚，无姜枣，余药分两同薛己）

——《景岳全书·卷五十三》

（明）孙一奎的应用："思虑过度，劳伤心脾，健忘怔忡。"（白术、茯苓、黄芪、酸枣仁各一两，人参、木香五钱，甘草炙二钱半，每六钱姜三片，枣二枚，圆眼肉五枚，水煎服）

——《赤水玄珠·卷十四》

（明）龚廷贤的应用："治脾经失血，主少寐，发热盗汗或思虑伤脾，不能摄血，以致妄行，或健忘怔忡，惊悸不寐，或心脾伤痛，喜卧少食，或忧思伤脾，血虚发热，或肢体作痛，大便不调，或经候不准，晡热内热，或瘰疬流注，不能消散溃敛。"（各等分，生姜三片，枣一枚）

——《万病回春·卷上》

（清）程国彭的应用："治气血虚弱，以致心痛。"（黄芪一钱五分，白术、人参、茯神、枣仁、当归各一钱，远志七分，木香、炙甘草各五分，龙眼肉五枚）

——《医学心悟·卷三》

（清）徐灵胎的应用："治思虑伤脾，或健忘怔忡，惊悸盗汗，寤而不寐，或心脾作痛，嗜卧少食，及妇女月经不调。"（人参、龙眼肉、黄芪各二钱半，甘草、木香各五分，白术、苓各二钱半，当归、酸枣仁、远志各一钱，姜三片）

——《兰台轨范·卷一》

（清）张石顽的应用："治心脾郁结，经癸不调。"

——《张氏医通·卷十六》

以上除王肯堂、孙一奎两氏的应用完全与《济生方》一致而外，并增加了下列的一些经验：

1. 虚性发热　血虚发热，发热盗汗，晡热内热。

2. 失眠　主少寐，惊悸不寐，寤而不寐。

3. 神经性胃痛或神经痛　心脾作痛，肢体重痛，心脾疼痛，心痛，心脾伤痛，肢体作痛。

4. 消化障碍　嗜卧少食，大便不调。

5. 月经困难　月经不调，赤白带下，经候不准。

所有上列症状，总的原因，仍不外乎"气血虚弱"，与原方主治健忘怔仲的理论，乃是一致的，基本上仍为心脏和神经功能衰弱所引起的结果。

（四）药效简介

白术：见逍遥合剂。

茯苓：见杏苏散。

黄芪：梁《名医别录》："补丈夫虚损，五劳羸瘦。"宋《日华诸家本草》："助气壮筋骨，长肉补血……月候不匀。"金《珍珠囊》："治虚劳自汗，补肺气，去肌热。"含植物赝碱、糖类等，对于因中毒或疲劳而陷于衰竭的心脏，有加强其收缩作用，并能利尿，用于久病衰弱及后期高血压证有良好的补益作用。

龙眼肉：明《本草纲目》："开胃益脾，补虚长智。"《本草经疏》："甘能益血补心，通神明。"清《随息居饮食谱》："补心气，定志安神，益脾阴，滋营充液。"含维生素甲乙、葡萄糖等，为滋养强壮剂，用于神经性心悸亢进，神经衰弱之不眠症等。

酸枣仁：梁《名医别录》："治烦心不得眠，虚汗烦渴，补中，益肝气，能令人肥健。"明《本草图解》："酸枣仁味归肝，肝受养，故熟寐也。"清《本草求真》："滋养营气，收敛津液，疗胆虚不眠。"含枣酸、脂肪油、黏液质等，为滋养强壮镇静药，于神经衰弱不眠证有殊效。

人参：汉《本草经》："安精神，定魂魄，止惊悸通血脉。"唐《药性本草》："补五脏六腑，保中守神……虚而多梦纷纭。"元《用药法象》："补肺中之气，肺气旺则四脏之气皆旺，精自生而形自盛。"据苏联报导，含有帕纳克生等五种对生理方面有效用的物质，于生活体有良好的强壮作用，尤其是于心脏和神经系统的影响更著。

木香：汉《本草经》："强志，主淋露，久服不梦寤魇寐。"唐《药性本草》："九种心痛，积年冷气，女人血气刺心痛不可忍。"金《珍珠囊》："散滞气，调诸气，和胃气，泄魇气。"含挥发油、苦味素、菊糖等，为芳香性健胃药，有镇痛调经作用，用于慢性肠炎有著效。

甘草：见川芎茶调散。

远志：汉《本草经》："补不足，不忘，强志倍力。"梁《名医别录》："利丈夫，定心气，止惊悸，益精。"唐《药性本草》："治健忘，安魂魄，令人不迷。"强心强壮药，对于神经衰弱的心悸失眠，记忆力减退等证有卓效。

当归：见逍遥散。

生姜：见杏苏散。

大枣：见杏苏散。

上药黄芪、人参、白术、茯苓、甘草的协合，其主要作用为强壮补脾，白术、当归、远志、龙眼肉的协合为滋养补心，酸枣仁、木香的协合为镇痛镇静安神，这样，对于体力衰弱而有神经亢奋证时，奏效颇捷。

（五）改剂后的临床病例

本方经改制合剂后，每毫升相当于原生药1公分，其中含20%乙醇为防腐料，每服10~15毫升，每日可服三次，并已通过11000余人次的临床服用，于贫血、神经衰弱，心悸失眠等证，疗效异常好，绝未发现任何副作用，略述数例如下：

主治医师	患者姓名	性别	年龄	症　状	诊断意见	服 用 效 果
成绍康	石××	男	42	头晕目眩，耳鸣心悸失眠		第一次服60cc，能安眠，耳鸣停止，复诊再用60cc，仅于工作时略现头晕，继服60cc，症状消失
张锡君	程××	男	42	经常头痛，多年未愈，不耐工作		服用200cc，分20次服完，日三服，症状消失
宦世安	严××	女	24	头晕目眩，失眠，面色苍白，心悸，疲惫不支		继续服用600cc，食欲大振，面色精神好转，能安眠
史方奇	陈××	男	29	经常头痛，不能工作，经用睡眠疗法无效	神经衰弱	初用80cc，头痛减轻，续用320cc，分22次服完，头痛消失，能工作

复据史方奇医师个人的临床观察，本方用于因贫血而神经衰弱、面色苍白、心悸怔忡、失眠健忘等证，共有 22 病例，都获得良好的效果，尤其是本方的镇静安眠作用，比"巴比土""溴化物"等剂强，滋养补血作用，亦较"铁剂""肝制剂"等优越，经临床比较，略如下表：

药效作用	安眠	镇静	补血	滋养	优点	缺点
归脾合剂	ⅲ	—	ⅲ	ⅲ	可久服无任何副作用	
溴化物	—	ⅲ	—	—		不能久服，有蓄毒作用
巴比土	—	ⅲ	—	—		不能久服，有蓄毒作用
铁制剂	—	—	ⅲ	ⅱ		刺激肠胃，时发生腹泻或便秘
肝制剂	—	—	ⅲ	ⅲ		时呈过敏而发风疹

（六）初步结论

1. 本方适用于心力衰弱、神经衰弱、脾脏不运、食少、倦怠、贫血等而引起的一般疾病，尤以失眠心悸，神经性头痛，月经不调等为著。

2. 非衰弱性疾患，均不适用。

七、银翘合剂（即银翘散原方）

银花一两　连翘一两　苦桔梗六钱　薄荷六钱　竹叶四钱　生甘草五钱芥穗四钱　淡豆豉五钱　牛蒡子六钱

上杵为散，每服六钱，鲜苇根煎汤，香气大出即取服，勿过煎，病重者，约二时一服，日三服，夜一服，轻者三时一服，日二服，夜一服，病不解者，作再服。

——《温病条辨·卷一·上焦篇》

（一）方剂来源及其组方理论

本方为淮阴吴鞠通先生所调制，载于《温病条辨·卷一·上焦篇》（1813），为该书的首方，它的组合方法，仍是根据《内经》和古代医家的经验而来的。

如《温病条辨·卷一·上焦篇》云："本方谨遵《内经》'风淫于内，治以辛凉，佐以苦甘；热淫于内，治以咸寒，佐以苦甘'之训，又宗喻嘉言芳香逐秽之说，用东垣清心凉膈散，辛凉苦甘，病初起，且去入里之黄芩，勿犯中焦，加银花辛凉，芥穗芳香，散热解毒，牛蒡子辛甘润肺，解热散结，除风利咽。"所以他这个方剂的性质，基本是"辛凉苦甘"的解热剂，也就是吴氏用辛凉苦甘法以治风温、温热、温疫、冬温、温毒等病的主要方剂。然而治风温、温热根据《内经》"辛凉"立法的，还不始于吴氏。明王安道云："温病热病……非辛凉或苦寒或酸苦之剂，不足以解之。"（《医经溯洄集》）叶天士的风温首方，便是"辛凉清上"法，温热第二案，便是"辛凉轻剂"（《临证指南》）。吴氏自己亦承认是从李东垣的清心凉膈散蜕变而来，即是去掉了李东垣方的栀子、黄芩，加入银花、芥穗、牛蒡子、豆豉、苇根调制而成，其中各药的性味，薄荷辛凉，竹叶、牛蒡子辛平，芥穗辛温；银花辛寒，连翘苦平，淡豆豉苦寒，甘草甘平，苇根甘寒，这个方剂之所以叫作"辛凉苦甘"法，就是从这些药品的性味而命名的，以今日的药理作用来说，就是一种解热镇静的方法。

（二）适应证的探讨

要明确这个问题，应从吴氏《温病条辨》对银翘的主要应用来加以研究和分析，才能彻底了解。如：

"太阴风温、温热、温疫、冬温，初起恶风寒者，桂枝汤主之。但热不恶寒而渴者，辛凉平剂银翘散主之。……太阴温病，恶风寒，服桂枝汤已，恶寒解，余病不解者，银翘散主之。余症悉减者，减其制。"

——《温病条辨·上焦篇》第五条

《温病条辨》里对银翘散的主治，只此两条，什么是"太阴温病"呢？就是包括风温、温热、温疫、冬温而言。吴鞠通说："风温者，初春阳气初开，厥阴行令，风夹温也；温热者，春末夏初，阳气弛张，温盛为热也；温疫者，厉气流行，多兼秽浊，家家如是，若役使然也；冬温者，冬应寒而反温，阳不潜藏，民病温也。"统观吴氏之说，初春太阴温病，便是风温，春末夏初太阴温病，便是温热，冬季太阴温病，便是冬温，它所指的病则一，只是时令有所不同的分别，如温病有流行情况，又叫作温疫，这是从流行病学来定名的。什么叫作"太阴"呢？什么又叫作"温病"呢？吴鞠通说："温病由口鼻而入，自上而下，鼻通于肺，始手太阴，太阴金也，温者火之气，风者火之母，火未有不克金者，故病始于此。""手太阴"和"金"在古人都认为是肺的代名词，因此，太阴便是指肺而言，"温"即是代表热。"太阴温病"究竟有些什么样证候呢？吴鞠通说：

"太阴之为病，脉不缓不紧而动数，或两寸独大，尺肤热、头痛，微恶风寒，身热自汗，口渴，或不渴而咳，午后热甚者，名曰温病。"

——《温病条辨·上焦篇》第三条

神经兴奋，脉管紧张，脉搏降落时有小隆起而富弹力，便是"动"脉，如何梦瑶说："数而跳突名动。"（《《脉学辑要》》）"数"就是脉搏的频数，"动数脉"就是神经兴奋，血循环加快了的结果。所以吴鞠通说："动数者，风火相煽之象。"脉管扩张而充血，便形成了"大脉"，"两寸独大"，脉搏在寸口那个地方还显现相当的洪大，仍是血循环亢进的结果，皮下充血而"尺肤"感觉热，吴鞠通又说："太阴之头痛，火炎上也，温病之恶寒，肺合皮毛而亦主表也，肺不能化气，气郁则身亦热也，太阴自汗，皮毛开也，渴，火克金也，咳，肺气郁也，午后热甚，浊邪归下，又火旺时也，又阴受火克之象也。"这一系列的"火"证，仍不外是血循环亢奋的热象。可能是现在说的弛张热型，弛张热型的体温升降，就是一般在早晨要降低一度以上，而在傍晚再升高。

如上所述，银翘散是适用于太阴温病的"但热不恶寒而渴者"，即是说：无论太阴温病的风温、温热、冬温、温疫哪一种，只要诊断到它的脉搏是动数或大，它有发热（尤其是午后发热）、头痛、出汗、口渴或咳嗽等症状时，便是应用银翘散的主要对象。

（三）本方的加减用法

"太阴温病，血从上溢者，犀角地黄汤合银翘散主之。"

——《温病条辨·上焦篇》第十一条

"太阴温病，不可发汗，发汗而不出者，必发斑疹，汗出过多者，必神昏谵语，发斑者，化斑汤主之；发疹者，银翘散去豆豉加细生地，丹皮、大青叶，倍元参主之。"

——《温病条辨·上焦篇》第十六条

"太阴伏暑，舌白、口渴无汗者，银翘散去牛蒡、元参加杏仁滑石主之。"

——《温病条辨·上焦篇》第三十八条

"太阴伏暑，舌赤，口渴无汗者，银翘散加生地、丹皮、赤芍、麦冬主之。"

——《温病条辨·上焦篇》第三十九条

"太阴伏暑，舌白，口渴有汗，或大汗不止者，银翘散去牛蒡子、元参、芥穗，加杏仁、石膏、黄芩主之。"

——《温病条辨·上焦篇》第四十条

"阳明温病，下后疹续出者，银翘散去豆豉、加细生地、大青叶、元参、丹皮汤主之。"

——《温病条辨·中焦篇》第二十二条

以上是对三种病，六种不同证候来加减应用的，分述如下。

1. 太阴温病

（1）血从上溢的加减用法： 血上溢，是指鼻或口的出血而言，当为炎证扩大，血行过分亢奋，末梢血管破裂的结果，即吴鞠通所谓"温邪逼迫，血液上走清道。"银翘散解卫热有余，清营热不足，所以要合犀角地黄汤。

（2）由误汗出皮疹的加减用法： 吴鞠通说："疹系红点高起，麻痦痧皆一类，系血络中之病，故主以芳香透络，辛凉解肌，甘寒清血也。"皮疹常为热性病的过敏反应，或为病毒的表征，均与血液有极大关系。生地、大青、丹皮、元参，都是清血热的药，因其血热已甚，即豆豉之温散亦非所宜，所以去掉它。

2. 太阴伏暑

《温病条辨·上焦篇》第二十二条云："形似伤寒，但右脉洪大而数，左脉反小于右，口渴甚，面赤汗大出者，名曰暑温，在手太阴。"这就是"太阴暑病"的具体情况，吴鞠通又说："暑温者，正夏之时，暑病之偏于热者也。"可见这仍是季节的关系，也就是夏令伤暑的一类热性病。

（1）舌白口渴无汗的加减用法： 吴鞠通说："此邪在气分而表实之证也。"血分的热不太重，因而去掉牛蒡、元参，加入杏仁散肺气，滑石逐湿热，止渴之药以为治。

（2）**舌赤口渴无汗的加减用法：**吴鞠通说："此邪在血分而表实之证也。"舌赤，其充血可知，生地、丹皮、赤芍、麦冬都是清血热生津液之品，加之甚是。

（3）**舌白口渴有汗的加减用法：**吴鞠通说："邪在气分而表虚之证也。"表虚即指其自汗而言，非虚弱之意，其所以自汗，正由于热重而汗腺弛缓的缘故，因而加石膏、黄芩以镇静高热。

3. 阳明温病

《温病条辨·中焦篇》第一条云："面目俱赤，语声重浊，呼吸俱粗，大便闭，小便涩，舌苔老黄，甚则黑有芒刺，但恶热不恶寒，日晡益甚者，传至中焦，阳明温病也。"这是一般所说的里热证，呼吸系和消化系都有充血情况，日晡热仍为弛张热型。

下后出现皮疹的加减使用法：这和太阴温病的第二项加减法相同。

以上加减应用于三种温病的方法，总的原则不外是清热邪，存津液。

（四）药效简介

连翘：唐《药性本草》："除心家客热。"宋《大明诸家本草》："通小肠，排脓，治疮疖，止痛。"元《本草衍义》："泻心火，除脾胃湿热。"含连翘配糖体、肥皂草素、挥发油等，有清热解毒作用，抗伤寒杆菌、霍乱弧菌、大肠杆菌，白喉杆菌等最强。而于赤痢杆菌、副伤寒杆菌、变形菌、绿脓菌、溶血链球菌、肺炎双球菌等次之。

银花：唐《本草拾遗》："治热毒血痢水痢。"明《本草纲目》："治一切风湿气及诸肿毒，散热解毒。"清《玉楸药解》："清散风湿、消除肿毒。"含1%六羟基环己烷，有广泛的抗菌作用，对伤寒、副伤寒杆菌、霍乱弧菌、溶血性链球菌的作用最强，而于赤痢、大肠、白喉杆菌、肺炎双球菌较弱。

桔梗：见杏苏散。

荆芥、甘草、薄荷：均见川芎茶调散。

竹叶：唐《食疗本草》："喉痹鬼疰，恶气烦热。"宋《大明诸家本草》："消痰，治热狂烦闷，壮热，头痛，头风，温疫。"金《珍珠囊》："凉心经，养元气，除热缓脾。"为清凉解热药，有镇静和镇痉作用，其解热作用曾经动物实验证明。

豆豉：唐《药性本草》："治时疾热病，发汗解烦。"明《本草纲目》："下气调中，治伤寒温毒发斑，呕逆。"《本草经疏》："治伤寒头痛寒热，烦躁满闷。"含酵素，为消炎解热解毒药，对急性热病伴发呼吸及消化器的炎症时，疗效甚确，并为酵母剂，有助消食等作用。

牛蒡子：唐《药性本草》："除诸风，散诸结节，筋骨烦热毒。"金《珍珠囊》："润肺散气，利咽膈，去皮肤风。"明《本草经疏》："为散风除热解毒之要药。"含牛蒡碱、牛蒡子素等，为消炎利尿解热药，尤常用于化脓性热病。

苇根：唐《新修本草》："疗胃中热、伤寒内热弥良。"清《本草求真》："清肺降火，除胸中有热，消渴便数。"含蛋白质、糖类等，有清凉利尿，排毒镇静作用，为滋养解热药。

综合上药，具有抗生、解热、镇静、滋养等作用，最适合于汗多而热不退的时候。

（五）临床应用及治验

本方改制成新的合剂后，每毫升含原方全生药 2 克，原方 1 剂折合新合剂 10.3 毫升，含 20% 乙醇为防腐剂，成人量，每次可服 5～7 毫升，每日三次，用温开水冲服。经临床实验，效果甚为满意，报导如次：

1. 实验单位　本市各联合诊所。

2. 实验人数　177 人（男 99 人；女 78 人。）

3. 症状　全身症状：头痛、发热、恶寒、出汗、口渴、咳嗽。体温：37.4℃～41℃。

4. 患者年龄与服用量　一岁以下：20 毫升分六次服。三至五岁：30 毫升分六次服。五至十岁：20 毫升分三次服。十至十五岁：60 毫升分六次服。

5. 效果　痊愈：113 人（63.84%）　显效：63 人（35.06%）无效：1 人（0.56%）。

（六）初步结论

1. 本方应用于发热、恶寒、头痛、发汗、口渴、咳嗽等证候，无论其为传染性或非传染性疾病，均有优良效果，尤常用于有弛张热型的热性病。

2. 一切无热性疾病，均不宜服用。

八、酸枣合剂（即酸枣汤原方）

酸枣仁二升　甘草一两　知母二两　茯苓三两　芎劳二两（"深师"有生姜二两）

上五味，以水八升，煮酸枣仁得六升，内诸药，煮取三升，分温三服。

——《金匮要略·卷二·血痹虚劳病脉证并治第六》

（一）方剂来源及方名解说

本方载《金匮要略·卷二·血痹虚劳病脉证并治第六》，原文为"虚劳虚烦不得眠，酸枣汤主之。"因此，我们原来叫作"酸枣仁合剂"是不妥当的，只能叫作"酸枣合剂"，第一，因为仲景的原方无"仁"字，第二，有多个酸枣仁汤，容易混淆，今后希望能更正为"酸枣合剂"为妥。方中有"深师有生姜二两"七字，常为宋林亿等后人的注文，其来源因为在王焘《外台秘要》中有个方剂叫作"深师小酸枣汤"，这方子也就是在仲景的整个酸枣汤中，加入了生姜二两，以此说明那七个字并不是仲景原文。

（二）适应证的研究

《金匮要略·卷二·血痹虚劳病脉证并治第六》第九十七条云："虚劳虚烦不得眠，酸枣汤主之。"即是说本方主治虚劳病的虚烦不得眠证候。虚劳病的虚烦不得眠证候的病理变化，究竟是怎样的呢？可能是由于神经衰弱的结果。因为一个正常的人能够很好地入睡，大脑里的血液必须保持比较贫血的情况，《内经》说："人卧血归于肝"，这话很有道理，假如大脑的兴奋过程太强化了，头部的血循环必定亢奋，也就不会很好地入睡。"人卧血归于肝"就说明头部的血液流向下部，大脑皮质能够很好地维持其抑制性的保护作用，当然就会入睡了。害虚劳病的，由于营养不好，以至神经衰弱，于是大脑皮质随时要想取得大量的血液来营养它，以至当你要睡眠时，它仍然继续地兴奋充血，也就是所谓虚性兴奋，而弄得不能入睡。古人解释虚烦不得眠的道理很多，如徐忠可说："虚劳虚矣，兼烦是挟火，不得眠，是因火而气亦不顺也。"（《金匮要略论注》）尤在泾说："虚劳之人，肝气不荣，则魂不得藏，魂不藏故不得眠。"（《金匮要略心典》）张石顽说："肝虚而火气乘之也。"（《张氏医通》）"肝"和"气"，古人往往都是指神经的作用而言，"火"，古人往往用以形容植物神经兴奋现象，他们说的"肝气不荣"和"肝虚"，也就是神经的缺乏营养，"因火而气不顺""火气乘之"，也就是神经的虚性亢奋而充血，古人说理虽较抽象，而其含义是可以体会的。经张仲景提出本方治疗由于虚劳病所引起的虚烦不得眠症状后，以下各大家都有一致的临床记载，如：

（明）王肯堂："酸枣汤治虚劳虚烦不得卧。"

——《类方准绳·卷五》

（明）张景岳："酸枣汤治虚劳虚损不得眠。"

——《景岳全书·卷五十三》

（清）张石顽："酸枣汤治虚劳虚烦不得眠，盗汗。"

——《张氏医通·卷十三》

（清）徐大椿："酸枣汤治虚劳虚烦不得眠。"

——《兰台轨范·卷七》

（三）与本方极类似的几个姊妹方剂

为了进一步说明本方的适应证，特提出以下方剂以为旁证：

（唐）《千金要方》："酸枣汤治虚劳烦扰，奔气在胸中不得眠方：酸枣仁三升，人参、桂心、生姜各二两，石膏四两，茯苓、知母各三钱，甘草一两半。上八味㕮咀，以水一斗，先煮枣仁，取七升，去滓，下药，煮取三升，分三服，日三。"

——《千金要方·卷十二·胆虚第二》

（唐）《千金翼方》："酸枣汤主伤寒及吐下后，心烦乏气，不得眠方：酸枣仁四升，麦门冬一升去心，干姜、川芎、茯苓、知母、甘草炙各二两。上七味，㕮咀，以水一斗二升，煮枣仁，取一斗，去之，内诸药，煮取三升，分三服。"

——《千金翼方·卷十八·压热第六》

（唐）《外台秘要》："深师小酸枣汤疗虚劳不得眠，烦不可宁者方：酸枣仁二升，知母二两，生姜二两，甘草（炙）一两，茯苓二两，芎劳二两。上六味，切，以水一斗，煮酸枣仁，减三升，内药，煮取煮二升，分三服，一方加桂二两，忌海藻菘菜酢物。"

——《外台秘要·卷十七·虚劳虚烦不得卧方》

（宋）《三因方》："酸枣仁汤治霍乱吐下增剧，虚烦扰奔，气在胸中不得眠，或发寒热、头疼、晕闷，酸枣仁（炒）一两三分，人参、桂心各一分，知母、茯苓各三钱三字，石膏（煅）半两，炙草二分。上到散，每服四钱，水盏半，姜三片，枣一枚，煎七分，去滓食前服。"

——《三因方·卷九·虚烦证治》

（宋）《济生方》："酸枣仁丸治胆气实热，不得睡，神思不安，茯神（去木）、酸枣仁（炒去壳）、远志仁（去心炒）、柏子仁（炒、别研）、防风（去芦）各一两，生地黄（洗）、枳壳（去瓤）各半两，青竹茹二钱五分。上为细末，炼蜜为丸，如桐子大，每服七十九，不拘时候，热水下。"

——《济生方·卷一·虚损》

（明）《赤水玄珠》："酸枣仁汤治霍乱吐下后增剧，烦扰奔气在胸中不得眠，或发寒热，头痛晕闷，酸枣仁一两七钱半，知母、茯苓各三钱，石膏五钱，甘草二钱，每七钱姜枣煎服。"

——《赤水玄珠·卷十四·烦躁门》

（明）《万病回春》："酸枣仁汤治多睡不安，酸枣仁去皮微炒，人参去芦，白茯苓去皮，各等分，右到一剂，水煎。"

——《万病回春·卷上·不寐》

（明）《医宗必读》："酸枣仁汤治心肾不交，怔忡恍惚，夜卧不安，精血虚耗，脾胃泄泻。酸枣仁一钱五分，远志肉、黄芪（蜜水炒）、莲肉（去心）、人参、当归（酒炒）、白茯苓、茯神各一钱，陈皮、甘草（炙）各五分，水二钟，姜三片，枣一枚，煎一钟，日三服，心热者，加黄连、生地黄、麦冬、木通。"

——《医宗必读·卷六·虚劳》

（清）《沈氏尊生书》："虚烦之人多不寐，宜酸枣仁汤，石膏二钱半，人参、枣仁各钱半，知母、茯苓、甘草各一钱，肉桂五分，姜枣。"

——《沈氏尊生书·卷六·不寐多寐源流》

　　《千金要方》的酸枣仁汤与本方比较，少芎劳，多人参、桂心、生姜、石膏，它治疗的证候中，有"奔气在胸中"的症状，因为桂枝、人参、生姜等可以治疗奔气。《千金翼方》的酸枣汤多麦门冬、干姜，它治的心烦不得眠，是由于吐下后乏气而来，干姜和麦门冬可以镇吐下，存津液。《外台秘要》的小酸枣汤多生姜二两，或者加桂二两，如烦甚不宁，因于胃疾患的，可起到一定的作用。《三因方》的酸枣仁汤与《千金要方》是相同的，只多大枣一枚，它的作用，当然与《千金》同。《济生方》的酸枣仁汤，用茯神换茯苓，多远志、柏子仁、防风、生地黄、枳壳、青竹茹，少知母、甘草、芎劳，与本方出入较大，这是由于本方偏于治虚热，它偏于治实热，以此说明由于辨证的不同，治疗便有相当的悬殊。《赤水玄珠》的酸枣仁汤，与三因方同，不过是分两的出入而已。《万病回春》的酸枣仁汤，多人参、少知母、芎劳、甘草，虚弱不眠而不甚烦的，可以适用，正因为不烦，说它的热不甚，所以就不用知母、甘草。《医宗必读》的酸枣仁汤与本方的出入也大，少川芎、知母两味而外，增加了远志、黄芪、莲肉、人参、当归、茯神、陈皮、姜、枣九味，都是些滋养强壮药，因为它的症状有心肾不交，怔忡恍惚等较严重的心脏衰弱证候，《沈氏尊生书》的酸枣仁汤多石膏、人参、肉桂、姜、枣，少芎劳，这是针对着虚也甚、烦也甚的患者而加减用的，惟其虚甚，所以增加了人参、肉桂，惟其烦甚，所以加入了石膏。以上各方，可以说都是以仲景的酸枣汤为基础而随甚证变化加减的，所以酸枣、茯苓、知母、甘草，尤其是酸枣、茯苓两味，基本上都没有减掉，而所有加减方，除《济生方》以外，都是虚烦不眠的，可知本方对于虚烦不眠，两千年来有它一定的临床基础。

（四）疗效简介

酸枣仁：梁《名医别录》："烦心不得眠，虚汗烦渴，益肝气。"明《本草图解》："枣仁酸味归肝，肝受养，故熟寐也。"清《本草求真》："收敛津液，疗胆虚不眠，烦渴虚汗。"含枣酸、糖分、黏液质等，为滋养强壮性镇静药，对于衰弱性的神经兴奋过程延长时，有一定的抑制作用，同时它能促进营养，改善体液来巩固它，是其最优点。

知母：汉《本草经》："消渴热中，补不足，益气。"唐《药性本草》："心烦躁闷，肾气劳，憎寒虚烦。"宋《大明诸家本草》："热劳，消痰止嗽，润心肺，安心，止惊悸。"含有多量黏液质，清热作用显著，尤常用于消耗热。具有一定的抗生作用，对伤寒杆菌、葡萄球菌的作用较强，于赤痢杆菌、霍乱弧菌等，亦有一定抑制作用。

茯苓：见杏苏散。

甘草、芍药：见川芎茶调散。

本方五味药的协合作用，主要表现在滋养镇静这一方面，凡营养不良、神经衰弱而引起虚性兴奋时，最为适合。

（五）初步结论

1. 本方适用于一切慢性病，有营养不良、机能衰减，而引起大脑皮质的虚性兴奋，见有烦躁失眠证候者，也就是虚弱人失眠的滋养镇静剂。"

2. 本方每毫升含原方全生药1克，原方1剂折合本合剂31毫升，内含20%乙醇为防腐料，成人每次用10毫升，每日三次，温开水冲服。

3. 实热性的充血失眠症不适合。

九、萸连片（即左金丸香连丸复方）

左金丸：

黄连六两　吴茱萸一两或半两

上为末，水丸，或蒸饼丸，白汤下五十九。

香连丸：

黄连（去芦）二十两（用吴茱萸十两同炒令赤，拣去茱萸不用）　木香四两八钱八分（不见火）

上为细末，醋糊丸如梧子大，每服三十九，空心饭饮下。

——《仁斋直指方·痢疾门》

（一）方剂来源

左金丸为元代朱震亨（1281－1358）所制的方，载于《丹溪心法·卷十一·火门》，又叫作佐金丸、回金丸。香连丸为宋杨登父（1225－1279）所制方，载于《仁斋直指方·痢疾门》，张石顽指为《局方》，这是错误的。《局方》的香连丸为白石脂、龙骨、干姜、黄连、白矾五味，与本方截然不同，这是由于方名同而药异，未加深察的贻误，相反《济生方》的香连丸（黄连、生姜、木香）和《医学入门》的香连丸（黄连、粉草、木香）却与本方有近似处。

本方叫作萸连片，即由上列两方复合而成，并不是朱丹溪的萸连丸（黄连、黄芩、陈皮、苍术、吴萸），因为中药方剂名称相同的极多，不加以仔细考察，便会如张石顽氏犯同样的错误。

（二）适应证

本方是由两个方剂复合起来的复方，欲知其适应证，势必先了解其个别的治疗作用，才能知道它综合起来的治疗作用。《丹溪心法》记载的左金丸说："治肝火"，张景岳有下列的经验：

"左金丸治肝火，胁肋刺痛，或发寒热，或头目作痛，淋秘泄泻，一切肝火等证。"

——《景岳全书·卷五十七》

同时陈修园亦说："肝实作痛，惟肺金能平之，故用黄连泻心火，不使克金，且心为肝子，实则泻其子也，吴茱萸入肝，苦辛大热，若能引热下行，同气相求之义也。辛能开郁散结，通则不痛之义也，何以谓之左金，木从左而制从金也。"

——《时方歌括·卷下》

而罗东逸的经验亦云："左金丸治肝脏火实，左胁作痛。"

——《三朝名医方论·卷四》

于此可知，朱震亨谓本方治肝火，即是指左胁作痛而言。那么，左胁痛又是什么样的病呢？左胁恰好是胃的上半部的位置，左胁里面作痛，一般都是胃痛的最多，正因为它是胃病，所以张石顽、陈修园和沈金鳌对本方的应用都有吐酸水的情况：

"佐金丸治肝经郁热，吐酸、绿赤黄水。"

——《张氏医通·卷十六》

"左金丸治肝脏实火，左胁下痛，或吐酸水。"

——《时方歌括·卷下》

"左金丸治吞酸。"

——《沈氏尊生书·卷十七·治嗳气嘈杂吞酸吐酸恶心方九》

实际我们在临床上所遇到的神经性胃痛、胃酸过多症、急慢性胃炎等，亦无一不有胃部疼痛（左胁痛）、嘈杂、吞酸等症状，因此，左金丸的适应证，可能是胃炎、胃痛等一类疾病。

香连丸，据《仁斋直指》的记载为："下痢赤白，里急后重。"从各家的经验看，亦复如是，如：

（元）朱震亨："治冷热不调，下痢赤白，脓血相杂，里急后重。"

——《丹溪心法·卷六·痢疾后重之剂》

（元）戴元礼："治溏泄。"

——《证治要诀类方·卷四·九类》

（明）孙一奎："治冷热不调，下痢赤白，脓血相杂，里急后重。"

——《赤水玄珠·卷八·赤白痢》

（明）李中梓："治屡止屡发，久不愈者。"

——《医宗必读·卷七·痢疾》

（明）李梴："治一切痢疾。"

——《医学入门·卷七·杂病》

（清）张石顽："治下痢赤白相兼，白多于赤者。"

——《张氏医通·卷十六》

（清）陈修园："治赤白下痢，久痢之偏热者。"

——《时方歌括·卷下》

这些都说明了香连丸用于肠炎腹泻或痢疾，都有它一定的疗效。现在把左金丸和香连丸复合起来用，它的疗效又怎么样呢？是否有临床上的根据呢？我们从文献搜索可以说有的。如：

戴元礼的香连丸："黄连二十两、吴茱萸十两（同黄连炒赤色，去梗不用）、木香四两八钱。"

从以上的举例，这就是左金和香连丸的一个很好复方，对于肠胃炎证，如胃痛、吞酸、嘈杂、腹泻、里急（包括痢疾）等，是有它一定的疗效。

（三）药效简介

黄连：汉《本草经》："热气目痛……肠澼，腹痛，下痢。"梁《名医别录》："生五脏冷热，久下泄澼，脓血，调胃厚肠。"金《珍珠囊》："治郁热在中，烦躁恶心，心下痞满。"明《本草纲目》："泻心火而除痞满，疗痢疾而止腹痛。"主要成分为小白檗碱（黄连素），能使血糖量显著低降，促进胆汁分泌，血压低降，脾脏收缩，并经科学实验证明，对金黄色葡萄球菌有直接抑菌作用，于溶血性链球菌，肺炎双球菌、副伤寒杆菌、霍乱弧菌、伤寒杆菌、白喉杆菌、葡萄球菌、赤痢杆菌、大肠杆菌、结核杆菌等的生长均有抑制作用。

吴茱萸：汉《本草经》："温中下气，止痛除湿。"梁《名医别录》："去痰冷逆气，饮食不消，心腹痛。"唐《食疗本草》："主痢止泻，厚肠胃。"明《本草纲目》："开郁化滞，治吞酸。"合吴茱萸甲碱乙碱，有排除消化道内不良气体的功用，并能制止胃肠内的异常发酵，为芳香性健胃制酸药，具有镇痛镇呕作用。

木香：唐《药性本草》："九种心痛，积年冷气，女人血气刺心痛不可忍。"金《珍珠囊》："散滞气。调诸气，和胃气，泄肺气。"含挥发油、苦味素、菊糖等，为芳香性健胃药，有镇痛调经作用，用于慢性肠炎有著效。

三药协合，有消炎镇痛作用，为健胃止泻制酸剂。

（四）初步结论

1. 本方每斤含原方全生药 0.3 公分，原方 1 剂，折合为 104 片，成人每次一至二片，每日三次，用温开水冲服，小儿酌减。

2. 本方适用于胃酸过多证，以及各种胃痛，或由于物理性刺激而引起之炎性症胃疼痛、急慢性肠胃炎、痢疾等。

中药剂型改制介绍

（原载《上海中医药杂志》1955 年第 8、11 期）

一、藿香正气片介绍

大腹皮一两　白术二两　茯苓（去皮）一两　半夏曲二两　白芷一两甘草（炙）二两　紫苏一两　厚朴（去粗皮姜汁制）二两　陈橘皮二两　藿香（去土）三两　苦桔梗二两

上药为细末，每服二钱，水一盏，姜三片，枣一枚，煎七分热服，如要出汗，衣被盖，再煎并服。

——《太平惠民和剂局方·伤寒门·续添诸局经验秘方》

（一）藿香正气散出处

"藿香正气散"原出宋代《太平惠民和剂局方》，而且是绍兴（1162）以后所续添诸局的经验秘方。张路玉说："此本不换金正气散而立"（《医通》），而"不换金正气散"亦出局方，并为吴直阁所增添的诸局名方。不换金正气散的内容为：厚朴、藿香、陈皮、半夏、苍术、甘草六味，本方则多腹皮、茯苓、白芷、苏叶、苦桔梗五味药，而无苍术，也就是不换金正气散的加味，是张氏之说，不无见地。张氏又说："方中腹皮乃传写之误，当遵古方用苍术为是。"张氏所指的古方，或为大观中（1104）陈师文等所校的旧本，亦未可知，但宋、元以后各大家用本方的，都有腹皮而无苍术，兹仍其旧，容待考正。

（二）藿香正气散适应证的探讨

《局方·卷二·伤寒门》云："藿香正气散治伤寒头疼、憎寒壮热、上喘咳嗽、五劳七伤、八般风痰、五般膈气、心腹冷痛、反胃呕恶、气泻霍乱、脏腑虚鸣、山岚瘴疟、遍身虚肿、妇人产前产后、血气刺痛、小儿疳伤，并皆治之。"

述证候，可分作下列几类疾病来看：①一般感冒，伤寒头疼、憎寒壮热、上喘咳嗽、八般风痰、山岚瘴疟；②胃肠炎，五般膈气、心腹冷痛、反胃呕恶、气泻霍乱、小儿疳伤；③慢性全身衰弱，五劳七伤、遍身虚肿；④子宫病，妇人产前产后、血气刺痛。

本方是否有这样广泛的疗效呢？可从方剂的组成方面来窥测它，方剂里面主要包括二陈汤（半夏、陈皮、茯苓、甘草），正气散（白术、陈皮、半夏、甘草、藿香、厚朴）和不换金正气散（厚朴、藿香、陈皮、半夏、苍术、甘草），而二陈汤的主治为："痰饮为患、或呕吐恶心、或头眩心悸、或中脘不快、或发为寒热、或因食生冷、脾胃不和。"（《局方·痰饮门》）正气散的主治为："伤寒阴证、憎寒恶风、正气逐冷、胸膈噎塞，胁肋膨胀、心下坚痞、吐痢呕逆、酸水咳逆、怠惰嗜卧、不思饮食。"（《局方·伤寒门》）不换金正气散的主治为："四时伤寒、瘴疫时气、头疼壮热、腰背拘急、山岚瘴气、寒热往来、五膈气噎、咳嗽痰涎、行步喘乏、或霍乱吐泻、脏腑虚寒、下痢赤白并宜服之。"（《局方·伤寒门》）从以上三方的主治来看，所治仍不外为呼吸系的感冒和消化系的胃肠炎证，对于五劳七伤等虚弱证和子宫病等势难为力。所剩下的腹皮、紫苏、桔梗、白芷四味，乃为一般解表分利用药，也不利于治虚弱病、子宫病。因而藿香正气散的适应证，应为疏解感冒和胃肠炎证。

（三）历代名家应用藿香正气散的经验

为了要进一步了解本方的主要治疗作用，再从历代名家的应用经验上求得说明，是有这必要的。

（元）朱丹溪的应用："治伤寒头疼、憎寒作热、上喘咳嗽、反胃呕恶、气泻霍乱、脏腑虚鸣、山岚瘴气。"

——《丹溪心法附余·冒寒门·发表和中剂》

（明）王肯堂的应用："治伤寒头疼、憎寒壮热、或感湿气、霍乱吐泻、常服除山瘴气、伏暑吐泻。"

——《伤寒准绳·解表杂方》

（明）龚廷贤的应用："治四时不正之气、寒疫时气、山岚瘴气、雨湿蒸气、或中寒腹痛、吐利中暑、冒风吐泻、中湿身重泄泻、此不服水土、脾胃不和、饮食停滞、复感外寒、头痛憎寒、或呕逆恶心、胸膈痞闷、或发热无汗者、并皆治之。"

——《万病回春·霍乱门》

（明）张介宾的应用："治外感风寒、内伤饮食、头痛寒热、或霍乱泄泻、痞满呕逆、及四时不正之气、疟痢伤寒等症。"

——《景岳全书·古方八阵和阵》

（明）李梴的应用："治内伤脾胃、外感寒邪、寒热拘急、头痛呕逆、胸中满闷，与夫伤冷伤食、伤湿中暑、霍乱、山岚瘴气、不服水土、寒热如疟。"

——《医学入门·伤寒用药》

（清）张石顽的应用："治四时不正之气、挟食及瘴湿霍乱。"

——《伤寒绪论·杂方》

（清）徐大椿的应用："治外受四时不正之气，内停饮食、头痛寒热、或霍乱吐泻、或作疟疾。"

——《兰台轨范·通治方》

综合元、明、清各名家的临床经验，他们有统一认识的为下列两证：①感冒，包括伤寒、山岚瘴气、感湿气、伏暑、四时不正之气、寒疫时气、雨湿蒸气、中寒中暑、冒风雨湿、感外寒等说，所见的证候为憎寒作热、上喘咳嗽、头疼痛、发热无汗、寒热拘急、寒热如疟等；②胃肠炎证，包括不服水土、脾胃不和、饮食停滞、内伤脾胃、伤冷伤食、霍乱挟食等说，所见的证候为，反胃呕恶、脏腑虚鸣（肠鸣）、吐泻腹痛、身重泄泻、胸膈痞满、痞满呕逆、胸中满闷等。据此，原始记载的如五劳七伤、遍身虚肿、妇人血气刺痛等证，各名家都没有临床报告，那么，这部分治疗，恐怕是不甚可靠的了。

（四）藿香正气散的加减应用

龚廷贤的加减法：霍乱转筋加木瓜；腹痛加炒芍药，寒痛加官桂，冷甚加干姜；肉食不化加山楂；饮食不化，心下痞闷加香附、砂仁；米谷不化加神曲、麦芽；心下痞加枳实、青皮；中暑冒风加香薷、扁豆；时气憎寒壮热加柴胡、干葛；发热加麦门冬、淡竹叶；口渴作泄、小便不利合五苓散；心腹绞痛加木香；湿热相搏、霍乱转筋、渴闷烦乱合黄连香薷散；若频登厕，不通利者加枳壳。

吴鞠通的加减法：

一加减正气散：治三焦湿郁、升降失司，脘逆腹胀、大便不爽。

藿香梗二钱　厚朴二钱　茯苓皮二钱　广皮二钱　大腹皮二钱　杏仁二钱　神曲一钱五分　麦芽一钱五分　绵茵陈二钱　水五杯，煮二杯，再服。

二加减正气散：急宣经隧。

藿香梗三钱　广皮二钱　厚朴二钱　茯苓皮三钱　木防己三钱　大豆黄卷二钱　川通草一钱五分　薏苡仁三钱　水八杯，煮取三杯，三次服。

三加减正气散：治秽湿著里、舌黄脘闷、气机不宣久则酿热。

藿香（连梗叶）三钱　茯苓皮三钱　厚朴二钱　广皮一钱五分　杏仁三钱　滑石五钱　水五杯，煮二杯，再服。

四加减正气散：秽湿著里、邪阻气分，舌白滑、脉右缓。

藿香梗三钱　厚朴二钱　茯苓三钱　广皮一钱五分　草果一钱　楂肉五钱（炒）　神曲二钱　水五杯，滓再煮一杯，三次服。

五加减正气散：秽湿著里，脘闷便泄。

藿香梗二钱　广皮一钱五分　茯苓块三钱　厚朴二钱　大腹皮一钱五分　谷芽一钱　苍术二钱　水五杯，煮二杯，日再服。

以上两大名家的加减法，仍然不外感冒和胃肠的疾病，于此益足以说明本方对于一般感冒和胃肠炎证的适应。

（五）藿香正气散药效简介

大腹皮：宋《日华诸家本草》："下一切气、治霍乱、通大小肠、健脾开胃调中。"明《本草纲目》："消脚气壅逆。"《本草经疏》："辛温暖胃豁痰、通行下气。"含槟榔碱，有健胃利水作用。

茯苓：汉《神农本草经》："胸胁逆气、寒热烦满、咳逆、利小便。"唐《药性本草》："止呕逆、心腹胀满。"金《珍珠囊》："止渴、利小便、除湿益燥。"含有茯苓酶、果糖等，能促进肠管的吸收作用而显著的利尿，并镇静中枢神经而解热除烦。

白芷：汉《神农本草经》："寒热头风、侵目泪出。"金张元素《珍珠囊》："解利手阳明头痛、中风寒热。"明《本草纲目》："治鼻渊鼻衄、齿痛、眉棱骨痛，妇人血风眩晕。"白芷毒少量为延髓兴奋药，大量始能发生麻痹，《中药药理学》谓：白芷仅系中枢神经系统之兴奋药，对眩晕及蛇毒所致之神经抑制，具有相当价值。

紫苏：唐孟诜《食疗本草》："除寒热。"明《本草纲目》："解肌发表、散风寒、消痰利肺、止痛定喘。"清贾丸如《辨药指南》："解肌发表、开心胸郁热神妙。"含有紫苏醛等挥发性精油，有兴奋汗腺和胃机能的作用，而对于感觉神经确具有一定的抑制作用，因而它为发汗镇咳、健胃、镇痛药。而防腐作用尤强。

陈橘皮：梁《名医别录》："下气、止呕咳、疗脾不能消谷、止泄。"明《本草纲目》："疗呕哕、反胃、嘈杂，时吐清水。"清王士雄《随息居饮食谱》："治咳逆呕哕、噫噎胀闷、霍乱泻痢。"陈皮所含的挥发油对胃肠有缓和的刺激作用，能促进消化液的分泌，并能排除肠内积气，同时有刺激性祛痰作用，在临床上与古人的经验记载完全是一致的。

苦桔梗：梁《名医别录》："除寒热、疗喉咽痛。"唐《药性本草》："消聚痰涎、去肺热、气促嗽逆。"金《珍珠囊》："清利头目咽嗌、胸膈滞气及痛、除鼻塞。"含桔梗石碱草素、植物固醇等，经动物试验，有较强的促进气管分泌的作用，而排出稀释痰，石碱草素本能破坏红血球，但经口服用，在消化道中进行加水分解而破坏，并无此弊。

白术：唐甄权《药性本草》：治"心腹胀满、腹中冷痛、胃虚下痢。"（宋）《日华本草》："治反胃、利小便。"金《珍珠囊》："除湿益气、消痰逐水止泻痢。"含甲种和丁种维生素、苯环的第三级醇等，为除湿利尿药，有调整肠胃机能、健脾抑糖作用。

厚朴：梁《名医别录》："疗霍乱及腹痛胀满、泄痢淋露。"唐甄权《药性本草》："治积年冷气、腹内雷鸣虚吼、宿食不消冷痛。"明《本草图解》："健脾宽胀、消食止痛，消痰利水。"厚朴含的类箭毒、厚朴醇、挥发油等，对运动神经有弛缓与麻痹作用，因此用它来镇痛止泻都比较可靠，同时据刘国声、徐仲吕等报告：对于赤痢杆菌、伤寒杆菌、霍乱弧菌等具有抗生作用。

半夏曲：有硝黄、芎附、牛胆、皂角、生姜、麻黄、竹沥、矾石等制之不同，经过发酵作用，含挥发性碱、酵素等，颇有祛痰健胃等作用。

甘草：汉《神农本草经》："主治……寒热邪气、倍气力。"元李东垣《用药法象》："生用泻火热，熟用散表寒，去咽痛。"明《本草纲目》："解小儿毒，降火止痛。"甘草的甘草甜素、木蜜醇等，经作离体蛙心实验，有相当的强心作用，而于一般炎证痛证，复有一定的缓和作用。

藿香：宋《嘉祐本草》："脾胃吐逆为要药。"金《珍珠囊》："助胃气、开胃口、进饮食。"明《本草经疏》："理脾开胃，正气通畅。"含藿香精油，为清凉解热药，有健胃镇呕作用，用于消化不良，及感冒引起之吐泻腹痛胸闷等最有效。并能减轻常山之副作用。

上十一味，藿香、苏叶、白芷、桔梗、陈橘皮、半夏曲等协合，能亢进身体的调节机能，有解热镇静，消失由感冒而引起之发热、头痛、咳嗽，咯痰等证候；厚朴、白术、茯苓、大腹皮、甘草等协合，能调整胃肠机能、增进食欲、促进肠壁的吸收作用，而达到利尿制泻缓解腹痛的目的，从以上的药效作用证明，本方用于解除感冒，制止胃肠炎，最为适合。

（六）藿香正气片临床应用案例

本方经改制成片剂后，约原生药重 2 两 4 钱，改制成每片 0.3 公分重的片子 26 片，体积约浓缩了 10 倍，临床应用，每服 12 片，便相当于 2 两 4

钱重的原方 1 剂，一般估计，疗效反而比较原方约增加了 3 倍。而经济价值原生药，1 剂约须人民币 2.7 元，改制成 0.3 元的 12 片，仅值 1.3 元，成本又降低了 50%，这些都充分说明了改制中药剂型的优越性，兹更提出几个临床病例来给上述疗效以有力的证明，表列如下：

主治医师	患者姓名	性别	年龄	症 状	诊断意见	服 用 效 果
宦世安	汪×梅	女	34	胃痛消化不良反胀		先后诊断三次，第一、二次各用 18 片，分六次服，第三次用 30 片，服完痊愈
张锡君	陶×义	男	8个月	呕吐腹泻	消化性感染	各服 12 片，分四次服用，痊愈
	唐×	女	8个月	呕吐腹泻	消化性感染	
黎炯	×××	男	32	多年胃痛，不能饮食		每服 4 片，日三服，共服 100 片，痊愈，不复发
杨道美	曾×臣	男	52	胸痞腹胀，呕吐腹泻		12 片，并楂曲合剂 20 毫升，一次服，痊愈
史方奇	张×富	男	31	患胃痛数载，当吐清水疼痛，不能进食		先后服用 150 片，每服四片，日三服，能进食物，痊愈
王继云	张×富	男	24	胃部疼痛	胃神经痛	15 片，6 小时一次，分三次服，痊愈
	周×华	男	24	胃部膨满，腹痛肠鸣，水泻口渴	胃肠炎	12 片，一日分三次服，痊愈

（七）初步结论

1.本方用于胃肠型感冒（发热头痛、恶心呕吐、腹泻腹痛、食欲不振等）或单纯的胃肠炎症（恶心呕吐、食欲不振、嗳气口渴、肠鸣腹泻、腹痛烦闷等），疗效颇稳。

2.关于本方的禁忌问题，李梃氏云："非正伤寒之药也，若病在太阳，头痛发热、骨节痛者，此方绝无相干，误服反虚正气，逆其经络，凡气虚及夹阴伤寒，俱不可用。"（《医学入门》）张路玉也赞成他的说法："非正伤寒药也，太阳病恶寒发热、头疼骨节疼用之，先虚正气，虽汗出亦不解，故元气虚人，并夹阴伤寒，发热脉沉足冷者，禁服。"（《医通》）李、张两氏之说虽未必尽然，从药味的组合上来看，本方究系治疗轻感冒，而不能治疗重感冒，本方调整胃肠机能的作用较解表作用大，因此本方究以用之于消化道疾病为优。

二、麻杏甘石合剂介绍

"麻杏甘石合剂"即"麻杏甘石汤"原方改制。

麻黄（去节）四两　杏仁（去皮尖）五十枚　甘草（炙）二两　石膏（碎、绵裹）半斤

上四味，以水七升，先煮麻黄，减二升，去上沫，内诸药，煮取二升，去渣，温服一升。

——《伤寒论》

（一）麻杏甘石汤方剂出处

本方先后载于张仲景《伤寒论》（171–185）《辨太阳病脉证并治中》第64条和《辨太阳病脉证并治下》第69条。第64条云："发汗后，不可更行桂枝汤，汗出而喘，无大热者，可与麻黄杏仁甘草石膏汤。"第69条云："下后，不可更行桂枝汤，若汗出而喘，无大热者，可与麻黄杏子甘草石膏汤。"不同者，前条称作杏仁，后条称作杏子（根据赵开美本），《玉函经》两方都作杏仁，可见两方都是一个方剂。

（二）麻杏甘石汤适应证探讨

方既出于《伤寒论》，而《伤寒论》对于本方的应用，只有上述两个条文，要探讨本方的适应证，仍然只有从这两条加以研究，兹先列两条条文如下，并提出主要几位医家的意见。

（宋）成无己云："汗出而喘，有大热者，内热气甚也，无大热者，表邪必甚也，与麻黄杏仁甘草石膏汤以散其邪。"

——《注解伤寒论·卷第三》

（明）方中行云："无大热者，郁伏而不显见也，以伤寒之表犹在，故用麻黄以发之，杏仁下气定喘，甘草退热和中，本麻黄正治之佐使也，石膏有彻热之功，尤能助下喘之用。"

——《伤寒论条辨·卷二》

（清）柯韵伯云："此条无字，旧本讹在大热上……此则内外皆热，而无恶寒，故于麻黄汤去桂技之辛热，加石膏之甘寒，佐麻黄而发汗，助杏仁以定喘，一加一减，温解之方，转为凉散之剂矣。"

——《伤寒论注·卷二》

（清）张隐庵云："此言在表之邪不解，内乘于肺而为喘也，无大热者，太阳标阳内乘也。"

——《伤寒集注·卷一》

（清）喻嘉言云："有大热者，恐兼里证，若无大热，其为表邪实盛可知。"

——《尚论篇》

以上的意见，固然不很一致，成无己和喻嘉言都主张是表热，方中行和张隐庵主张是里热，柯韵伯主张为内外皆发热，其为有热型则一。因此，本方的适应证，可以确定为发热、出汗、喘气三大证候了。

（三）麻杏甘石汤药效简介

麻黄：汉《本草经》："发表出汗，去邪热气，止咳逆上气，除寒热。"唐甄权《药性本草》："主壮热温疫，山岚障气。"明《本草图解》："去营中寒邪，泄卫中风热，通利九窍，宣达皮毛，消斑毒，止咳逆。"含3‰的麻黄素，有显著的缓解支气管痉挛的作用，并因其能收缩内脏血管，使分布皮下的血管扩大，且能振奋心脏，令血液自然流转表面，因此麻黄不仅为优良的止喘药，并能帮助出汗，以奏解热的功效。

杏仁：汉《本草经》："主咳逆上气。"金《珍珠囊》："除肺热，治上焦风燥，利胸膈气逆。"清《本草求真》："凡肺经感受风寒，而见喘嗽咳逆，胸满便秘，烦热头痛，无不可以调治。"含结晶形配糖体的杏仁素，能安静呼吸运动而镇咳，为滋润性镇咳祛痰药。

甘草：见藿香正气片。

石膏: 汉《本草经》:"治中风寒热,心下逆气惊喘,口干舌焦不能息。"梁《名医别录》:"除时气,头痛身热,解肌发汗,止消渴,暴气喘,咽热。"唐甄权《药性本草》:"治伤寒头痛如裂,壮热,皮如火燥。"其主要成分为硫酸钙,能镇静发热中枢,有解热消炎的卓效。

综合本方的药理作用,麻黄与石膏配合,是强有力的解热剂,对中医所谓"内外皆热"的证候,最为适合,因为麻黄能放大皮下血管以放散体温,石膏可能有镇静中枢神经作用,以减少生温的来源,前者即所谓解表热,后者即所谓解里热,杏仁的苦杏仁素,入胃后分解成氰酸,有抑制呼吸中枢作用,而甘草对支气管的痉挛有一定的缓和作用,配合起来,镇咳止喘的作用便显著了。

(四)麻杏甘石合剂临床应用案例

本方改剂后,每毫升含原方全生药20克,原方1剂,折合本合剂100毫升,内含20%乙醇的防腐料,成人每次服2~5毫升,每日3次,用开水冲服,兹将本方新型合剂的临床经验,略举数例如下表。

从下表病例,看出本方对于呼吸系的急性病,如肺炎、支气管炎、百日咳等,是有它一定的治疗作用的。

主治医师	患者姓名	性别	年龄	体温	症 状	诊断意见	服 药 效 果
甘泽华	吴×富	男	5岁	38.2℃	咳嗽气促、心烦、口渴、面赤无汗	肺炎	初诊用30毫升,分6次服,日3次,复诊体温降为37.5℃,各症状减轻,再用25毫升,分6次服,痊愈
张锡君	肖×明	男	1岁	39℃	气喘咳嗽、心悸、面苍白	肺炎	初诊用20毫升,分6次服,3小时服一次,复诊体温低降为37.5℃,诸症减退,续用15毫升,痊愈
宦世安	刘×庭	男	65岁	—	剧烈咳嗽,痰带红丝、腰胀气喘	支气管炎	初诊用60毫升,分6次服,复诊再用60毫升,痊愈
陈钊泉	詹×富	男	6个月	39.5℃	咳嗽气喘、鼻流涕不能眠	—	初诊用20毫升,分6次服,复诊体温低降为38℃,各症减轻,再用20毫升,痊愈
史方奇	王×春	男	5岁	39.9℃	剧烈咳嗽、气粗、面白、两肺有浊音	支气管肺炎	初诊用20毫升,分4次服,复诊体温低降为37.5℃,再用20毫升,痊愈

此外重庆市中医学会还收到各单位运用麻杏甘石合剂后的反应,经整理

后，初步得出下列的疗效统计：

人数	性别		证　　候				效　果		
34	男	女	肺炎	百日咳	支气管炎	其中有高热的	痊愈	显著好转	无效
	24	10	8人	2人	24人	39～40℃9人	20人	14人	0

（五）初步结论

1. 麻杏甘石合剂的适应证，既为高热、咳喘、出汗等症，而这些证候为急性支气管炎、肺炎、百日咳、白喉等的共有症状，因而对以上疾病，都可以随证应用，陆渊雷云："麻杏甘石汤之主证，为烦渴喘咳，凡支气管炎、支气管喘息、百日咳、白喉等有烦渴喘咳之证者悉主之。"是经验之谈。

2. 麻杏甘石合剂不适用于无热性的慢性疾病。

三、止嗽合剂介绍

"止嗽合剂"即"止嗽散"原方改制。

桔梗（炒）2斤　紫菀（蒸）2斤　荆芥2斤　百部（蒸）2斤　白前（蒸）2斤　甘草（炒）12两　陈皮（水洗去白）1斤

上药其为末，每服3钱，开水调下，食后，临卧服，初感风寒，生姜汤调下。

——清·程国彭《医学心悟·卷三·咳嗽门》

（一）止嗽散方剂出处

本方出《医学心悟》卷三。程氏自云："此方系予苦心揣摩而得也，制此药普送，服者多效。"可见这是程国彭氏的经验方。

（二）止嗽散适应证及其处方理论

本方原载"治诸般咳嗽"，而唐容川的《血证论·卷二·咳血》云："凡血家兼有表证者，以此方为主（按：指小柴胡汤），极为妥当，普明子（按：即程国彭止嗽散亦可用，但药力薄，不堪治重病，如咳嗽轻，带血少者，又须用此轻剂以调之，斯为中病，而不致太过。"据此，本方似适宜于一般的感冒咳嗽而不很重笃的，程氏述他的处方理论云："肺体属金，畏火者也，过热则咳，金性刚燥，恶冷者也，过寒亦咳，且肺为娇脏，攻击之剂，既不任受，而外主皮毛，最易受邪，不行表散，则邪气留连而不解。经曰：微寒微咳，寒之感也，若小寇然，启门逐之即去，医者不审，妄用清凉酸涩之剂，未免闭门留寇，寇欲出而无门，必至穿逾而走，则咳而见红。肺有二窍，一在鼻；一在喉，喉窍宜闭而不开，今鼻窍不通，则喉窍将启，能无虑乎，本方温润和平，不寒不热，既无攻击过当之虞，大有启门驱贼之势，是以客邪易散，肺气安宁，宜其投之有效。"（《医学心悟》）唐容川亦极赞赏程氏这个处方理论，他说："普明子制此方，并论注其妙，而未明指药之治法，余因即其注而增损之曰：肺体属金，畏火者也，遇热则咳，用紫菀、百部以清热，金性刚燥，恶冷者也，遇寒则咳，用白前、陈皮以治寒，且肺为娇脏，外主皮毛，最易受邪，不行表散，则邪气流连而不解，故用荆芥以表散，肺有二窍，一在鼻；一在喉，鼻窍贵开而不贵闭，喉窍贵闭而不贵开。今鼻窍不通，则喉窍启而为咳，故用桔梗以开鼻窍，此方温润和平，不寒不热，肺气安宁。"（《血证论》）过寒过热，均足以遭致感冒，感冒咳嗽，便是由于支气管炎症所引起，也就是中医所说的肺热，本方在程氏、唐氏均说温润和平，药力不峻，只适合于轻感冒。

（三）止嗽散的加减用法

本方固然温润和平，然程氏的加减应用，颇巧捷灵活，兹介绍如下。

1.风寒初起，头痛鼻塞，发热恶寒而咳嗽者，加荆芥、防风、苏叶、生姜。

2.暑气伤肺，口渴心烦溺赤者，加黄连、黄芩、花粉。

3.湿气生痰，痰涎稠黏者，加半夏、茯苓、桑白皮、生姜、大枣。

4.燥气焚金，干咳无痰者，加瓜蒌、贝母、知母、柏子仁。

上为一般外感的加减。

5.咳而喘息有声，甚则唾血者，属肺脏，此即风寒咳血也，加荆芥、紫苏、赤芍、丹参。

6. 咳而两胁痛，不能转侧，属肝脏，加柴胡、枳壳、赤芍。

7. 咳而喉中作梗状，甚至咽肿喉痹，属心脏，倍桔梗，加蒡子。

8. 咳而右胁痛，阴引肩背，甚则不可以动，动则咳剧，属脾脏，加葛根、秦艽、郁金。

9. 咳而腰背痛，甚则咳涎者，属肾脏，加附子。

10. 咳而吐清水者，属胆脏，加黄芩、半夏、生姜。

11. 咳而失气者，属小肠腑，加芍药。

12. 咳而呕，呕甚则长虫出，属胃腑，去甘草，加乌梅、川椒、干姜，有热佐以黄连。

13. 咳而遗屎，属大肠腑，加白术、赤石脂。

14. 咳而遗溺，属膀胱腑，加茯苓、半夏。

15. 久咳不止，三焦受之，其证腹满不食，令人多涕唾。面目浮重气逆，合五味异功散并用。

上为十二经见证加减法。

16. 七情气结，郁火上冲者，加香附、贝母、柴胡、黑山栀。

17. 肾经阴虚，水衰不能制火，内热脉细数者，宜朝用地黄丸滋肾水，午用止嗽散去荆芥，加知母、贝母、以开水郁，仍佐以葳蕤胡桃汤（人参、胡桃肉、葳蕤）。

18. 客邪混合，肺经生虚热者，更佐以团鱼丸（贝母、知母、前胡、柴胡、杏仁各四钱，大团鱼一个十二两以上，去肠，药与鱼熟煮，取肉连汁食之，将药渣焙干为末，用鱼骨煮汁一盏，和药为丸，如桐子大，每服20丸，麦冬汤下）。

19. 病势深沉，变为虚损者，或尸虫入肺，喉痒而咳者，更佐以月华丸（天冬、麦冬、生地、熟地、山药、百部、沙参、川贝母、真阿胶、茯苓、獭肝、广三七、白菊花、桑叶）。

20. 内伤饮食，口干痞闷。五更咳甚者，乃食积之火，加连翘、山楂、麦芽、卜子。

上为内伤加减法。

（四）止嗽散药效简介

桔梗：见藿香正气片。

荆芥：唐《食性本草》：“主伤寒头痛，头旋目眩。”宋《日华诸家本草》：“治暴伤寒，能发汗。”明李时珍《本草纲目》：“散风热，清头目。”《动植物民间药提要》谓荆芥含精油 1.8%，用作发汗、兴奋、驱风、止血药。由于它有发汗兴奋作用，所以能发风热、清头目。

紫菀：汉《本草经》：“主咳逆上气，胸中寒热结气。”梁《名医别录》：“疗咳唾脓血，止喘悸。”明《本草图解》：“益肺调中，消痰定喘，止血疗咳，辛而不燥，润而不寒。”含紫菀皂素、紫菀酮等，溶血作用颇强，为镇咳驱痰药，用于慢性气管炎，及消散喉头肿胀等颇优。

百部：唐甄权《药性本草》：“治肺热润肺。”明《本草经疏》：“善治咳嗽上气，能散肺热，长于杀虫。”含百部有机碱，能促使呼吸的兴奋性减退，而呈镇咳之效，苏联用作植物性抗生药之一，对大肠杆菌有杀灭作用。

白前：宋《大明诸家本草》：“主一切气，肺气烦闷，贲豚肾气。”明《本草纲目》：“降气下痰。”《本草经疏》：“主胸胁逆气，咳嗽上气。”清《本草崇原》：“治嗽多用，以温药相佐使尤佳。”为驱痰镇咳药，适用于感冒咳嗽、胸闷、气急喘息，以及慢性疾患的咳嗽等。

甘草：见藿香正气片。

陈皮：见藿香正气片。

综合以上药效，荆芥在本方内，主要为解表作用，陈皮与之协合，以消失感冒，百部的镇静作用，以抑制呼吸中枢的兴奋，白前、甘草与之协合而平抑咳嗽，紫菀、桔梗的协合而能呈现显著的祛痰作用。

（五）止嗽合剂临床应用案例

本方改剂后，每毫升含原方全生药 1 克，原方 1 剂，折合本合剂 59.4 毫升，含 80% 蔗糖作防腐料，且能增进缓和气管及支气管的痉挛作用，成人每次服 10 ~ 15 毫升，每日 4 次，用温开水冲服，兹例举本方合剂的临床治例如下：

主治医师	患者姓名	性别	年龄	体温	症状	诊断意见	服药效果
陈 志	熊×勳	男	12岁	—	剧烈咳嗽已二周以上	支气管炎	服用本方60毫升，分8次服完，痊愈
苏学东	胡×珍	女	20岁	38.6℃	咳嗽头痛，喉痒痰少	—	服用本方60毫升，分6次服，痊愈
江铭生	张×朝	男	4个月	39℃	咳嗽，有黏液痰	—	诊治3次，每次用本方8毫升，先后服用24毫升，痊愈
史方奇	李×君	女	4岁	—	阵发性咳嗽，每点钟约发2~3次，连珠阵咳，有回声，夜间尤甚，面浮肿	百日咳	先用本方30毫升，加大蒜水20毫升，分6次服完，咳即减轻，次数减少，再用40毫升，分6次服，阵发性的发作已被遏止，日间已完全不发，仅夜间稍咳，再用本方90毫升，分9次服，痊愈

根据史方奇医师的临床经验，与上表病例相同的还有八个。对于百日咳的治疗，并将本方配合大蒜水应用，与抗生类药物曾作比照，结果如下表：

药品	缓解日期	恢复日期	复发	治愈
氯霉素	7天	14天	有	7人
链霉素	7天	14天	有	2人
止咳合剂配合大蒜水	7天	14天	无	9人

从上表看出本方配合大蒜水应用，治疗百日咳有它一定的疗效，并此提供大家在临床上参考。

（六）初步结论

1. 本方适用于一般感冒引起的急性支气管炎。

2. 重感冒或支气管炎而有高热，以及慢性支气管炎等，均得参照上述加减法应用，如单一使用，颇嫌药力太弱。

"十剂"初探

（原载《浙江中医杂志》1963年第6卷第1期）

"七方十剂"，是治方剂学的一般常识，举凡中医，无不知之。"七方"

之说，出于《素问·至真要大论》，固无论矣。"十剂"之说，云出于北齐徐之才《药对》，今日治中医史及方剂学者，所云皆如此，似无异说矣；然细考之，实大有问题在。

今日所存见的文献中，最早记载"十剂"之说的，莫过于唐慎微纂的《经史证类大观本草》转载掌禹锡录钞之文，但它是指药用的十种大体而言，并不叫作"十剂"。《大观本草卷一·序例上》说："药有宣、通、补、泄、轻、重、涩、滑、燥、湿，此十种者，是药之大体，而《本经》都不言之。"前后既明白地称"药"，而非言剂；又言"此十种"，而非言"十剂"，下文更明白地补述出十种不同的药效来，它说：

"宣可去壅，即姜、橘之属是也；通可去滞，即通草、防己之属是也；补可去弱，即人参、羊肉之属是也；泄可去闭，即葶苈、大黄之属是也；轻可去实，即麻黄、葛根之属是也；重可去怯，即磁石、铁粉之属是也；涩可去脱，即牡蛎、龙骨之属是也；滑可去著，即冬葵、榆皮之属是也；燥可去湿，即桑白皮、赤小豆之属是也；湿可去枯，即紫石英、白石英之属是也。只如此体，皆有所属，凡用药者，审而详之，则靡所遗失矣。"

《大观本草》所例举的都是单味药而非方剂，并总结地说："只如此体，皆有所属，凡用药者，审而详之。"一点也看不出言方剂的痕迹来。所谓"药之大体"，其意是说，药物的性味是很复杂的，但从效用方面归纳起来，不外乎就是这十大类的区分。从掌握药效来说，这样分类，在当时是很有道理的。后来寇宗奭认为仅分十类，尚未足以概药性之全，又补入寒热二种。他在《本草衍义·序例上》说：

"陶隐居云：药有宣通补泄轻重涩滑燥湿此十种，今详之。惟寒热二种，何独见遗？如寒可去热，大黄、朴硝之属是也；如热可去寒，附子、桂之属是也，今特补此二种，以尽厥旨。"

寇氏增补寒热二类，是否适合，姑不讨论，但仍是针对药的效用而言，非言方剂。那么，为什么会把类分药效的十体，一变而为言方的十剂呢？始作俑者，应该是成无己。《伤寒明理论·药方论序》载：

"制方之体，宣、通、补、泻、轻、重、涩、滑、燥、湿十剂是也；大、小、缓、急、奇、偶、复七方是也。是以制方之体，欲成七方之用者，必本于气味生成，而制方成焉。"

《本草》所言，是药之体，成氏一变而曰"制方之体"，复与"七方"相提并论，于是"七方十剂"之说以行。后来宋徽宗敕撰的《圣济经·致用协宜章》更大发挥其议论云：

"故郁而不散为壅，必宣剂以散之，如痞满不通之类是也。留而不行为滞，必通剂以行之，如水病痰癖之类是也。不足为弱，必补剂以扶之，如气弱形羸之类是也。有余为闭，必泄剂以逐之，如膜胀脾约之类是也。实则气壅，欲其扬也，如汗不发而腠密，邪气散而中蕴，轻剂所以扬之。怯则气浮，欲其镇也，如神失守而惊悸，气上厥而癫疾，重剂所以镇之。滑则气脱，欲其收也，如开肠洞泄，便溺遗失，涩剂所以收之。涩则气着，欲其利也，如乳难内秘，滑剂所以利之。湿气淫胜，重满脾湿，燥剂所以除之。津耗为枯，五脏痿弱，荣卫涸流，湿剂所以润之。举此成法，变而通之，所以为治病之要也。"

自此以后，"十剂"之说盈于天下，似不复有人知其本为类分药物效用之大体矣。

"十剂"之讹变既明，其来源亦当辨别。这段文字今虽仅见于《大观本草》，其实是掌禹锡撰《嘉祐补注本草》时录进该书的，唐慎微加以转载，全段文字长短共十二节，这"药效大体"，居于全段之第十一节。最前面的总标题云：

"臣禹锡等谨按徐之才《药对》、孙思邈《千金方》。陈藏器《本草拾遗》序例如后。"

因此内容安排，也完全是与标题次第相符合。第一节论处方，即从徐之才的《药对》中钞来，今本《千金要方》卷一，亦录有这节文字，标题曰《论处方第五》，首句并有"药对曰"三字可证。第二至第十节，是摘录《千金要方·论合和第七》的文字，虽前后略有移易，但均可以查核。第十一节以下言药之大体，言五方之气，均为《千金》所无，即是录自《本草拾遗》者，可断言也。这样很清楚的眉目，为什么又会讹为徐之才呢？始作俑者，则为李时珍。李氏辑《本草纲目》卷一，不仅袭成氏之说，径称"十剂"，又没有与《千金要方》之文核对，便颠倒了掌禹锡全文安排之次第，竟妄指为徐之才《药对》之文，后之来者，亦毫不加以考虑，因袭李时珍之说，遂皆曰徐之才，不复有知本为陈藏器之说矣。

于此，我的体会是：宣、通、补、泄、轻、重、涩、滑、燥、湿，原系类分药物效用的大体，而非所以分方剂。缪希雍《本草经疏·论十剂本义》云：

"剂者，从齐从刀，用以齐其不齐，而成其所以齐也。夫独用之谓药，合用之谓剂。"

是药以单味见称，剂以和合见著，不能混为一谈。取其类药之法，推以类方可也，若云十种本以类方，则大不可。

毛主席教导我们要善于做调查研究工作，这很有用处，尤其是做学问，更非善于调查研究不可。"十剂"这一小问题，之所以一直延误而不察，就是仅凭李时珍《本草纲目》所云，而没有进一步从《大观本草》《千金要方》等文献加以核对所致。甚矣，第一手材料之不可不掌握，有如此者。

漫谈中草药与炮制问题

（1974 年）

一

自从伟大的无产阶级文化大革命以来，经过全国人民深入批林批孔，开展无产阶级专政理论学习，以及当前农业学大寨普及大寨县运动，党的基本路线和政策更加深入人心，广大群众的阶级斗争，路线斗争和在无产阶级专政条件下继续革命的觉悟普遍提高。我国卫生战线和其他各条路线一样，革命形势一派大好。广大医药卫生人员遵照毛主席关于"备战、备荒、为人民"的伟大战略方针和"把医疗卫生工作的重点放到农村去"的光辉指示，纷纷上山下乡，与工农兵相结合，发扬"自力更生""艰苦奋斗"的光荣传统，充分发动群众，以"三土"（土医、土药、土法）上写，"四自"（自采、自种、自养、自制）创业的革命精神，把中草药群众运动推向一个新的阶段，赤脚医生队伍，日益成长壮大，农村合作医疗制度，更加巩固发展，中西医结合防治疾病的成果不断涌现，到处都闪烁着劳动人民创造我国新医药学的灿烂光辉。

"为什么人的问题，是一个根本的问题，原则的问题。"为大多数人服务，还是为少数人服务，这是区分真假马克思主义的重要标志，也是卫生战线两个阶段、两条道路、两条路线斗争的焦点。

毛主席指出："中国医药学是一个伟大的宝库，应当努力发掘，加以提高。"为了继承发扬祖国医药遗产、进一步推动全国中草药群众运动的深入发展，走中西医药结合创造我国统一的新医学、新药学的道路，更好地为广大劳动人民防病治病服务，运城地区办这中草药学习班是很有必要的。尤其是在当前全国普及大寨县伟大运动中，办好这个学习班，使中草药能更好地为普及大寨县服务，它的意义尤为深远。学习班以路线为纲，以革命大批判开路，用马克思列宁主义、毛泽东思想为指导，遵照毛主席关于"古为今用，洋为中用""推陈出新"等教导，本着实事求是，群众路线的原则，对全国中草药群众运动中群众创造的认、采、种、养、制、用等宝贵经验与成果，结合现代科学知识进行学习与提高，实为当务之急。

二

我国各地中草药都有着丰富的药材资源，且不必从成千上万的数量来谈，亦不从中医配方应用卓有疗效的来谈，单从效果显著并被纳入现代药学范畴的并具有代表性的，都十分可观。例如：

全身麻醉药：

洋金花：用口服或肌肉注射，均已取得一定的临床效果。

具有镇静、催眠、抗惊厥作用的中草药：

酸枣仁：作煎剂、有镇静催眠作用。

牛黄：有镇静、退热、并能抗惊厥。

全蝎：既有明显的镇静作用，又能对抗各种方法引起的惊厥。

天南星：煎剂有明显的镇静作用，并延长巴比妥类的催眠时间。还有一段的抗惊厥作用。

镇痛的中草药：

延胡索：具有中枢性镇痛作用。对持续性慢性疼痛，内脏钝痛较好。

七叶莲：又名汉桃叶（五加科鹅掌柴属）用于各种创伤及手术后疼痛、烧伤痛、各种内脏疾病的疼痛、神经痛、风湿痛、肝癌等多种肿瘤引起的疼痛，均有较好疗效。

有解热镇痛作用的中草药：

柴胡：具有镇静、镇痛、解热、抗炎症作用，无毒性，无过敏，可安全使用于小儿及孕妇。现已有柴胡注射液。

汉防己：煎剂有镇痛作用，对人工发热的家兔有退热作用，对风湿性关节炎、神经痛有疗效。

秦艽：有抗风湿、解热、镇痛作用。

具有强心作用的中草药：

万年青、北五加皮、福寿草、铃兰、黄花、夹竹桃、羊角拗：均含有强心甙，尤其黄夹甙、羊角拗甙，已普遍用于急性心力衰竭患者。

具有降压作用的中草药：

猪毛菜、臭梧桐、野菊花、杜仲、钩藤、土青木香、地龙、全蝎，均具有降压作用。其中如：

猪毛菜：对血管运动中枢有一定抑制作用，并能直接扩张血管，从而降低血压。

臭梧桐：即八角梧桐、能直接扩张血管，并有镇静、镇痛作用，可用于高血压病和风湿性神经痛、降压作用持久，长期服用无不良反应。

钩藤：对血管运动中枢有抑制作用，有缓和而持久的降压作用，并能抗惊厥。

助消化药：

山楂、麦芽、神曲、鸡内金：其中山楂含有脂肪分解酶，麦芽、神曲含淀粉酶，鸡内金含消化酶。

祛痰中草药：

桔梗、远志：均含皂甙，刺激胃黏膜，反射性增加支气管的分泌，使痰液稀释。

具有利尿消肿作用的中草药：

猪苓：抑制肾小管对电解质和水的重吸收，达到利尿消肿作用。

茯苓皮：抑制肾小管的重吸收功能，促进 Na^+、K^+、Cl^- 排泄增加。

泽泻：能增加钠、氯、水及尿素的排泄，从而发挥利尿作用。

具有收缩子宫作用的中草药：

益母草：对子宫肌有兴奋作用、可使子宫收缩力加强。

当归：对子宫肌既有兴奋作用，又有抑制作用。

止血中草药：

仙鹤草：缩短凝血时间，并使血钙及血小板增加。

三七：缩短凝血时间，低浓度对血管有收缩作用，高浓度则扩张。

白及：含有大量胶体，用于溃疡性出血。

具有促皮质激素的中草药：

甘草：有明显的去氧皮质酮样作用，对慢性肾上腺皮质机能低下病人有疗效。

抗菌中草药：

黄连：有广谱抗菌作用，能增加白血球及网状内皮系统的吞噬能力。

大蒜：对痢疾杆菌、葡萄球菌、大肠杆菌、伤寒杆菌、结核杆菌均有效。

金银花：有广谱抗菌作用，对金黄色葡萄球菌、溶血性链球菌、肺炎球菌、痢疾杆菌、百日咳杆菌等，都有不同的抗菌作用。

连翘：对金黄色葡萄球菌、溶血性链球菌、肺炎球菌、痢疾杆菌、伤寒杆菌、百日咳杆菌都有效。

穿心莲：有广谱抗菌作用。

蒲公英：对金黄色葡萄球菌有显著抑制作用，对伤寒杆菌、痢疾杆菌也有作用。

板兰根：有广谱抗菌作用。

大青叶：对病毒性疾病有较好疗效。

金莲花：对革兰氏阳性球菌、革兰氏阴性杆菌都有抑制作用，对绿脓杆菌的抗菌作用尤为明显。

驱肠虫中草药：

苦楝根皮：能麻痹蛔虫而起驱蛔作用，对蛲虫也有一定效果。

使君子：有驱蛔作用。

驱绦虫的中草药：

槟榔：对猪肉绦虫各段均有麻痹作用。

南瓜子：能麻痹牛肉绦虫中后段，但槟榔能麻痹其头节前段，故两药应合用。

雷丸：各种绦虫均有效。

抗疟中草药：

常山：对各型疟疾均有效。

抗恶性肿瘤的中草药：

喜树碱：珙桐科植物喜树根皮中提取的有效抗癌成分（产湖南、江西），对胃癌、急慢性粒细胞性白血病、淋巴肉瘤、肝癌等有一定的疗效。（静注）

长春碱：长春花中提取的一种生物碱，对恶性淋巴瘤和绒癌有一定疗效（静注）。

农吉利：豆科植物野百合属农吉利的全草，对皮肤癌、宫颈癌有效（肌注）。

藤梨根：猕猴桃科藤本植物（华东南各省产），对消化系统癌症效果较好（煎剂口服）。

以上所举，极不全面，仅就这点有代表性的中草药来看，疗效准确，都是大有发展前途的，其中既有传统应用具有悠久历史的中草药，也有不少是新发现的，说明中草药这一伟大宝库，实大有"努力发掘，加以提高"的必要。

例如抗菌中草药，大都具有清热解毒的作用，与现代抗菌药比较，实具有很多优点：①抗菌谱比较广，有的还有抗病毒作用，但不良反应却很轻微；②不易产生抗药性，尤其是复方中草药，这和复方能从不同环节抑制细菌有关，也和它能提高机体的抗病能力有关；③抗菌中草药多同时兼有解热、消炎作用。实验证实有些尚能降低毛细血管通透性，减少炎症渗出，又能增强白血球与吞噬细胞能力，因而便能减轻一般症状，增强抵抗能力，有利于战胜疾病。④一般来源丰富，可以就地取材，既比较经济，又有利于备战。

总之，抗菌中草药的发掘很快，特别是无产阶级文化大革命以来，在毛主席"备战、备荒、为人民"的伟大号召下，全国军民大力开展了中草药群防群治运动，进行了大量的临床观察和实验，目前用于防治各种感染性疾病的中草药已不下数十种。抗菌的中草药的发展是这样，其他各种中草药的发掘工作，也是一片大好形势，所以我们只能以普及大寨县的精神，共同努力，做出更好的成绩。

中草药是用以预防和医疗疾病的，但药材本身往往具有不同程度的特性，即所谓"药性有偏"。因此，必须对药材加以处理。使它符合医疗要求，才能应用于临床。炮制，就是在这个基础上发展起来的。药物炮制的起源，最早是为了减低药材的毒性。但随着历史的进展，科学技术的发达，特别是医疗水平日益增长的要求，它的内容也随之日益丰富，而与之相应的炮制方法和制作技术也日臻完善。

从它的发展历史来看：汉代以前，在《神农本草经》里便有"阴干曝干，采造时月"的提法，张仲景的《金匮要略》便进一步提"烧炼炮炙，生熟有定，须皮去肉，去皮须肉，依方拣采治削"等方法，当时用麻黄要去节，半夏须洗，附子须炮。两晋南北朝时，雷敩的《炮炙论》问世了，可说这是对药物炮制的第一次总结。到了唐代，孙思邈《备急千金要方》说："凡用麦蘖曲末，大豆黄卷、泽兰、芜荑皆微炒。""凡用斑蝥等潮虫，皆去足翅微熬。"，这种归纳方式，为以后总结炮制方法，打下了基础。宋金元时期，《太平惠民和剂局方》将炮制法列入法定的制药范围，对保证药物质量起了很大的作用。这时最突出的是炮制理论方面的发展，如李东垣《用药法象》说："黄芩、黄连、黄柏、知母，病在头面及手梢皮肤者，须用酒炒之，借酒力以上腾也。咽之下，脐之上须酒洗之，在下生用。""大凡生升熟降，大黄须煨，恐寒则损胃气，至于川乌、附子，须炮以制毒。"明代，李中梓《本草通玄》对炮制理论更作了系统的归纳、他说："酒制升提，皆制润下，姜取发散，醋取收敛，便制减其温，蜜制润其燥，壁土取其归中，麦麸治其谷气，酥制者易脆，去穰者宽中，抽心者除烦。"缪希雍的《炮炙大法》可说是炮制法的第二次总结，并有所提高（增补了部分内容）。清代张仲岩《修事指南》可说是炮制的第三次总结。建国以来，在毛主席的革命路线和党的中医政策光辉照耀下，中医中药得到了重视与发展，在继承整理方面，全国各省市都进行炮制经验的整理和交流；在教学方面，各中医学院中药系，设有炮制专门课程；在生产方面，各地药厂做了很多技术改革，以机械化代替手工操作，大大提高了生产率、改善了劳动条件；在科研方面，也将炮制列为一个项目进行研究。这些，都取得了较好的成绩，出现了前所未有的新气象。但是，亦无可讳言，中草药的炮制技术还不能与现代科学水平相适应，今后还需要进一步的继承和研究，将这门传统技术，逐步提高到现代科学水平，丰富现代的药学内容，更好地为社会主义建设、为保障劳动人民健康，发挥更大的作用。

炮制，应分作炮炙和制剂两方面来谈。运用中草药要进行炮炙的主要目的有四：①消除或减低药物的毒性，如半夏生用刺激喉部，便需用姜制；巴豆峻泻猛烈，必须去油，使不致因毒性的强烈刺激而引起不良的反应。②改变药物性能，可以缓和或加强药物的疗效，如地黄生用性寒凉血，制成熟地便性温补血；蒲黄生用行血破瘀，炒后则可止血；再如常山用醋制反加强其催吐之力，用酒制，则催吐之力便可减弱。③便于制剂和贮藏。如为了便于切片和碾碎，便采取浸、泡、煅、炒等方法。为了保持干燥、便于贮藏、便进行烘、焙等加工。④清除杂质及没有用的部分，使药物清洁纯净，如对根茎之洗去泥沙、杏仁之泡去皮夹，以及某些药通过漂、洗、烘、炙，可改变其腥臭气味等。

传统的炮炙方法，不外火制、水制、水火合制三个类型：①火制法，包括煅、炮、煨、炒、炙、焙、烘等。②水制法，包括洗、漂、泡、渍、水飞等。③水火合制：包括蒸、煮、淬等。传统的炮炙方法相当繁复、操作的技术如加热的程度、浸渍的时间等，都有一定的规定，否则便会影响疗效。有些药物如雄黄、朱砂，便不能火制，火制后反能激发其剧毒作用，有些药物如何首乌、石榴皮之类，忌用铁器，是工具对于炮制还有一定的选择性。目前对于炮制的问题，有两种偏向，一种是保守，遵古炮制，跳不出旧有的框框，不相信科学的进步，安于旧式的手工工艺。一种是苟简，应该炮制的不进行炮制，既没有保持好药材的清洁，更没有提高药材应有的效用。这些问题是很值得讨论的。

制剂，就是剂型问题。中药制剂是与中医临症用药的特点相结合的，通过长时期的医疗实践，创造了多种剂型。《神农本草经·序录》说："药性有宜丸者、宜散者、宜水煮者、宜酒渍者、宜膏煎者，亦有一物兼宜者，亦有不可入汤酒者，并随药性，不得违越。"是剂型的制作，必须根据药性的不同和治疗上的需要而决定。

目前常用的剂型、主要有下列几种：

1. 汤剂　一种药或几种药混合加水煎煮，去滓取汁，称为汤剂，如《伤寒论》桂枝汤、麻黄汤之类。

2. 煎剂　将药物煎汤去滓后，用微火再行煎炼，称为煎剂，如《金匮》的大乌头煎，《外台秘要》的地黄煎之类。

3. 丸剂　将药物研成细末，按处方分量和匀，加水或蜜调和，制成大小不等的圆形颗粒，称为丸剂。分蜜丸、水丸、糊丸、蜡丸几种。如六味地黄丸、人参养营丸，多用蜜制。香连丸、藿香正气丸，多用水制。用米粉、面粉调成糊状为赋形剂的叫糊丸，如犀黄丸、小金丹，多用糊制。以蜜蜡为基础制成的叫蜡丸，如三黄宝蜡丸，便属蜡制。

4. 散剂　按处方将药物混合制成干燥粉末，称为散剂，外用内服均可。如生肌散、冰硼散，属于外用散剂；失笑散、保赤散，属于内服散剂。

5. 膏剂　分内服、外用两种。内服膏剂，将药物反复煎炼成稠黏浓汁，如十全大补膏、两仪膏之类。外用膏制，又分药膏、膏药二种。药膏系将药料和动物脂肪、黄蜡、植物油调成糊状物，用于外敷，如黄连膏、生肌膏之类。膏药是用油类煎熬药物，去滓取油，加入铅丹、白蜡之类，使之化合成富有黏性的胶质，匀推于布上或纸上，贴患处，如万应膏、狗皮膏之类。

6. 丹剂　亦分外用、内服两种。内服丹剂、无一定的剂型，有制成丸的，有制成散的、有制成片的。如活络丹、至宝丹，多属丸剂，紫雪丹、黑虎丹、多属散剂；辟瘟丹、玉枢丹，又多为块状或锭状。

7. 酒剂　将药物浸渍于高粱酒或黄酒中制成，如史国公酒、虎骨木瓜酒之类。

8. 胶剂　用动物的皮、骨、肉、甲、角等，加水反复煎煮；浓缩成黄褐色透明或半透明的固体物质。如驴皮胶、虎骨胶、鳖甲胶、龟板胶、鹿角胶、霞天胶之类。

9. 曲剂　将药料与面粉混合揉和，制成块状，使之发酵，称为曲剂，如六神曲、半夏曲、沉香曲之类。

这些都属于传统的剂型，当然，各有其不同的作用。如：汤剂易于吸收，疗效迅速，广泛用于多种疾病，而以急性疾病及疾病初期最为适合。煎剂的浓度大，吸收缓慢，宜于慢性病。丸剂的蜜丸多滋润补养，适合于虚证及慢性病；水丸质松，吸收较快，应用范围较广；糊丸质地较硬，吸收缓慢，多用于疮伤外证；蜡丸多为有毒性或烈性药组成，多用于癥瘕、疮疡。散剂易于吸收，服用方便，宜于新病及急性病。内服膏剂，便于长期服用，适合于虚证及慢性病；外用药膏，便于涂抹；膏药便于敷贴。酒剂宣通力强，多用于风湿痹痛。胶剂可以久藏，宜于补养用。曲剂多能助消化，宜于脾胃病。但是，现在许多剂型的制作，没有认真从医疗的适当与否来考虑。即以蜜丸为例，并不考虑蜜丸的主要作用，一般用于清解或发表的处方，一律用蜜丸，如市上的羚翘解毒丸、银翘解毒丸，用蜜制都是很不适合的，用发表的中药方，不仅蜜丸不适合，即用片剂的效果也不太好，最好还是以散剂、汤剂为宜，它易于吸收，易于起发散作用，因而疗效肯定要比蜜丸高。例如有解热镇痛作用的柴胡，现在改制成注射液，疗效就非常好，注射液这个剂型，为了解决煎煮的麻烦，解决不能经口服用，解决小儿不便服用等问题，都很值得考虑制作。

对中草药炮制的研究，也存在一个中西结合的问题。例如用某些中草药治疗大面积烧伤，而这些中草药里大部分都含有能收敛创面的鞣质，按现代药学理论，鞣质毒性大，会引起肝脏坏死。后来选择了八种能治烧伤的中草药，分别将鞣质提出，进行毒性分析、试验，结果发现，鞣质可分为可水解型和不可水解的缩合型两大类，前者毒性大，后者毒性小。于是对毒性小的含有可缩合型鞣质的中草药进一步试验改造，终于制成了治疗大面积烧伤的新型中草药。将这种新药外敷于烧伤面积达百分之七十的病人，既没有引起肝脏病变，并能减少体液渗出和蛋白质结合沉淀，防止创面细菌感染，从而缩短了治疗期，减轻了病人痛苦。事实证明，既充分发挥中草药的治疗经验，又运用现代药学理论进行改造制作，不仅提高了中草药的疗效，也充实了新药学的内容。

又如上海黄河制药厂认为治疗流行性感冒，中药西药都有，但疗效都不够理想。经过分析：很多解热的西药退热效果虽快，却不能消除病原，往往退而复升。而有些清热解毒的中草药，虽然退热作用慢些，但同时能抑制病因，一旦汗出热退，病人感到横身轻爽，便把两者结合起来，制成一种治流感的新药，疗效就比较好。还有一种习用的抗癌药，只有注射剂型，要静脉滴注，不适合在广大农村使用，并有白血球下降等副作用，他们按照中西药不同的特点，制成中西结合的复方片剂，既降低了副作用，又方便了病人。

这些例子都充分说明，用中西药理相互结合的办法，对于中草药的炮制，必然有很大的提高。

总之，建立我国自己的新药学，可以从多种途径去探索。除了中西结合制剂以外，还可以改革剂型，从中草药中提取和化学合成有效成分以及改造化学结构等等，道路是宽广的。至于中西结合制剂，不是两种药的简单相加，而是要求我们根据临床实践，不断摸索药物治病的规律，使中西药有机结合，这是创造新药学必须走的正确道路。

（编者按：此文是开门办学期间任应秋在山西运城地区为某医院的讲座文稿）

仲景方的临床应用

（1976 年）

一、痹病常用方

（一）麻黄加术汤

麻黄加术汤主治：湿家，症见一身烦疼、或有恶寒、发热、无汗、小便不利、肢体浮肿，适用于风湿性关节炎之属于寒湿证者。临床处方习用剂量：麻黄三钱，桂枝三钱，炙甘草二钱，杏仁三钱，白术四钱。

身疼为湿，烦则有热，湿邪夹热痹着于肌表，则肌表密闭而无汗，无汗则湿邪不能由表而去，故用"麻黄汤"发肌表之汗以散之。所加之术，颇有区分：如体实而邪盛者，可用苍术以助麻黄散表之力；如体弱不宜大发者，可用生白术以固表渗湿。

（二）麻黄杏仁薏苡甘草汤

麻黄杏仁薏苡甘草汤主治：风湿，症见周身关节疼痛、日晡发热，常用于续发性关节炎。临床处方习用剂量：麻黄三钱，炙甘草二钱，薏苡仁五钱，杏仁三钱。

风湿之邪蕴于经络，故周身疼痛。其所以日晡发热者，因日晡时阳气渐衰阴气渐盛，湿为阴邪，日晡时更郁而不能散。用麻黄、薏苡仁为主药，杏仁助麻黄宣发卫气以散风湿，甘草助薏苡仁渗湿邪以缓疼痛。本方与麻黄加术汤相较：彼湿渐化热仍以湿盛，此湿中有风亦仍以湿为主，是其相同；但此则湿蕴于经络，彼则湿着于肌肉，故又有别。

（三）防己黄芪汤

防己黄芪汤主治：风湿，症见关节烦疼、下肢水肿、身重、汗出恶风、脉浮，适用于风湿性关节炎之属于气虚而表不固者。临床处方习用剂量：防己四钱，炙甘草二钱，生白术四钱，生黄芪六钱。

风伤肌腠故恶风，湿伤经络故身重而疼，汗出为腠理之虚，肢肿为水湿之滞，而其根本原因总在于阳气之先虚。故方用黄芪为主，白术、甘草为辅，以益气胜湿，再以善于引水湿下走之防己斡旋其间，使在里之湿从小便而出矣。

（四）甘草附子汤

甘草附子汤主治：风湿，症见骨节疼烦掣痛、汗出、短气、小便不利、恶风不欲去衣、或身微肿，适用于风湿性关节炎之属于阳虚湿盛者。临床处方习用剂量：炙甘草五钱，制附片三钱，生白术四钱，桂枝三钱。

此为桂枝甘草汤与术附汤之复方。桂枝、甘草所以扶心阳，白术、附子所以温补脾肾，心阳得复，则汗出、短气、恶风不欲去衣诸症可愈，脾阳、肾阳得复，则骨节疼痛、小便不利、身微肿诸症自消。总之，心、脾、肾之阳气均得恢复，无论在表、在里之湿邪皆无羁滞之虞，此扶正即所以祛邪之旨矣。

（五）桂枝芍药知母汤

桂枝芍药知母汤主治：症见肢节疼痛、身体魁羸、足肿如脱、头眩、短气、温温欲吐，适用于类风湿关节炎之属于阳虚湿滞渐化热者。临床处方习用剂量：桂枝三钱，赤芍三钱，炙甘草四钱，麻黄二钱，生姜三钱，生白术六钱，知母四钱，防风四钱，制附片三钱。

本方即由甘草附子汤加味而成。甘草附子汤的功用主要在扶阳胜湿，湿邪滞于经脉郁而不散则关节变形、魁羸、脚肿。方用麻黄、防风以散其湿，赤芍、知母以清其营，庶几湿去、经脉通而魁羸消、水肿去矣；在里之湿邪冲逆不止而见头眩、欲吐者，用生姜降以散之，则冲逆自平。

（六）乌头汤

乌头汤主治：历节，症见关节疼痛、不可屈伸，适用于风湿性关节炎之气虚而寒湿特盛者，即属于痛痹之类。临床处方习用剂量：麻黄三钱，赤芍四钱，黄芪四钱，炙甘草四钱，生川乌三钱（蜜制后，煎至不麻口为度）。

关节疼痛至不可屈伸乃筋脉拘挛所致，故用芍药、甘草以缓解筋脉之拘挛；毕竟是因于寒湿所致，故以乌头为主药，取其大辛大热之性，从里以消散其寒湿；复用麻黄、黄芪之辛温走表，从表以祛散其寒湿；本方虽为祛寒湿重剂，究散中有补，如乌头、黄芪并有扶阳益气作用，亦为扶正祛邪之义。

以上六方，第一、二方适用于实证，故以祛邪为主，第三、四方适用于虚证，故以扶正为主，第五、六方适用于虚中夹实证，故用攻补兼施之法。

二、血痹虚劳常用方

（一）黄芪桂枝五物汤

黄芪桂枝五物汤主治：血痹，症见身体麻木不仁，麻木多为末梢神经麻痹的表现，亦常见于脑血管痉挛、脑血管意外等风痱病。临床处方习用剂量：黄芪六钱，白芍三钱，桂枝三钱，生姜六钱，大枣七枚。

麻木不仁证主要是血气虚损所致，由于气血虚衰不足以供其营运，故用黄芪为主药以补卫气，佐以桂枝、白芍以益营气，营卫既充则经脉有所温煦濡养矣；尤重用生姜，借其辛通之力以宣发之，气行则血不滞，痹得以除（生姜用于麻木症甚有效，姜黄亦佳）；本方即桂枝汤去甘草加黄芪倍生姜而成。

（二）桂枝加龙骨牡蛎汤

桂枝加龙骨牡蛎汤主治：失精家，症见少腹弦急、阴头寒、目眩、发落、下利清谷、脉极虚芤迟，为虚劳病之属于气血两虚者。临床处方习用剂量：桂枝三钱，白芍三钱，生姜三钱，炙甘草二钱，大枣七枚，龙骨五钱，牡蛎五钱。

中医所谓虚劳病的范围极广，凡慢性病而见营养不良、机能衰退者概属之，轻则如神经衰弱，重则如坏血病、白血病、贫血等皆是。失精即遗精，遗精而至少腹弦急、阴头寒者，为下焦肾阳虚衰之候；精血虚少不能上营于头脑，则目眩、发落；脉极虚芤迟，亦为气血两虚之征；若下利清谷则为脾阳虚损所致。气之与血均有赖于脾阳化生的水谷精微而成，故用"桂枝汤"以扶脾阳为主，这是生精益气的根本之图；龙骨、牡蛎仅以固涩肾精而已。凡属衰弱类型的神经官能症、妇女更年期症候群，以及虚寒白带多者，用之均有良效。

（三）小建中汤

小建中汤主治：虚劳病，症见腹里拘急、悸动、疼痛，四肢酸疼、手足烦热、咽干、口燥、衄血、梦失精，为虚劳病之属于肝脾两虚者。临床处方习用剂量：桂枝三钱，炙甘草二钱，大枣七枚，白芍六钱，生姜三钱，饴糖一两。

肝阴虚而筋脉失养，则少腹拘急、悸动；肝阴虚而相火上炎，则咽干、口燥、衄血；相火妄动，则梦失精；脾阳虚不能健运，则腹中痛；阳不达于四肢，则四肢酸疼；水谷精微不及于手足，则手足烦热。桂枝汤用于内伤证扶脾阳见著，今再加饴糖以养脾之精，倍芍药以养肝之阴，肝阴复则不仅筋脉得养，拘急、悸动诸症自愈，即相火亦随之而安谧，咽干、口燥、衄血、梦失精诸症亦可潜消；脾阳、脾精两俱充沛，则腹痛、四肢酸疼、手足烦热等亦除，所谓"治肝补脾之法当于小建中汤求之"。本方适用于多种慢性衰弱症之有腹痛、拘急者，如慢性腹膜炎之类，颇有效验。

（四）黄芪建中汤

黄芪建中汤主治：虚劳，症见气短、身倦、行动喘乏、心中虚悸、面色少华、饮食无味、头重不举、少腹拘急等。盖为虚劳病之"小建中汤证"尤偏于气虚者。临床习用剂量：黄芪六钱，桂枝三钱，白芍六钱，炙甘草二钱，生姜三钱，饴糖一两，大枣七枚。

上述诸症统为元气亏乏之候，特加黄芪之甘温以大补元气，今用于十二指肠溃疡之属虚寒证者有一定疗效。黄芪甘温不仅有补脾之力，亦有托里消痈疡之功也。

（五）八味肾气丸

八味肾气丸主治：虚劳，症见腰痛、少腹拘急、小便不利等，属虚劳病之肾阳虚证。临床处方习用剂量：熟地黄四钱，山药二钱，山茱萸二钱，茯苓钱半，丹皮钱半，泽泻钱半，附片三钱，肉桂二钱。

肾阳不足则水湿不能化气，膨积于肾府则腰痛，膨积于腹则拘急、小便不利。本方以肉桂、附片为主，温补肾中元阳；肾阳居于肾水之中，故于补肾阳的同时还须补肾中之精水，其余六味悉为滋养精水之用；故亦可谓为两补肾阴、肾阳之方。凡糖尿病、肾萎缩、慢性肾炎、前列腺肥大而属肾阴阳两虚之证者均可应用。

（六）酸枣仁汤

酸枣仁汤主治：虚劳，症见虚烦不得眠，盖神经衰弱属于阴虚者。临床处方习用剂量：酸枣仁六钱，生甘草二钱，知母二钱，茯苓二钱，川芎一钱。

久病虚劳，脏腑阴精大伤，故可见虚烦不眠。如胃有虚热，阳不得入于阴者，唯生甘草与知母清而导之；肝阴虚而魂不藏者，唯酸枣仁足以养之；心血虚而神不安者，唯茯苓与川芎可以制之。故本方对虚烦不眠有卓效。

以上六方，黄芪桂枝五物汤、桂枝加龙骨牡蛎汤、小建中汤、黄芪建中汤，统为"桂枝汤"的变方。黄芪桂枝五物汤专在补益营卫而宣发之；桂枝加龙骨牡蛎汤则在扶脾阳以益精气而收敛之；小建中汤补脾阳而益肝阴；黄芪建中汤温脾阳而大补元气。故此四方皆为益脾之剂。八味肾气丸两补肾阴肾阳，而以补肾阳为主；酸枣仁汤为益阴安神之剂，而以清胃、制心、养肝见功效。

三、咳喘上气常用方

（一）射干麻黄汤

射干麻黄汤主治：咳而上气、喉中水鸡声（"水鸡"即"青蛙"，取其鸣声连连不绝之意），即咳嗽、气喘而喉中有痰鸣音者，多见于支气管炎、哮喘性支气管炎的发作期，盖属肺中寒饮证者。临床处方习用剂量：射干四钱，麻黄三钱，生姜三钱，细辛二钱，紫菀二钱，款冬花二钱，大枣三枚，半夏三钱，五味子一钱。

寒饮滞于肺，肺气不能清肃而上逆，即可见咳嗽、气喘、上气（即气上逆而促之谓）；寒饮堵塞于气管之中，阻碍呼吸气之出入，便发出有似青蛙叫的痰鸣声。方用射干、款冬花、半夏利肺以降逆；麻黄、细辛、生姜、紫菀温散以除饮；大枣、五味子虽有缓急、敛气之功，在饮邪方盛之际，究不能多用。气肃降，饮邪散，则喘咳自止。

（二）厚朴麻黄汤

厚朴麻黄汤主治：咳嗽、气喘、胸满、烦热、脉浮，宜用于支气管炎肺中饮邪之渐化热者。临床习用剂量：厚朴五钱，麻黄四钱，生石膏一两，杏仁三钱，半夏三钱，干姜二钱，细辛二钱，小麦六钱，五味子钱半。

胸满、烦热、脉浮，皆为饮邪化热之征。方即小青龙汤加石膏以杏仁、厚朴、小麦易桂枝、芍药、甘草"而成。小青龙本为治内有水饮之方，以其渐有化热之势，故加石膏而去桂枝，此理之易知者；至杏仁、小麦，其宣肺、利气、缓急之力远较芍药、甘草为优，故取去如此。本方与射干麻黄汤相较：射干麻黄汤适用于痰多者，厚朴麻黄汤则适用于痰少；射干麻黄汤证无热，厚朴麻黄汤证则有热也。

（三）麦门冬汤

麦门冬汤主治：火逆上气、咽喉不利，用于咳喘之津伤液燥者。临床处方习用剂量：麦门冬四钱，半夏二钱，沙参四钱，生甘草二钱，粳米二钱，大枣三枚。

咽喉不利即由于肺胃之津液大伤所致，所谓"不利"为咽喉中有一种似痛非痛、似堵非堵之感，虚火上炎、津液枯竭是其病机。方用麦冬、半夏以润肺而降逆，沙参、粳米、大枣、甘草以和胃而增液，因胃为肺津之源，肺胃可同治也。本方实由白虎加人参汤去石膏、知母，加麦冬、半夏、大枣而成；盖彼为实火，此为虚火，实火则用石膏，虚火则用麦冬也。临床可用于肺结核、慢性咽炎、喉头结核之有"燥"象者。

（四）葶苈大枣泻肺汤

葶苈大枣泻肺汤主治：肺痈，症见喘不能卧，为治痰多、喘甚之方。临床习用剂量：葶苈三钱，大枣四枚。

今之肺坏疽、肺脓疡等疾病非本方所宜，此之所谓肺痈殆指肺胀，即由于痰浊阻滞、肺气不利、胸部胀满以致"喘不能卧"也。故用葶苈一味入肺以泄气闭而开其郁结；用大枣者，恐葶苈猛峻，免伤脾胃之故。本方可适用于肺水肿。

（五）越婢加半夏汤

越婢加半夏汤主治：肺胀，症见咳、喘、上气、目如脱状，脉浮大，盖为支气管哮喘之有痰热者。临床处方习用剂量：麻黄三钱，生石膏一两，生姜三钱，大枣三枚，生甘草二钱，半夏六钱。

支气管哮喘病，症见呼吸非常困难，呼长而吸短，颈静脉怒张，口唇亦肿胀作紫色，目睛胀突有如脱状，迨气喘逐渐平息，始咳嗽出少许稠痰。本病发作，必因呼吸困难而致急性肺膨胀，发作不已终成肺气肿，盖由痰饮与邪热固结而成。方以麻黄、生石膏为主，疏肺气以利水饮，并泄其饮中之热；

再佐以半夏、生姜，化痰降逆，以消胀而弭喘；大枣、生甘草所以缓急迫，以其有热，故甘草生用。

（六）小青龙加石膏汤

小青龙加石膏汤主治：肺胀，症见咳、喘、上气、烦躁、心下有水气、脉浮，亦为支气管哮喘之饮甚于热者。临床处方习用剂量：麻黄二钱，芍药二钱，桂枝二钱，细辛二钱，干姜二钱，甘草二钱，半夏二钱，石膏五钱，五味子一钱。

本证颇同于越婢加半夏汤证，但由于心下寒饮更甚，邪热较轻，故主要用小青龙汤以温散寒饮，仅用轻量石膏以祛其热，则寒温并进，水热俱消，与越婢加半夏汤的鉴别在此。

以上六方，均适用于支气管炎或支气管哮喘。厚朴麻黄汤、越婢加半夏汤、小青龙加石膏汤等三方所治之证均有热象；厚朴麻黄汤用于支气管炎痰虽少而渐化热者；越婢加半夏汤与小青龙加石膏汤均用于支气管哮喘；越婢加半夏汤所治为痰热固结；小青龙加石膏汤所治则寒重热轻；射干麻黄汤、葶苈大枣泻肺汤均为寒饮特重之证而设；射干麻黄汤所治痰多而喘不甚者；葶苈大枣泻肺汤所治则痰多而喘甚者；麦门冬汤所治系慢性支气管炎病之津伤液燥者。

四、五泻心汤的分析和应用

五泻心汤出自《伤寒论》和《金匮要略》，其所以名"泻心"，主要是指泻涤"心下之痞满"而言。仲景书所言"心下"，基本是指胃及横结肠等部位。"痞"为满闷不舒的描述，颇与临床所见胃炎患者上腹部常得饱闷不适感类似。心下痞满而不痛，或按之较软者，多为虚证；若痞硬或痛者，多为实证。

心下痞满的成因常由邪热郁胃所致，《伤寒论》中说："病发于阴，而反下之，因作痞。"又云："脉浮而紧，而复下之，紧反入里，则作痞，按之自濡。""发于阴"的阴以及"脉浮而紧"，是所伤之寒邪未从表解反而入胃化热所致，热郁于胃，故"痞"症即因之而成。

寒邪为什么能入胃化热？一是因于患者胃气素虚，抵抗力弱；一是因于误治所致。甘草泻心汤条文便具体地说明了这个问题。文云："伤寒中风，医反下之，其人下利，日数十行，谷不化，腹中雷鸣，心下痞硬而满，干呕，心烦不安，医见心下痞，谓病不尽，复下之，其痞益甚，此非结热，但以胃中虚，客气上逆，故使硬也。"所谓"胃中虚，客气上逆"者，即胃气亏损，客邪乘虚而入，一而再地"攻下"，即因误治而损伤胃气。于此明确了"心下痞满"病变的性质是"正气"既虚复有"郁热"之故。因此，治疗"痞满"，既要补胃气之虚，又须泻郁滞之热，即所谓扶正祛邪也，所以五泻心汤中除大黄黄连泻心汤而外，都是攻补并用，其义可知。

五泻心汤在临床上的具体应用可分作两组来比较。半夏泻心汤、生姜泻心汤、甘草泻心汤为一组，大黄黄连泻心汤、附子泻心汤另为一组。前一组黄芩、黄连、生姜、半夏、大枣、甘草、人参并用，黄芩、黄连所以清胃中气分之热郁，生姜、半夏所以祛湿降逆，人参、甘草、大枣所以补胃气之虚。半夏泻心汤以半夏为主，伍以生姜，适合用于心下痞而胃气上逆者；生姜泻心汤以生姜为主，伍以半夏，适合用于心下痞而胃中水饮停蓄者；甘草泻心汤以生甘草为主，伍以黄芩、黄连，适用于心下痞而胃中烦热不安者。后一组三黄（黄芩、黄连、大黄）并用，大黄黄连泻心汤用于心下痞而胃热冲逆之吐血、衄血者，附子泻心汤则用于阳气素虚之人而胃热痞结者。

总之，五泻心汤所治之症，以心下痞满为主症，常见之于急、慢性胃炎、胃肠炎、胃扩张等疾病，如果辨证确切，疗效是很显著的。临床常用的五泻心汤用量如下：半夏泻心汤，半夏四至五钱、干姜三钱、黄芩三钱、党参三钱、黄连一钱、大枣七枚、炙草三钱；生姜泻心汤，生姜四钱、半夏三钱、甘草三钱、党参三钱、干姜一钱、黄芩三钱、黄连一钱、大枣七枚；甘草泻心汤（《伤寒论》无人参，据《金匮要略》补），生甘草四钱、黄芩三钱、干姜二钱、半夏三钱、党参三钱、黄连一钱、大枣七枚；大黄黄连泻心汤（《伤寒论》无黄芩，据《金匮要略》补），大黄二钱、黄芩三钱、黄连三钱；附子泻心汤，制附片三钱、大黄二钱、黄连一钱、黄芩一钱。

药效随笔

（写作时间不详）

一、解表药

（一）辛温解表药

麻黄：辛温而散，既能泻肺经郁滞之邪，使其宣肃，而愈咳嗽、气喘、水肿诸症，复能引营分羁留之寒达于肌表，而发腠理固密之汗，故为宣肺解表之要药。其根与节则甘平，反能止汗。

桂枝：功专调和营卫，温通经络。若卫受风伤，不能内护于营，津液不固而汗自出者，桂枝能驱卫分之风以固营，则津液敛而汗自止；复能温通心肝之阳，化膀胱水寒之气，凡心阳虚而悸动，肝阳虚而郁滞，膀胱之气不化而水气上冲者，均能治之。至肉桂则为专补肾阳要剂。

细辛：为足少阴肾经主药，性味辛温，辛则善行；能引肾中阳气上升于脑，温则胜湿，凡下焦寒湿郁闭，能温化之而使其消散，故实为行阳散寒之品。

紫苏：辛温能散，芳香通泄，为疏肺利气之品。凡风寒之邪闭于肺，肺气失去宣肃之用时，借其辛散通泄之力，则能开闭、行滞、降逆，而愈外感、咳嗽、胸痹诸疾。苏子开郁下气，用作消痰定喘药。

荆芥：辛温香散，气味轻扬，入于肝经气分；凡风邪客于皮、膜之间，而见肌肤灼热、头目昏眩者，用之最见良效，皆其轻扬之力所致。与防风相较：防风不如荆芥之轻扬，而以入于骨肉见著也。

防风：为驱风散湿要药，以其温通全身经脉，以至骨肉之间也。若与独活相较：防风自上以达于周身，独活自下以达于周身；防风以治风为主而兼散湿，独活则以散湿为主而兼治风。

白芷：气温力厚，通窍行表，为足阳明胃经驱风散湿要药。凡驱风药，往往有耗散津液之弊，唯白芷性极滑润，既能驱风胜湿，又能和利血脉而不枯耗，故头面诸疾如眉棱骨痛、牙龈痛、面黑瘢疵等常用之。

辛夷：清香入肺胃，味薄而散，能上窜头目，逐阳分之风邪。故凡风寒入脑而致鼻渊浊涕不已，或头痛、龈痛而鼻塞不利，均可用之。

生姜：带皮者，辛温入肺而开胃。令肺气通条，故能解表而散风寒；使胃气运行，故能降逆而止呕吐。

煨姜：辛性减，温性增，故发散之力已不多，而温脾胃、除寒湿之力则较强。

生姜皮：辛而兼凉，专走皮表，行水散湿，故为五皮饮中之要药。

生姜汁：辛散温通之力最全，最能消除寒湿停滞，所以寒痰、湿痰、痰结诸症多用之。

干姜：因久干体质收缩，温性过于生姜，止而不行。与生姜相比，辛散性较少，而专用于温散里寒，适用于脾胃虚寒证。

炮姜：性苦温，辛性已大减，能引血药入气分而生血；常用于血虚发热证（如妇人产后），因此热乃阴虚而阳无所附之热，忌用寒凉表药，唯用炮姜入肝引诸药生血，与补血药同用，其热自退，即"热因热用"从治之法。

葱白：善于发散阻闭的邪气，通彻上下；其解表是利肺通阳的作用，阳气被阻不能达于四肢时，故亦用以通阳复脉；如"通脉四逆汤"（炙草、干姜、附子、葱白）治少阴病手足厥冷、脉微欲绝。

豆豉：应名淡豆豉，因其体质轻虚，故其性发散，能启发津液上滋，用于上焦阳气郁抑而不能宣导，有烦闷的感觉时最好用。

柽柳：性温入血分，又善于发泄，故用以透疹甚效。因其透达之性较速而剧，一般不用重量。

胡荽：辛温祛风寒，香窜避秽气，内通心脾，外行腠理。凡属秽浊邪气，以及有表邪为滞气所阻，不能透达时多用之。

（二）辛凉解表药

薄荷：入肺兼入心，能引诸药入于营分或卫分，为解散上焦风热之品。

牛蒡子：疏散上焦风热，透发经络壅滞，尤善透发热毒，故多用于咽喉痛、麻疹等病。

蝉蜕：味甘气寒，善于泄气分之热；体质轻虚，善于解表郁之邪；为虫体之蜕，近于血肉，故性柔而善于解痉，多用于小儿风病。

浮萍： 入肺经，达皮肤，发汗胜于麻黄，下水捷于通草；适用于热实邪气之宜于发散者，亦即"火郁发之"之义。

桑叶： 甘寒清润，降多于升，善于泄降肝胆之郁热；兼入胃、大肠，最适合用于热而兼燥者。

桑枝： 宣通肝络，疏利两胁支撑疼痛。

桑白皮： 入肺经气分，凡因肺气不清，而湿热胶结的水肿、痰饮诸症均宜。

桑椹： 甘寒，味厚于气，优于养阴清热，凡精血不足而见燥热证者最宜。

菊花： 以滁菊花（白菊花）为上，杭州产的次之；黄色甘，白色苦，唯滁菊花甘而清香；凡芬芳药，多属气清而升，能治头目诸疾；但香气胜者，往往辛燥，唯菊花绝无燥烈之弊，疏风清热，专能抑降肝胆上炎之火，古人说菊能"壮水制火，扶金抑木"，意思即是说菊是清润之品。唯野菊花一般不作内服药用，为疡科外敷药，其叶尤良。

蔓荆子： 疏散风热，主要是偏于疏散肝气内动之风热；所以王好古的《汤液本草》认为是搜肝风的药；近人张山雷亦说其降多于散，用于内动风邪的头目痛；《本草纲目》谓其主头目风虚之证，说明亦是祛内风药。总之，蔓荆子搜风凉血的作用是较强的，所以王好古、李时珍、张山雷的意见都是有参考价值的。

葛根： 轻扬升发，鼓动胃气上行，开发腠理，故能解肌退热，又能生津止渴。阳明为多气多血之经，若热郁于经，气血不能通畅，则痘疹不能宣发于外，便借葛根升散之力，以泄热外散，因而麻疹得以透发。

升麻： 能引阳气于最下之处而使之上升，凡阳气郁抑于中焦而不能宣发的，用之最好；它能引人参、黄芪之甘，以固卫气之表；引石膏之寒，以止阳明龈痛；引犀角之凉，以透血中斑疹；引葱白之辛，以解皮肤表邪。其宣发之功颇似麻黄，但麻黄只能入肺解上焦之邪，升麻则专入脾胃，为中焦宣透的主药。

柴胡： 性升属阳，舒肝解郁；在脏主血，在经主气，脏为里，经为表，是为和解表里气血的专药。肝主藏血而多郁，得柴胡苦平疏散之性，郁即解而血亦宁，故常用以疏肝。柴胡、升麻均轻清上升，有些相似，但柴胡以宣发少阳之半表半里为主，而疏解肝胆之抑郁，升麻则宣发阳明之肌肉腠理，而升举脾胃之下陷，是其大异。

二、泻下药

（一）攻下药

大黄：性沉降，入血分，走而不守，善于除实热燥结，下有形积滞。六腑以"通"为用，故凡有热实诸邪滞于腑，均可用此泻之；营血以"和"为贵，故凡有瘀蓄癥瘕蓄于经，均可用此消之。

芒硝：气薄味厚，性降善走。其用有三，去实热一也，涤肠中宿垢二也，破坚积热块三也。散积除热与大黄颇相似，而软坚之力尤过之。

巴豆：辛热迅利，故善于涤陈寒固结，通开峻剂，宜用于冷积坚癥。巴豆与大黄同为攻下之品，但大黄性冷，病多热者宜之；巴豆性热，病多寒者宜之，但仍须去油而后用。

（二）润下药

火麻仁：生津润燥，性最滑利。凡津伤而有留滞时，用之最足润燥通滞。其生津之力，颇与地黄相似，但地黄入脏生津以养阴，麻仁入腑润燥以导滞，则又大异。

郁李仁：性润而降，故利于肠中燥结之癥积；苦清辛通，故善导水气阻滞之癃闭。其润燥之功，虽与火麻仁类似，但火麻仁优于润燥、暖中、活血，而郁李仁则导滞、通利、破血，是其大异。

三、利尿逐水药

（一）利尿药

茯苓：味甘淡，甘能助阳，淡能通窍；性属温平，而能益脾逐水；善通心气于肾，使热从小便而出，小便结者凭其逐水之力可以通，小便多者借其补脾益气之功又能止，故为补利兼优之品。

猪苓：行水利湿之力优于茯苓，故消肿通淋多用本品。与茯苓相较，茯苓入气分，常借补脾益气之功以化水；猪苓入血分，多借消阴和阳之力以行水。张仲景的猪苓汤证中往往有渴症，是水气逼阳于上不能化生津液的表现，用猪苓汤消散水气以后，阳气因之以和，便不迫于上而燥渴了。

薏苡仁：专于渗湿，湿去则脾胃安，脾胃安则能养四肢而止拘挛；上输津液，以补益脾肺，运化水气而消肿胀。

泽泻：入膀胱利小便，入肾经泻火邪，擅利水渗湿之功，而泻血液中的废物；故于六味地黄汤中与丹皮并用。凡脾胃湿热，用之能令清气上行而除头目眩晕诸症，皆为清洁血液的效用。

车前子：为行水泻热之品，利水而不泄气；颇与茯苓相似，但此为子实，兼有润心肺的作用，心肺得润，则痰热自消。

滑石：性沉重下降，入足太阳经，色白入肺，则清其化源而入膀胱，故为通利湿热之良品。

木通：上行心包，降火清肺热，使津液化生；下通小肠膀胱，导湿热由小便出。除湿热之功颇同防己，但防己宜血分，木通宜气分。利水之功颇同泽泻，而泽泻宜相火，木通宜君火，是其大较。

通草：为利水退热之品，与灯草同功。能引热下行而利小便，通气上达而下乳汁。凡阴窍涩而不利，水肿闭而不行，用之皆可通。

石韦：功专清肺利水。凡水道不行，因于化源不清者，用以清肃肺气，恢复其通调的作用，小便不利诸症则随之而愈。

瞿麦：功专泻心利水，必须实有湿热壅滞者为宜。若心虽有热而小肠虚者则不用，脾虚水肿者，亦不适合。

海金沙：善除小肠、膀胱二经血分之湿热。凡属热闭证，须用"釜底抽薪"法，欲使热从小便去者，用此最宜，可配合栀子、硼砂用。

金钱草：淡渗利水，能软坚化石。盖因其偏入气分，善于解郁散结，郁结既散，则凝积之石亦可分解矣。

茵陈蒿：茵陈之所以善退黄疸，主要是由于清湿热之功；其善清湿热，是由于其发汗利水的作用；表里之湿，或从汗解，或从小便利，则热自清除。

防己：辛能走散，通可行滞；善下行，长于除湿；气颇慓悍，为祛风行水之品；凡湿热流注十二经脉，以致二便不通利者，唯此效速。治水用汉防己，治风用木防己。

冬瓜子：善解热毒、愈脓疡，故用于肺痈、肠痈，以肺与大肠为表里之经，痈多为营分热腐所致也。其利与润的作用颇与泽泻同，但泽泻利多于润，而冬瓜子则润多于利，故上消病亦常用之。

（二）逐水药

甘遂：长于攻逐行水，能疏通十二经，攻坚破结，直达水气所结之处；凡系中、上焦湿热壅积，须使宿积水湿从谷道而出者，用之最宜。

大戟：上泻肺气，下走肾阴。其泻脏腑水湿之功优于甘遂，唯尚能破恶血，去秽毒，却偏入血分。

芫花：为行水之品，能直达水饮窠僻之处，故用于热痰内壅之证，取效甚捷。与大戟、甘遂相较：甘遂泻经隧之水，大戟泻脏腑之水，而芫花对于表里水闭均能开闭散结。

牵牛子：峻下善走，专于行水，泻气分湿热，见效甚速。白牵牛善于利肺，除壅滞气逆，通大肠风秘，故有利于上焦痰饮证；黑牵牛泻肾兼泻脾胃之湿，利大小便秘均佳。与大戟相较：两者均能泻肺、肾之水，上下分消，但大戟偏于入血分，牵牛子则偏于入气分。

四、祛风湿药

羌活：气雄而散，味薄上升，能急走经络，祛寒散湿，透肌表入风之邪，止周身百节之痛。与川芎同用，治太阳、厥阴头痛最验，皆因羌活能祛太阳之水湿，川芎能温厥阴之血寒也。

独活：升中有降，能通达周身，散风胜湿。凡肾经之伏风头痛，以及两足湿痹不能动者，非此不除，气缓而善搜，故能入最深最下之经络。与羌活相较：羌活入足太阳膀胱经，独活入足少阴肾经；羌活性燥而散，独活性专而达；羌活主要治上，独活主要治下；故临床上疗风多用独活，兼水湿则用羌活。

威灵仙：纯阳，性升，主入膀胱经，善于行气祛风湿，对于五脏亦能疏宣，尤其用以横行攻窜，功效显著，故以之治疗积年风湿痼疾大有殊功。古人描述其功能云：猛烈善攻，故曰威，朝服夕效，故曰"灵"、曰"仙"。

海风藤：温通辛散，最善于通经入络；其辛味大于温性，故其入经络以后，最善于通闭解结，泄壅消滞。凡因风、寒、湿诸邪之留于经脉而为痹、为痛者，皆得治之。

秦艽：苦能燥湿，辛能散风，为泄散疏利之品；其苦多于辛则优于燥湿邪，而辛兼以苦亦能除肝胆风热。故于驱风、除湿、泄热之剂用之，均能显其效用。

苍耳子：苦以燥湿，甘以和血，温则通畅；虽入肺经，尤善于上通脑顶，下行足膝，外达皮毛；故能发汗而散风湿，治鼻渊鼻瘜，是其能使清阳之气上行的效果；对于妇女血风攻脑，头旋、闷绝亦治之有效者，亦是其善通颠顶的作用。

豨莶草：可升可降，属阴，其性走而不泄；入肝经则能活血而祛风，入肾优于除湿而疗痹；生用则寒，熟用则温。凡风中经络用之，最能活络胜风。

木瓜：降多于升，理气利筋；气散者得之能收，气滞者得之能和，筋急者得之能舒，筋缓者得之能健；入肝脾血分，实为利筋骨、调营卫之良品。

桑寄生：气性平和，不寒不热，寄桑而生，得桑之性味最多，比桑尤胜，善于益血养营。凡因营血不足，而风湿侵入经脉为痹、为痛，或因血不养肝，风气内作，用之均有养营柔筋、驱风散湿的作用。

五加皮：功专养肝肾二经。肝得其养，则邪风去而筋强，故拘挛、痛痹诸症得除；肾得其养，则邪水去而骨壮，故腰痛、脚软诸症得愈；之所以能壮筋骨、祛风湿者在此。

白花蛇：凡蛇性皆善窜、善走、善行、善蜕，故一切风痛用之，能引药至经络难达之处。白花蛇专食石南藤，所以透骨搜风、截惊定搐之力甚强，又为血肉之品，其柔肝熄风的效用尤捷。

五、祛寒药

附子：功长入肾，温补元阳；能引补气药行十二经，以复散失之元气；引补血药入血分，以温养不足之营血；引发散药开腠理，以逐在表之风寒；

引温暖药达下焦，以除在里之寒湿；皆是其扶阳之力的作用。附子用盐浸，取其能入肾，分黑附片、白附片两种，凡经炮制，性味减弱，功用较缓。

制川乌：辛味强，较附子辛窜，用于驱风寒湿痹较好；补阳作用则远不如附子，故草乌、川乌均为辛热祛风寒湿药，不用于扶阳。

吴茱萸：气味俱厚，能散能温，能升能降，既入肝肾二经气分，兼入脾胃二经血分，为下气、开郁、祛风、散寒、燥湿之良品；性虽热，却能引热下行。凡浊阴不降、厥气上逆、膈塞胀满诸症用之效用显著。

川椒：能升能降；升则入肺，能消散肺中寒湿，以奏止咳、下气之功；降则入肾，能扶阳益火，并有引火归原之效；借其辛热之性，既能温脾散寒，尤能燥湿杀虫。

高良姜：大辛大热，专治脾胃寒冷重证；凡因中焦寒盛而呕吐、腹泻、□痛诸症，□□□其辛热之力而制呕、止泻、镇痛。与干姜虽类似，但本品□□□□可多用之。

□□能去滞，香能入脾，热能祛寒燥湿；故最能消食、驱寒、燥湿、尤善于除山岚瘴气、消秽化浊，故常配常山、知母以治疟疾。

丁香：性升，为泄肺、温胃、补肾之品；化湿痰、消胀满，即其泄肺之功；止呕逆、制泄泻，是其温胃之力；疗腹冷、起阳痿，为其补肾之效。

小茴香：辛热而不走窜，善降浊阴之气，为开胃、治疝之良品；凡属中下焦虚冷，而有湿浊邪气滞者，用之最良。

艾叶：可升可降，通十二经血气；以之内服，可以走三阴而逐寒湿；以之外灸，可以挽回垂绝之元阳（灸丹田、气海最效）。

六、祛暑药

西瓜：味甘色赤，能引心包之热下入膀胱而出，令人心胸凉冷，烦渴遽消，所以有"天生白虎汤"之誉。白虎汤除肺胃之热、消烦止渴，而西瓜的功效与之相似，其除烦、生津之力尤速。

青蒿：为肝胆二经血分药，肝胆均属相火，故善于清解血分热邪。凡苦寒药多于脾胃不利，独此芬芳醒脾不犯冲和之气，最是特点。

豆卷：质甚疏松，性则宣利。既能利水泄湿，疗郁结胀满之患；亦善解肌达表，治筋挛膝痛诸疾。本品是用黑豆浸泡而成，长于利水行血；其生芽者便为"黄卷"，更能破瘀、舒筋，皆其舒发通达的效用。

香薷：可升可降；唯其升，则上疏肺经，辛散皮肤之蒸热；唯其降，则下利小便，温解胸腹之凝结；即兼有散热、渗湿之长；所以常用为暑季解表之品，因暑热常夹湿而病人也。

佩兰：富含清芳之气，辛可散滞，香能解秽，专入脾胃二经气分。凡胃中有陈腐之物，以及湿热蕴结于胸膈，皆能荡涤而使之宣散；故口中发甜味、或溢出清水者，用之即除。《素问》所云"兰草除陈气"即指此而言，当夏季暑湿郁蒸之时用之，实为开胃和中的妙药。与藿香同为夏令治理中焦之品，不过佩兰偏于胃，藿香偏于脾。

藿香：禀清和芳烈之气，升多于降，清和便能化浊，芳烈则可除秽；故凡属中、上二焦有秽浊和壅滞的病变，最适合用以芳香化浊，通利气机。

七、清热药

（一）清热降火药

石膏：虽属石类，却体轻而质松，故可升可降；升则凭其辛甘之味，既能发汗解肌，又能缓脾升津；降则借其寒凉之性，引中、上二焦之热，使其屈曲下行。与知母、甘草同用，便名之为白虎汤，"白"即指石膏之色，"虎"所以形容其清热之迅猛也。

知母：气味俱厚，性降属阴，为泻火滋水之品。凡苦寒之品，多因其苦味厚而化燥，如黄芩、黄连、大黄之属，唯知母苦寒却偏于润，为泄热、生津之良品；多与黄柏同用泻相火，唯黄柏用量宜轻，知母用量不妨重，即此之故。

栀子：可升可降；升则上行于心肺，泄其邪热，故可治烦热、消渴、不眠诸症；降则下走于肝、肾、膀胱，泄其邪热而治淋闭、便结、尿赤诸症；故为泻三焦湿热，解五志郁火之良品。

竹叶：通行肌表，淡渗下降；其清上焦风热，即其辛散解肌之功；其泄下焦热闭，即为淡渗下走之力；用以消痰，亦为痰之兼风热者。

芦根：甘能益胃和中，寒能清肺降火；肺火即清，胃气得和，则胃中津液能输于肺，使肺气通调而小便自利，以胃为肺之化源，肺为肾水之上源也。

夏枯草：入肝胆二经血分，善于通利血脉，解散郁结。凡因肝有郁滞，热结不解，而变为瘰疬，用之最能散结解热，为治妇女、肝胆诸病的良品。

决明子：苦能泄热，咸能软坚，甘能益血，入于肝肾二经。凡肝肾阴精不足，得此甘咸之品，则能益血滋精；精血得滋，则火自清而风以宁，故因肝肾亢热而致头目诸疾，皆得以治。

（二）清热凉血药

犀角：性最走散，入胃经血分，解血中热毒。五脏六腑皆禀气于胃，胃中水谷为化血之源，故胃中之血热毒邪能解，诸经之血热亦因之而消；兼入肝心二经，以热毒既解，两脏的神志得以清也。

干地黄：即生地黄，善于凉血润燥；毕竟是以凉血为主，凡血中蕴有火热邪气者，用之方为适合，若血中无热而用之，其苦寒之性，反足以阻滞阴邪，必须注意。

牡丹皮：为清伏火，除血热之品；"伏火"即相火，丹皮既能清泄血中之实热，又能清肝肾中的相火。与黄柏相较：黄柏性寒而燥，牡丹皮则寒而不燥，泻阴中之火，使火退而阴自生，所以六味丸用丹皮而不用黄柏。

地骨皮：入肺降火，入肾凉血、退蒸；凡热淫于内，而见骨蒸潮热、咳嗽不宁均可应用，以其甘淡微寒，实为补阴退热之品。与丹皮相较：同治骨蒸，但丹皮味辛宜用于骨蒸而无汗者，地骨皮则味甘用于骨蒸之自汗者最为适合。

白薇：为清虚火降血热之品，凡属阴虚火动、内热生风诸疾用之最宜；因内风之动，病变自肝，白薇有养阴、柔肝之用，血得养而火不焚，肝得柔而风自熄也。

银柴胡：为少阳半表半里之品。用于"半表"，则凭气味轻清、芳香疏泄之力，引正气以祛邪，则表自解；用于"半里"，则能疏理滞气，助肝以畅达其疏泄、条达之性。

紫草：专以凉血，凡痘疹血热毒盛，以致枯结不能外越时，用之以凉解血热，则血行而毒出，绝不同于发散之品；唯其性凉而润，故亦可用于大便热秘者。

白头翁：为泄热凉血之品，用于胃肠之湿热内滞、邪入血分、便下脓血之痢疾最有效者，因湿热得泄则清浊攸分而滞下愈，血热得除则腐浊尽消而脓血净。

白茅根：清热泻火，理血利水。凡苦寒之药往往伤气败胃，唯此味甘性纯，既能除内热而又不犯胃气，故劳伤虚羸而血分有热者用之，最为适合。

（三）清热燥湿药

黄芩：为除湿清火之品。枯而大者，轻飘上升以清肺，最利于热痰，肺之湿热清则痰自去；实而细者，沉重下降以利肠，最利于热泻，肠之湿热清则泻自愈。

黄连：味苦，苦能燥湿而去垢；性寒，寒能胜热而不滞。与黄芩相较：同为除湿清火之品，黄芩专入肺与大肠，黄连专入心与脾，为其异耳。因此凡属心经、脾经湿热诸疾，唯黄连之力最专。

黄柏：入肾泻火，入膀胱泄热；但均以用于实火、实热则宜，用于虚火、虚热必须与滋阴药同行，否则便有损而无益；例如，往往与知母同用，其分量亦应轻于知母，因知母有滋阴之功，黄柏则徒燥湿耳。

龙胆草：大泻肝胆火邪，兼入膀胱除下焦湿热。与防己相较都能利中、下焦湿热，但防己利湿之力优于清热，而龙胆草则清热之力大于除湿。

苦参：大苦燥湿，大寒胜热。虽名为"参"，毫无"参"之用，其效用全在于"苦"味，故徐大椿称其"以味为治"。与黄连相较：黄连治心经之火，苦参以去心腑小肠之火为多，以黄连之气味清，苦参之气味浊，清则升而浊则降也。

白鲜皮：味始微咸，后微辛，后即纯苦；苦寒之性合之以辛而入血分，最能清散血中之热滞，谓其能治风疹、疥癣、疮毒等，无一而不是其清散血热之功。

鸦胆子：味极苦，善凉血止血，兼能化瘀生新。凡痢疾之偏于热者，或痢下脓血、血水者，用之皆有捷效。其治血痢之功颇似白头翁，但白头翁优于治急性痢，鸦胆子则于休息痢中之便脓血者尤宜。

（四）清热解毒药

金银花：为清热解毒药，芳香而甘，性极平和，泻中有补，善解血液之毒，清经络之热；入肺经最能清散风热诸邪，走入血分善于清解脓肿痈疽。

连翘：气味俱薄，轻清而厚，专行气分，为散结清火之品，称为疮家圣药。其清热解毒之功颇与金银花相似，但金银花入肺为主而清经络，连翘则入心为主而行气分。

紫花地丁：为散结泄热解毒之要药，以其专入血分；故于肝热、心火诸疾，能借其苦寒之性以胜之，于痈肿、恶疮诸痛，能凭其辛寒之性以散之。

蒲公英：功用与紫花地丁相似，故其亦名黄花地丁。善于清热、解毒、消肿痛，对脾胃诸热结者消散之力尤强。

蚤休：为苦泄解毒之品，善于清解肝胆二经之郁热。凡热毒郁结于营血，而成痈肿疮疡者，用之多效。

大青叶：味苦入心，色青入肝，性降而寒，为解热散毒之品；对于流行性热病，其退热之功效尤著；心主血，肝藏血，故凡热毒发疹，用以凉血透疹最宜。

马勃：体极轻虚，故专入肺，善于治上焦热郁诸证；其所以能治喉痹、咽痛者，亦其清肺解郁之功；用以外敷，辛散热毒，免使内攻，尤优于他药。

山豆根：大苦大寒，功专泻心保肺，降阴经火逆，为解咽喉肿痛要药；凡咽喉肿痛，多因心火挟其相火交炽所致，用此以降其上逆之势，使火自上而下走，故咽喉之痛可止。

射干：辛苦而寒，功专泻火、解毒、散血、消痰；究其毒之所始，血之所聚，痰之所积，无一而非因火之煎熬而成，射干苦能降火，寒能胜热，兼以辛散，俾火降热除，而血与痰与毒皆得以治愈。

马齿苋：为凉血散热之品；用以治恶疮、痈肿、赤带、赤痢诸疾，统为血中积热得以消散的结果。

败酱草：性专下泄，为解毒破血排脓之品；其入胃、入大肠、入肝，均以散热积，破瘀血，消痈疡为特长，足见其仍为凉血药。

土茯苓：为除湿、清热之品，善于入络搜剔湿热之蕴毒，化清分浊。其作用颇同于萆薢，唯萆薢解毒之力远不如土茯苓，故常以之治杨梅疮毒。

绿豆：通行十二经，而以入心、胃为主，为清热解毒之品；其效用在于"皮"，如去其壳，不仅药效大减，反能令人气壅。

八、止咳平喘化痰药

（一）止咳平喘药

杏仁：为理肺定喘药，其治肺气不利的咳逆、喘急；肺受风寒的咳嗽有痰，肺气郁闭的大肠燥结，都是气滞于肺之症，用之不仅有理气润肺之功，而且有润肠治燥之效，因肺与大肠相为表里，脏通则腑通，脏顺则腑顺也。

桔梗：为升提肺气要药；凡上焦邪热郁滞于气分不得宣泄，而见胸痛、痰浊黏滞等症用之最宜；泻肠中脓浊亦有效，肺气肃而肠道清也；非热郁之证用之，颇有使津液上行的作用。

前胡：善于除痰满，降逆气，为清肺、泻肝之品；肺热郁而痰浊盛，肝火炽而逆气横，借此苦泄之力能获显效。与柴胡相较：柴胡外散，前胡下降，是其大不同处。

白前：善于降气，为保肺清肃的要药。凡因水气上行，痰壅热滞而见咳、喘诸症，用之皆效。白前与前胡均能降气，但前胡偏于气分，白前能治水饮，故又有所不同。

旋覆花：下气行水，软坚通脉，虽有走散之功，却无香燥之弊；凡上、中、下三焦痰饮、水湿留滞，而致痰涎胶着、咳喘、呕逆者用之多效。与白前相较：虽均能治水饮，但旋覆花之力尤强，白前仅入肺、肝，而旋覆花则遍行三焦也。

紫菀：辛而不燥，润而不寒，补而不滞，故为肺脏要药。其止咳、定喘之力颇同于杏仁，唯杏仁偏于气分，紫菀则偏于血分，故用于咳血、衄血诸症最为适合。

款冬花：辛温，既散且降，对于肺的宣肃作用大有补益，既顺肺中之气，又理肺中之血，凡肺虚久嗽，用以润肺、消痰、止咳、定喘功效颇著。与紫菀相较：紫菀则善于润燥止血，款冬花则温补过之，故治虚嗽。

百部：温润降气，止嗽杀虫，肺虚损之咳嗽用之最宜。其润之力颇同天冬，但天冬甘腻，可治燥热咳嗽，不宜于寒饮痰滞者；百部则温润不燥，且能开泄降气，凡嗽皆宜，尤适合于久咳虚嗽。

马兜铃：为宣通肺气、化痰开闭之药；故用于痰浊郁结之咳最佳，而不宜于虚咳。肺气通于大肠，凡因燥热在肺，壅滞不宣，竟成血痔、瘘疮者，亦能清利宣通。

葶苈子：大泻肺中水气，凡水肿痰壅、热气伏留之咳喘闭结诸症，用之均能起到泄闭散结的作用。葶苈、大黄均能泄闭，大黄泻胃肠阴分血闭，葶苈泻肺阳分气闭，是其不同。

胖大海：开发之性最强，无论寒热诸邪使肺气闭塞，甚至咳不出声、窒而音嘶者，用之升宣肺气、通泄皮毛最有速效。

（二）清化热痰药

贝母：为润肺、消痰之品，宜用于消燥痰，即肺中火热郁滞，熏灼水饮而成之痰，以其性偏于寒也，川产者良。与半夏相较：半夏性温优于祛湿痰，贝母则性寒善于除燥痰。

瓜蒌：善润肺燥，涤痰消滞。凡痰热滞于胸中，而致气壅喘咳者，用之即能宽胸膈、降逆气、除痰热，并使之经胃肠而外泄。大凡蒌皮优于导滞，蒌仁善于涤痰，蒌根为生津止渴要药。

海浮石：体轻气浮，咸寒润下，既能上升，复能下达；其在上，善清肺中郁结之热痰；其在下，善泻湿热蕴结之诸淋；为软坚、解结药中之最缓和者。

海蛤壳：为清热利湿之品。凡湿因热聚而成之痰饮诸症，用之能祛、能化；热入湿中而成的肿、泻诸疾，用之可消可止；因其有利湿、清热之功，故用于妇人的带下病亦良。

海藻：可软坚散结，苦咸而寒，善清肝胆火邪；每用以消瘿瘤、除结核，火热既清，便不致灼痰凝络而成诸疾矣。

昆布：与海藻的性味功用基本相同，但昆布之滑利远胜于海藻，故其消散水气之力尤优。

常山：为截疟之特效药。盖疟本于湿痰，常山善于逐痰燥湿，故有殊功；唯有催吐的副作用，须酒浸炒透，用量不超过一钱半，便效捷而不吐；以其善催吐，故认为常山可劫痰，其实一般祛痰均不用此药。

礞石：平肝下气，为治惊利痰要药；凡因肝热侵脾，脾不能运，以致痰火胶结之证，用之斯为适合。

牛黄：最长于清心热、化结痰；凡因热盛而成惊、神志不宁者，均可用；邪热入脏，九窍多滞时，用之最能利窍清神。

（三）温化寒痰药

半夏：具有辛、燥、滑、降之性；辛则能散，燥则去湿，滑可去着，降可止逆；故于脾胃湿痰阻滞诸证，用之可收到燥湿化痰、和胃降逆的作用。

天南星：为祛风痰要药，风邪或痰湿滞于经络，而见麻痹、眩晕、口噤、强直、筋脉拘挛、口眼歪斜诸症，用之均有良效。其性虽类似半夏，但半夏专走脾胃而性缓，天南星专入经络而性烈也。

白附子：辛温，专散阳明风冷，性升上走，善于治头面游风、瘢疵、口眼诸疾。性虽略同于白芷，但白芷优于散肌湿，白附子则以通阳、祛风为主，是其所异。

白芥子：豁痰利气，尤其善治胁下及皮里膜外之痰；因其辛温，能宣肺达表，以为搜剔，则内外宣通，虽在窠囊亦无从阻隔之故，故于痰核、阴疽多用之。

皂荚：性辛燥，宣通窍，搜风痰。凡顽痰阻滞之喘喝难安，甚至牙关坚闭、口噤不语，用之均有显效；研末吹鼻，开窍尤速。皂子善治大便燥结，皂刺善消肿溃脓，均煅存性用。

九、理气药

橘皮：辛香，专入脾、肺，脾肺二脏为后天元气之本，橘皮善于理气，故为二经要药，可奏健脾、开胃、顺气、消痰之功。去白者名橘红，则专理肺气；橘络善通经络滞气，橘核专治疝气，橘叶疏肝散气消乳痈最验。

青皮：苦辛气温，性颇沉降；凡肝气横逆，壅滞胸胁，用以行滞破积；或肺脾有所坚积，以之消散，亦可见速效。

香附：为开郁散气良药；欲使上行胸膈则生用，欲使下走肝肾则炒用。

与木香貌同实异，木香气味苦劣通气甚捷，香附则解郁居多而性和缓。

木香：为三焦气分散药；虽以温通中焦脾胃虚寒凝滞为主，却能通彻上下，消除秽浊之气；上以止呕吐，下以止泻利；唯其辛燥之性，不利于肝耳。

乌药：辛温香窜，上理肺，中入脾，下通肾；凡一切病之属于气逆而见胸腹不快者，皆可用之。功与木香、香附同为一类，但木香优于入脾爽滞，香附善于开郁散结，乌药则为疏解胸腹逆邪之要药，是又不尽相同。

白豆蔻：散肺中滞气，祛胃中停积，全借其芳香之气以为功；一经火炒加热，便减功力，故宜研末，待诸药煎好，乘沸点服最妙。

砂仁：为醒脾、和胃、快气调中之品；用于因冷湿气滞而致之腹痛、痞胀、泄泻诸症，最见功效，以其颇具升清消滞之力也。

枳实、枳壳：均为破气、消积、化痞之品。枳实体小性酷，下气较迅；枳壳体大气散，下气较缓。凡气结胸中，则用枳壳；气结胸下，则用枳实；气机阻滞，则用枳壳；邪气坚结，则用枳实。轻重缓急之间，不可不辨。

厚朴：散气、燥湿、化积，皆因其具辛温之力所致，故为平胃、宽肠要药。大抵气辛则散，故利于湿滞；味苦则降，故能通实满。

薤白头：主要作用为通阳解秽、开痹散结，以其具有辛苦温滑之性也；凡因秽浊阻滞，阴寒凝结，以致阳气不能宣通，而为痹、为满、为痛诸症，用之辄效。

柿蒂：味极涩，具有敛降的作用，故为下气止呃之要药；往往与丁香同用，其实丁香辛热宜于寒性呃逆，柿蒂苦温平宜于热性呃逆，各有侧重。

十、理血药

（一）行血药

川芎：辛温升浮，贯上行于头目；故凡寒、湿、风、血诸因的头痛，均常用以取效，唯用量不宜过重耳。与当归相较：当归偏于补血，川芎偏于行血，故于补血之剂用之，量尤宜轻，或竟不用。

丹参：为去瘀生新，活血调经药；尤适用于血分有虚热而为胁痛、腹痛、痛经诸症。与当归、川芎相较：归、芎皆辛温，丹参则微寒；当归偏于补，川芎偏于行，丹参则既能补亦能行；丹参补血之力既不如当归，而行血之效亦不如川芎。

益母草：去瘀生新、活血调经的作用颇与丹参无异，唯更具有消水的作用耳；无论胎前、产后、经闭、崩漏，用之均能使活血、行气而不推荡，使血气流通而无阻滞，故有补益于血分。

桃仁：若用以去瘀活血，必须连皮打碎，量宜多用，才能借其赤色直走血分，发挥其功效；若用以治血枯便秘、血燥便难，便须去皮，取其纯仁，以入大肠，而显其润枯、开结、通滞之功。

红花：体质轻扬疏达，专入血分，为疏通经络、活血行滞之品；性走而不守，迅利四达，故一般用量不宜过大。

苏木：量少则能和血，多用则能破血。功用颇与红花相似，但红花性温，苏木则性寒；红花轻疏，苏木则沉降；红花行血滞，苏木则尤能破死血也。

乳香：即薰陆香，性温香窜，既能入心使血脉宣通，又能入肾使阳气与阴血互相通活，俾气不令血阻，血亦不被气碍，故为行气、活血之妙品，临床用验，乳香能托里护心，其理亦在此。乳香、没药虽经常同用，但没药功专破血，究推陈有余，致新不足。

没药：活血散瘀，消肿定痛，以其对血脉有辛通苦泻之用也。

元胡：入于肝心，能行血中气滞，亦能行气中血滞；故凡气血积而不散者，用之皆能通达，以其辛温之力，对于气血可行、可畅、可润、可散，所以能理一身上下之痛也。

五灵脂：功专行血，尤善消诸经隐僻处所之瘀结；故常用以治血气刺痛，效果良好，防其腥秽动吐，酒飞后用较佳。

瓦楞子：散血块，消痰癖，皆为其味咸软坚解凝的作用，行血药中同时亦能祛痰者，唯此药较突出。

三棱：泻气破血，化积聚，消癥瘕，大破肝经血分之气；与血药伍用，则功专破血；与气药伍用，便力能导气，皆其味苦泻之所致。

莪术：功用同于三棱，唯入肝经从气分逐血；故凡因气滞而血瘀、痞积、癥瘕诸证，以其辛温疏利，则气与血均无闭结不解之患。

水蛭：为利水破血药，盖其味咸，咸既入水，又能胜血也；凡水蓄、血瘀而致少腹硬满、癥瘕积聚诸症，用之则水利血行，坚结自消。

虻虫：破瘀积，消癥结，专作破血通经药；凡血在脏腑经络者，祛、通、攻、下，是其所长。常与水蛭同用，水蛭性下趋，能化瘀使之下泻；虻虫性上走，虽至高处之血瘀均可逐之；水蛭能行水，而虻虫不能行水，故仍自有别。

䗪虫：即土鳖虫，破血瘀、消坚癖；凡因热邪内郁，以至经脉不通，气血坚结而成块、成癥者，用此咸寒、软坚、泄热之性，便瘀化结解矣。

牛膝：通经络、消积滞、破瘀活血，故可用作利腰膝药，皆其苦降酸泻，开闭通滞之力所致；或谓之填骨髓、补肝肾，便不符合临床实际。

穿山甲：性至走窜，味咸软坚，故可通经脉、消痈肿，为活血下乳药；但性味咸寒，仍宜用于火郁热结诸证。

郁金：专入血分，能行血中之气，下气行血、开郁解闭是其专长；体轻气窜，辛散苦泻，常能自上达下，故为调逆气、行瘀血之要药。

（二）止血药

白及：止血生肌，无论用于内外疮疡，均有显效；以其味苦寒而性涩，苦寒则清热，性涩则收敛，热去血止，则痈毒自消而溃疡愈。

仙鹤草：诸种出血均能止，以其味苦而涩；苦能泄热，涩能收敛，血中热除，则不妄行，复借收涩之性以敛之，血自止矣，用于内脏出血尤优。

棕榈：止血作用与仙鹤草相同，亦因其性味的苦涩而奏功；所不同者，仙鹤草不须炒炭，而棕榈必须炒炭用之。

乌贼骨：性温涩，为用于虚证的止血药；如崩漏之因于肝肾两伤、冲任之气不能约制经血而致者，用之辄效，以其能益肝肾之阴气，血因气而得固也。

蒲黄：专入脾经，脾虚失血，炒用之以摄血归原，使之不妄行；但其性缓，常作收功药用，失血初期用之，多无效验。

灶心土：止血全凭其温中作用；因脾能统血，中气伤而不能统摄时，便血、崩漏等失血症随之而生，灶心土温益脾气，复其统摄之权，则血脉和调，血自止矣。

三七：性味甘温，散瘀止血；用小量，借其甘缓调和气血之力，止血最良；用中等量，则温通经脉，消散瘀血；用大量，则温辛而窜，破坚消积，血块、癥瘕无不攻散矣。

血余：须煅成炭而后用，和血、止血最是专长；其气味苦温，苦能下泻，温化气血；故用于大小便出血，效果颇著。

茜草：止吐、衄、下血，能祛瘀生新；凡吐、崩、尿血因于血滞而见艰涩不快者，用之能使血脉通而血止，此其"以通为止"的特点。

大蓟：降气而止血；气之所以不降，阴虚而阳亢也。大蓟气味甘凉，能益阴以制阳亢，亢阳下降，血自安宁而止；小蓟虽亦凉血，究不能益阴以制阳亢，故力稍逊于大蓟。

侧柏叶：凉血而止血；凡因燥热妄行以致吐、衄、崩、漏者，用之均有良效。柏子仁则润养心脾，故以宁神定志见长。

旱莲草：一名鳢肠，多汁色黑而黏，最能养阴制阳；凡阴虚火旺而血妄行者，用以凉血止血颇著效验，故其为入肾滋阴之品。

地榆：既能清降，又能收涩，清不虑其过寒，涩不虑其或滞，故为清热止血要药；复因其降而下走，凡下焦血热妄行诸症用之最良。

槐角：性苦寒，走下焦，凡因肝经热郁而见痔血肠风，以及阴疮湿痒诸症，治之皆效；以其气禀纯阴，为凉血要药，故能除热、散结、清火而止血也。槐花功用与槐角相同，尤能清肺止衄血。

十一、芳香开窍药

麝香：通窍辟秽，搜风逐邪，为兴奋及回苏药；自内达外，无处不到，凡关窍闭塞诸症，用之均有良效；唯其香窜之性甚烈，透肌骨、开经络宜少用而不可过。

冰片：即龙脑香，通诸窍，散郁火；凡风湿内入骨髓，郁而化热，唯冰片能透发之，自内而外毫无残留，皆其辛香窜散之力所致。冰片颇与麝香近似，但冰片能散郁火，麝香则不能。

石菖蒲：辟秽开窍，宣气逐痰，辛苦而温，芳香而散，为宣发心气的要药。凡痰湿壅滞经脉，心气抑遏不能宣发时，用以辛温开发，无不立验。

十二、安神镇静药

（一）安神定志药

朱砂： 色赤而性寒，内含真汞，专入心解热，安神定志，故常作镇痉药；唯中病即止，不能多服。

磁石： 补肾潜阳，善纳冲气，入肾中镇摄真阳，使其不能上越；凡有虚气上浮者，亦能因其重镇而摄纳之。

龙骨： 敛心神，潜浮阳，固精镇惊，气味甘寒；凡阳虚而气不归原，阴虚而发热盗汗，用之则阴津阳气均能敛摄，而神志安定。

牡蛎： 入肾软坚，化痰散结，收敛固脱，皆其咸涩微寒之力所致。其固涩之用颇同龙骨，但龙骨以镇惊安神见长，牡蛎则以软坚消结见著，大有一补一泻之别。

酸枣仁： 补肝胆，宁心神，敛汗，为镇静滋养药，临床运用有生、熟之分；生用则清虚热，用于肝热之嗜眠、昏睡诸症；熟用则敛津液，用于胆虚之不眠、盗汗诸症。

远志： 强志益精，为肾经气分药；精与志皆藏于肾，精足则上交于心而志聪，精虚则不交于心而志衰，远志能补益肾气；正因其能通于心，凡痰涎沃心，壅塞心窍者，用之可收豁痰利窍之功。

（二）镇惊熄风药

羚羊角： 平肝熄风，清热安神，用作镇痉药；以其苦咸大寒，功专入肝泻火，兼清心肺，三经之火动气逆而神不宁者，用之皆能清、能降、能安。

石决明： 潜阳熄风，清热明目，目为肝窍，石决明咸寒入肝；凡肝风入目、血被风阻而内障以起，或血虚有热、热极生风而青盲赤痛，并能治之。

代赭石： 色赤入心肝二经血分，体重有镇怯降逆作用，苦寒善燥湿清热止泻，故用作清热降气收敛药。

天麻： 为肝经气分定风药；以其厚重坚实、明净光润、富于脂液，善于入肝滋津养血，凡属血虚风动之眩晕、惊痫等症，均可奏效。

钩藤：入心肝二经，肝主风，心主火，风火相煽，在小儿则惊痫、瘛疭，在成人则头晕、目眩，用此轻平宣泄以熄风涤痰，则惊、眩自愈，尤用于风热病之初期良。

白蒺藜：宣散肝经风邪；凡因风胜而目赤肿翳，以及白癜、瘙痒，治均有效。与沙苑蒺藜相较：白蒺藜则质轻，偏于入肝宣散；沙苑蒺藜则质细，偏于入肾益阴。

全蝎：搜风治惊药，性善走窜，功专开泄；凡风淫盛而挟痰湿，如惊痫之类，势所必用。蝎尾开宣之力尤专。

蜈蚣：辛温有毒，性善走窜；辛善祛风，故治小儿惊痫风搐；温能散结，故治血瘀积聚；瘰疬疮疡用之，为以毒攻毒之义。

白僵蚕：功用有二，一是辛散，二是清解；凡风气内盛，结而为痰，致成惊痫诸疾，则能入肝祛风化痰而辛散之；凡痰热上壅，郁结不行，致成喉痹诸者，则能入肺涤热解滞而清降之；故为祛风化痰，治惊痫，疗喉痹药。

十三、固涩药

山茱萸：补肝肾，益精气，用作强壮药；以其性温而涩，入于肝肾，温养精气而固秘之，则精气两无所泄；肾有所温，肝有所养，故有强阴益精，止小便，暖腰膝等功效。

桑螵蛸：固肾气，益肾精，治遗尿，皆其温养肾脏之功；肾与膀胱相表里，肾得所养，则膀胱自固，气化无阻，尿不能遗矣。

金樱子：涩精固肠，生者酸涩，熟者甘涩，当取其将熟之际，得微酸甘涩之性，甘酸以化生阴精，又从而固涩之，则凡滑精、遗尿、虚泻诸症，皆得以收敛。

五味子：味酸而涩，在肺能收其耗散之气以为肃降，在肾能滋其虚损之精从而固涩；主要作用在既滋且敛，故为敛肺涩肾、固精止汗之滋补收敛药。

乌梅：颇与五味子同，既能收涩津液，又能资生津液；在脾、在肺则以生津为主；在肝、在肠则以收敛为主；并善杀蛔虫，五味子则无此功效。

诃子：敛肺涩肠，用作收敛药；生用则能清肺降气、消痰定喘；煨熟用则能温胃和中、涩肠固泻；性味酸苦温涩，其清肺则为酸苦之用，其固泻则为温涩之用。

赤石脂：涩肠止泻痢，愈疮疡，其性酸涩甘温；酸涩便有收敛的作用，复以体重色赤，专入下焦血分，故能止泻固下；甘温则能益气生肌，故每用于气虚溃疡不敛者。

禹余粮：重涩固下，清热止血，专入下焦；凡大肠热滞，久久腹泻而不愈者，借其清热重涩之性，可以制泻固下。与赤石脂相较：赤石脂则性温，禹余粮则性寒，而重坠之力尤过之。

肉豆蔻：辛温苦涩；辛温则善行而消宿滞，故有宽中消食之用；苦涩则燥湿而收敛固下，故有涩肠止泻之能，用时宜煨去油。

秦皮：味苦气寒，色青性涩，是以入肝则泄热，入肠则固泻；故风挟湿热而上犯者，能清以降之；温热挟风而下者，能清以收之。

芡实：补脾利湿，故泄泻、带浊可愈；固肾敛气，故滑精、遗尿能疗。功与山药相似，但山药益阴过于芡实，芡实固涩过于山药；山药兼益肺阴，芡实则止于脾肾而不及肺。

莲子：入心、脾、肾三经，在心能益气安神，在脾能化浊固泻，在肾能涩精止泄，用作强壮滋养药。

浮小麦：体轻虚而味甘性寒，为五谷之属，最善于补养心气，心气得养则虚热敛而表气固，烦热、自汗、盗汗诸症自愈。

十四、补养药

（一）补气药

人参：为补心、脾、肺之品，味甘性微寒，最善于益气生津；心之津气得补则血脉和，脾之津气得补则运化强，肺之津气得补则呼吸利，人参功用止于是矣。

党参：功效类似人参，但补气之力弱于人参，究偏于补脾，益气之力大于生津，故常用作健脾和胃、补中益气之品。

黄芪：入脾补气，入表卫实，为补气诸药之最；固表当生用，则无汗能发，有汗能收；益脾当炙用，则益气温中，长肉生肌。

山药：补肺、益脾、滋肾，但总以生养阴精为主；故善除虚羸烦热，以其味既甘平，而又多汁故也。

白术：既能燥湿实脾，复能暖脾生津，且其性最温；服之则能健食消谷，故为入脾补气第一要药，唯皆当炒用；生用则除风湿，散腰间水气。苍术气味辛烈，散多于补，祛风寒湿痹多用之。

白扁豆：味甘、气香、性温，甘入脾而能补，香入脾而能醒，温入脾而能燥；补以治虚，醒以治困，燥以治湿；则脾气健强，水湿以去，泻痢诸病自愈。

甘草：生、熟的功用各别；生甘草能泻火解毒，适用于疮疡痈毒诸症；炙甘草用则甘缓补脾，适用中气虚弱等证。

（二）助阳药

鹿茸：禀纯阳之质，含生发之气，峻补肾中精髓，温养元阳，为补精暖血之品，于精亏气损、腰脊虚冷诸症，最具捷效。鹿角则散热行血消肿，熟用则益肾强精补虚；鹿角胶温补肝肾，滋养精血，用作滋补药；鹿角霜补肾阳，祛风湿。

胎盘：为血肉之品，最补气血，尤其善补胃气；以其为胃气生发之源也，故宜用于男女一切虚损之证。

巴戟天：善补肾中阳气，温养精水；凡因肾阳虚损，风邪内入于骨节者，用之强筋骨、祛风湿。

淫羊藿：甘温而辛；甘温入肾，便能补益其阳气，以暖精水，而坚筋骨；辛则通行经络，凡风寒湿诸邪滞于经脉而为痹者，用之可以祛除。

益智仁：功专燥脾温胃，及敛脾、肾气逆，藏纳归原；是以胃冷而见涎唾，脾虚而见不食，肾气不纳而见小便失禁，均能用此以敛之、益之、固之。

补骨脂：补肾阳，益脾气，用作强壮药；肾中真阳之气得补而上升，则脾胃运化腐熟水谷的功能亦因之而振奋，脾肾两补，则腰痛、虚泻、膝冷诸症自除。

杜仲：为补益肝肾药；肝主筋，肾主骨，肾充则骨强，肝充则筋健；屈伸运动皆属于筋，腰膝冷暖皆属于肾，肝肾不虚则筋骨强、气血充、胎气安矣。

续断：为疏通气血筋骨要药，能入肾以养骨，能入肝以养筋；甚至因跌仆折伤，凡筋骨、关节、气血所滞之处，服之皆可通利。

菟丝子：甘温质黏，温而不燥，补而不滞，为补益肝、肾、脾气要剂；补肝而强筋骨，补肾而滋精髓，补脾而益中气，无一而非其甘温之用。

沙苑子：即沙苑蒺藜，温补肝肾，能强阴益精、明目；夫阳之萎缩、精之衰少、目之昏暗，皆由肝肾精气两虚所致，得此甘温填精益气之功，则诸症自愈。

肉苁蓉：甘温质润，峻补精血；凡肾中精少、精清、精冷，得此温养滋润之力皆可奏功；正因其滋润之力大，故亦可用于津枯便秘者。

狗脊：苦以燥湿熄风，温以补养肾肝，湿除风熄则气血自固；肾得温补则筋骨自强，故为通血脉、强腰膝、去顽痹的强壮药。

（三）补阴药

沙参：性寒泄热，体轻入肺；凡肺因燥烈所侵，津涸气逆，而咳嗽不止者，唯此甘苦轻淡、清热润燥、生津制逆最为合适。

天门冬：专清肺火，纯以柔润养液为功；肺本轻虚，凉则气宁而不扰，热则气逆而不降，得此甘苦寒凉之剂，自清肃而咳逆平矣。

麦门冬：有类天冬，但麦冬甘味多、寒性少，天冬所主在肺，而"麦冬"更在肺与心，所以它既消痰止嗽，又能解热除烦，但其热皆属津伤之虚热而非实火。

玄参：滋阴液，清肾火；凡肾水受伤，真阴失守，孤阳无根，浮游于上，发为火病，而致咽喉肿痛，得此寒润之性以为制节，则阳得阴归，火气消而咽痛止。

石斛：养胃阴，除虚热，热病后而胃肠津液未复时，用之最为恰当；滋肾火，涩元气，凡阴虚燥热的喉症，用之有养阴清热之效。

百合：甘淡微寒，甘中有收，最宜于气阴两虚而寒热不盛之神志不宁者用之。

玉竹：味甘性平质润；于肺胃津气两损，低热缠绵而不净者，用之则津气两益，肺气清而胃津复，则热退神清，唯气平力薄，非大量不为功。

女贞子：气薄味厚色黑，善益肝肾之阴；凡肝肾阴虚，阳热浮动，而见腰膝不利、发白、目暗诸疾，用之能益阴以养阳，则浮热退而诸病愈。

龟板：养阴液，潜亢阳，用作滋养药；凡因肾水亏虚，致相火无依，或心虚血弱，而见劳热骨蒸，用此至阴之性，每能熄其炎上之火，颇有柔以克刚、静以制动之义。

鳖甲：补阴气，潜肝阳，消癥瘕，总属平肝除热之品。与龟板相较：龟板则入肾通心以滋阴，鳖甲则走肝益肾以除热。

（四）补血药

何首乌：阴不甚滞，阳不甚燥，补肝肾，敛精气。颇与熟地相似，但熟地为峻补先天真阴之药，首乌乃调补后天营血之需。藤名夜交藤，是其补血之中尚有化阳之力，阴阳相济，故善治失眠。

当归：入心补血。心无血养，则脉流不通，血无气附，则滞而不行；当归气味辛甘，既不虑其过捷，复不虑其过缓，得温中之润、阴中之阳，故能通心而血生，为血中气药。凡血枯、血燥、血脱、血闭等证皆可用。

白芍：入肝经血分敛气；血之与气，阴阳相依，两不相亢，凡血中之气躁动不安，必赖白芍苦酸之味敛而收之，则气平而血宁；故为泻肝、敛气、和营、止痛之品。赤芍则通营、活血，敛气之力较逊。

阿胶：味甘气平质润，既入肝经养血，复入肾经滋水，至入肺经尤能清润下降，故为血分养血润燥、养肺除热要剂。

鸡血藤：甘苦微温，善入肝肾二经血分，借其甘温之性补益阴血；尤善于深入经络，使血行通畅，以燥湿胜风，故又为祛风除湿药。

龙眼肉：气味甘温，有似于大枣，但龙眼肉甘味更重，润性尤多，于补气之中复有补血之力，故为补益心脾要药；善治劳伤而见健忘、怔忡、惊悸诸症。

十五、消导药

莱菔子：分生、熟两用，生用性升，熟用性降；升则散气结，吐风痰，去邪热；降则定痰喘，缓后重，磨食积；皆为其辛窜利气之功。

神曲：辛不甚散，甘不见壅，由养胃、顺气、燥湿、清热诸药窨酿而成，有散气调中、温胃健脾、消食化痰等作用。

谷芽：甘温微辛，在中焦有助脾阳、升清气的作用，脾气能升，胃的消磨功能亦健行而不息，故为快脾开胃、和中消食之品。

麦芽：体轻性锐，轻可去实，锐能消散；生用力猛，主消麦面食积；炒香开胃，善除胀满；胃为多气多血之经，麦芽又善于行血导滞，用于乳房胀痛而乳汁不行者良。

山楂：味酸而咸，故不收而泄，善于消油腻肉食之积，化血瘀癥瘕之疴；色赤入心，味酸入肝，心主血，肝藏血，今用以通畅血行，止心绞痛良。

鸡内金：即鸡肫之内皮，肫即鸡之胃，善于消磨坚硬食物，故亦用以理脾胃、消水谷，尤善于消酒积，以其颇有利湿清热之用也。

十六、驱虫药

使君子：甘温补脾，杀虫除积；凡脾胃虚弱，运化不良，湿阻热滞，蛔虫最易由之而寄生；使君子甘温健脾胃，湿热去，虫无所附，是为根本之图，故杀虫而不伤脾胃之品，当以此药为首选。

苦楝子：即金铃子，善泄肝热；治热郁腹痛、疝痛而见囊肿、茎强，自下而上多为热疝的见症，用以止痛甚效，因其性味苦寒，善于泄热故也。苦楝根皮杀蛔虫之力较强，并可用以治疥癣，亦为其有杀虫之功所致。

榧子：善治肺与大肠的燥热；凡肺燥而见咳嗽不宁，以及肠痔、便秘、诸虫等症，均可清燥、消痔、泻秘、杀虫。

槟榔：辛苦而温，体重下走，善于除胀泻满，宣滞破坚，并杀诸虫；凡虫症而有腹满、腹痛、腹坠诸症，用之皆可取效；因其苦温辛散之性，以为开泄、行气、破滞、杀虫之用耳。

雷丸：功专入胃，除热、消积、化虫；凡湿热内郁，虫积殆甚，腹大气胀者服之即能有效，以其性味苦寒，燥湿泄热之力颇著也。

南瓜子：甘润入肠，善于饵诸虫而诱杀之，尤善于杀绦虫；凡病虫而有咽干、口燥、便干、里急诸症，效用甚著。

贯众：具苦寒沉降之质，故能燥湿泄热，嗅之气极浓厚，凡时疫热结，用之使邪势透泄而热解神清；杀虫之药，苦味为多，故对绦虫、蛔虫、钩虫等，均有杀灭作用。

大蒜：性味辛温，臭气强烈，善于开窍排秽浊；色白入肺，解肺中痈肿诸毒；杀大小诸虫，消臭秽浊痰，效用均捷。

十七、外用药

硫黄：性大热，外用能治疮疥一切虫毒，凡属阴湿疮疥，传之皆验；内服则大补元阳，凡阴寒内结，桂、附之力所不能及者，用之能起寒厥；唯含有信石，中病即止，不可过用。

雄黄：辛散苦燥，入于血分，大去血中风湿，通利经脉百节，故寒热痈肿诸疾可除；其质中并含三硫化二砷，能毒杀诸虫，为疮疡科要药。

砒石：性味苦辛而咸，大热大毒，杀诸虫，无论内服外敷，一般均当慎用；唯寒痰牢固之冷哮证，不得已可借此咸苦涌泄之品，配他药以化之；痔久不愈，可配明矾以枯之，但用量亦必须严格把握。

轻粉：系水银升炼而成，虽化纯阴而为辛燥，究阴毒之性犹存，故能杀虫治疮、祛痰消积；烈毒之性，走而不守，故亦须慎用；常用以配方治梅毒。

铅丹：即黄丹，辛咸走血，善于杀虫解血热，质颇重坠，故亦能降痰祛积；唯具有拔毒去瘀，长肉生肌的作用，故一般均用以为煎熬膏药的赋形剂。

硼砂：气温，色白，质轻，辛甘微咸，能解上焦胸膈肺经之痰热；辛能散，咸能软，其消痰治喉痹之性在此；喉中诸症，往往与膈上之热与痰有关，兹既清热而化痰，故为喉科要药。

蟾酥：辛温有毒，能拔风火热毒外出，盖辛温行散，使邪尽从汗出而解；故常用于风火内郁之疔肿、发背、阴疮、阴蚀、疽疬、恶疮诸症。

血竭：性味甘咸，甘能和血，故用以生肌止痛，味咸则消，故可引脓，专入肝经血分破瘀；凡内伤血聚、气血刺痛均可用以通气、活血、止痛。

番木鳖：即马钱子，苦寒大毒，尤善活络、续筋，为骨伤科接骨消肿要药；用轻量能令人兴奋，过量则令人麻痹，不善于炮制者，不宜轻试。

蛇床子：辛苦性温，入肾补阳，祛风燥湿；凡肾阳虚于下而致风湿内淫，病见阴痿囊湿、女子阴户虫蚀、子脏虚寒带下、脱肛诸症，均可用之；外洗善治虚风身痒及妇女阴痒。

炉甘石：甘辛而涩，性温，专入胃经；甘温和血，故能消肿；辛温则散，故消退翳膜；涩则收敛，故亦为溃疡不敛的生肌药。

方剂肤论

（此文为在某次方剂师资进修班上的讲话，写作时间不详）

1972年，在甘肃武威旱滩坡汉墓中出土一批载有医方的简牍《治百病方》，共92枚，内容包括内、外、妇、儿、五官各科疾病的治疗方剂。据考古学家分析，这批简牍应早于张仲景著《伤寒论》数百年。1973年，长沙马王堆三号汉墓出土的帛书《五十二病方》，共载药方300余首，字体近小篆，考古学家鉴定，是为先秦时代的典籍，比武威汉简的时间还要早。这些简牍和帛书的出土，是目前发现的最古老的方剂，证明《汉书·艺文志》"经方十一家，共二百七十四卷"之说是完全可信的。同时也说明了张仲景叙《伤寒论》"博采众方"之说也是信而有征的。

或问：方剂的流传，其源已久，无足置疑，第方剂学之出现，又当始于何时？我认为，亦当在秦汉之季，或更早一些。如《素问·至真要大论》中说："帝曰：气有多少，病有盛衰，治有缓急，方有大小，愿闻其约奈何？岐伯曰：气有高下，病有远近，证有中外，治有轻重，适其至所为故也。《大要》曰：君一臣二，奇之制也；君二臣四，偶之制也；君二臣三，奇之制也；君二臣六，偶之制也。故曰：近者奇之，远者偶之；汗者不以奇，下者不以偶；补上治上制以缓，补下治下治以急；急则气味厚，缓则气味薄，适其至所。此之谓也。……君一臣二，制之小也；君一臣三佐五，制之中也；君一臣三佐九，制之大也。寒者热之，热者寒之，微者逆之，甚者从之。……方制君臣何谓也？岐伯曰：主病之谓君，佐君之谓臣，应臣之谓使，非上下三品之谓也。"这仍然是今天制方的基本原则。

有人说，"七篇大论"虽见于《素问》，但却晚出，是唐人王冰补进去的。"大论"比《素问》晚出，确是事实，第其学术的流传，仍来源于前代，亦如我们今天发掘汉墓而见到医方简牍一样。何况《汉书·艺文志》叙经方十一家云：“经方者，本草石之寒温，量疾病之浅深，假药味之滋，因气感之宜，辨五苦六辛，致水火之齐，以通闭解结，反之于平。”据疾病证候之不同，而选用“草石”之寒温药性，因药性气味之苦辛，而制成“水火”（即寒热）不同的方剂，才能发挥其“通闭解结”的效用。这些制方的基本原理，已经奠定“方剂学”的基础了。

在武威医方简牍中，许多药方亦已经牵涉到中医学的基础理论，以及“辨证论治”“药性配伍”等问题，说明这些方剂亦已经不属于单方验方，是通过制方理论处理而成的医方，因此，我认为“武威医方简”已具备方剂学的基本理论了。以后经仲景平脉辨证、立法处方的运用，“方剂学”便逐渐成为专门的学科知识，而为医家所必须掌握的了。

“方剂”与“方剂学”的沿革简述如此，以下就“方剂学”的几个问题，谈谈个人见解。

一、药味与方剂

“方”之与“药”，是难以区分而又必须区分的。有谓单味为“药”，复之即为“方”。但是，独味而成方者正复不少。我则以为，泛知药味之一般功用者，无论其缀拾多少，只能谓之为“药”；虽药仅一味，而是在治则指导之下，施治于某证者，皆得称之为“方”。

如《伤寒论》治少阴病二三日咽痛之用“甘草汤”；朱丹溪治湿热下注，阴火亢极，足胫疼热痿弱之用“大补丸”，都仅用一味药，但必须称之为方。这是因为，少阴病二三日，仅“咽痛”而无他症，乃邪热客于少阴之标，而无关本脏，故只用“生甘草”一味单行，借以泄热和阴而缓其痛。观《伤寒论》诸方所用甘草，十之九皆“炙”用，独此则“生”用，盖“炙”则助脾土而守中，“生”乃和经脉而散热，组方之法，即在于此。又，湿热注于下，阴火反亢，竟致伤及筋骨而痿弱、热疼，惟黄柏一味具有下走三阴，有滋阴降火、除湿清热之能，故丹溪翁独任之，以治少厥二经之痿，其组方之理，亦在于是。

又如云母，《神农本草经》中云：“主治死肌，中风寒热……除邪气，安五脏，益子精，明目。”此言“云母”药用之功也。而《千金翼方》调之成"饮"云：云母粉方寸匕，治积年不愈之赤白久痢。这亦应称之为"方"了。因为云母甘平，性升，色白入肺，为助气解邪之品，久痢气伤，肺无力以升举之者，用之辄效，具有"补可扶弱""下者举之"的作用。故云母一也，在《本草经》则为药，在《千金翼》则为方。他如"独参汤""独胜散""霹雳煎"等，都是一味药而成方者，都有所以成方的道理在其中。

徐大椿说："方之与药，似合而实离也。得天地之气，成一物之性，各有功能，可以变易血气，以除疾病，此药之力也。然草木之性，与人殊体，入人肠胃，何以能如人之所欲，以致其效？圣人为之制方以调剂之，或用以专攻，或用以兼治，或相辅者，或相反者，或相用者，或相制者。故方之既成，能使药各全其性，亦能使药各失其性，操纵之法，有大权焉，此方之妙也。"（《医学源流论·方药离合论》）大椿此论，仅提出单味为"药"、复味成"方"，这只是"药"与"方"区分的一个方面，而不能作为全面的区分，已如上述；他说："操纵之法，有大权焉，此方之妙也"，这才是区分"方"与"药"的关键所在。不论药味的多少，只要有一定之法以御之而为施治之用者，如上所列"甘草汤"之类，皆得称之为"方"。

方与药之义，大别如此。惟"用方"是"用药"的提高和发展，只知药物的一般功效，而无制方之法以操纵之则药效有时而穷，能御制方之法则药皆为我用而变化无极。故中医药学发展数千年以来，药物毕竟是有限的（《本草纲目》搜载1892种，1973年版《全国中草药汇编》搜载2200种，1975年版《中药大辞典》搜载5767种），而方剂的数字实难以统计，明代的《普济方》载方61739，这只是概数，明以后到现在，连这样概数也提不出了。

做医生要掌握药性，固然是基本的，若期用之而有效，则非熟练于制方之法、用方之妙，是难以济临床应用之穷的，故"知方"尤重于"知药"。

二、古方与今方

"古方"与"今方"孰优孰劣的问题，多年来是有争论的。崇古方者，谓仲景方"历万世不能出其范围"；倡今方者，谓"古方新病，甚不相宜"。其实，选方治病，只需有"善"与"不善"之分，不必严"古"与"今"之别。用后世方而善者，其效辄如桴鼓；用仲景方而不善者，亦何益于治疗？

人皆知朱震亨是摒斥《和剂局方》的，但他亦只是斥责不善操《局方》的人，而不是排斥《局方》本身。徐大椿本来是崇尚仲景方的，但他也还说过："古之方何其严，今之方何其易，其间亦有奇巧之法、用药之妙，未必不能补古人之所未及，可备参考者。"（《医学源流论·方剂古今论》）

故用方之道，既不在于今古，亦不在于大小多少，而在于运用的善与不善。要想用方而善，首先在于知方。正如张介宾所说："第法有善不善，人有知不知，必善于知方者，斯可以执方，亦可以不执方。能执方能不执方者，非随时之人不能也。此方之所以不可废者，正欲以启发其人耳。"（《景岳全书·新方八阵引》）所谓"知方"，就是要了解每一方的组成是如何据证以立法、又如何依法以制方的。只有深刻了解制方之法，以及适应之证，才可以恰如其分地掌握运用，取得良好效果。徐大椿亦曾说："欲用古方，必先审病者所患之证，悉与古方所陈列之症皆合，更检方中所用之药，无一不与所现之症相合，然后施用。否则，必须加减。无可加减，则另择一方，断不可道听途说，闻某方可治某病，不论其因之异同，症之出入，而冒然施治。虽所用悉本于古方，而害益大矣。"（《医学源流论·执方治病论》）

只有真正了解到制方之法和适方之证，才可以达到用方既善且效的境界。因此我认为，"古方""今方"可以兼收并蓄，要择善而从。

三、执持与圆活

如上所云，学习方剂，主要是学习其如何据证以立法，如何依法以制方。凡药物之选择、气味之厚薄、分两之轻重、味数之多寡，无不有其定法的存在。不过，"法"虽有其一定之规，而"用"则必须圆通不滞，所谓"圆机活法"是也。

张介宾云："夫意贵圆通，用嫌执滞，则其要也。……若但圆无主，则杂乱生而无不可矣。不知疑似间自有一定不易之道，此圆通中不可无执持也。若执一不反，则偏拗生而动相左矣。不知倏忽间每多三因难测之变，此执持中不可无圆活矣。圆活宜从三思，执持须有定见。既能执持，又能圆活，其能方能圆之人乎。"（《景岳全书·新方八阵引》）"执持"与"圆活"是辩证统一的关系。譬如说，一些制方的基本原理，如"寒因热用""热因寒用"之类，是一定要执持的；但寒热均有真假虚实之辨，如其为假寒假热，便不能仍执持"以寒治热""以热治寒"，而必须"热因热用""寒因寒用"，这就是圆活。总之，惟能执持者制方才能圆活自如，如果没有掌握处方学的基本法则，虽欲圆活不可得也。

试以仲景之用方为例。"桂枝汤"为滋阴和阳、调和营卫、解肌发汗之代表方，凡症见头痛、发热、恶风恶寒、脉浮而弱、汗自出者，不拘何经，不论中风、伤寒、杂病，皆可临证酌用，惟以"脉弱""自汗"为运用桂枝汤的基本原则，这个原则是一定要执持的。如桂枝汤证兼见项背强者，是风邪涉于经脉，经气不舒之故，则用桂枝加葛根汤，宣通经脉之气而去其邪；若桂枝汤证误下而见微喘者，乃表邪遏闭，里气上逆之故，则用桂枝加厚朴杏子汤，桂枝汤以解外，厚朴、杏仁以降逆气；若桂枝汤证误下而见脉促、胸满者，胸中之阳气被损也，则用桂枝去芍药汤，借桂枝之辛甘扶胸中阳气以和表，去芍药的酸收以避胸中之痞满；若桂枝汤证下后脉促、胸满而微恶寒者，乃虚而踟蹰，阳气大伤也，则用桂枝去芍药加附子汤以固护阳气。诸如此类的加减，就是圆机活法。

故"执持"与"圆活"，是掌握方剂最关紧要的两个环节，缺一不可。

四、学习与科研

同志们都担负有方剂学的教学任务，我想最后谈谈应该指导学生阅读些什么方剂书籍，以及搞哪些方剂学的科研工作问题。

（一）读书推荐

在学生时期，应该阅读的方书有两个方面，一是"方歌"，二是"方解"。熟读方歌，便于记诵，这是学习必经的过程。

方歌写得最好的，首推陈念祖著的《长沙方歌括》《金匮方歌括》《时方歌括》。陈念祖为孝廉，娴于词章，发为韵语，皆合诗律。

如桂枝汤方歌云：

头疼项强汗憎风，桂芍生姜三两同，

枣十二枚甘二两，解肌还借粥之功。

此歌诀的第一句，把"桂枝汤"的主治证的临床表现基本概括了；二、三两句，备述全方的药味和剂量；末句，提出了桂枝汤的功用和服法。从诗律来讲，它的格式是：

平平仄仄仄平平（韵）仄仄平平仄仄平（叶）

仄仄平平平仄仄（句）平平仄仄仄平平（叶）

这样平仄协调、音韵铿锵的歌诀，念起来上口，易读易记，不令人有佶屈聱牙之感。又如"四君子汤""六君子汤""香砂六君子汤""五味异功散"方歌云：

苓术参甘四味同，方名君子取谦冲。

增来陈夏痰涎涤，再入香砂痞满通。

水谷精微阴以化，阳和布护气斯充。

若删半夏六君内，钱氏书中有异功。

此歌诀的一、二两句囊括"四君子汤"的药味，及其名"君子"的意义；第三句为"六君子汤"，第四句为"香砂六君子汤"；第五、六两句，概述这几个方剂在中焦脾胃所发挥的作用；第七、八两句，说明"五味异功散"的组成及其来源。从诗律来讲，这是一首七言律诗，其格式为：

仄仄平平仄仄平（韵）平平仄仄仄平平（叶）

平平仄仄平平仄（句）仄仄平平仄仄平（叶）

仄仄平平平仄仄（句）平平仄仄仄平平（叶）

平平仄仄平平仄（句）仄仄平平仄仄平（叶）

正因为这是律诗的格局，所以第三、四句成对，第五、六两句亦成对。像这样，医学文学两优的方歌，真是不可多得的。

其次，还有武原祝春渠编的《歌方集论》五卷，包括古今方剂七百首，音韵调协，所述效用亦较扼要，如"调中益气汤"歌云：

调中益气治如何，阳气虚人自汗多。

方用补中加味芍，有升有敛妙无过。

方后多半都汇集有诸家名论，是一部方歌而兼方论之作，可惜诸论均未注明出处，是其所短。

至于"方解"，主要是分析组方原理及其效用之所以然。建议可首先阅读"成无己"的《伤寒明理论》，虽仅分析桂枝汤等20方，但其悉本《素问》四气五味以言药之性，君臣佐使以论方之制，这可以说是练习组方的基本知识。其次是柯琴《伤寒论翼·制方大法》26条，主要是从辨证论治的角度，来探索仲景是如何立法成方的。有了这些知识，便比较能圆机活法地运用方剂了。

专门属于方解的著作，以下诸家都值得选读。

吴崑著《医方考》6卷，分72病门，共700余方。他说："考其方药，考其见证，考其名义，考其事迹，考其变通，考其得失，考其所以然之故。"该书的主要内容，就包括这七个方面。

罗东逸辑《名医方论》四卷，搜集数十名家的方论，共论述了130余方。如关于补中益气汤，收集有柯韵伯、赵养葵、陆丽京三家之论；关于八味丸方，亦收集有赵养葵、喻嘉言、柯韵伯诸家之论。荟集众说，颇能示人以活法。

汪昂著《医方集解》23卷，分22门，正方300余，副方过之。主张分经论方，如以六味地黄丸为足少阴厥阴药，还少丹为手足少阴及足太阴药，虎潜丸为足少阴药，人参固本丸为手太阴、足少阴药之类，是其特点。

吴仪洛著《成方切用》12卷，以治法分26类，集1300余方，是方解中最多的。其立论多取方中行、喻嘉言、周扬俊诸家之说，盖仪洛亦系以错简及三纲之说治《伤寒论》者。

王晋三著《绛雪园古方选注》3卷，将《伤寒论》112方系于和、寒、温、汗、吐、下六剂中，其他则分内、外、妇、儿等11科，解释多中肯语。如谓："泻心汤有五，总不离乎开结、导热、益胃，然其或虚或实、有邪无邪，处方之变则各有微妙。"读之颇能启发人举一反三。

林开燧著《活人方》7卷，分62病门，约500余方。于每病有总论，每方有分析，据云是在《石镜录》的基础上扩充而成，对组方之法，讨论独多。

（二）科研建议

有关方剂学方面的科研工作，目前可以从"辑佚""汇综""辞典""专方整理"几个方面来考虑。

"辑佚"。古代许多有价值的经验方久已散佚，但是还可以从某些文献中分别把它们搜辑出来。据初步统计，由北宋上溯至六朝的若干著名方书如：《小品方》《范汪方》《申苏方》《阮河南药方》《玉函方》《秦承祖药方》《胡洽百病方》《僧深药方》《删繁方》《集验方》《经心录方》《古今录验方》《玄感传尸方》《钱氏箧中方》《崔氏纂要方》《孟氏必效方》《疗风气诸方》《三家脚气方论》《开元广济方》《近效方》《贞元集广利方》《兵部手集方》《传信方》《海上集验方》《崔氏海上方》《梅师方》《丹房镜源》《简要济众方》《灵苑方》《杜壬方》《传家秘宝方》《神巧万全方》《古今录验养身必用方》《经效方》《斗门方》《十全博救方》《胜金方》等，都可以从现存的《外台秘要》《医心方》《证类本草》《千金要方》《医方类聚》诸书中辑出来，日本人已经做了一部分工作，还有大量的辑佚工作等待我们去做，这是一件责无旁贷，而很有意义的工作。

"汇综"。有两个工作可以做：一是方论的汇综，一是方歌的汇综。前者，将所有"方论"文献进行汇综，上自成无己，下迄费伯雄辈，均可按方汇列，必将汇成方论大观，有裨于方剂学理论的提高。后者，将各家方歌汇为一书，便于读者的选择。

"辞典"。"方剂学大辞典"的编辑工作其难度之大，要超过编任何一种医药辞典，但不能因其难而不为。在我们这个社会主义制度国家，只要组织好一个强有力的编辑班子，五年为期，肯定是可以完成的。

"专方整理"。关于"专方"的临床总结，例如同一方子，在不同的医疗单位应用，及各个医家对不同病症的应用，都总结有疗效，做了一些报道，把这些资料汇集起来，以"方"为单位进行综合整理，这样可以发挥方剂多方面的效用。

争鸣碎语

叶天士疗贫

（原载《健康医报》1947 年第 26、27 期合刊）

胜利以还，百物奇昂，通货贬值，人民生活，岌岌可危。自宋子文氏之黄金政策失败，政府宣布紧急经济措施，重予物价以管制，而值昂也如故，经济之危机暗伏，社会之秩序堪虞，无韩愈送穷之文者，徒效杨子歧途之哭而已，或曰：今日国家所病者，贫也，如贫血性母斑病，贫血性麻痹病等，亦贫性病也，子盍师其法而治之？余曰：贫血性母斑，贫血性麻痹，皆贫性病之小者也，可用药石以治之。若国家之病贫，贫性病之大者也，非医国者不能施其技，我辈医人耳，岂敢当以国病？惟闻昔日苏州有叶天士者，有疗贫术，愿为道其详。某日，一病者乞诊于叶天士，经切脉之诊断，其六脉分明，无病之象，望其色，独若不胜其愁郁之至者。毕身鸦衣褴褛，面黄肌削，曰：足下之病无他，病贫耳！病者闻天士言，揖地而言曰：先生医理精明，洞见肺腑，一言而中吾心中之隐疾，惟先生教之。天士沉思有顷，曰：克胜先生之疾者，只一物耳！病者曰：为何物。曰：橄榄核。曰：将何以调治？曰：取其鲜者，愈多愈佳，尽植土中，一月后请来复诊。病者如其言，凡搜集大小橄榄核鲜者数百枚，尽植之，及一月，再谒天士之门。天士曰：所植之橄榄核何如？曰：秀苗苗壮长矣！天士曰：善，子归，子病将愈也。病者不得解，失然而返。于是凡有乞诊于天士者，处方辄书橄榄苗为引，并属病家即向某处购之，病贫者竟由此而门庭若市，且拔苗，且布核，犹不足以供求。无已，一文涨十文，十文涨百文，百文涨千文不数月而贫者富且足矣！但今日之病涨者，恒河沙数也，安得如许之叶天士，安得如许之橄榄核乎！

杨妹不食的问题

——并对补晓岚先生的谈话有所商榷

（原载《华西医药杂志》1948 年第 3 卷第 4、5、6 期合刊）

杨妹不食，举国震闻，重庆卫生局，和其他医院的医师、生物学家、生理学家等，都对这个不食不饥的杨妹，发生了莫大的兴趣，听说还有成都的某医院，香港的某报社，都想争迎杨妹去作学术上的研究。我是个学中医的，尤其是个爱讲"科学中医"，二十天来，许多朋友要我对杨妹的不食不饥发表意见，尤其有些朋友对我说："你去年在中医师团体竞选国大，我们都曾捧你的场，今天你当选了，就不尊重我们的意见了吗？"我说："这是关于学生物和学生理的专门知识，既非我之所长，又何必多嘴呢？"恰巧五月二十一日重庆大公报载了中医补晓岚先生的谈话，他很肯定地说："不食并不是稀奇事，吃了中药的茯苓、黄精、何首乌等亦可以不食的。"于是不由我不对补晓岚先生"不稀奇"的谈话发生了"稀奇"感，更不能不站在中国医学的立场有所说明。

一、不食不饥确是生理上的奇迹

人体是由若干种物质组成的，根据生理学，我们人体是由十七种元素构成的，第一是氧，第二是碳，第三是氢，第四是氮（以上四种是气体），第五是钙，第六是磷（以上六种元素，在体重中占有百分之九十九），第七是碘，第八是硫，第九是钠，第十是氯，十一是铁，十二是铜，十三是钾，十四是镁，十五是锰，十六是钴，十七是锌（以上十一种元素，在体重中虽不过占百分之一，但缺一也是不行的）。这些元素在生活现象中，是会陆续消耗的，要使身体健康，必须把这些元素随时补充，弥补其消耗，这就完全靠"食"来解决了。食物中的养料，可分为三大类：第一为能辅助生长及产生能力的有机化合物，这包括蛋白质、脂肪、碳水化合物及其衍化物；第二为维生素，它似虽非生长、修补及生产能力的材料，但亦为正常的生长及健康的要素；

第三为水及无机盐类，它们虽亦不能产生能力及辅助生长，然亦为维持正常的生理作用所需。庄子说："凡人上不属天，下不著地，以肠胃为根本，不食则不能活。"也就是说明人体生活能力被消耗了，还是要靠"食"来补偿的，除非是庄子所说的藐姑射山的神人："肌肤若冰雪，绰约若处子，不食五谷，吸风饮露，乘云气，驭飞龙，游于四海之外。"任何一个人，都不能离开这消耗与补偿的生理机能，而另谋生活的。今日的杨妹，据说有九年不食了，在重庆卫生局严密的观察下，也有四十几天了，她不但不食不饥，而且还能够维持与一般人吃食的人相等的功作，这还不能算是生理上的奇迹吗？正因为"奇"才引起了远近科学家的关切的研究，然而补晓岚先生竟毫不迟疑地说："这事并不稀奇。"补先生的谈话真够"稀奇"了。

二、中西医的生理学没有两样

生物之所以能对内、对外不断地起反应，完全赖有能力的释放，正如欲使火车机头行驶，须燃烧燃料一般。因此人体物质有消费没有停止，而物质的供给亦必继续不断，这种现象叫作新陈代谢，所以新陈代谢包含养料的供给及分解。就广义言，自从食物由外界人身体，以至变成为身体原生质及能力，皆可说为新陈代谢。生理的新陈代谢，无一刻停息，如果所收的养料与所耗的物质相等时，生理便没有什么滋长或衰老。若组成作用比分解作用较旺盛，那么，组成的物质比分解的物质便要多，结果即为滋长；反之则衰老。人当幼小时，组成作用远过于分解，原生质的制造作用亦极旺盛，所以身体发长。到了壮年，组成及分解两作用差不多平衡，那时既没有滋长，亦没有衰老。但是到生命的末期，组成不能与分解相抵，原生质逐渐消瘦，便到了衰老的田地。这是最平易近人的生理常识。在中医的生理学方面也"食饮有节，起居有常……故形与神俱，而尽终其天年，度百岁乃去……夫上古圣人之教下……美其食，任其服……"（《素问·上古天真论》）"阴之所生，本在五味，阴之五官，伤在五味……是故谨和五味，骨正筋柔。"（《素问·生气通天论》）"脾胃者，仓廪之官，五味出焉。"（《素问·灵兰秘典论》）"天食人以五气，地食人以五味。五气入鼻，藏于心肺，上使五色修明，音声能彰。五味入口，藏于肠胃，味有所藏，以养五气，气的而生，津液相成，神乃自生。"（《素问·六节藏象论》）"人以水谷为本，故人绝水谷则死。"（《素问·平人气象论》）中医书籍里面有许多学说，向为一般科学家所鄙视的，然而它对于人的生活现象和营养生理，与我们今日所谈的生活知识，没有两样，翻完中医的《内经》《伤寒》《金匮》一类的书，绝没有片言双字谈人体不需饮食可以生存的，这就是中医学说到了科学世纪还有立足的地方。然而补晓岚先生说：杨妹不食不饥这事并不稀奇，我却不敢苟同。

三、灵芝草大成问题

灵芝草这个名词，是极其抽象的，除了传奇小说里面谈得有声有色而外，在植物学和生药学中都没有根据的。补晓岚先生说："所谓灵芝草，是一种菌子，但在他的根旁长出一根草，合称灵芝草。"这话不大可靠，诚然是菌类，但绝没有在一个菌的根上长出一根草的。《尔雅》曰："菌，芝也。"《说文》曰："芝，神草。"《格物论》曰："芝，瑞草也。"《博物志》曰："名山神芝，不死之草，上芝为车马形，中芝为人形，下芝为六畜形。"是知"芝"之抽象，略与"龙""凤""麟"诸字相等，只是古人对于瑞草的一种形容词，绝难确定其品类的，所以《本草经》上有赤芝、黄芝、白芝、黑芝、紫芝的区分，这或者是从《神农本草经》"山川云雨，五行四时，阴阳昼夜之精，以生五色神芝"的说法，望文告义，曲为解说出来的。《抱朴子》中还有"石芝、木芝、草芝、肉芝、菌芝、玉脂芝、石桂英芝、木感喜芝、七明九光芝、青云芝、黄龙芝、金兰芝、龙仙芝、珠芝、朱草芝、月芝、火芝、人芝"等名，不一而足，可是，其中有许多都为矿物类，而非植物，并且芝亦不是绝对的瑞草。如《格物论》曰："土气和则生有五色，黄者为喜，黑者为恶"，是芝亦有属于恶草的。古书中论芝的形态，《抱朴子》为最详，有似桂树而宝石者，有状似莲花者，有状如盘碗不过径尺者，有头上有角，颔下有丹书八字者，有上有水盖茎出者，有负叶为麟，其根则如蟠龙者。补晓岚先生说："他的根旁长出一根草。"这当然足以补《抱朴子》的未备了。其实灵芝在植物学上是一个科属名词，"Polyporaceae"，亦曰多孔菌科，在生药中有两种都叫灵芝，石耳亦称灵芝，紫芝亦称灵芝。石耳为多年生隐花植物，呈扁平状，下面黑色，生小突起，其数甚多，中央有短柄，附着于岩石间，上面颇平滑，灰白色，故亦叫岩耳或岩苔，李时珍《本草纲目》仅说能明目益精，《药性考》说：治泻血脱肛。紫芝是真正担子菌类，帽菌族，多孔菌科，胡孙眼属，寄生于枯死之树木上，子实体自笠与柄成，夏月始生，俨似笔头，迨渐次长成，形如柄上着以一笠，质坚，不腐朽，笠略似半圆形，上面带有黑褐色光泽，环以云纹，下面带白色或黄褐色，粗糙，生许多细孔，柄亦光泽，若涂漆然，李时珍《本草纲目》说：疗虚痨治痔。现在一般药店陈设的便是这个东西，或者补先生所说的，也是这个东西。据此就是吃了石耳或紫芝这两种灵芝，也不会不食不饥，至于吃了长生不老之说，那更是"子虚先生"的欺人之谈。

四、吃了中药的茯苓、黄精、何首乌能令人不食不饥吗？

茯苓系生于截断松树部下之一种茸类蕈菌物，它的成分，据《和汉药考》说：其主要成分为匹克圣，它的药理作用，与胃极无变化，由肠壁吸入血中，能增血压，使肾脏的分泌机能亢进，因此它的效能，多用为利水药，治水肿与淋病，微具有强壮性。在临床上凡滑精和小便失禁者都忌用。黄精为山野自生之宿根草，属百合科黄精之根茎，其成分尚未经证实。《日华诸家本草》谓能益脾胃，润心肺；李时珍说：止寒热，填精髓；黄宫绣说：助筋骨，除风湿，久服不饥。但是在临床应用上，一般对脾胃虚弱，大便滑泻者都禁用。何首乌属蓼科为胃草类植物，它的成分，含有克利琐反酸，它的作用大半能整理肠胃，为一种缓下剂，所以《日华本草》说：治冷气肠风。王好古说：泻肝风。在临床实验上，凡肠胃衰弱者，都应当慎用。这样平平易易的三样药，都没有具备能够代替谷食作用的条件，哪里能吃了不食不饥呢？翻开一部《神农本草经》，那里面几乎每味药都是吃了"轻身延年不老"的，殊不知那些语头，都是后汉时候道学家的一种附会的术语，哪里能够尽信呢？舒新城先生说："有钱的人到冬天吃些补药——丸剂或膏滋——以充实身体……这在以素食为主的中国社会，自不能说如何错误，但真正补的功效，却绝不能如所预期，甚至还有相反的结果——我们经验，便是一种证明。其实所谓补，既是对于身体的缺乏谋补足，则我们每日的有机活动，无时不有物质的消耗，也就是经常要补足。"茯苓、黄精、何首乌三者，他们没有具备人身内所需要的蛋白、脂肪、碳水化合物、维生素、无机盐类等成分，哪能补偿体内活力的需要？即或能够，亦必需每天食以定量，才能达到补偿的目的，它没有具备原子能的伟大能力，哪能一服便可以终身不食不饥呢？

五、从饥饿收缩的生理反证不食不饥的试探

据吾人学习生理的常识，食物消化在胃中将近完结，就是胃将空虚时，胃肌的收缩波便逐渐扩大及延长，其起点缓缓由幽门及胃体交界处移向胃体，以至胃中完全空虚时，及收缩波将由贲门而扩展至全胃。这样的收缩，即唤起了饥饿的感觉，在学理上名叫"饥饿收缩"。初收缩较小而稀，继则力量及频率逐渐增加，自胃空虚后一两小时至第二天，饥饿收缩最延长，而且最厉害，后此则又减少。总之，收缩愈厉害及愈延长，饥饿亦愈难受。这里还要说明的，所谓饥饿收缩，是收缩先于饥饿，而不是饥饿先于收缩，换言之，收缩便是饥饿的直接原因，现在杨妹的不食，当然是由于不饥，她的不饥，是否由于她的胃肌失去了"饥饿收缩"的生理机能，这是值得研究的。同时我们的食物到胃里之所以会起消化作用，这也是由于胃肌的起"消化收缩"而成的。杨妹已经受了医院四十多天的观察，大概她的"不饥"已经是事实了，我们甚盼马上进一步的"检查"，看她胃上的生理作用究竟怎么样，或者更进而检查整个的消化器官及其他有关的脏器的生理又怎么样？这才是我们作学人的态度。《内经》上说："善言天者，必有验于人；善言古者，必有合于今。"又说："拘于鬼神者，不可与言至德。"所以我们学中医的人，还是要踏踏实实从学理上去多费功夫，从事实上去多取得验证，"知之为知之，不知为不知"这才是真知，假如我们"信口开河"，随便说"天话"不但中医于科学世纪将愈无立足之地，恐怕自己的良心也受到谴责的。

三十七年五月二十四日

对"'寸''关''尺'脉的问题和中医所谓'寒'的质疑"的答复

（原载《新中医药》1954 年第 5 卷第 3 期）

崔绍章先生：

一、中医诊脉分作三部的原始意义是：头部动脉、手动脉、足动脉。《素问·三部九候论》说："上部天，两颈之动脉；上部地，两颊之动脉；上部人，耳前之动脉。中部天，手太阴也（王冰注：在掌内寸口中，是谓经渠，动应于手。）；中部地，手阳明也（王冰注：在手大指次指歧骨间，合谷之分，动应于手也。）；中部人，手少阴也（王冰注：在掌内锐骨之端，神门之分，动应于手也。）。下部天，足厥阴也（王冰注：在毛际外，羊矢下一寸半，陷中五里之分，卧而取之，动应于手也，女子取太冲，在足大指本节后二寸，陷中是。）；下部地，足少阴也（王冰注：在足内踝，后跟骨上陷中，太溪之分，动应手。）；下部人，足太阴也（王冰注：在鱼腹上趋筋间，直五里下箕门之分，宽巩足，单衣沉取乃得之，而动应于手也。候胃气者，当取足之上，冲阳之分穴中，脉动乃应手也。）"这些脉的搏动处，除两额、两颊、耳前的都很显明外，手太阴的"经渠"和手阳明的"合谷"，都是桡骨动脉，手少阴的"神门"是掌侧动脉，足厥阴的"五里"是外阴部动脉，足厥阴的"太冲"是趾骨动脉，足少阴的太溪是后胫骨动脉，足太阴的箕门是膝关节动脉，候胃气的"冲阳"是循足背骨动脉，这些浅露地方的动脉，都可以察觉得到脉的搏动，这就是中医三部诊脉的原始内容。

把桡骨动脉（寸口）分做"寸""关""尺"，《内经》并无此记载，最初载的是《难经》，"十八难"说："三部者，寸、关、尺也。"真正把桡骨动脉那部分叫作"关"，到了唐朝的《千金方》才有比较明确的记载，《千金方》说："寸后尺前，名曰关，阳出阴入，以关为界。"但是，这绝不是《内经》"三部"的内容，首先在《内经》里面找不着"关脉"，例如《素问·六节藏象论》说："寸口四盛已上为关阴。"那么，关脉在寸口之前，决不在寸口之后。《素问·骨空论》说："辅上为腘，腘上为关。"这更不是为"关脉"说法。《内经》上的"尺"字，亦多不指脉，而是指皮肤，《素问·平人气象论》说："尺热曰病温，尺不热，脉滑曰病风，尺涩脉滑，谓之多汗，尺寒脉细谓之泄。"这就是说：皮肤热的叫病温，皮肤不热而脉滑的叫病风；皮肤涩而脉滑的多要出汗，皮肤冷而脉细的，大便泄泻。这是"尺"字和"皮"字在篆文上是相像，没有多大分别，因而误钞谬释的原故。《内经》《难经》，同为伪书，但《内经》要早几百年，其中还存在部分劳动人民的经验积累，《难经》则多是唯心的封建玄学色彩。因此，它倡导在桡骨动脉用寸、关、尺方法诊病，在中医学理上是找不出正当根据的。如你再要求得进一步的理解，请你参考我的《脉学批判十讲》，这限于篇幅，不多谈了。

二、中医的"寒"病颇广泛，最少亦有下面四种意义：（一）指感冒病，《素问·热论》说："人之伤于寒也，则为病热。"《玉机真藏论》说："今风寒客于人，使人毫毛毕直，皮肤闭而为热，当是之时，可汗而发也。"（二）指胃肠机能的衰减，《灵枢·师传》："肠中寒，则肠鸣飧泄。"《金匮要略》："腹中寒气，雷鸣切痛，胸胁逆满呕吐。"（三）指痛证，《中藏经·痹论》："痛者，寒气多也。有寒故痛也。"《举痛论》："寒气客于肠胃之间，膜原之下，血不得散，小络急引故痛，按之则血气散，故按之痛止。"（四）指整个机能的衰减。《金匮要略》："腹满时减，复如故，此为寒，当与温药。"《素问·逆调论》："人身非衣寒也，中非有寒气也，寒从中生者何？岐伯曰：是人多痹气也，阳气少，阴气多，故身寒如从水中出。"中医所谓"寒"的意义不过只此，都只是对疾病机转方面的一些抽象概念，断不可能"对照式"的径指为是西医的什么病。

任应秋　二月十九日

附：

编辑同志：

我有一个问题请你解答一下：

1. 关于我们中医所讲的寸关尺脉的问题，几千年的诊断依据，可是在西医学上却说是一个由心脏统一波动之血液，又是一个桡动脉管，如何能决定五脏六腑之疾病呢？

2. 中医所说的寒，则西医叫什么呢？

崔绍章

三个学术问题

（原载《新中医药》1956 年第 7 卷第 7 期）

赵宣阶先生：

所询三事，略复如下：

一、李时珍分主脏腑之说初为陈修园所提出，陈氏是根据"四言脉学"提出的，而"四言脉学"是李时珍的父亲李月池以崔嘉彦的《脉决》作蓝本而删补的，可见并不是李时珍的产物。李时珍在"脉学"里还说："两手六部，皆肺之经脉也，特取此以候五脏六腑之气耳，非五脏六腑所居之处也。"这证明李时珍始终是反对寸口分主脏腑诊脉的办法的。

二、诊脉直接可以观察心脏的好坏，间接也可以观察全身整个体力的好坏，吴草庐"五脏六腑，凡十二经，两手寸关尺者，手太阴肺经之一脉也，分其部位，以候他脏之气耳，脉行始于肺，终于肝，而复会于肺，肺为气所出之门户，故名曰气口，而为脉之大会，以占一身焉"的主张，其中如"脉行始于肺，终于肝，而复会于肺"等说法，虽不免有穿凿之处，但他认为脉只一经，诊脉是观察全身机能的病理变化和生理机转，这是比较正确的，由于他们当时受历史条件限制，当然不能要求过高。

三、《素问·脉要精微论》云："尺内两旁则季胁也，尺外以候肾，尺里以候腹，中附上，左（或作右）外以候肝，内以候膈，右（或作左）外以候胃，内以候脾。上附上，右外以候肺，内以候胸中，左外以候心，内以候膻中，前以候前，后以候后，上竟上者，胸喉中事也，下竟下者，少腹腰股膝胫足中事也。"这段文字，主张分寸关尺的人，常常提到它，认为便是《内经》主张分寸关尺的张本，其实这段文字拿来解释寸关尺，是解不通的，例如既说了尺内两旁，又说尺里尺外，到底内外两字，作什么解释呢？王启玄、杨上善、马玄台、张隐庵等都说是脉的两侧，而汪心谷、李中梓、张景岳、薛生白等又说是指每一部的上半部和下半部，《医宗金鉴》干脆驳斥了他们的一切解释，说道："脉象浑一，并不两条，亦不两截。"驳得固然不错，但它又主张，内外即是浮沉，这却也不对，因为脉象既是浑一的，分作寸关尺，便失掉了浑一，反而变成三截了，若是浮沉可以各诊一处，那又是变成两层去了，还谈什么浑一呢？这说明硬要把这尺字来解成寸关尺的尺，任何解说都难通。因此，我们很怀疑这是古人用尺肘来诊断脏腑部位的，例如"尺内两旁则季胁也"，即是说两手尺肘部的里面，便是季胁部位，"尺外以候肾，尺里以候腹"，即是说，尺肘前面（尺里）是腹部，尺肘后面（尺外）是肾部古人又把肩臂为上附、肘关节为中附，尺肘部为下附，左（右）手"中附"上部的外面候肝部，内面候膈部，右（左）手"中附"上部的外面候胃部，里面候脾部，右手"上附"上部的外面候肺部，内面候胸中，左手"上附"上部的外面候心部，内面候膻中，"上竟上者"，也就是"上附"的上面，"下竟下者"，也就是"下附"的下面。但这仍是一己之见，不作定论。

南北政

（原载《北京中医学院学报》1960 年第 1 期）

无论司天在泉，都有南政和北政的区分。南即黄道南纬，起于寿星辰宫，一直到娵訾亥宫，因而岁支的亥子丑寅卯辰，都属于南政。北即黄道北纬，起于降娄戌宫，一直到鹑尾巳宫，因而巳、午、未、申、酉、戌，都属于北政。其位置略如下图：

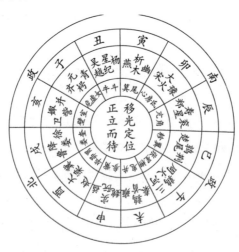

《素问·六微旨大论》说："移光定位，正立而待。"也就是说，由于

日光的移易，而南北位次，便随之而定了。因而在取南北位的时候，必须正立而待，即是随南面正立而取之也。如《素问·五运行大论》说："诸上见厥阴，左少阴，右太阳。见少阴，左太阴，右厥阴。见太阴，左少阳，右少阴。见少阳，左阳明，右太阴。见阳明，左太阳，右少阳。见太阳，左厥阴，右阳明。所谓面北而命其位，言其见也。"所谓上见，即指司天，左右即司天的左右，司天既在上，当然位南面北，便能清楚分辨出它的左或右了。司天之左即西方，司天之右即东方。这就是指司天的北政而言。

《素问·五运行大论》又说："厥阴在上，则少阳在下，左阳明，右太阴。少阴在上，则阳明在下，左太阳，右少阳。太阴在上，则太阳在下，左厥阴，右阳明。少阳在上，则厥阴在下，左少阴，右太阳。阳明在上，则少阴在下，左太阴，右厥阴。太阳在上，则太阴在下，左少阳，右少阴。所谓南面而命其位，言其见也。"左为在泉之东，右为在泉之西，这是指在泉的南政而言。

《素问·六微旨大论》云："上下有位，左右有纪。故少阳之右，阳明治之。阳明之右，太阳治之。太阳之右，厥阴治之。厥阴之右，少阴治之。少阴之右，太阴治之。太阴之右，少阳治之，此所谓气之标，盖南面而待之也。"右为司天之右，即东方。此为司天的南政。

《素问》虽没有在泉北政的明文，其义已可以在见了。

气运主事为政，《素问·六元正纪大论》述三阴三阳的司天主事，一则曰："三之气，天布政。"再则曰："司天之政。"再则曰："其政肃……其政切……"所以南北政之义，即指司天在泉或在南或在北之主事也。

南北政的运用，惟有切脉一途。南为阳、为上、为寸，故司天应寸，而在泉应尺。北为阴、为下、为尺，故司天应尺，而在泉应寸。

《素问·至真要大论》云："北政之岁，少阴在泉则寸口（两手寸口）不应；厥阴在泉，则右（寸）不应；太阴在泉，则左（寸）不应。南政之岁，少阴司天，则寸口（两手寸口）不应；厥阴司天，则右（寸）不应；太阴司天，则左（寸）不应。……北政之岁，三阴在下，则寸不应；三阴在上，则尺不应。南政之岁，三阴在天，则寸不应；三阴在泉，则尺不应。左右同。"

十二经六气解

（原载《北京中医学院学报》1960 年第 1 期）

厥阴风木：

足厥阴肝乙木

手厥阴心主相火

足厥阴以风木主令，手厥阴火也，从母化而为风。

木之化火也，木气方盛，而火气初萌，母强子弱，故手厥阴以相火而化气于风木。

盖厥阴肝木，生于肾水而长于脾土，木为水火之中气，病则土木郁迫，水火不交，外燥而内湿，下寒而上热。手厥阴火也，木气畅遂，则厥阴心主从令而化风木，木气抑郁，则厥阴心主自现其本气，是以厥阴之病，下之则寒湿俱盛，上之则风热兼作，其气使然也。

少阴君火：

手少阴心丁火

足少阴肾癸水

手少阴以君火主令，足少阴水也，从妻化而为热。（夫为水，妻为火）

盖癸水上升而化丁火，故手少阴以君火司气，而足少阴癸水在从化之例。

水火异气，而以君火统之，缘火位于上，而生于下，坎中之阳，火之根也。坎阳升，则上交离位而化火，火生于水，是以癸水发气于丁火，水化而为火，则寒从热化。故阳盛则手少阴主令于上，而癸水亦成温泉；阴盛则足少阴司气于下，而丁火遂成寒灰。以丁心虽司气化，而制胜之权，终在癸水，所恃者生土以镇之也。

盖水火本交，彼此相交，则为一家，不交则离析分崩，逆为冰炭。血根于心而藏于肝，气根于肾而藏于肺，心火上热，则清心家之血；肾水下寒，则暖肾家之气。故补肝之血则宜清，补肺之气则凉，补肾之气则宜暖，此定法也。

少阳相火：

手少阳三焦相火

足少阳胆甲木

手少阳以相火主令，足少阳木也，从子化气而为暑。

火气既王，而木气已虚，子壮母衰，故足少阳以甲木而化气于相火也。

三焦之火，随太阳膀胱之经下行，以温水脏。手之阳清，足之阳浊，清则升而浊则降，手少阳病则不升，足少阳病则不降。凡上热之证，皆甲木之不降，于三焦无关也。相火本自下行，其不下行而逆升者，由于戊土胃之不降，戊土与辛金同主敛，地降而金敛之，相火所以下潜也。

太阴湿土：

足太阴脾己土

手太阴肺辛金

足太阴以湿土主令，手太阴金也，从母化气而为湿。

土之化金也，土气方盛，而金气初萌，母强子弱，故手太阴以辛金而化气于湿土。

阳明以燥金主令，戊土从金而化燥，己土之湿为本气，戊土之燥为子气，故胃家之燥，不敌脾家之湿，病则土燥者少，而土湿者多也。太阳主升，己土升则癸水乙木皆升，土之所以升者，脾阳之发生也。阳虚则土湿而不升，己土不升，则水木陷矣。火金在上，水木在下，火金降于戊土，水木升于己土，戊土不降，则火金上逆；己土不升，则水木下陷，其原总由于湿盛也。

阳明燥金：

手阳明大肠庚金

足阳明胃戊土

手阳明以燥金主令，足阳明土也，从子化气而为燥。

金气方盛，而土气已虚，子壮母衰，故足阳明以戊土而化气于燥金。太阴以湿土主令，肺金从令而化湿。此则胃土之燥子气，而非本气，子气不敌本气之王，故阴盛之家，胃土恒湿。肺金之湿母气，而非本气，母气不及本气之王，故阳盛之家，肺金恒燥。太阴性强，阳明性燥，燥湿调停，在乎中气王，则辛金化气于湿土，而肺不伤燥；戊土化气于燥金，而胃不伤湿。中气衰，则阴阳不交，而燥湿偏见。湿胜其燥，则饮少而食减，溺濇而便滑；燥胜其湿，则急饥而善渴，水利而便坚，阴易进，阳易退，故湿胜者恒多，燥盛者常少。

太阳寒水：

足太阳膀胱壬水

手太阳小肠丙火

足太阳以寒水主令，手太阳火也，从夫化气而为寒。

丙火下降而化壬水，故足太阳以寒水当权，而手太阳丙火在奉令之条。

水火异气，而以寒水统之，缘水位于下而生于上，离中之阴，水之根也。离阴降下交坎位而化水，水降于火，是以丙火化气于壬水，火化而为水，则热从寒化，故太阳之气，水火并统，而独以寒水名也。

水性本寒，少阳三焦之火随太阳而下行，水得此火，应当不寒，不知水之不寒者，癸水而非壬水也。盖水以蛰藏为性，火祕于内，水敛于外，是谓平人。木火主里，自内而生长之，故里气常温。金水主表，自外而收藏，故表气常清。

癸水温而壬水寒则治，癸水寒而壬水热则病，癸水病则必寒，壬水病则多热。以丁火化于癸水，故少阴之脏，最易病寒；壬水化于丙火，故太阳之府，最易病热，是以病寒者独责癸水；病热者独责壬水，而不责癸水也。

什么叫"阳杀阴藏"？

（原载《北京中医学院学报》1960 年第 1 期）

"阳生阴长""阳杀阴藏"在《素问》里有两处提到，一见于《素问·阴阳应象大论》，原文是："故积阳为天，积阴为地，阴静阳躁，阳生阴长，阳杀阴藏，阳化气，阴成形。"一见于《素问·天元纪大论》，论云："寒、暑、燥、湿、风、火，天之阴阳也，三阴三阳上奉之；木、火、土、金、水、火，地之阴阳也，生长化收藏下应之。天以阳生阴长，地以阳杀阴藏。"两处都是"阳生阴长"与"阳杀阴藏"相提并论的。

因此，要了解"阳杀阴藏"的真正含义，势必不能丢开"阳生阴长"这一句孤立地来追究"阳杀阴藏"，这一点是很要紧的。其次便要知道这两句阴阳究竟指的是什么，我同意林亿等对这两句的新校正和张志聪的意见。《新校正》说："详阴长阳杀之义，或者疑之，按周易八卦布四方之义，则可见矣。坤者，阴也，位西南隅，时在六月七月之交，万物之所以盛长也，安谓阴无长之理？乾者，阳也，位戌亥之分，时在九月十月之交，万物之所以收杀也，孰谓阳无杀之理？是以明之，阴长阳杀之理可见矣。"直言之，"阴长"的阴，是指夏季，"阳杀"的阳，是指秋季。所以张志聪更明白地说："春夏者，天之阴阳也，故主阳生阴长；秋冬者，地之阴阳也，故主阳杀阴藏。"张氏所谓"天之阴阳"犹言上半年的分阴分阳，以上半天系"司天"之气主事，故曰天。"地之阴阳"犹言下半年分阴分阳，以下半年系"司地"（即在泉）之气主事，故曰地。一年四季，就上下两半年而言，上半年为阳，下半年为阴；再就上半年而言，春为阳，夏为阴。再就下半年而言，则秋为阳，冬为阴，这就是阴阳之中又有阴阳的道理。于此明白了所谓阳生阴长者，春生夏长也；所谓阳杀阴藏者，秋杀冬藏也。

或者谓夏热属火，何以为阴，夏至本以阴生，而六月亦名至阴，《素问·痹论》云："以至阴遇此者为肌痹。"王冰注："戊巳月及土寄王月也。"秋凉属金，何以为阳。秋金在卦位属乾，乾金亦本为阳也，这亦没有什么问题。

春阳之气生发，夏阴之气主长养，秋阳之气主收杀，冬阴之气主闭藏。春阳之生，秋阳之杀，就是"阳化气"（犹言阳气的变化），夏阴之长，冬阴之藏，就是"阴成形"。《素问·天元纪大论》说："生、长、化、收、藏，故阳中有阴，阴中有阳。"也就是指这阴阳两气的变化而言。

这个"杀"字是广泛指秋气的作用，有数义均可通。如：秋气肃杀。《素问·五常政大论》云："秋气劲切，甚则肃杀"是其例。霜成物亦叫作"杀"。杀亦可作"降"字解，秋之所以成物，即由秋气之下降。亦可作"获"解，即收获之义。

一万三千五百息的脉数问题

——答教研班张允中同学问

（原载《北京中医学院学报》1960年第1期）

一、《难经·第一难》说："人一日一夜凡一万三千五百息，脉行五十度周于身，漏水下百刻，荣卫行阳二十五度，行阴亦二十五度，为一周也。

故十五度复会于手太阴寸口者，五脏六腑之所终始，故法取于寸口也。"

《难经》这个说法，是根据《灵枢·五十营》篇来的。但《灵枢·五十营》篇是这样说的："一万三千五百息，气行五十营于身，水下百刻，日行二十八宿，漏水皆尽，脉终矣。所谓交通者，并行一数也。"

《灵枢》的本来意思是在说明人身二十八脉的运行，可以用一万三千五百息的计算方法，以符合二十八宿的周天数，即其所谓"并行一数"之义，并不是说这是人一日的脉搏动数，请查看《灵枢》原文就知道了。不过原文中"十息气行六尺，日行二分"的说法，仍有错误，应该作"日行七厘半"，试计算一下，便知道其错误所在。

二、有的说法，可能是根据现在计算数字说的。但两者不能强合。

三、一万三千五百息之数，既是旨在符合二十八宿之周天数，不是在计算一日的实际脉搏数，则漏下百刻的问题自然不存在了。

关于"阴井木，阳井金"问题

——答中研班陈梅芳同学问

（原载《北京中医学院学报》1960 年第 1 期）

一、什么叫作"阴井木"？

即五脏所属五阴经脉的五输穴，它的性质是井（木）、荥（火）、输（土）、经（金）、合（水）。也就是五输合五行，从木开始计算的意义。

二、什么叫作"阳井金"？

即六腑所属的六阳经脉的五输穴，它的性质是井（金）、荥（水）、输（木）、经（火）、合（土）。也就是说五输合五行，从金开始计算的意思。

三、为什么阴经五输和阳经五输配合五行的计算有所不同呢？

阴主升，阳主降。木为阴水所生的阳气，也就是少阳初生之气，所以五脏相生，应从下焦的肝木算起。这就是五脏输穴始于木的所以然。金在四季，为下半年之阳气，阳气主下降，金主肺，亦为人身之高原。所以计算应从上而下，六腑的五输便从金开始了。

总之，阴井木、阳井金的唯一所以然，无非是阴升阳降的含义罢了。

古人对此没有做明确的解释，其来源出自《灵枢·本输》。《难经·六十四难》亦说得明白，我这一愚之见，谨供参考！

关于"齐化"的问题

——答研究班任继学同学问

（原载《北京中医学院学报》1960年第1期）

《素问入式运气论奥》云："太过己胜，则欲齐其所胜之化。太过岁，谓木齐金化，金齐火化，火齐水化，水齐土化，土齐木化也。"于此知道了齐化应有下列数义：

一、齐化是指五运的太过而言。阳年太过，才有齐化，假使是阴年不及，便谈不到齐化了。因为《论奥》明明说："太过己胜，则欲齐其所胜之化。"也就是说甲丙戊庚壬五阳年，五运本身之气是很旺（己胜）的，正由于气旺，所以能与胜己者之气等齐而化（齐其所胜之化）了。这个齐字，颇有"齐不齐，以至齐"的意义。

二、所谓齐化，即是从五行相克的关系而言的。言我虽是被克者，但我之气已旺，能与克我者之气等齐相敌，而不会受到它的克制。试看《论奥》所谓"木齐金化、金齐火化、火齐水化、水齐土化、土齐木化"的道理就明白了。例如戊年火运太过，而寒水司天，水本能克火，但因其火气胜，水不仅不克，反与火之气两两相齐而司气化了，这叫作火齐水化。又如庚年金运太过，而君火司天，火本能克金，但因其金气胜，火不仅不能克，反与金之气两两相齐而司气化了，这叫作金齐火化。

三、齐化并不是平气。因为平气无论阴年阳年都可以有，即所谓运太过而被抑，运不及而得助也。而齐化只能出现在阳年，这是大不同处。汪省之《咏齐化诗》云："五行太过名齐化，凡遇阳年即可推；胜己若临逢我旺，彼虽克我我齐之。"信然。

有的哲学家认为：《黄帝内经》把我国古代唯物主义推上了一个高峰，构成从荀况、韩非到王充、范缜之间的一个重要发展环节。（《哲学研究》1978年）这个提法是有道理的。因为在历史发展过程中，哲学既可以影响医学，医学亦可以推动哲学，它们是相互影响、互为促进的。

例如，张载把"气"的运动变化，称为"气化"，并谓"由气化，有道之名"，也就是说，"气"的运动变化是一个有规律的过程，显然张载的论点是受到《内经》启发的。《素问·气交变》中说："六经波荡，五气倾移，太过不及，专胜兼并，愿言其始，而有常名，是明道也。""波荡倾移"就是指"气"的运动变化；"常名""明道"，是指了解"气"的运动规律。《素问》中的七篇"大论"，主要是讨论"气化"之道的。

《周易十翼》与《黄帝内经》 基本是同一时期的产物

《周易》是一本占筮书，已成定论。说它是以旧筮辞中历史材料做根据，表现作者哲学思想的占筮书亦可以，但不能径称之为"哲学史"。

《周易》分"经"与"传"两部分。"经"，约成于西周初年，因为所载的内容仅有殷商祖先的故事，以及西周初年史事，无后代任何色彩；"传"的部分包括"彖""象""文言""系辞""说卦""序卦""杂卦"等内容，基本成书于战国中期或晚期，甚至有汉初到汉宣帝时的作品，如不加区分，概以为西周初年之作是不符合史实的。

《周易》最基本的东西，"—"和"——"两个符号，这代表"阳"和"阴"是毫无问题的。但"一阴一阳之谓道"句，却是出自"系辞"上，"系辞"成于战国晚期，其中"观象制器"一段，还有人认为是抄袭《淮南子》的。

要之，《周易十翼》与《黄帝内经》基本是同一时期的产物。

中医学无"天人合一论"

或谓:"天人合一"是"子午流注学说"立论的根据。这种说法是不妥当的。

"天人合一"之说来源于儒家,孟子的"天人相通"说,董仲舒的"天人相类"说,皆其代表。特别是董仲舒讲"人副天数",谓:"人之身,首而员,象天容也。发,象星辰也。耳目戾戾,象日月也。鼻口呼吸,象风气也。胸中达知,象神明也。腹胞实虚,象百物也。……皆当同而副天,一也。"(见《春秋繁露·人副天数》)这显然是一种牵强附会的思想,与中医学"人与天地相参"的整体观毫无共同之处。

《素问·宝命全形论》中说:"人以天地之气生,四时之法成。"《素问·八正神明论》中说:"天温日明,则人血淖液而卫气浮;故血易泻,气易行。天寒日阴,则人血凝泣而卫气沉。月始生,则血气始精,卫气始行;月郭满,则血气实、肌肉坚;月郭空,则肌肉减,经络虚,卫气去,形独居。是以因天时而调血气也。"这完全是在阐发人与自然界气象气候变化的关系,当前的"医学气候学",同样是在探讨这样的问题。

所谓"子午流注",是说人身的气血流行,受到白天(午)黑夜(子)气象气候的周期变化的影响,而呈规律性的运行。如《灵枢·营卫生会》中说:"营在脉中,卫在脉外,营周不休,五十而复大会,阴阳相贯,如环无端。卫气行于阴二十五度,行于阳二十五度,分为昼夜,故气至阳而起,至阴而止。故曰:日中而阳陇,为重阳;夜半而阴陇,为重阴。故太阴主内,太阳主外,各行二十五度,分为昼夜。夜半为阴陇,夜半后而为阴衰,平旦阴尽,而阳受气矣。日中为阳陇,日西而阳衰,日入阳尽,而阴受气矣。夜半而大会,万民皆卧,命曰合阴。平旦阴尽而阳受气,如是无已,与天地同纪。"这是对"子午流注"最精辟的解释,也是"子午流注学说"的理论根据,与"天人合一"论,风马牛不相及也。

道家学说与王冰

有人说"道家学说"是保守哲学,在一定程度上阻碍社会前进,故颇为历代统治者所推崇。

"道家学说"起源于老子，任继愈在《中国哲学史》中却谓：老子的唯物主义无神论思想的重要贡献，就在于他打击了宗教迷信，促进了科学，动摇了奴隶制度的哲学思想基础，客观上有利于封建制的成长。这说明，道家学说既不保守，亦无碍于社会的前进。

任继愈在《中国哲学史》中又说："历代统治者都推崇道家学说。"也不符合史实，其他的且不说，即就王冰所处的唐代而论，佛教的势力要比道教大得多，僧侣在唐代能享受免役权利，而道教就没有。唐太宗、唐高宗都是信仰佛教法相宗的，武则天则大力提倡华严宗和禅宗。

任继愈在《中国哲学史》中又说："王冰以道释经。"但持此论者，并没有接触到"道"的内容。"有物混成，先天地生，寂兮寥兮，独立而不改，周行而不殆，可以为天下母，吾不知其名，字之曰道，强名之曰大。"这就是老子的"道"，认为"道"是具有"物质实体"和"运动规律"两方面的含义。如果是指的这个"道"，它应该是老子唯物主义体系的核心；这样的"道"，《素问》及王冰的学术思想中都有，却不能称之为"保守哲学"。

中医学的阴阳五行说与儒家的阴阳五行说应有区分

中医学的"阴阳五行说"，应与儒家的"阴阳五行说"有所区分。儒家用"阴阳五行说"以解释社会伦理、意识形态等上层建筑，不言而知其是唯心的。中医的"阴阳五行说"，是用以分析人体脏腑生理、病理的内在动态，与管子、韩非、王安石、王夫之等用"阴阳五行"以说明物质世界，是一致的。

中医学的动态观

以控制论、信息论的观点来研究中医学的基础理论，是属于研究动态体系的范畴。医学的对象是人的活体，而中医学十分强调整体的动态。如《素问·六微旨大论》中云："成败倚伏生乎动，动而不已，则变作矣。"

何为"动"呢？中医学认为，主要表现于"升""降""出""入"方面。如《素问·六微旨大论》中又云："出入废则神机化灭，升降息则气立孤危。故非出入，则无以生、长、壮、老、已，非升降，则无以生、长、化、收、藏。是以升降出入，无器不有。"

中医学认识的动态还表现于"承化生制"方面。如《素问·六微旨大论》中说："亢则害，承乃制，制则生化，外列盛衰；害则败乱，生化大病。……夫物之生，从于化；物之极，由乎变，变化之相搏，成败之所由。"

如此，中医学"升""降""出""入"动态，多见"阴阳学说"中；"承制生化"动态，则概于"五行学说"中。要之，皆属于中医学对人体动态基本的认识，故用"控制论""信息论"来进行阐发是很有必要的。

整体观与控制论

"整体观"是《内经》作者的指导思想之一，贯穿于脏腑、经络、病机、诊法、辨证、治则整个理论体系之中。现有就《内经》理论体系的各个方面，分别运用整体观的要点予以一一叙述，并结合目前新的科学技术的发展来进行论证，虽为尝试，却很重要。例如辨证论治中的受控量或曰被调查量，基本上只限于症状体征变量系统，此系统在被调查过程中，可于不干扰人体正常生命活动的情况下进行。所以辨证论治与控制论中的"黑箱理论"，在方法论上是极相似的，说明运用现代科学理论来研究中医学理论，是非常有意义的。

有关《内经》几个问题

有研究《内经》者向我提出以下问题:《内经》何以独与"黄帝"发生联系?

我认为，吾辈皆黄帝子孙，饮水思源，以"黄帝"名其著作，实具有崇本的深厚意义。我国文化的肇始，多渊源于"黄帝"时代，医学文化亦明显地开创于这一时期，因而著《内经》者径以"黄帝"名其书，便可以理解了。基于同样的理由，书名冠以"黄帝"的远不止《内经》，即以《汉书·艺文志》所载书目而言，便有 13 家、19 种书均冠以"黄帝"名。《淮南子·修务》中说："世俗人多尊古而贱今，故为道者必托之于神农、黄帝而后能入说。"这说明，后世人著书用"黄帝"名者很普遍，但是《淮南子》把这样一种现象的意义贬得太低了。

又问："中正"为魏晋南北朝官职，而《素问·灵兰秘典论》言之，是否《素问》出于曹魏以后？

非也。司马迁在《史记·陈涉世家》中已有"陈王以朱房为中正"之说，何曾是始于曹魏呢？

又问："肝生于左，肺藏于右"是否解剖学位置？

当然不是。《素问·刺禁》中是从五脏不同的功用来说的。肝主"生发"之气，故曰"生"；肺主收敛之气，故曰"藏"。"左"为东，"右"为西；生发之气由东而上升，春之候也，故曰"肝生于左"；收敛之气自西而下降，秋之候也，故曰肺藏于右。如以部位释之，则"心部于表"，岂非心脏位于身之外吗？虽至愚，不至于此，亦言心所主之"阳气"宣发于外的意思。

又问：阴阳五行学说为邹衍所倡导，他是唯心论者，对《内经》的影响如何？

"阴阳五行学说"在古代绝不止邹衍一派，如《礼记·月令》《管子·四时》《吕氏春秋·十二纪》，以及汉代的《淮南子》《春秋繁露》等，都言"阴阳五行"。唯物论者，用"阴阳五行"来说明世界万物的物质根源及其运动规律；而唯心论者，则用以充填神秘主义的内容。《内经》所言"阴阳五行"属于前者，是与古代自然科学密切关联的，如与天文学、历法学等关系密切。

《灵枢》成书于秦之说不可从

有人据《灵枢·九针十二原》中"予子万民，养百姓而收其租税"之说，与《始皇本纪》中"诸子功臣，以公赋税赏之"之说，两相比较，便谓《灵枢》成书当在秦以后。

"租税"并非始于秦，《谷梁传》宣十五年中记载："初税亩者，非公之去公田而履亩十取一也。"《管子·轻重乙》中记载："故租籍，君之所宜得也，正籍者，君之所强求也。"丁士涵云："租籍即租税。"这说明，早在春秋战国时已有"租税"了，《始皇本纪》未足以为据。

又谓《灵枢·九宫八风》，是由秦方士《图录》而成，《图录》已不得见，更难以凭信。谓"九宫八风图"与《洛书》有关，是可能的，但《洛书》出于《洪范》。至"二四为肩，六八为足，左三右七，戴九履一，五居中央"的图说，初见于北周甄鸾注的《数术记遗·九宫算》，亦与秦方士的《图录》无关。

两个三部九候说

有人持《素问·三部九候论》及《素问·脉要精微论》，谓《内经》中的"三部九候"脉法有二，前者为遍身诊的"三部九候"法，故"上""中""下"各有"天""地""人"之分，后者为独取寸口的"三部九候"法，故从"尺""寸""上""下"以分脏腑。并以前者为真的"三部九候"法，后者为假的"三部九候"法。

余以为，不必以真假判之。科学总是在不断发展的，由"天""地""人"的三部九候遍身诊法，演变而为"寸""关""尺"的三部九候寸口诊法，究竟其实用价值如何？孰优孰劣？这要通过不断地实践甚至要用其他的科学方法来检验说明才行。

至于说同一《素问》而存在两种"三部九候"诊法，这亦不足为奇。因为《素问》这书并不是一时一人之手所成，而是经过数百年，若干医学家根据不同经验、不同资料，逐渐汇集而成，《灵枢》也是如此。所以《黄帝内经》中互相矛盾的内容，实为不少见。例如：同一"三阴三阳"，而有多种含义；同论"三阴三阳"之气血多少，而《素问·血气形志》《灵枢·五音五味》《灵枢·九针》诸篇亦各不相同。

三阴三阳气血多少

"三阴三阳气血多少"之说，在《灵枢》《素问》中凡三见，互有出入，不得统一，汪家多以《素问·血气形志》为准，亦未能明其理。惟刘衡如采《太素》杨上善注"阴多阳少""少阳多阴少""阴阳俱多"之说，以太阴的"少"字为衍文，便把它统一起来了，这是有一定道理的，可从。

其所以然者，"太阳""少阴"一表一里，同为寒水主事，故阴多阳少；"少阳""厥阴"一表一里，同为相火主事，故阳多阴少；"阳明""太阴"一表一里，同为湿土主事，营卫气血均由此生化，故阴阳俱多。

五运六气

简单地说，"五运六气"是古代历法的一种，它着重讨论了与气候和物候的联系，并关注了与人体的联系，所以亦可以称之为"气候历"或"医用历"。

"五运六气说"，把一年分为三阴三阳六气，并指出其与太阳周年视运动的关系，至于运气的理论根据主要是气候和物候的规律。基于这样的考虑，中国人创造性地把一年春夏秋冬二十四节气推算得一清二楚，直到今天，仍是广大农民耕种收获的主要依据。即使所采用的一些调谐周期，也不只是某种巧妙的和谐，所谓："五六相合，而七百二十气为一纪"，也是根据二十四节气来定的。

运气学说

关于"运气学"的基本概念应该是这样的。

运气学说，是古代探讨气候、气象运动规律的一门学科，是在当时历法、天文等学科的基础上逐渐发展起来的，约成于汉代，盛于唐、宋。

运气学说，以十天干的"甲己"配为土运，"乙庚"配为金运，"丙辛"配为水运，"丁壬"配为木运，"戊癸"配为火运，是为"五运"。前干属阳，后干属阴；如年干逢甲便是"阳土"运年，年干逢己便是"阴土运年"；阳年主太过，阴年主不及。依此推算，便知本年属某运。

运气学说，以十二地支的"巳亥"配为厥阴风木，"子午"配为少阴君火，"寅申"配为少阳相火，"丑未"配为太阴湿土，"卯酉"配为阳明燥金，"辰戌'配为太阳寒水，是为"六气"。按风木、君火、相火、湿土、燥金、寒水顺序，分主于一年的二十四节气，是谓"主气"。又按风木、君火，相火、湿土、燥金、寒水的顺序，分为"司天""在泉""左右四间气"六步，是谓"客气"。"主气"分主于一年四季，年年居恒不变；"客气"则须从每年的年支推算。如：年支逢"辰"逢"戌"，总为寒水司天，湿土在泉；逢"卯"逢"酉"，总为燥金司天，君火在泉。"司天"管上半年，"在泉"管下半年，依此类推。

从"年干"推算五运，从"年支"推算六气，并从"运"与"气"之间，观察其相互生治与承制的关系，从而判断本年的气候正常与否，这就是运气学说的基本内容。

运气学说，在古代广泛应用于农家、医家、兵家、阴阳家、天文家、历法家等。在医家，集中反映于王冰注释的《素问·天元纪大论》以下七篇大论中。

《伤寒例》并未自立自破

有人指责《伤寒例》说："春分"以后至"秋分"节前，有暴寒者当称"寒疫"，不当称"天行"也，《伤寒例》可谓自立例、自破例。

这一指责与原文所称不相符。《伤寒例》原文云："从春分以后，至秋分节前，天有暴寒者，皆为时行寒疫也。"春分至秋分这一段时间，不应暴寒而出现暴寒，即是《伤寒例》中所谓"非其时而有其气"的"时行"，故称之为"时行寒疫"，是符合其本来的论点的，《伤寒例》并没有单叫作"天行"，因而说其"自立例、自破例"是不公允的。

王肯堂、张介宾不言《伤寒论》有错简

研究《伤寒论》诸家中之有言"错简"一派，言"错简"诸家中又以方有执为首，这是无可非议的。因为方有执强调"心仲景之心，志仲景之志，以求合于仲景之道"，从这样一个出发点，经过削例、退脉法，突出"卫中风""营伤寒""营卫俱中伤风寒"方法的调整，而使其"协陟重明"，也就是将他认为已经错乱不堪的《伤寒论》按照仲景的本来意图而恢复其原有的面貌。所以他在《伤寒论条辨》中，尊仲景为圣人，攻击王叔和、成无己而不遗余力，因为他认为叔和与无己都是捣乱《伤寒论》的罪魁祸首。至于王肯堂和张景岳，便与方有执的思想方法完全不同了。

王肯堂对《伤寒论》本身并没有任何怀疑，对王叔和的编次也无任何意见，对成无己的注解，称之"最为详明，虽有白璧微瑕，固无损于连城"。他所编辑的《伤寒证治准绳》是针对伤寒病的，只是以《伤寒论》为基础，从辨证论治的角度来进行编辑的，是一部代表他自己学术思想的著作。他在《伤寒证治准绳》自序中说得很清楚："伤寒一病尔，而数十万言，不太繁乎？曰：吾犹病其略也。何也？是书之设，为因证检书而求治法者设也，故分证而不详，则虑其误也。详则多互见而复出，而又安得不繁。后之注仲景书，续仲景法者，或见其大全，或窥其一斑，皆可以为后学指南，具择而载之，而又安得不繁。"所以他的书并不叫"伤寒论准绳"，他丝毫没有改正《伤寒论》错简的意思。

张景岳所著《伤寒典》，同样是从伤寒病出发的，对仲景《伤寒论》一书的流传，发生过怎样的演变，在他书中一点也没有涉及这方面的问题。只是在仲景《伤寒论》的基础上，并扩大其范围，上引证《素问·热论》，下迄后世各注家，一以临床辨证论治为准，书分两卷，上卷主要是讨论对伤寒病的诊法和治则，下卷则从伤寒病常见的主要症状进行分析。总之，他完全是从伤寒病的临床角度来编写的，所以书名亦不叫"伤寒论典"，仅名为《伤寒典》。

要之，方有执之言错简，是对仲景所著书《伤寒论》来发挥的；王肯堂、张景岳都是从伤寒病的临床角度来立论的，毫不牵涉仲景书的错简问题。

《活人书》有两个

偶阅《辞海》医学分册祖国医学部分的朱肱条称："朱奉议编著《伤寒百问》《类证活人书》。"此话有两大错误。

第一，《类证活人书》并非朱奉议所著，而是闽间无求子林慕莪山人所著，是治杂病的书，并非研究《伤寒论》的著作，刊于吴勉学的《医统正脉》中，而朱奉议的《活人书》是研究《伤寒论》的。

第二，朱奉议著的《伤寒百问》与《活人书》，是二而一，不是两种书，而且叫《南阳活人书》。当朱肱著书时，本名《无求子伤寒百问方》，大观中武夷张藏校刊的时候，始更名为《南阳活人书》，是一部发明仲景《伤寒论》的重要著作。

对《金匮》"呕家有痈脓"条的理解

《金匮要略》中云："夫呕家有痈脓，不可治呕，脓尽自愈。""呕家"是指素有呕病的患者，仲景书中的"疮家""衄家""亡血家"等与此同一意义。素患呕吐，今又出现痈脓，按《内经》标本之说，先病为本后病为标，旧病为本新病为标，痈脓既是新病、急病，便当用"急则治标"之法。

曹颖甫主张用"排脓散"之类，使其脓尽自愈。或谓"呕家应该考虑到内有痈脓"，这不符合辨证的法则。造成"呕吐"的原因很多，外感内伤、寒热虚实，皆可致呕，何以独应考虑痈脓。

本条亦见于《伤寒论·厥阴》中。《医宗金鉴》中云："心烦而呕者，内热之呕也，渴而饮水呕者，停水之呕也。今呕而有痈脓者，此必内有痈脓。"可见欲知其为何因，必须凭其脉症的客观反应而后定，决不是主观应不应该考虑的问题。

关于《金匮要略方论》的校注

《金匮要略方论》这部古典著作，由于时久年湮，脱误颇多，必须校勘，方有助于学者。如《金匮要略方论·痉湿暍病》第17条："渴"下《千金翼方》有"下已"二字；《外台》有"下之"二字；《伤寒论·辨太阳病脉证并治上》"若"下有"其人"二字；《脉经》作"去桂加白术附子汤"。这些都是很有参考意义的。

至于对《金匮要略方论》注解，亦须贴切，不能臆造。如谓："米醋又名苦酒，其性酸收，利于止痛。"既谓胸背痛是由于"阳虚邪痹，气机不通"，既不通矣，何以"酸收"反能止痛？刘潜江于《本草述》中云："醋之用，类以取其酸收，然主消痈肿，除癥块诸症，酸收何以能尔？盖《尚书》'木曰曲直，曲直作酸'，本属阳，阳郁则发，此作酸之义也。"他的意思是说，"酸"是木之味，本性既能曲亦能直，则酸味也既能"收"亦能"发"。

此理仍未说透，不同药物之"酸"固有不同的作用，如"米醋""山楂"属于通泄之酸，"五味子""酸枣仁"则属收敛之酸。不仅临床运用固如此，《素问》中言气味，本有"酸收""酸泄"之分。《素问·阴阳应象大论》中说"酸苦涌泄为阴"，即为通泄之酸；《素问·至真要大论》中云"以酸收之""以酸泻之"，前者为"收敛"之酸，后者为"通泄"之酸，故不能执一而论。

温病与时行

言"温热病"者,每谓有其常发的季节性,并随即又指出:"春应温而反寒,夏应热而反凉,秋应凉而反热,冬应寒而反温,邪气侵入人体,均应发生不同的温病。"既是一年四季都有发生温病的机会,就说不上"季节性"了。

所持之论,是源于王叔和的《伤寒例》。原文是:"是以辛苦之人,春夏多温热病,皆由冬时触寒所致,非时行之气也。凡时行者,春时应暖而反大寒,夏时应大热而反大凉,秋时应凉而反大热,冬时应寒而反大温,此非其时而有其气,是以一岁之中,长幼之病,多相似者,此则时行之气也。"这里明白指出"温热病"与"时行病"是截然不同的,冬时触寒而发于春夏者是"温热病",非其时而有其气所犯的是"时行病"。

今竟以"时行病"因加于"温热病"之上,不啻张冠李戴。

"肝为刚脏"辨

"肝为刚脏"于清人医书中曾见之,今则人云亦云,已司空见惯矣,但我还是难以信服。

"刚"与"柔"是相对的,"刚"为阳,"柔"为阴,亦为事理之常,称"肝"为刚脏,是欲以"肝"为阳脏之义。但"肝"属木,木曰曲直,既能"曲"又能"直",非柔和之体,难以办到。如《素问·五运行》中说:"在天为风,在地为木,在体为筋,在气为柔,在藏为肝。"是肝本为"柔脏",何得以"刚"称之,此其一。

肝在六经属"厥阴",《素问·至真要大论》中云:"厥阴何也?两阴交尽也。"《灵枢·阴阳系日月》亦谓:"亥者,十月,主左足之厥阴,此两阴交尽,故曰厥阴。"张介宾并为之解释云:"一岁之阴,会于下半年之戌亥两月,是为两阴交尽,故曰厥阴,厥者尽也,阴极于是也。"阴尽至于极,奚有"刚"之可言?此其二。

《素问·金匮真言论》中以脏腑分阴阳,略为五脏为阴,但阴中复分阴阳,心为阳中之阳,肺为阳中之阴,肾为阴中之阴,肝为阴中之阳,脾为阴中之至阴。心为阳中之阳脏,尚未闻以"刚"名之者,肝乃阴中之阳,即可称为"刚"乎？此其三。

在六气，肝主"风"，如《素问·阴阳应象大论》中云："东方生风，风生木，木生酸，酸生肝。"风木乃春生之气，正如《素问·金匮真言论》所说："东风生于春。"《素问·四气调神大论》亦说："春三月此谓发陈，天地俱生，万物以荣……此春气之应，……逆之则伤肝。"是肝气之"生"，有如春风和煦决无"刚"之可言，此其四。

肝是藏血的脏器。如《灵枢·本神》中云："肝藏血，血舍魂。"《素问·五藏生成》中亦云："人卧血归于肝，肝受血而能视。""血"属阴，濡养周身，何得为"刚"？此其五。

一般谓肝主"疏泄"，是由肝主风木春生之气引申而来的。如《素问·五运行大论》中说："肝，其性为暄（王注：温也），其德为和，其用为动，其色为苍，其化为荣，其虫毛，其政为散，其令宣发。"是一派春暖花开、草木畅茂的欣欣向荣之气象，肝木之气如此，便是疏泄，其人则精神愉悦、和蔼可亲，岂可谓之为"刚"，此其六。

从以上六个方面看来，"肝"不得称为"刚"脏，宜也。

或谓《素问·灵兰秘典论》称"肝者将军之官"，焉得不刚？这亦不然，将军作战贵在善"谋"而不贵在"勇"，诸葛亮责马谡之所以失败，就是有勇无谋。所以《素问·灵兰秘典论》亦谓"谋虑出焉"，并没有说"刚强出焉"，因此以"将军之官"来解释"刚"，理由并不充分。

或者又说：肝之志为怒，焉得不"刚"。须知谓某脏属阴属阳、属刚属柔，都是从其生理的本质来说的，非指其病变。肝亢作"怒"，肝郁作"悲"，都是病变，故不能以之指肝之属性。果尔，则《素问·风论》中云："肝风之状，善悲。"《素问·经脉别论》云："有所堕恐，喘出于肝……疾走恐惧，汗出于肝。""悲"之与"恐"，难道也可以谓之"刚"吗？

或者又说，肝木之中有相火，人称之为"雷火"，雷火焉得不"刚"。不知有相火之脏腑甚多，肾中有，胆、膀胱、三焦都有，若肝有雷火可称为"刚"，肾有龙火，龙为阳物，更应称"刚"，胆和膀胱、三焦本身就是阳腑，兼有相火，则更非称"刚"不可，但都没有以"刚"名之者，独以肝为"刚"，似又没有理由了。

要之，肝属木，肝主风，肝为厥阴，肝乃阴中之阳，肝藏血，肝性疏泄，

《素问·六节藏象》中还说："肝者罢极之本"，均不略具"刚"的概念，强名之曰"刚"，没有说服力。

阴阳为神明之府

《素问·阴阳应象大论》中云："阴阳者，天地之道也，万物之纲纪，变化之父母，生杀之本始，神明之府也。"引用此文者有两种情况：一是不敢用"神明之府"句，以"神明"涉于迷信之故；一是释"神明"为"精神"，乃据《素问·灵兰秘典》中"心者君主之官，神明出焉"之说。

但是，这两种认识都不确切。《易·系辞》说："变化不测之谓神。"这里的"神明"，就是指事物的无穷变化。《素问·五运行大论》中说："天地之动静，神明为之纪。"犹言无论宇宙中的天体或大地上的物类，都发生着普遍的联系，处在无休止的运动之中，而一切事物的变化都是在"阴""阳"两种对立势力的相互作用之下发生的，甚至于说，整个世界都是由"阴"和"阳"这样一些矛盾着的事物和现象构成的。这是产生在古代的很可贵的唯物辩证法思想元素，更谈不上什么"迷信"的问题。

肺何以不称"阳"

"阴阳学说"在脏腑中，既有其共性，亦有其个性。如既言六腑为阳，五脏为阴，但六腑除"胃"而外，一般不以"阳"称之，五脏除"肺"而外，四脏都有"阳"之名。这究竟是为什么？在典籍中是难以找出答案的。

我的理解是，"心""脾""肝""肾"四脏发生病变时，"气病"与"阳病"各有其特点，独"肺"脏少有阳病的表现，此其一。

在临床治疗时，"心""脾""肝""肾"四脏阳虚，都有用肉桂、附子一类大热药以扶其阳的时候，独"肺"之虚损，只宜用人参、黄芪、白术、麦冬之类以益气生津，而不能用大热之剂，以其为娇脏故也，此其二。

"肺"为清虚之体，功在肃降，故以秋金之气形容之，谓其主气，而不谓其主阳，此其三。

正因为"肺"有以上的特性，虽有其属"阳"的一面，而不以"阳"称之。如《素问·金匮真言论》中云："背为阳，阳中之阴肺也。"《素问·六节藏象论》亦云："肺者，气之本……为阳中之太阴。"意思就是说，肺主气，气为阳，肺在上，上为阳，肺之系，系于肩背，肩背为阳，是肺确有属阳的一面，但与其他四脏相较，又有其迥然不同的个性，故终不以"阳"称之。

肾主水

"水"在人体内的代谢过程，从生理学的角度来看，必须通过呼吸、循环、消化、排泄来完成，按中医学的基础理论，应该是以"肾"与"命门"为中心。

《灵枢·本藏》中说："肾合三焦膀胱，三焦膀胱者，腠理毫毛其应。"以"膀胱"与"肾"为表里，"三焦"根于"命门"。肾、命中的阳气经历三焦、膀胱，既可以从水津中蒸发卫气，以充皮肤、肥腠理、司开合，亦可以济泌别汁，循下焦渗入膀胱而排出体外。

《灵枢·本输》中说："肾上连肺。"是"肾气"与"肺气"相通，共营呼吸，通调水道，下输膀胱。于此可见"水气"之所以遍历三焦，达于表里上下，无不以肾、命阳气为其根基。所以《素问·水热穴论》中说："肾何以主水？……其本在肾，其末在肺。"

肾之所以为水之本，就是由于肾具有元阳，而为生化阴水之本源的缘故。

记忆在脑说非王清任发明

偶阅资料，有谓："王清任在解剖学方面取得了卓越的贡献，如关于脑的认识，在他之前是比较模糊的，一般多认为记忆在心，王清任则提出记忆在脑不在心，强调灵机记性来源于脑。"这与历史事实不符。

明代汪讱庵《本草备要》中关于"辛夷"条载："吾乡金正希先生尝语余曰：人之记性，皆在脑中，小儿善忘者，脑未满也；老人健忘者，脑渐空也。凡人外见一物，必有形影留于脑中。昂按：今人每记忆往事，必闭目上瞪而思索之，此即凝神于脑之意也。"是记忆在脑之说，明代早有此认识。《本草备要》在清代相当流行，王清任得见而言之，或未曾见而言之，吾不敢必，但记忆在脑，决非发明于王清任，这是可以肯定的。

河间未创"舌有窍"说

或谓河间曾倡"舌有窍"之说。查河间所言者，谓人体周身皆有玄府，并不曾说"舌有窍"。论者谓，舌之气液通道就是舌的窍，则筋、骨、齿、肠等无不有窍矣。

舌有气液通道之说，《灵枢》一再言之。《灵枢·经脉》中云："脾足太阴之脉……上膈挟咽，连舌本，散舌下。""肾足少阴之脉……循喉咙，侠舌本。""手少阴之别，系舌本。"《灵枢·经别》中云："足少阴之正，直者系舌本。"《灵枢·卫气》中云"足少阴之标，在背腧与舌下两脉也。"《灵枢·经筋》中云："足太阳之筋……其支者别入结于舌本。"《灵枢·口问》中云："少阴气至则啮舌。"这些或"结"、或"系"、或"连"、或"侠"、或"散"于舌的经脉、经筋，都是气液通于舌的通道。

故谓河间对"舌窍"有正确的解释尚可，谓河间创"舌有窍"说则不妥。

水湿痰饮辨

"湿"为水之性，凡具潮润黏濡之变者，统谓之湿，以其为水之渐也，无论外感、内伤，多症见"沉重""酸软""倦怠"诸症。大凡卫不固于表、脾失运于里者每患之，宜用辛温香燥之品以治之。

"水"为湿之盛，其表现为水液停留或泛溢，如肿胀、肠鸣、泄泻、小便不利之类是其见症。凡肺气不布、脾气不运、肾气不化等常见之。故治水之法，总以扶阳行气为主。

"痰""饮"统为水邪所化。只以稠厚者谓之"痰"，清稀者谓之"饮"；得阳热煎熬而成者谓之"痰"，得阴寒凝聚而成者谓之"饮"；流注筋骨、肌肉为瘰疬、疽疡者谓之"痰"，上泛胸胁心肺而见咳嗽、喘息者谓之"饮"。凡脾运不健、肾阳不化者，为饮泛痰聚之根源，故除有关兼夹之邪而外，未有不以温健脾肾之阳为治者。

"君臣佐使" 不必废

或谓："君臣佐使"是封建之称谓，现已废除不用。其实这在《素问·至真要大论》早已做了明确的解释。其云："主病之谓君，佐君之谓臣，应臣之谓使，非上、中、下三品之谓也。"因此，中医学中还是广泛地在用这个概念。

既经明白指出这是用药的主次问题，为什么不能用呢？如果"君臣佐使"涉于封建尚不能用，则"心者君主之官，神明出焉；肺者相傅之官，治节出焉；肝者将军之官，谋虑出焉；胆者中正之官，决断出焉；膻中者臣使之官，喜乐出焉"等，这许多封建官职越发不可能让其存在，势非将《素问·灵兰秘典论》付之丙丁不可了。

孟子云："不以文害词，不以辞害志。"予固不敏，请事斯语。

"脱" 与 "脱证" 辨

《内经》之"脱"，并非指"休克"。《灵枢·决气》中说："精脱者，耳聋；气脱者，目不明；津脱者，腠理开，汗大泄；液脱者，骨属屈伸不利，色夭，脑髓消，胫痠，耳数鸣；血脱者，色白，夭然不泽，其脉空虚。"这里的"脱"都不可能是指"休克"，只是"脱失""虚损"之意耳。

惟"厥逆"必须要分辨"闭"与"脱"两大证候。厥逆而口开、遗尿、手撒者为"脱证"；口噤、痰多、手握者为"闭证"。治法则"闭证"宜通，"脱证"宜补。

如中风厥逆的闭证，闭在表者用"小续命汤"，闭在里者用"三化汤"；中风厥逆的脱证，肾气脱用"参附汤"，脾气脱用"术附汤"，卫气脱用"芪附汤"，营气脱用"归附汤"之类。要之，"闭证"以去邪为主，"脱证"必须以扶正为先务。

子午流注针法

"子午流注"针法，主要是据日时取穴。

例如甲子日，便选当天的"甲戌"时进针，甲戌时主穴是"窍阴"，乃足少阳胆经的井穴。因"甲"在五行属"阳木"，足少阳胆亦为阳木，"窍阴"为阳木升发之气之所由生，故为五输穴的井穴。"井"，气之所从出也。

如为庚申日，即选当天的"庚辰"时进针，庚辰时的主穴是"商阳"，乃手阳明大肠经的井穴。因"庚"在五行属"阳金"，手阳明大肠亦为阳金，"商阳"为阳金清肃之气之所由生，故为五输穴的井穴故也。

推之"阴日""阴时"刺"阴经"，理亦如此。

子午流注针法的时刻推算

过去农历的纪年、纪月、纪日、纪时，都是有"甲子"的，年有年的"甲子"，月有月的"甲子"，日有日的"甲子"，时有时的"甲子"。现在日历上只能见到年的"甲子"，例如1975年，是农历的"乙卯"年，明年又是"丙辰年"。这"乙卯""丙辰"，就是纪年的年"甲子"。但是，纪月、日、时的"甲子"都没有了。它的计算方法是：假如一月是"甲寅"，二月便是"乙卯"，三月是"丙辰"……一直排到十二月的"乙丑"。一月三十天的日"甲子"和一天二十四小时的时"甲子"次序，都是这样安排的。其中月"甲子"有一个特点，就是每年一月总是从"寅"开始。如果今年一月是"甲寅"，明年的一月便是"丙寅"，后年的一月是"壬寅"。日和时的"甲子"，便没有这个特点。

"子午流注"针法的推算，主要是从日和时的"甲子"来计算的，就拿他提出的"甲子日""庚申日"来说：

假使扎针那天的日"甲子"是"甲子"，就选当天的"甲戌"时进针，"甲戌"时的主穴是"窍阴"，它是足少阳胆经的"井"穴，为什么要取"窍阴"呢？因为"甲"在五行是"阳木"，足少阳胆亦是"阳木"，"窍阴"是足少阳胆经"阳木"之气所从生发的"井"穴的原故。

如果日"甲子"是"庚申"，便得选当天的"庚辰"时进针，"庚辰"时的主穴是"商阳"，而"商阳"是手阳明大肠经的"井"穴，在五行，"庚"属"阳金"，手阳明大肠亦属"阳金""商阳"是手阳明经"阳金"之气所从生发的"井"穴的原故。

生气为"天德"，旺气为"王相"，这更涉及封建迷信了，没有介绍的必要。

这样简单，还是不能了解"子午流注"针法的具体运用的，最好请他去找专门大夫好了。

"积湿成热"辨

或谓：刘完素"积湿成热"乃"积温成热"之误。提出一定论点是可以自成一说的。

惟有两点仍值得考虑：①在"刘完素"书中的"湿"字，均是按"濕"字繁写的，与"温"字并无酷似之处；②谓"无论是《内经》还是《素问玄机原病式》"，均无"积湿成热"的思想，这不尽然。

例如《素问·气交变大论》中云："中央生湿，湿生土……其德溽蒸。"王冰注："溽，湿也；蒸，热也。"《素问·五常政大论》中云："备化之纪，其候溽蒸。"又云："太阴在泉，燥毒不生，其味咸，其气热。"《素问·至真要大论》中云："湿上甚而热，治以苦温，佐以甘辛。"且《素问病机气宜保命集》曾引用此文。又云："湿司于地，热反胜之，治以苦冷。"又云："太阴之胜，火气内郁，疮疡于中，流散于外，病在胠胁，甚则心痛热格。"

这些文献说明，"湿"能化"热"，这在运气学说中是常见的。"刘完素"讨论病机是以"运气学说"为根据的，所以他在《素问玄机原病式》中"水寒生火热"的议论也不少。

丹　毒

"丹毒"，在《内经》名"丹胗"或"丹熛"。如《素问·至真要大论》中云："少阳司天，客胜则丹胗外发，及为丹熛。""胗"即"疹"，所以状其形；"熛"即"火"，所以言其因。

葛洪《肘后方》中始有"卒发丹火恶毒"及"升麻膏疗丹毒肿"的记载，可见"丹毒"之名略始于晋。隋代巢元方的《诸病源候论》中专列"丹毒病诸候"一门，计有"白丹""赤丹""熛火丹""萤火丹"等12种。在《千金方》《外台秘要》以后诸书中，"丹毒"的异名就越来越多了。如窦汉卿的《疮疡全书》中称受胎中蕴热者为"赤游火丹"，从头上肿起为"飞灶丹"，即"抱头火丹";薛己的《薛氏医案》中谓脾肺气虚风热相搏者为"赤白游风";陈实功的《外科正宗》中又叫"赤游丹";惟顾世澄的《疡医大全》中径称"丹"为"流火",并专列"流火"之症,叙述多种"流火"治法。

要之,论"丹毒"而较有理致者,窦汉卿书可读。

关于"瘤"

殷墟的甲骨文中有"瘤"字,这说明早在殷周时代,古人对肿瘤就有所发现,这一论点的论据还不充分。

《说文》"广"部的"瘤"字下有云:"肿也"。刘熙在《释名》中亦谓:"瘤,流也。"言血流聚所生瘤肿,是"瘤"的古义为"肿",是否即可认定为现在的"肿瘤"(tumour)尚待做进一步地研究。

至于"息贲",《灵枢·经筋》《灵枢·本藏》《素问·阴阳别论》中所言均不具体,惟《难经·五十六难》中说:"肺之积名曰息贲,在右胁下,覆大如杯,久不已,令人洒淅寒热,喘咳,发肺壅。"从对症状的描述来看,是否足以说明与今日"肺癌"的临床表现一致,亦难以做出定论。

王清任的方药

王清任的方药,只是限于经验的总结,却很少做到把经验提高到理论上来认识,也就是没有将感性认识提高到理性认识。当然,用不着以这样的标准来要求王清任,但我们应当承担起通过实践把经验提高到知识的层面来认识的责任。

即如"头发脱落"一症,有气虚、血虚、风热、血热、寄生虫病等因素,都可能成为脱发的原因,何以独责之"血瘀"?既为"血瘀",当有血瘀之脉、色、症可凭,才符合中医辨证论治的精神,仅言"无病脱发,亦是血瘀",是不足以使人信服的。我在临床上曾治一妇女患干血痨的脱发,确用"通窍活血汤"取得一定疗效,当时用方的凭据是,患者有"肌肤甲错""舌质色紫"的瘀血表现。

王清任诸方,大半都是罗列多症,而无指导用方的辨证理论和方法,亦是一个缺憾。

河间三论

予阅浙江中医学院古典医著专业研究生徐永生论文"从《素问玄机原病式》看刘完素对祖国医学的贡献"，他对河间"火热""中风""胃阴"三论的分析，极中肯綮。

略谓：河间六气化火之说，乃指六气可从火化而言，如风阳动甚则火炽、燥伤津血则阳亢，湿郁寒闭皆能化热之类，而非谓六气必然化火。并谓：河间的中风论，力排外风旧说，而创热极生风的新义；这生风的热，多由将息失宜，肾水虚衰，无以制阳，以致心火暴甚而风动，这是中风病的根本病机所在；而导致此等病机的发作，又往往以喜、怒、思、悲、恐等情志的急剧变化为其诱因。复以"胃中水谷润泽，不可过与不及"之说，为河间倡言胃阴论的张本。

如此分析，既阐发了河间学术的主要成就，亦具有指导临床的现实意义。

《格致余论》为朱丹溪作

《格致余论》为朱丹溪所著，戴良的《丹溪翁传》、宋濂的《丹溪先生墓表》及《四库全书提要》等，均一致承认无异词。但今有人竟谓"《格致余论》《金匮钩玄》出自门人之笔"，《金匮钩玄》非丹溪所作是也，若谓《格致余论》亦非出自丹溪则不知何所据而云然。

相反，有人据陈乾阳序云："独《手镜》一帙，为先生所秘惜，左右行游，常挟以俱。"便认为《丹溪手镜》是丹溪手著。但钱曾说："《丹溪手镜》二卷，此为清常手校本，序称丹溪著医书数帙，皆行于世，此乃耄年所作，故传之独秘独迟，未知清常何本是正。"钱曾是清代著名的藏书家，"未知清常何本是正"是对赵清常所校持怀疑态度。《曲礼》中云"八十九十曰耄"，朱丹溪活了七十八岁，可以称"耄"，既作于耄年，所以独秘独迟，就说不上"左右行游，常挟以俱"了。

戴良、宋濂文中都提到丹溪所著书有《格致余论》《局方发挥》《伤寒辨疑》《本草衍义补遗》《外科精要新论》，都没有提到《丹溪手镜》，如果是丹溪所作，又是他晚年所作，更不可不提了。

各种书目中有《丹溪医案》《丹溪医论》《丹溪随身略用经验良方》《丹溪集》《丹溪脉因证治》《丹溪秘传方诀》《丹溪治法语录》《丹溪心法》等，皆为后人所辑，《丹溪手镜》当然亦不能例外。宋濂墓表云："先生所居曰丹溪，学者尊之而不敢字，故因其地称之曰丹溪先生云。"所以丹溪自著书均不以丹溪名，后人所辑书，均以丹溪名。

连轺与连翘

"连轺"，始见于《伤寒论》"麻黄连轺赤小豆汤"中，并注云"连翘根是"。《本草纲目》中时珍云："按《尔雅》云：连，异翘，则是本名连，又名异翘，人因合称为连翘矣。连轺，亦作连苕，即《本经》下品翘根是也。"这说明，"连轺"即"连翘根"。一般药用多取其实，故书"连翘"；不用其根，故少有写"连轺"的。"连翘根"不入药用，唐以后便是如此，所以苏恭修《本草》，便将"连轺"退入有名未用中。

惟《灵枢·痈疽》中有"剉菱藬草根各一升"语，注家有两说：一谓菱藬即"菱"，菱藬即连翘；一谓即连翘草根。可并存待考。

当归芦荟丸、青黛、靛玉红

当归芦荟丸，是泻肝经实火的方剂。全方除当归、木香外，龙胆草、栀子仁、川黄连、黄柏、黄芩、大黄、芦荟、青黛、麝香等，概属寒凉药，仅适用于火热实证，而不宜于虚寒证。慢性粒细胞白血病虽有脾肿大、胸骨压痛等类似实证的表现，但却有消瘦、盗汗、发热（多为虚热）、恶病质、面色苍白、乏力、眩晕、心悸、气急、出血等一系列的虚象。按辨证原理分析，不过是虚中夹实的证候而已，遽用大苦大寒、泻火攻坚之剂不甚合适。

又从全方中拣选出一味青黛来，据说对脾大有效。青黛气味咸寒，功专入肝泻火，不仅虚寒证不能用，即阴虚发热者亦在禁例，恐其凉血太过也。而慢性粒细胞白血病据临床所见，多数是气血两虚的证候，不适合大量使用青黛。

说明书中称：从实践中发现，按中医泻肝实火的治则，采用当归芦荟丸治疗，使 22 例慢性粒细胞白血病患者获 16 例有效。泻肝经实火用当归芦荟丸是对证的，但获效的 16 例患者所表现的症状、舌苔、脉象，是否符合实火证则不得而知。且 16 例慢性粒细胞白血病患者，是服用的当归芦荟丸，并不是青黛。

药理实验表明，靛玉红对大鼠的瓦克氏癌、肉瘤、肺癌等实体瘤模型均有 40％以上的抑制率，但青黛中所含的靛玉红量很低，提取率仅为 0.1％～0.3％。

以上说明，对人发生效用的是当归芦荟丸，并不是青黛；对大鼠发生效用的是靛玉红，也不是青黛。现在应从临床实践来研究如何更好地运用当归芦荟丸对于慢性粒细胞白血病的疗效，而不应抛弃全方来研究青黛，又抛弃青黛来研究靛玉红，愈研究离题愈远，这种研究方法，应当重新考虑。

月经与月象

中医学向来很重视"气象"变化对人体生理、病理的影响。早在 2000 多年前的经典著作《素问·八正神明论》中就有这样的记载："月始生，则血气始精，卫气始行；月郭满，则血气实，肌肉坚；月郭空，则肌肉减，经络虚，卫气去，形独居，是以因天时而调血气也。"

仁超同志"月经与月象"一文，经过对女性 414 人的观察，略谓：月朔前，地球与月球处于近地点附近时，月经来潮和在潮的人数均较少；上弦前后，月经来潮和在潮的人数较多。

按照中医学的理论，"月朔"是月始生的阶段，影响到人体气血的运行比较缓慢，宜其月经来潮或在潮的都较少；"上弦"是农历初七、初八日，月象已经圆了一半，也就是"月郭渐满"的阶段，影响到人体，血气运行逐渐充沛起来，宜其月经来潮或在潮的都增多。这其中的道理，是否如某些同志所说，为"引力"对于人体丘脑下部的影响，值得进一步研究。

据 1981 年 8 月 31 日《参考消息》报道，苏联科学家分析证明，在日食开始前一小时和在日食期间以及日食结束后半小时，对健康人的血样做了大量分析，这些分析表明，红细胞沉淀反应的速度经常变化，这种变化同日食象是一致的。"以此推论"月象"的变化对于"月经"的影响是难以排除的。

太阳年与三阴三阳

有以"太阳年"（即回归年）来解释"三阴三阳"者，但论据缺乏，难以自成其说。

"太阳年"，是以太阳自"春分"点向东行，再回至"春分"点的时刻来立说的，即普通所云地球公转之周期，所以又叫作"分至年"。

而六气的"三阴三阳"，从"主气"来说，初之气厥阴风木，始于前一年的十二月中旬"大寒"节，距离本年二月中的"春分"相差两个月，而且是指厥阴风木之气，也就是气候变化的交接，并非言地球公转之起点。

至于所引《灵枢·阴阳系日月》所言"三阴三阳合左右足"的内容，是以十二月阴阳盛衰之气合于两足三阴三阳经脉之气而言的，并非指风木、燥金等六气。所以张介宾特别在这里解释说："非如六气厥阴主风木，阳明主燥金者之谓。"尤与"回归年"无关。

一昼夜分十二时始自汉武帝的太初历

"时辰"之说，在古代只分"十时"，如《左传·昭公五年》中说："日之数十，故有十时。"渐后，又将一日夜分为"十五时"。即晨明、朏明、旦明、蚤食、宴食、隅中、正中、小还、餔时、大还、高舂、下舂、县车、黄昏、定昏，详见于《淮南子·天文》。这种分法，就是昼多而夜少。

到了汉武帝刘彻改"太初历"（104），定正朔以后，才将一日分为十二时，即夜半、鸡鸣、平旦、日出、食时、隅中、日中、日昳、晡时、日入、黄昏、人定。以后又以自"子"至"亥"定为十二辰时。

分的进位制始于周

持《灵枢》成书于秦代之说者，谓《灵枢》记录的星度与秦时星度都引进了"分"的进位制，这亦难以作为论据。既是说《灵枢》言星度与秦时言星度的"分"进位制，都是引进的，但不是《灵枢》从秦记录引进的，尤不足以说明《灵枢》成书于秦。"分"的单位制始并非始于秦。

1932年，在洛阳金村周墓中，掘出铜尺一支，美人福开森曾写《得周尺记》一文中说："此尺为春秋战国时物，形如木简，一端有孔，可以系组，分寸刻于其侧，惟第一寸有分，其余九寸无之，刻分之寸，且作十一分。"说明"分"的进位制，早在周代就有了，并非始于秦。

钱制非始于唐

或谓：考武德四年铸"开元通宝"，径八分，重二铢四，积十钱为一两，自此始有"钱"名。惟顾炎武在《日知录》中云："唐武德时铸开元通宝，重二铢四，积十钱重一两。所谓二铢四者，今一钱之重也，后世以其繁而难晓，故代以钱字。"这明明说"代以钱字"是后世的事，非始于唐。查《千金方》《外台秘要》药量均不用"钱"计，惟《圣济总录》《和剂局方》中，才有少数以"钱"计量的，则"钱"制应自宋始。

又谓《伤寒论》中"桂枝麻黄各半汤"等六方，如"桂枝二麻黄一汤""桂枝二越婢一汤""五苓散""柴胡加芒硝汤""麻黄升麻汤"等，用"铢"计量，都是《医宗金鉴》折算篡改的，不是仲景原定的剂量。

《伤寒论》的流传本有三：一为治平刊宋本，今已不可见，惟可见明赵开美的复宋本；二为从日本钞回的《金匮玉函经》；三为成无己注解本。经查对《医宗金鉴》，所载六方用"铢"的计量，与上述三本丝毫不爽，并非篡改。

又谓：汉代虽有用"铢"计量的秤，但非用药之秤，故只有六方以"铢"计量。惟长沙马王堆出土的帛书《五十二病方》，共四百五十方，其中仅有二方用"两"计量，其余概以升、斗、寸、尺、颗、撮等计量。又武威汉简三百余方中，仅有六方以"两"计量，其余概以分（份）计。是否便可以肯定：以"两"计量，也不是汉代用药的秤呢？

"黄金方寸重一斤"之"斤"
非十六两进位制之斤

据段玉裁《说文解字注》中许慎云:"釿,剂断也。"段注:"其义谓以斤斧之属,制断金铁物也。今俗间谓断坚为釿断,当即此字。"从字义推知"釿"本字,即指经斤斧断制成的金属小块,所以仅方一寸,故今有释"釿"之重量为 16 克强,而非以 16 两进位制之斤,与字义甚合。因此,旧说"黄金方寸,而重一斤"之"斤",实即"釿"字之省文无疑。

汇通不能自大

唐容川谓:"西医亦有所长,中医岂无所短。"又云:"损益乎古今,参酌乎中外。"又云:"要使善无不备,美无不臻。"这一中西汇通思想,应该说是唐容川治学的主导思想,宜其在汇通方面有所成就,但毕竟没有实现自己的愿望。

除当时历史条件、科学水平对唐容川的汇通有所局限而外,唐容川的另一思想是:"西人算学出于《周髀》,机器流传出于般巧、墨子,医用剖割,亦华元化之流派,不必西人。果宗数子,而其法要不外是。中国人未深考,乃转震而惊之,可叹也。……大抵西人初创医法,尚多未准,故以试验为衡。中国经数圣试验准确,定出形性气味,丝毫不差,最为精也。……盖脏腑皮肉,西人知其层折;经络气化,西人昧其指归,是以用药多未合宜。"这种夜郎自大的思想,最足以妨碍科学的进步,吾人当引以为鉴

节选经文不能割裂

《灵枢》《素问》各八十一篇,尽管篇有大小、文有长短之不同,而每一篇的结构,首尾照应,前后连接,基本是完好的。因此我们在节选时必须按照原篇的自然段来选,照顾到引文的完整性,不能割裂,一旦割裂了,便将有悖于原篇的旨意。例如:《素问·上古天真论》,全篇由四个自然段组成,篇首至"故半百而衰也"句为第一段,阐述生命的修短取决于是否讲求

卫生之道；至"以其德全不危也"句为第二段，言讲求卫生可以长寿，并强调卫生教育的重要意义；至"能生子也"句为第三段，阐发肾气关系于男女生长发育的生理；至篇末为第四段，说明不管什么人的健康长寿都是由于讲求卫生之道而获得的。

黄以周评《甲乙经》与《太素》的得失云："《太素》改编经文，各归其类，取法于皇甫谧之《甲乙经》而无其破碎大义之失。"信然。

关于"语译"

用现代语翻译古代汉语，是整理古典医籍的方法之一，而且是较为重要的方法。但真能译好，亦不容易，一定要掌握语法、修辞，懂得逻辑，才能够将古代汉语翻成通畅的现代语文。所以一般认为"语译"的标准是"信""达""雅"。

"信"就是译得可靠、准确，符合原意；"达"就是通达、通顺，使人一读便懂；"雅"即流利典雅、通俗而不庸俗。当然，"信"是最主要的，译而有失原意反不如不译之为妙。曾见有译《素问·异法方宜论》"其民嗜酸而食胕"句为"当地居民嗜食酸味和制成腐烂的鱼肉食品"，这便没有达到"信"而"达"的水平。"腐烂的鱼肉"怎能食呢？张介宾云："物之腐者，如豉鲊曲酱之属。"这是正确的。"豉""鲊""曲""酱"都是经过窨腐、酶腐、酵腐、腐熟等而成的，"腐烂"便不可食了。而且腐烂之品便无"制"之可言，惟"窨""酶""酵""熟"种种之腐才是有意识酿造的，一字之译的差别很小，但在意义上却是有极大的悬殊。

日醒夜瞑

《灵枢·病传》中说："道，昭乎其如旦醒，窘乎其如夜瞑，能被而服之，神与俱成，毕将服之，神自得之，生神之理，可著于竹帛，不可传于子孙。黄帝曰：何谓旦醒？岐伯曰：明于阴阳，如惑之解，如醉之醒。黄帝曰：何谓夜瞑？岐伯曰：瘖乎其声，漠乎其无形。"这说明，"明于阴阳"之理的便谓之"旦醒"，即如日之明，如醉之醒；"昧于阴阳"之理的斯谓之"夜瞑"，即如夜之暗，如目之瞑。换言之，"旦醒""夜瞑"即指明白事理与不明白事理。

但有的读者对于这段文字没正确断句，竟将以下的"折毛发理，正气横倾，淫邪泮衍，血脉传溜"等一气连接下去，理解成为"旦醒""夜瞑"的病变，固然是病变，是言"大气入脏"的病变，与"旦醒""夜瞑"了不相涉。

《心印绀珠经》

什么叫善本书？清人张之洞曾有解说："善本非纸白版新之谓，谓其为前辈通人用古刻数本，精校细勘，不讹不缺之本也。"

《心印绀珠经》，是一部"述而不作"的参考读物，新意无多。如书中的"察病机第五"，基本是节抄刘完素《素问玄机原病式》而成；"评脉法第四"，也是抄自《素问病机气宜保命集·原脉论》。所以当涂阳邢址的重刊序曾指出："乃朱好谦氏世承家学，采集《素问》《本草》及诸名家书而成编者。"其内容基本是这样，刻印亦不佳，更未经雠校，故不得称为善本书。

马王堆帛书校讹举隅

汉代帛书和竹简所书写的文字，都是从秦代的小篆蜕变而成，尝带有二分篆体，八分隶体，如写得正规，一般不难于辨认。但出土所见，往往都写得不够端好，甚至由于书写人的水平关系，还乱写错写。

马王堆出土的竹简和帛书，亦复如此。如："胻反人盈"，应作"胻反人中盈"，《灵枢·经脉》中有"胻反人中满"句，"盈"与"满"同义，夺"中"字；"舌掐囊卷"，应作"舌掐囊卷"，与《素问·热论》"囊缩"同义，"卷"亦"缩"也；"潛去其宰"，"潛"应作"浚"，以音近而讹，"宰"应是"滓"的省笔；"瘁"，应为瘙，即"癃"字；"倏倏"，应为"倏倏"；"庶"，应是"蟅"；"蜀叔"，应是"黑菽"之讹，因他方有"黑菽"，本方中已有"蜀椒"，因"蜀""黑"字头相似，"菽"又夺去草头也；"盅"，应是"蛊"字之讹，"盅"字在此无义；"薪夷"，应是"辛夷"；"蓝夷"，应是"芜荑"；"热汗出"与"寒汗出"是相对的，即"出热汗""出凉汗"，是两种不同的症状，不能解释为"发热汗出"；"腹街"，不能解释为"气街"，可称为"气街"之一，《灵枢·卫气》中云："请言气街，胸气有街、腹气有街、头气有街、胫气有街，气在腹者，止于背腧与冲脉，于脐左右之动脉者"，注家皆以为是"肓腧""天枢"等穴；"胸养痔"应为"钩肠痔"，为痔疮之一种，等等，层出不穷。

腰部垫枕配合导引治疗脊椎骨折的中医说

中西医结合，采用腰部垫枕，配合导引治疗脊椎骨折合并多发骨折，据100 例的临床分析，疗效是相当满意的。

"腰部垫枕法"，在《医宗金鉴·正骨心法要旨》有记载。略谓："但宜仰睡，不可俯卧侧眠，腰下以枕垫之，勿令左右移动。"但不曾说明道理。据云，这是一套循序渐进的腰背伸肌练功法，是利用椎体前方的前纵韧带的牵拉力和椎间盘纤维环的张力，使压缩的椎体重新张开，使椎体间的脱位亦可得到复位。这样就从理论上补充了前人未曾阐明的道理。

至于"导引"之用于骨伤治疗，早见于《巢氏病源·腕折伤诸候》。主要方法是：运动左右手，不断承持腰胁，同时闭口用鼻内气，谓可除瘀血结气。

中日医书的交流

中国与日本医学书籍的相互交流，远在隋、唐时期（589 — 905）便已开始了。早期是中医书籍不断地流到日本，以后皇汉医学的著作逐渐流到中国来。比较大量的交流，还是近百年来的事。

清光绪六年（明治十三年，1880），杨守敬去日本收集日本校刻的中医书，以及日人名著 300 余卷运回中国，并将丹波父子所校著医书 13 种，辑成《聿修堂医学丛书》行于世。

此后约于光绪二十七年（明治三十四年，1901），罗振玉访问日本，购买森立之所藏中医书多种，包括《新修本草》影写本。

宣统元年（明治四十二年，1909），丁福保去日本考察医学，亦带回不少汉方医学书，并在上海翻译印行。

以上是日本校刻的中医书以及所著书传来中国为数最多、质量亦较好的三次交流，特别是杨守敬和罗振玉购回的书，多数都是很有价值的。

然而这一时期，是中、日两国人民很不愉快的时候，除光绪三十二年（明治三十九年，1906）日本曾价购陆心源大量藏书（包括中医书）存于静嘉堂文库外，当中国受日军侵略，沦陷区中医书之善本大半归入满州医科大学或流散到日本，这其中的数量和质量都是很可观的。

人参天地

人位于两大之间，开辟天地者，人也，提挈天地者，亦人也。故《灵枢·玉版》篇云："人者，天地之镇也。"人固不能离天地而生存，但天地无人则不能彰其用。《灵枢·岁露》篇又云："人与天地相参也"，参者，三也，天上地下，人位乎中、三而一之者也。参者，干也，天之高，星辰之远，人得预而知之；地之厚，河海之广，人得预而识之。故人与天地为一整体，天地为人所役，人为天地之主，惟人能把握天地之常变，以适其生，以尽其用焉。

人参天地之说，古人发明者颇多，概举之可得三义：曰人合天常，曰人应气变，曰地土方宜。凡天地阴阳上下，盛衰往复，而为四时之化；人身血气阴阳，内外出入，而为五脏之用，是人与天地同具此阴阳生化之常律也。若天地四时之变，而为风、为热、为湿、为燥、为寒，清浊异气，灾变各殊，人因之而有上受下受、入脏入腑、从标从本、更虚更实之病，此人之所以与天地有灾变之应也。天不足于西北，地不满于东南，地有高下，气有温凉，至高之地，冬气常在；至下之地，春气常在。人杂处于四方、西南西北，病治各异，必得其方土之宜，斯可反逆为顺。故知人合天常，足以摄养以顺其生；知人应气变，足以察病以判其机；知地土方宜，足以辨证以论其治欤！

刘完素的六气化火说

从刘完素的《素问玄机原病式》《病机气宜保命集》两部代表作来看，"火热论"确实是河间较突出的论点，评论河间，不能把它降到次要的地位去。"六气化火"之说，是河间富有辩证法思想的论点。即是说火不就是火，有由风化的火，湿化的火，寒化的火，燥化的火，因而火便有兼风、寒、燥、湿之不同。这正是河间对火热的辨证。至于"六气皆化火"的"皆"，无非是对风、寒、燥、湿诸气的概括词，并非指一切病变都由于火热。

五劳七伤

五劳，即五脏劳损的五个不同病症。例如：肝劳多见目视不明、流泪、胆怯烦闷、筋骨疼痛等症。心劳多见惊悸不宁、神志恍惚、口舌生疮、盗汗梦遗等症。脾劳多见胀满少食、呕逆酸心、四肢倦怠等症。肺劳多见胸满背痛、气逆喘咳、面目浮肿等症。肾劳多见遗精白浊、耳鸣耳聋、腰脊疼痛等症。

七伤，有两种解释。一种是指肾脏精气劳伤所出现的七个症状，即：①下阴部寒冷；②阳痿不举；③夜梦遗精；④早泄；⑤精清而少；⑥肾囊湿痒；⑦小便频数不利。《巢氏病源》《医学入门》《医宗金鉴》所载，基本上都是相同的。

另一种解释，是指七种不同劳伤的病因。如："大饱伤脾，大怒气逆伤肝，强力举重、久坐湿地伤肾，形寒饮冷伤肺，忧愁思虑伤心，风雨寒暑伤形，恐惧不节伤志。"这个解释，仅见于《巢氏病源》。

"五劳七伤"的说法，是《金匮要略方论》提出来的。

（编者按：从《医学与哲学》到《五劳七伤》均出自《任应秋论医集》，具体写作年代不详）

证治撷英

尿

——仲景病理学案之一

（原载《广东医药旬刊》1943 年第 2 卷第 7、8 期合刊、第 11、12 期合刊）

尿为人身重要之排泄物，由肾脏司之。《金匮要略·水气病脉证篇》曰："肾水者，其腹大，脐肿腰痛，不得溺，阴下湿如牛鼻上汗，其足逆冷，面反瘦。"是古人早知肾为司尿之所，失其排泄之职，乃病为肾水。今人溺于肾者作强之官，伎巧出焉，膀胱者州都之官，津液藏焉，气化则能出矣之说，而责中医误解肾脏，不知尿所从出。不知《素问·金匮真言论》曰："北方黑色，入通于肾，开窍于二阴，藏精于肾，故病在溪，其味咸，其类水。"又《素问·阴阳应象大论》曰："北方生寒，寒生水，水生咸，咸生肾。"云类水，云味咸，云开窍于二阴，其非指肾之排尿也而何。又《素问·五常政大论》曰："涸流之纪……其病癃闭，邪伤肾也。"因肾为邪伤，而尿遽癃闭不通，其言尿之出于肾也，尤为明确，复奚疑哉。尿之成分，分有机成分、无机成分两种。有机成分如尿素、尿酸、马尿酸、尿色素、碳水化合物、各种之有机酸及酵素等是也。无机成分如氯、硫酸、磷酸、硝酸、矽酸、钠、钾、铔、钙、镁、铁、碳、氮、氧等是也。就其在肾脏中合成者，仅马尿酸而已，余则由他处产生，依血行入于肾，而排除于尿中者也。尿本味带咸，可知古人谓咸，确由实地经验得来。糖尿则味甘，有特殊之尿臭，又因诸种之食物及药物而异厥臭。放置稍久，则有铔臭。尿色通常淡黄，尿量少者则色浓。病人之尿，则其色有种种之变化，血尿、胆汁色素尿（黄色），其著例也。常尿略呈弱酸性，而在多量菜食时，消化等，及各种病态时，亦有呈碱性者。每日排泄之量，成人二十四小时间约一公升半至二公升。女子较少，约一公升至一公升半。然亦有因饮料之摄取及发汗等，而上下其量。如患下痢呕吐，食道及幽门狭窄，渗出液或渗漏液之潴溜，或吸收糖尿病、尿崩症

（消渴）、心脏机能不全等，每增加至三公升以上，或减少至半公升以下，或起无尿症者有之。兹就仲景氏论著范围，有关于尿之疾患者，略述如次。

一、尿色素之病变

伤寒，不大便六七日，头痛有热者，与承气汤。其小便清者，知不在里，仍在表也。

少阴病形悉具，小便白者，以下焦虚有寒，不能制水，故令色白也。

小便利，色白者，此热除也。

少阴病八九日，一身手足尽热者，以热在膀胱，必便血也。（以上《伤寒论》）

黄疸腹满，小便不利而赤。

黄疸病，小便色不变。（以上《金匮要略》）

尿清不着色，当是健康人之尿。吾人既知尿之来源，系由他处产生，依血行入于肾而排除者也。病伤寒至六七日，小便清而正常，虽未大便，但即可凭尿之正常颜色，而知其病未演进，而为治疗处方之决定。下焦有寒，故令色白，色白者，热除也。然则，色白之尿，当系寒证矣，惟此"寒"字，当作机能衰退的意义解。因临床经验，凡尿色白者，惟糖尿及消化不良尿始多见之。前者多为胰内分泌机能衰减，后者则为胃消化机能衰减。以病灶实质言，机能衰减者，亦有炎症，故不可断其为寒热之寒也。况两者均见于少阴病乎，况其明言下焦虚乎。便血条，古今解《伤寒论》者，皆死泥于桃核、抵当诸条，而论为大便血，不知上文明言热在膀胱，何得妄作大便解，岂其不知本有血尿病乎。血尿之血，由于肾、肾盂、膀胱、尿道而来，并由其排尿时最初、最后之尿色浓淡，可推知其血何自而来。故依其含量之多少，有肉眼的血尿及显微镜血尿之别。肉眼的血尿，依其排尿时发现之先后，而有初期血尿、终期血尿及全期血尿之别。可排尿于三个尿器而判明之，含血量少者，得在显微镜下检出赤血球以证明之。然则，此条之尿血，在古人无显微镜的批判之下，当可断为肉眼的尿血症，并其血自膀胱尿道而来也。

《伤寒论》除仅述血尿症外，绝未见尿黄或赤者，惟《素问·至真要大论》曰："火淫所胜……民病注泻赤白，少腹痛，溺赤。"又曰："厥阴之胜……化而为热，小便黄赤。"又曰："少阳之胜……耳痛溺赤。"又曰：

"少阳之复……渴饮水浆，色变黄赤。"又《刺热》曰："肝热病者，小便先黄。"又《厥论》曰："少阴之厥，则口干溺赤。"《灵枢·经脉》篇曰："胃足阳明之脉……有余于胃，则消谷善饥，溺色黄。"据此，可知尿色之黄赤，其原因绝不一致，有为火淫所胜者，有为厥阴所化者。前者为实热证之尿黄，大有胆色素增多，或呈剧烈之酸化作用之可疑，亦即经谓少阳之胜，有余于胃之说也。后者为虚热证之尿黄，当系液少不敷溶解尿素诸酸之故。此即竹叶石膏汤、龙胆泻肝汤、八味地黄丸、补中益气汤同能治尿之黄赤也。黄疸病而便赤，纯为胆汁渗入尿中之故，黄疸病而疸不黄赤，是胆汁未能渗入尿中，每于黄疸病之初期见之。

二、尿量之病变

太阳病，小便利者，以饮水多，必心下悸。小便少者，必苦里急也。

若不大便六七日，小便少者，虽不受食，但初头鞕，后必溏，未定成鞕，攻之必溏，须小便利。（以上《伤寒论》）

肺痿之病……小便利数。

气盛则溲数，溲数即坚。

男子消渴，小便反多，以饮一斗，小便一斗，肾气丸主之。

渴而下利，小便数者，皆不可发汗。（以上《金匮要略》）

量之多少，已略如前述。故大论亦知饮水多者，小便必多；饮水多而尿不多，是尿积于膀胱而不得出；膀胱填满，则小腹里急，乃为必然之象。恐大便溏而先利小便，是肠之吸水机能障碍。是皆为症候的尿减少病，其他尚有食饵性尿减少（液体摄入极少）、一时的尿减少（如肾疝痛，结石闭塞，肾血管痉挛性缩等）、手术后尿减少（与失血麻醉有关系）等，肾脏炎时，亦尿减少。上列《金匮》所载四条，均为多尿症，如小便利数，而成肺痿，是由尿量排泄过多，而致津液消亡，失其营养之故；溲数而大便坚，或不利，与尿多消渴，亦为尿之过分排泄，水分偏渗于膀胱，则大便坚而不利，胃无津液即为消渴，津液既因多尿而感缺乏，天然不能再汗，凡此数者，均可名之曰多尿症。饮一斗，小便一斗，曰食饵性多尿症。多尿而致于肺痿，而致于不可再汗，而致于大便坚，而至于消渴，是为多尿之有继续性，已成为病状，每见于肾性疾病、糖尿病、尿崩症、心脏病、血压上升时、浮肿减退时、腹水或肋膜腔渗出液吸收时、各种脑疾患之际，当循其本病而根治之。上列之肾气丸，即属于肾病疾患及糖尿疾患，如兴奋时之多尿，及反射时之多尿，是由机能的神经与兴奋而起。又有单于夜间多尿者，曰夜尿，以神经质之人为最多见。

三、膀胱之病变

少腹硬，小便不利者，为无血也。小便自利，其人如狂者，血证谛也。

渴欲饮水，小便不利者，猪苓汤主之。

大渴欲饮水，其腹必满，自汗出，小便利，其病欲解。

少腹当硬满，小便自利者，下血乃愈。

少阴病四逆，其人或咳或悸，或小便不利。

少腹硬，小便不利者，为无血也。

少腹满，应小便不利，今反利者，为有血也。

小便利者，以饮水多必心下悸。小便少者，必苦里急也。（以上《伤寒论》）

小便已，洒洒然毛耸，手足逆冷。

短气里急，小便不利。

少腹拘急，小便不利者，八味肾气丸主之。

其人不渴，必遗尿小便数。

肾着之病……小便自利。

下焦竭，即遗溺失便。

热在下焦者，则尿血，亦令淋秘不通。

因复下泛阴股，小便难。

淋之为病，小便如粟状，小腹弦急。

大便坚，小便即数。

淋家不可发汗。

小便不利者，有水气。

小便不利，蒲灰散主之。

沉则为水，小便即难。

实则失气，虚则遗溺。

病下利后，渴欲饮水，小便不利。

肺水者，其身肿，小便难。

小便不通，阴被其寒，热流膀胱……膀胱急，小便自利。（以上《金匮要略》）

膀胱为潴尿之脏器，即古人州都之所由名。其形因内容之盈虚而异，分膀胱底（下部）、膀胱顶（上部）、膀胱体（中间部）三部。膀胱空虚时，在小骨盆腔耻骨联合之后；充满时，则在耻骨联合之上。构造上，系由疏松结缔织结于肌织膜而成，其司内尿道口开闭之肌肉，曰膀胱括约肌，此肌之作用，已为古人气化则能出矣一句，道破无遗。膀胱之位置及作用，吾人已知之矣，则大论尿病之有少腹满硬，或苦急者，皆膀胱病也。例如少腹硬，而尿不利者，知膀胱发生炎症，而致蓄尿之故，非为血证；若少腹硬而尿利自若，则知膀胱无病变，而为溶血性黄疸无疑，渴欲饮水，小便不利，服猪苓汤。何以知其为病在膀胱，盖滑石能滑利尿道，猪苓、茯苓、泽泻能促肾脏之分泌，下流不通，上源亦塞，膀胱积尿不去，肾脏泌尿亦阻，即古人下以上取之法。饮水多而腹满时，尿急不利，以膀胱有蓄积也，汗出尿利，蓄积散也，故主病欲解；尿利小腹犹满，必非膀胱炎症，另有蓄血在，与上条病理颇同；尿不利而心上悸当然病在膀胱炎症，为尿量填满之故。尿蓄于膀胱，与腹部有同等温度，尿出多则失散之体温亦多，于是皮肤急起闭缩，使体温消散于小便者，得以保持于皮肤，故小便已而毛耸；膀胱排泄障碍，必尿少而里急，里急者，膀胱蓄尿过多，膨满而拘急也，故八味肾气丸条亦曰少腹拘急；小便不利，尿意频数促迫而致遗尿，是膀胱括约肌之弛张，而失其收缩性之故，故曰虚则遗溺，此古人上虚不能制下之理。西医基于膀胱肌肉自己变性之排尿障碍，特称之曰膀胱无紧张力症，其症诉排尿困难，尿进出力减弱，及残尿等，气虚者常见之。涩则小便数之理近是，膀胱括约肌麻痹，则小便自利，则遗溺失便，亦即尿之不随意排出也。尿血淋秘，当属于淋菌性膀胱炎。淋之为病，古人仅取其排尿淋沥不通而得名。今日所知者，淋病即淋性尿道炎，不洁之交接所传染，其病原菌为淋病双球菌，其急性症者，有浓汁流出，尿道周缘潮红肿胀，排尿时剧痛；慢性症者，无甚痛苦，脓汁少且薄。尿道以括约肌而分为前尿道与后尿道两部，其病在前尿道者，曰前尿道炎，则病在后尿道者，曰后尿道炎。后尿道炎大抵在发病后第二至第四星期之间发生，症状为尿意频数，尿道后部疼痛，尿混浊，排尿后混有血液，但脓量不多，古人谓小便如粟状，即指小便混浓汁色白，而成颗沥状也。欲判别淋毒之在于前尿道抑后尿道，可以一回之尿容于二个玻璃杯中，如前半尿混浊，而后半尿澄清者，则为前尿道淋，如二杯皆混浊者，则为后尿道淋之征也。凡古人言小便不利或小便难者，半皆为膀胱痉挛及麻痹，即膀胱壁肌肉之痉挛性收缩也。由于中枢神经疾患，或膀胱之炎症而起，肺水者，小难便，即属于中枢神经疾患而起之膀胱痉挛及麻痹病，盖古指定肺为人身中枢器官也。

四、肾脏之病变

若脉浮，小便不利，微热消渴者，五苓散主之。

其人渴而口燥烦，小便不利者，五苓散主之。

阳明病，初饮食，小便反不利，大便自调。

捻衣摸床，小便利者，其人可治。

若小便利者，大便当硬。

其人大便硬，小便自利者，去桂加白术汤主之。

若小便自利者，不能发黄。

大便溏，小便自可，胸胁满不去者，与小柴胡汤。

小便不利，四肢沉重疼痛……或小便利。（以上《伤寒论》）

太阳病，无汗而小便反少。

脐下有悸，吐涎沫而癫眩，此水也，五苓散主之。

小便不利，微热消渴者，宜利小便发汗。

不恶风者，小便通利。

小便不利，故令病水，假如小便自利，此亡津液。

消谷，小便数，今反不利，此欲作水。

伏则小便难。

病水腹，大小便不利。

肾水者，其腹大脐肿，腰痛不得溺。

腰以下肿，当利小便。

少阴脉细，男子则小便不利。

四肢皆肿，小便不利……咽燥欲饮水，小便不利。

诸病黄家，但利其小便。

身疼重烦躁，小便不利。

男子黄，小便自利。

呕而脉弱，小便复利。

此名转胞，不得溺也，但利小便则愈。（以上《金匮要略》）

肾左右各一，为重要之泌尿器，存于腰部脊柱之两侧，当第十二胸椎至第三腰椎处。长十至十二公分，宽五至六公分，厚四公分，重一二〇至二〇〇公克，为蚕豆形，新鲜时呈浓赤褐色，分为上下两端，内外两缘，及前后两面。肾门开口于内缘，肉眼可区别为皮质及髓质之二部，解剖的区别，为肾叶与肾小叶。显微镜视为一种复管状腺，古人谓肾者作强之官，伎巧出焉，是指肾上腺言，非谓肾盂也。肾盂即输尿管起始部之膨大处，凡尿分泌发生病变时，多半为肾盂有炎症，上列《伤寒论》原文九条，均系肾盂炎一类病，例如五苓散证，即为肾炎。输尿障碍而成之小便不利，其异于膀胱病变者，即此症腹不硬满，而彼则少腹必硬满也。病至捻衣摸床，因见小便利，而便为良好之预后者，即恃其肾脏机能健全之故。小便利而大便硬，是肾脏排尿官能兴奋，排尿旺盛之故；小便利不能发黄，是胆病而肾不病，肾脏排尿力强，胆汁则随入随泄也；腹痛而小便不利，乃肾脏官能衰减，故用附子之兴奋剂。汗与尿为分散体温之两大路线，暑天汗多尿少，盈于此者必绌于彼，若无汗而小便反多，或微热消渴者，是津液不足，肾脏之泌尿机能障碍之故，故曰此亡津液；若尿少而脐下有悸，吐涎沫癫眩，此多见于慢性肾脏炎症，故曰此水也，小便难而脉伏，仍为肾脏衰减之征。腹大而缘于小便不利，腰痛缘于不得溺，尤为肾脏炎无疑，少阴脉细，足为肾障碍之象征，故主小便不利，黄色素必经肾脏排泄，故诸病黄家，但利其小便，转胞不得溺，系由肾夹膜空松，致肾脏下落，输尿管屈曲捻转，遂不得溺也。

五、消化器及淋巴之病变

心下满微痛，小便不利者，桂枝去桂加茯苓白术汤主之。

心下有水气……或小便不利。

胸胁苦满……或心下悸，小便不利。

胸满烦惊小便不利。

欲小便不得，反呕……小便当数，而反不数。

小便不利，身必发黄。

胸胁满微结，小便不利。

阳明病，若中寒者，不能食，小便不利。

小便不利，心中懊恼者，身必发黄。

色黄者，小便不利也。

小便不利，渴饮水浆者，此为瘀热在里。

病人小便不利，大便乍难乍易。

小便不利，腹微满者，茵陈蒿汤主之。

胁下满痛，面目及身黄，颈项强，小便难者，与柴胡汤。

若小便自利者，不能发黄。

复不止者，当利其小便。

小便数者，大便必硬。

浮则胃强，涩则小便数。

小便数，大便内硬者，与小承气汤和之，愈。（以上《伤寒论》）

湿痹之候，小便不利，大便反快，但当利其小便。

以大便坚，小便自利者，去桂加白术汤主之。

夫短气者有微饮，当从小便去之。

饱则发烦头眩，小便必难。

夫病酒黄疸，必小便不利。

脉沉，渴欲饮水，小便不利者，皆发黄。

下利气者，当利其小便。（以上《金匮要略》）

消化器官之最足影响于尿者，厥为大小肠。小肠起自胃之幽门，复杂迁曲，至后右侧肠骨窝，与大肠之盲肠相连接，全长五至六公尺，分十二指肠、空肠及回肠三部，上连幽门之一部，即名十二指肠，又分为上横行部、下行部及下横行部三部，回胰脏，以全肠仅约十二指横径，故名。空肠占小肠五分之二，上接十二指肠，下接回肠，回肠蜿曲迂回，几占小肠五分之三，与空肠无划然之界，下接盲肠，此处有回盲瓣，所以防大肠内容物之逆行也。空肠及回肠，均连紧于肠间膜之腹膜皱襞，全肠之构造，由肌质膜黏液及浆液膜而成，黏液膜呈灰赤色，有如天鹅绒之无数小突起，曰绒毛，又具有肠腺及浦伦纳耳氏腺，但后者，惟十二指肠有之。大肠接于小肠，从右髂窝始，沿右腹壁上行，经肝之下方，及右肾之前方，而横走于左方，在脾之内下方，沿左腹壁下行，入于骨盆腔，而移为直肠，全长约壹百五拾公分，全肠包括盲肠、结肠、直肠三部。大小肠之生理机能有三，曰分泌，曰吸收，曰蠕动。迫肠之内容下行者，是为蠕动作用，大小肠同之；小肠主分泌肠液，与肝脏胰脏所分泌之消化液，共成消化作用，是曰分泌。大小肠同具有吸收作用，然小肠除吸脂肪、碳水化合物、蛋白质而外，惟不吸收水分，大肠则专主吸收水分，而不及上列三者，是其吸收所异。惟其不吸收水分，则小肠之内容物，当为液体；惟其吸收水分，则大肠之内容物，当为糟粕。由此观之，《素问·灵兰秘典论》曰：“大肠者，传道之官，变化出焉。小肠者，受盛之官，化物出焉。”不为无据。盖大肠于人身不起营养作用，能受盛脂肪、碳水化合物、蛋白质等而变化之故耳，若肠吸收起障碍，则大小便必应声而起各种病状。次如淋巴发生变态，亦能影响尿之排泄。淋巴者，组织液为血液与组织间物质交换之媒介，一部分经血管毛细管，一部分则入于淋巴管中，成所谓淋巴，而入于血管中。有时毛细管之漏出较多，则淋巴管之吸收循环，亦从而亢盛，藉以维持平衡，若毛细管漏出甚多，淋巴管又不能尽量吸收，则停潴于组织或体腔间，而影响肾脏之排泄，或膀胱之疏泻，于是尿之种种变态，亦油然而兴矣，凡《伤寒论》之胸胁满闷小便或利或不利者，多出于此种生理病变。凡尿多而大便硬或秘结者，必为水分偏渗，肠吸收障碍也；不能食而小便不利，是肠吸收作用减退之候，故曰阳明中寒；由小便不利而发黄者，是名中毒性黄疸，必因胆囊胆管十二指肠部有炎症之故；小便难，饱则发烦头眩，此盖肠炎兼胃扩张之故，病肠内发炎而吸收障碍，于是血中水分之来源少，故小便难；痢疾亦为消化器之病，凡病痢，多小便不利，痢减则小便自利，此正因痢之病灶在肠，肠失其吸水之力也，痢减而肠机能恢复，故小便自利。

六、病机之病变

若被下者，小便不利，直视失溲。

大下之后，复发汗，小便不利者，亡津液故也。

汗出短气，小便不利。

小便不利，下利不止，便脓血者，桃花汤主之。

既吐且利，小便复利，而大汗出。

三阳合病……谵语遗尿。

小便利者，其人可治。

若下之，则腹满小便难也。

阳明病反无汗而小便利。

若发汗小便不利者，此为津液内竭。

发汗利小便已，胃中燥烦，实大便难是也。

若利小便，此亡津液。

当问其小便日几行。若本小便日三四行。今日再行，故知大便不久出，今为小便数少，以津液当还入胃中，故知不久必大便也。

汗多而渴者，不可与猪苓汤……猪苓汤复利其小便故也。（以上《伤寒论》）

湿家……小便不利。

湿家……小便利者，死。

汗出短气，小便不利。

按之即痛如淋，小便自调。

妊娠有水气，身重，小便不利。

妇人伤胎伤身，腹满，不得小便……小便微利则愈。

妇人少腹满如敦状，小便微难而不渴。（以上《金匮要略》）

今之泛称病机者，系依日译，其机作机能之机解，与单纯动态之形质不同，故病机之用语，包含病变之成立、运行、经过、及经过之一切生活现象动态也，《素问·至真要大论》曰："审察病变，无失气宜。"又曰："谨守病机，各司其属。"然则病机之名，非自今始，古已有之，今之西医仅以日译为据，数典忘祖，吾道东乎？小便不利与失溲，多为神经疲乏，膀胱括约肌麻痹，尿道知觉消失之病，但其所以疲乏、麻痹、消失者，系由误下损伤而造成之病机所致，非由其脏器直接之病变也。要之，凡过汗、过吐、过下，或误汗、误吐、误下，均能使神经疲乏，水分消失，而造成尿之病变，此为必然之势。于此须注意者，经大病体液消失之后，其尿犹利，非为津液不亡，即为肾脏机能无恙，其预后当良好，故曰可治。湿家，系因内有炎症渗出物停潴之故，炎症渗出物停潴既久，则影响肠之吸收作用，而造成尿之病象，此亦病之机势所致，非出偶然；按之痛如淋，而小便自调，是病机未及于尿之脏器，他病而尿不病也；妊娠有水气，小便不利，多因子宫膨胀压迫门静脉，先起淤血性腹水，而诱发肾盂炎者，此时病机在子宫，而不在肾脏，然妊娠之子宫，有时间性，故不必治子宫，但用葵子茯苓以渗利其水，是医之能洞察病机所在者也。

屎

——仲景病理学案之二

（原载《中国医药月刊》1944 年第 1 卷第 2、3、4、5 期）

食品不消化者，及不吸收之部分，则成为屎。《素问·灵兰秘典论》曰："大肠者，传道之官，变化出焉。"由变化而出，即言不消化之食品，出其变化之余，为屎而出于肠之谓，传道者，即指肠之不吸收，传递而导之使出之谓。今人诬古人无生理学，其言"传道"也，其言"变化出"也，何其精审之至哉？是种传道与变化作用，西医名之曰粪形成。盖在大肠上部尚多水分，愈近肛门而愈硬固，且愈具粪臭。健康者之粪，平均有百分之七五水分，肉食者则硬固，其反应则为中性或碱性，但发酵时则呈酸性。其固有之粪臭，则由于各种腐败产物而起，色泽因胆汁色素之变化而常在黄色与黑褐色之间，其成分为食物残渣，消化液残骸，排脱之上皮细胞及其分解产物，腐败及发酵产物（如硫化氢等）矿物质，及各种之细菌等。凡无病理作用屎之排出，水含量很适度，排解时亦甚痛快，如《大论》第二十五条之"清便自调者"，二百零一条之"大便身调"，《金匮》三十条之"大便反快"等，均为正常便之排出，故云调，故云快，故云自可也。惟其调，则屎之含水量适度；惟其快，则肠排泄通畅；惟其自可，则排泄量无过与不及之弊。调也，快也，自可也，皆缘于胃机能健全，而发挥其传道与变化之主要作用也，反之，则必生出种种之病变焉。

一、秘　结

伤寒不大便六七日，头痛有热者，与承气汤。

呕不止，心下急，郁郁微烦者，为未解也，与大柴胡汤，下之则愈。

胸胁满而呕，日晡所发潮热，已而微利，此本柴胡证，下之，仍不得利。……但少腹急者，乃可攻之，宜桃核承气汤。

结胸热实，脉沉而紧，心下痛，按之石鞕者，大陷胸汤主之。

不大便五六日，舌上燥而渴，日晡所小有潮热，从心下至小腹鞕满而痛，不可近者，大陷胸汤主之。

心下痞，按之濡，其脉关上浮者，大黄黄连泻心汤主之。

若腹大满不通者，可与小承气汤。

阳明病，谵语发潮热，脉滑而疾者，小承气汤主之。

阳明病，胁下鞕满，不大便而呕。

六七日不大便，烦不解，腹满痛。

蒸蒸发热者，属胃也，调胃承气汤主之。

阳明病，发热汗多者，急下之，宜大承气汤。

腹满痛者，急下之，宜大承气汤。

腹满不减，减不足言，当下之。

少阴病，六七日，腹胀不大便者，急下之。（以上《伤寒论》）

产后七八日，无太阳症，少腹坚痛，此恶露不尽，不大便。

痛而闭者，厚朴三物汤主之。（以上《金匮要略》）

秘结者，屎秘结而不通利之谓也，每因生活状态，食物之种类及药物作用而起，由于肠疾患而起之急性秘结，大多由于肠闭塞或狭窄。《素问·厥论》

曰："热气留于小肠，肠中热，瘅热焦渴，则坚干不得出，故痛而闭不通矣。"是即指此类急性秘结而言。其言肠热焦渴也，亦犹言肠之狭窄也；其言闭不通也，亦犹言肠之闭塞也。此外，慢性胃炎、胃扩张之经过中，及腹膜炎、脑膜炎之际，亦能引起急性便秘，如"呕不止，心下急，郁郁微烦""胸胁满而呕""结胸热实，脉沉而紧，心下痛""心下痞""少腹急结"诸症，均是慢性胃炎一类秘结。盖心下适当胃之部位，胃炎症无有恶心、嘈杂、呕吐及上腹部之压重病象，其言痛、石鞕、急结，即是腹部之压重病象。如"燥渴，心下鞕满""腹大满""胁下鞕满""烦不解，腹满痛""腹满不减，减不足言""腹胀"诸症，均是胃扩张一类秘结。盖胃扩张，为胃肌衰弱弛缓、痉肿、幽门狭窄及邻部肿疡压迫而起，故其特征，每为长期之胀满而痛，亦即《大论》之所谓"腹满不减，减不足言"也。如"少阴病六七日腹胀不大便者"，是为急性腹膜炎症表一类秘结，盖腹膜炎之急性者，每呈便闭，四肢厥冷，呼吸浅表，脉细而疏，腹壁膨满紧张诸症状也。因秘结而发热而头痛者，是因散温之路阻塞，体温升高，脑神经受高度之熏灼，或更受积便瓦斯之剧烈刺激而然欤，"痛而闭者"则为腹膜之秘结也。"产后不大便"，是因子宫后屈，及骨盆内肿疡，尚未恢复正常之秘结也。《大论》中尚有因秘结而谵语者，是已病及大脑官能当列于神经系统中，兹从略。

二、燥 结

> 胃中燥烦实，大便难。
>
> 内实，大便难者，此名阳明也。
>
> 津液越出，大便为难。
>
> 大便难，身微热者，此为实也。（以上《伤寒论》）
>
> 色黄者便难。
>
> 不满者必便难。
>
> 亡津液，胃燥，故大便难。（以上《金匮要略》）

燥结与秘结不同，秘结，是粪便秘闭而不可通，燥结是粪滓排泄艰难而不畅快之谓。燥结之成因有三，一为粪便水分之含量减少，二为肠间膜黏液缺乏，三为肠狭窄。《素问·至真要大论》曰："大便难，阴气不用，饥不欲食。"阴气不用者，即水分减少，黏液缺乏之意。如《大论》之"胃中燥烦实"，是肠黏液缺乏与粪便水分含量减少兼有之燥结，为大伤津液之症。"胃中燥"，即言肠间膜黏液枯竭之谓，"烦实"，即言粪便干燥之谓，"内实大便难""大便难，此为实也"，是单为水分含量减少之燥结；"津液越出，大便为难""亡津液胃燥"，是单为肠间膜黏液缺乏燥结；不满而大便难，是为大肠狭窄一时性之燥结，并无持续性，腹亦不必膨满；色黄便难，当为黄疸病之燥结，但非必有症，故不可作为预测论。

三、鞭　　度

心下满，口不欲食，大便鞭。

若其人大便鞭，小便自利者，去桂加白术汤主之。

至七八日，大便鞭者，为阳明病也。

病已瘥，尚微烦不了了者，此必大便鞭故也。以亡津液，胃中干燥，故令大便鞭。

短气腹满而喘……手足濈然汗出者，此大便已鞭也。

阳明病潮热，大便微鞭者，可与大承气汤。

胃中燥，大便必鞭。

不能食者，胃中必有燥屎五六枚也，若能食者，但鞭耳。

津液内竭，虽鞭不可攻之。

屎虽鞭，大便反易。

心中懊侬而烦，胃中有燥屎者，可攻。

绕脐痛，烦躁，发作有时者，此有燥屎。

喘冒不能卧者，有燥屎也。

小便数者，大便必鞭。

亡津液，大便因鞭也。

小便数，大便因鞭者。

须小便利，屎定鞭，乃可攻之。（以上《伤寒论》）

大便则坚，其脾为约。

数即消谷而大坚。

消谷引食，大便必坚，小便即数。

呕不能食，大便反坚。（以上《金匮要略》）

屎中水分之含量，已略如前述，如肠之吸收力量亢进，或分泌减退，而令屎中之含量锐减时，则鞕度随之加强，干而易碎。故往往有碎为羊屎状块而排出者，更有大块之鞕屎积于直肠环状部，不能自然排泄，须用手术剔出者，《大论》之蜜煎及土瓜根、猪胆汁导法，均属于此类，因上药均能润直肠之枯燥而滑之使出也。如屎鞕而"心下满，口不欲食"，而"心中懊恼而烦"，而"绕脐痛，烦躁，发作有时"，而"喘冒不能卧"，而"脾约"，而"呕不能食"，均属于肠液分泌减退症候。肠液于通常 100 平方糎之肠面，一时间能分泌十三至十八瓦无色或带黄色之液体，有强碱性，放蛋白石光，加碱则发泡沫，比重 1.10，含蛋白质 0.8%，碳酸钠 0.34% 及食盐 0.5%，有类似唾液及胰液之性质，余具继唾液及胃液消化及中和酸性食糜外，专能肠壁调济粪便之鞕度。苟此液之分泌减退，不独粪便因而鞕变，亦且食糜失其中和，防制其消化，而见心下满，绕脐痛诸症。肠液由管状球状小叶状诸肠腺而来，今分泌液既减退，诸腺体紧缩而约束，故曰约，脾即指诸腺体言，非实言脾肠也。消化既发生障碍，故不欲食，喘冒及懊恼烦燥诸症，是由屎鞕积结之中毒或炎症现象。如屎鞕而曰"胃中燥"津液内竭，"为阳明病"者是由肠之吸收力量亢进也。肠吸收作用，以小肠为最主要部分，盖胃及结肠，仅能吸收比较少量之食物糜粥，在小肠则能吸收已消化之食物大部分，其吸收虽由于滤过及渗透作用，然实基于全肠壁之动的作用，而吸收之要约，则被吸收者，须为水溶性成分，至于大肠之吸收机能，则甚仅微。然则，《大论》之胃燥也，内竭也，阳明病也（代表高热之意），皆无非吸收之过量，而干燥，而枯竭，而成热象欤。余如多尿多汗诸条之屎鞕，是因水分消失而不足其含量也，故曰"亡津液"，旧注《伤寒论》各家，每作燥屎与鞕屎之强解，酋无异于好事者之流，盖《大论》已云燥屎五六枚，是同属于粪便之鞕度，乌得强而辩之。

四、软 度

凡用栀子汤，病人旧微溏者，不可与服之。

大便初鞕后溏，所以然者，以胃中冷，水谷不别故也。

胸中痛，大便反溏……胸中痛，微溏者，此非柴胡汤证。

阳明病，发潮热，大便溏，小便自可。

初头鞕，后必溏，不可攻之。

但初头鞕，后必溏，未定成鞕，攻之必溏。（以上《伤寒论》）

腹满，甚则溏泄，食不消化也。

大肠有寒者，多鹜溏。

肺水者，其身肿，小便难，时时鸭溏。

水谷不化，脾气衰则鹜溏。

其腹胀如水状，大便必黑，时溏。（以上《金匮要略》）

肠之吸收水分机能减退，则屎柔软，甚或为液状而下泄，或谓摄取多量之水，亦能增加其软度，但亦必视肠之吸收及濡动机能而定。饮水多寡，不能直接影响之，惟纯肉食之人，水分较少（约百分之五十），粪便最鞕，混食人类之粪，平均水量含七五，较为柔软，亦即吾人通常所谓之正常粪便。《大论》之所谓便溏，即大便稀释而不能凝结之意，如"初鞕后，胃中冷""甚则溏泄，食不消化""大肠有寒者，多鹜溏""小便难，时时鸭溏""脾气衰，则鹜溏"诸条，已将粪便软度增加之所以然道破无遗。曰胃中冷，更不消化；曰大肠寒；曰小肠难；曰脾气盛，均无非是说明肠之吸收机能乏减，水混粪便而排泄。故曰"寒""冷""衰"也。肠胃机能衰减，前人称为虚弱体，故以栀子汤之寒凉药为禁忌，亦忌大柴胡之攻下，而曰非柴胡证，而曰不可攻之。

五、泄　下

太阳与阳明合病者，必自下利，葛根汤主之。

何谓脏结？答曰：如结胸状，饮食如故，时时下利。

腹中雷鸣，下利者，生姜泻心汤主之。

心中痞鞕，呕吐而下利者，大柴胡汤主之。

太阳与少阳合病，自下利者，与黄芩汤。

表热里寒，下利清谷者，四逆汤主之。

阳明少阳合病，必下利。

太阴之为病，腹满而吐，食不下，自利益甚。

自利不渴者，属太阴。

虽暴烦，下利日十余行，必自止。

太阴为病，脉弱，其人续自便利。

少阴病，咳而下利，谵语者，被火气劫故也。

少阴病，脉紧，至七八日，自下利。

少阴病下利。

少阴病吐利。

少阴病，吐利躁烦。

少阴病，下利便脓血者，可刺。

少阴病，吐利，手足逆冷。

少阴病，下利，咽痛。

少阴病，下利，白通汤主之。

少阴病，下利，脉微者，与白通汤。

四肢沉重疼痛，自下利者，此为有水气。

少阴病，下利清谷。

少阴病，下利六七日，咳而呕渴。

少阴病，自利清水。

少阴病，下利，脉微涩。

后发热而利者，必自止，见厥复利。

厥反九日而利，凡厥利者，当不能食。

先厥后发热，下利必自止。

伤寒发热，下利厥逆，躁不得卧者，死。

伤寒发热，下利至甚，厥不止者，死。

发热而利，其人汗出不止者，死。

发热而厥，七日下利者，为难治。

下利厥逆而恶寒者，四逆汤主之。

大汗，若大下利而厥冷者，四逆汤主之。

水渍入胃，必作利也。

伤寒本自寒下。

下利，有微热而渴，脉弱者，今自愈。

下利，脉数，有微热汗出，今自愈。

下利，手足厥冷。

下利，寸脉反浮数，尺中自涩者，必清脓血。

下利清谷，不可攻表。

下利脉沉而迟……下利清谷。

下利，脉数而渴者，今自愈。

伤寒下利，日十余行，脉反实者死。

下利后脉绝……不还者死。

下利清谷，里寒外热。

下利腹胀满，身体疼痛者，先温其里。

下利欲饮水者，以有热故也。（以上《伤寒论》）

胸中寒实而利不止者，死。

中寒，其人下利，以里虚也，

下利不欲食者，有宿食也。

下焦竭，即遗溺失便，其气不和，不能自禁制。

其人欲自利，利反快，虽利，心下续坚满，此为留饮欲去故也。

干呕而利者，黄芩加半夏生姜汤主之。

下利，手足厥冷，无脉者，灸之。

下利有微热而渴，脉弱者，今自愈。

下利脉数，有微热，汗出，今自愈。

下利脉数而渴者，今自愈。

下利脉反弦，发热身汗者，自愈。

下利寸脉反浮数，尺中自涩者，必清脓血。

下利清谷，不可攻其表。

下利脉沉而迟，其人面少赤，身有微热，下利清谷者，必郁冒，汗出而解。

下利后脉绝，手足厥冷。

下利腹胀满，身体疼痛者，先温其里。

下利，三部脉皆平，按之心下坚者，急下之。

下利脉迟而滑者，实也，利未欲止。

下利脉反滑者，当有所去，下乃愈。

下利已差，至其年月日时复发者，以病不尽故也。

下利便脓血者，桃花汤主之。

下利后更烦，按之心下濡者，为虚烦也。

下利清谷，里寒外热。

下利肺痛，紫参汤主之。（以上《金匮要略》）

由前所述，屎之排泄于外，是由食物物质经过口胃及小肠时，各滋养质，递次吸收殆尽，水分亦渐少，残余食块已失其糜粥状态，而成凝固之块，及至大肠滋养质所余无几，水分亦甚寥寥，再经大肠吸收以后，遂成不能溶解不能吸收之残滓，由肛门而排出体外，是为正常屎之形成及排泄。反之，胃或小肠不能行使其吸收营养质作用，肠内容物水分增多，食物物质及残滓不能凝固，大肠亦同时失其吸收作用，或因水分过多而不及尽量吸收之，则泄下之病状成矣。所谓泄下者，长时间持续之下利也。虽然，有时亦可为各种疾病之合并症，如各种热性病、肺结核、全身营养障碍、神经性体质等，此时肠部必皆有加答儿之炎症也，若完全水泻，尤非器质之疾病，乃因神经性肠蠕动极亢进之故，至脓血之排泄，倘非突然与大量由肠疡之破溃而起者，则为重症炎症之症状，必无疑义。仲景《伤寒》《金匮》两书中，论粪便之泄下（下利），最为尽致，即本篇所录，亦遂七八十条之多，可以概见。"太阳与阳明病合病""太阳与少阳合病""阳明与少阳合病"之下利，均系热性病之并发疾患；"脏结"而下利者，急性胃肠炎也；"肠中雷鸣"是胃肠有炎症，不吸收水分而泄下之表征；"呕吐"或"痞鞕"之下利，多为急性胃炎与扩张之诱发；"下利清谷""下利清水"近于水泻，即由于神经性之肠蠕动亢进，故多有腹痛之表现；"太阴下利"皆属于胃机能衰减而起之慢性炎症。盖慢性胃肠卡他儿，本以胃之化学的官能减退为特征，不问其发生之原因，但其主要症候，无不有胃部膨满压重压痛感者，即《大论》之所谓腹满也，无不有食欲缺损呕吐者，即《大论》之所谓"食不下，腹满而吐也"。

有时亦起唾液分泌亢进，故《大论》曰："自利不渴者，属太阴。""少阴"下利，是由胃肠炎症，渐招致心脏衰弱也，故《大论》一则曰"脉紧，微，涩，弱，沉，迟，脉绝，无脉"，再则曰"厥利，厥逆，厥冷里虚"，紧也，微也，濡也，弱也，沉迟也，皆无非因心脏衰弱，脉搏无力以张其势也，厥也，逆也，冷也，虚也，亦无非因心脏衰弱，血流无力以充其热也。《大论》曰"先发热而利者，必自止，见厥复利""先厥后发热，下利必自止""下利脉数，有微热汗出，今自愈""下利脉数而渴者，今自愈"，斯即心脏由弱而转强，或心脏未致于衰弱，虽下利，必得良好之转归。《大论》曰"发热而利，其人汗出不止者死""发热而厥，七日下利者，为难治"，前者说明下利之病毒甚剧进行甚烈，而为恶劣之预后，后者说明心脏由斯而弱，病毒寸进，亦断无良好之转归。下脓血者，多属于痢疾，因肠膜有剥脱之损伤而下血也，下利而渴，是胃肠卡他之唾液缺少症，前人称之为有热，"水渍入胃"，即肠吸收障碍之病理现象，"下焦竭，即遗溺失便，其气不和，不能自禁制"，乃肠括约肌弛缓麻痹，失其管制之紧缩力量，西医名之曰"大便失禁病"，故曰竭，故曰不和不自禁制。惟"下利肺痛"，古今注家多不解，而不知此乃肺结核发生肠结核下利之合并症也，余初疑而未信，后于紫参汤之药效中，始得证之。但肺痛是其主症，下利实乃副症，本条应载于肺痿、肺痈门中，而不应列于呕吐哕下利篇，特正之。至于"医反下之，利遂不止""太阳少阳并病，而反下之，成结胸，心下鞕，下利不止""医反下之，其人下利，日数下行""伤寒服汤药，下利不止""外证未除而数下，遂协热而利""攻之利遂不止者死""大下后，泄利不止者，为难治""湿家下之，若下利不止者，亦死""又被快药下利，重亡津液"诸条，皆由于药物作用之泄下，非纯全全病理症候，留待写治疗学案时再述之。

六、里急后重

小便难者，与柴胡汤，后必下重。

泄利下重者，四逆散主之。

下利，脉沉弦者，下重也。（以上《伤寒论》）

小肠有寒者，其人下重便血。

热利下重者，白头翁汤主之。（以上《金匮要略》）

里急后重者，便意频作而便量不多之谓。每发于大肠深部之疾患，凡直肠有病灶，肛门括约肌挛缩，或肠炎症侵及直肠者，均能致之。惟"小肠有寒"条，当改作大肠为是，因下重者，病灶须在大肠深部，小肠有寒，决不能致于下重也。小丹波氏，亦有此说。

七、粪　色

少阴病，自利清水，色纯青。（《伤寒论》）

其腹胀如水状，大便必黑。（《金匮要略》）

粪便之色，基于胆汁色素之量与变化，而食物之色，亦有关系。通常自鲜黄色至褐黑色，明暗之度，亦有差等。草食动物多黄色或灰绿色，哺乳儿之粪，则呈黄色，服牛乳及脂肪者，则呈淡色，食巧古力或可可者，则呈赤褐色，服铋盐类及炭者，则呈黑色，服甘汞者，则呈绿色，服猪血及苋菜等者，则呈深赤色，含铁之粪便，在大气氧化之后，呈灰色至黑色。前条之色纯青，是混有植物性药汁之故，陆渊雷则以为含有胆汁。后条之黑便，即褐色之深者，此真乃有多含有胆汁色素之嫌疑。

八、血　便

下血，先便后血，此远血也。

下血，先血后便，此近血也。

下利便脓血者，桃花汤主之。（以上《金匮要略》）

肠内容物混血液而排出者，其排出物曰血便。排出之血或出为新鲜不变之状态，或为崩坏之状态，如为崩坏状态而多量排出时，每呈松溜脂状外观，西医名之曰松溜脂状便。痔核或直肠溃疡等由肠管末端部出血之际，或上位出血，而血液迅速通过于肠管之际，血液呈新鲜之外观，出血部在上位者，及虽为直肠内出血，而极徐缓且排便亦非迫速时，粪便呈松溜脂色。又有所谓潜出血者，则有为肉眼所难认之混血便，于胃溃疡等时常见之。前条之先便后血，即血之来自上位者，故曰远；后条之先血后便，即出自直肠部，故曰近；便脓血者，即谓松溜脂状便也。

九、附：屁

汤入腹中，转失气者，此有燥屎也，乃可攻之。若不转失气者，此但初头鞕，后必溏……以小承气汤和之，不转失气者，慎不可攻也。

因与承气汤一升，腹中转气者，更服一升。若不转气者，勿更与之。

若转气下趋少腹者，此欲自利也。（以上《伤寒论》）

大气一转，其气乃散，实则失气。

下利气者，当利其小便。

气利，诃梨勒散主之。

胃气下泄，阴吹而正喧，此谷气之实也。（以上《金匮要略》）

失气者，即放屁也。《素问·欬论》曰："小肠咳状，咳而失气。"即指放屁而言。凡肛门括约肌挛缩，不能通畅排泄，久留腹中，发酵而成瓦斯之气体而放出，臭而掩鼻者，斯即屁也。试观前四条均以屁之有无，而测粪之排泄时间，可以知之。惟气利云者，放屁与排粪同时发作也。吹而正喧，是所放之屁为响之，俗云"臭屁不响，响屁不臭"，其言极有道理。盖不响屁，其来也渐、其积也久，惟其久，则臭而难闻，惟其渐，则徐而不急，故不响；食积之人，多有之。若有声之屁，因肛门闭锁，腰间之气，哗然而出，为正常人偶然之现象，故不臭。阴吹云云，或为前阴道与直肠间之发生瘘孔欤。

汗

——仲景病理学案之三

（原载《新中华医药月刊》1945 年第 1 卷第 9、10 期合刊）

汗为无色透明液体，味咸而臭，反应酸性，但直接从汗管所得者，则为碱性，今之言酸性者，盖指得自皮肤表面，混以皮脂之汗而言也，复有少许盐类、脂肪、尿分以及挥发性脂肪酸等。汗之分泌，则司于汗腺，汗腺位于真皮一层之脂肪组织中。《灵枢·五癃津液别》篇曰："腠理开，故汗出。"此之所谓腠理，大约应为汗腺而言。《金匮要略·脏腑经络先后病脉证》篇曰：

"腠者，是三焦通会元真之处……理者，是皮肤脏腑之文理也。"盖汗腺之下端为丝球状，名之曰丝球体，此丝球体，即《金匮》之所谓文理也，由此体之排泄管，曰汗管，长四分之一英寸，斯即《金匮》之所谓通会元真之处，汗管经乳头间而入表皮，开孔于表面，名曰汗孔，其经过角质层时，汗管则螺旋状，丝球体周围缠绕无数毛细管，当血液循环毛细管时，分泌一种液体，透丝球体之腺细胞，而成汗液，《素问·宣明五气》篇曰"心为汗"，意即言由心脏射出之血液，经毛细管而分泌为汗也。人身汗之排泄，继续无停，虽成人大约每日排出两磅（哺乳类之山羊家兔大鼠等，概不出汗），其量仍视空气之冷暖，身体之劳逸而异。如外界气温在摄氏 32 度以内时，所出汗液，初达身体表面，即蒸发为气，非触皮肤于凛冽之面，绝无排泄之证据可凭，而名之曰无知觉汗；温度超过 36 度，则可见汗珠集于皮肤，而名之曰有知觉汗。但受数种精神感觉之影响时，亦可使无知觉变成有知觉汗，至于汗液之增减状态，亦以生理之变态而差别。例如（一）血液中增加水分，则汗之分泌可增多（多饮热液体时，分泌速而且多，《伤寒论》服桂枝汤便须啜热粥，即同此理）；（二）运动愈剧烈，汗量亦愈增多（因使用心肌肉，心脏血管机能畅盛，皮肤血管中之血压增进，汗腺之分泌自盛也）；（三）气温高，皮肤赤，汗外泄，气温低，汗减少。《灵枢·五癃精液别》篇曰："天热衣厚则为汗。"《素问·评热病论》曰："阴虚者，阳必凑之，故少气时热而汗出也。"《素问·经脉别论》篇曰："饮食饱甚，汗出于胃。惊而夺精，汗出于心。持重远行，汗出于肾。疾走恐惧，汗出于肝。摇体劳苦，汗出于脾。"然则，古人非仅知汗与体温大有关系，即"增加水分""剧动心脏"迫使汗出之理，亦早发挥于前矣。出胃出心云者，亦以说明内脏运动，或由精神感觉而出汗之理，并非谓汗直出于胃，或直出于心也，且生理学倡明至于今日，出汗中枢虽大概确定在延髓，而其标准位置，尚未有进一步之鉴定焉。

一、自　汗

太阳病，发热汗出，恶风，脉缓者，名曰中风。

风温为病，脉阴阳具浮，自汗出。

阳浮者，热自发，阴弱者，汗自出。

太阳病，头痛发热，汗出恶风寒者。

太阳病，项背强几几，反汗出恶风。

伤寒脉浮，自汗出，小便数。

若脉微弱，汗出恶风者，不可服之。

须表里实，津液自和，便自汗出愈。

喘而汗出者，葛根黄芩黄连汤主之，

病常自汗出者，此为荣气和。

时发热，自汗出，而不愈者，此卫气不和也。

汗出而喘，无大热者，可与麻黄杏仁甘草石膏汤。

伤寒汗出而渴者，五苓散主之。

太阳病，发热汗出者，此为荣弱卫强，故使汗出。

自汗出，小便利，其病欲解。

烦乃有汗而解，何以知之，脉浮，故知汗出解。

太阳病，当恶寒发热，今自汗出。

必蒸蒸而振，却发热汗出而解。

其人漐漐汗出，发作有时。

心下痞，而复恶寒汗出者，附子泻心汤主之。

伤寒发热，汗出不解，心下痞鞭。

汗出短气。

问曰：阳明病外证云何，答曰：身热自汗出，不恶寒，反恶热也。

恶寒将自罢，即自汗出而恶热也。

濈然汗出而解者，此水不胜谷气，与汗共并。

阳明病，本自汗出，医更重发汗，病已差，尚微烦不了了者……以亡津液。

虽汗出不恶寒者，其身必重。

汗出谵语者，以有燥屎在胃中。

三阳合病……若自汗出者，白虎汤主之。

阳明病……发热汗出，不恶寒，反恶热。

胃气因和，身濈然汗出而解。

阳明病，自汗出。

阳明病，发热汗出者，此为热越。

太阳病……发热汗出，复恶寒。

脉阳微而汗出少者，为自和也。

少阴病……汗出不烦。

伤寒，先厥后发热，下利必自止，而反汗出。

下利，脉数，有微热汗出，今自愈。

身有微热，下利清谷者，必郁冒汗出而解。（以上《伤寒论》）

如身和，汗自出，为入腑，即愈。

太阳病，发热汗出，而不恶寒，名曰柔痉。

风湿相搏，一身尽疼，法当汗出而解。

风湿，此病伤于汗出当风。

风湿，脉浮身重，汗出恶风者，防己黄芪汤主之。

风湿相搏……汗出短气。

太阳中热者，暍是也，汗出恶寒。

病者脉数，无热微烦，默默但欲卧，汗出。

盛人脉涩小，短气，自汗出，历节疼。

问曰：血痹病从何得之，师曰：夫尊荣人，骨弱，肌肤盛，重因疲劳，汗出。

肺痿之病，从何得之，师曰：或从汗出。

微则汗出，数则恶寒。

肝中寒者……食则吐而汗出也。

肾着之病……身劳汗出，衣里冷湿。

太阳病，脉浮而紧……汗出即愈。

汗出者，自当愈。

风水，脉浮身重，汗出恶风者。防己黄芪汤主之。

黄疸腹满，小便不利而赤，自汗出，此为表和里实。

下利脉数，有微热汗出，今自愈。

下利脉反弦，发热身汗者，自愈。

下利，脉沉而迟……必郁冒汗出而解。

时时发热，自汗出，复恶寒。

产后风……干呕汗出。（以上《金匮要略》）

自汗，乃中国医学之专有名词，西医无有也，何谓自汗？即不因服发汗药，而生活机能自作体工之调整，所排出之汗液也。盖人身之体温，应常持在华氏表 98.4 度，或摄氏表 36.7 度之间，方得谓之平温。维持平温之法，首当平均热之产生与损失，如收入支出之账目然，人身体温，在收入方，有因燃烧食物而产生之热，有因热之饮食而产生之热，在支出方，有因皮肤散热而起之热的损失，有因呼吸而起之热的损失，更有因各体排泄作用而起之热的损失。量入为出，收支相当，则平温即得持之久矣！二者偶有盛衰，则其体温即不得平，仲景氏于此等病理变态，阐发独精，兹从《伤寒》《金匮》两书中辑得之"自汗"六十余条，略而述之。如"阳浮者，热自发，阴弱者，汗自出""时发热，自汗出，而不愈者，此卫气不和也""太阳病，发热汗出者，此为荣弱卫强""必蒸蒸而振，却发热汗出而解""伤寒发热，汗出不解，心下痞鞕""阳明病，发热汗出者，此为热越""下利脉数，有微热热汗出，今自愈""身有微热，下利清谷，必郁冒汗出而解""太阳病，发热汗出，而不恶寒，名曰柔痉""下利脉反弦，发热身汗者，自愈"。诸条，皆由体温升高而发热，汗腺亢奋而自行放汗，汗出后而热即解，此为调节体温之正常现象，亦即体工自起救济作用排除病毒之抵抗力表现。故曰："郁冒汗出而解。"故曰："发热身汗者自愈。"故曰："却发热汗出而解。"故曰："发热身汗者自愈。"故曰："却发热汗出而解。"然亦有汗出而热不退者，此盖由于生温之来源继续亢盛，或温之生者多，从自汗之滑失者少之故，故曰："卫气不和也。"故曰："此为热越。"卫气即指人身之造温机能而言，卫气不和，即言造温机能未能与放汗之散温机能调和相等，而弄出"热越"现象，热越，即热度超越之意。"伤寒，发热汗出不解，心下痞鞕"条，虽非生温过剩，确由内有胃肠炎症之刺激而持续其发热，故用大柴胡汤下之，粪从内消炎，以减轻其热，亦即以助自汗之不逮也。"太阳病发热，汗出恶风，脉缓者，名曰中风""太阳病，头痛发热，汗出恶风寒者""太阳病，项背强几几，反汗出恶风""风湿，脉浮身重，汗出恶风者，防己黄芪汤主之"诸条，论汗腺扩张，汗液斯所由出，斯时司泌汗之中枢神经，当异常兴奋，汗孔亦因之弛张而不敛，偶然风至，即感觉有不适之刺激而恶之故，世俗发汗忌风之说，的是正论。"太阳病，当恶寒发热，今自汗出""心下痞，而复恶寒汗出者，附子泻心汤主之""太阳病……发热，汗出复恶寒""太阳中热者，暍是也，汗出恶寒""微则汗出，数则恶寒"诸条，论汗出恶寒证，盖发热为汗出之因，恶寒乃汗出之果，因其有发热之高温，遂直接兴奋发汗中枢而使其泌汗，汗出后，温度遽然低降，一时皮肤内之体温调节不及，遂觉其寒而恶。然其间颇有虚实之分，如太阳病之出汗恶寒，多为桂枝实证，附子泻心汤主之恶寒，则为虚证。桂枝之恶寒，乃体温之一时性调节不及，附子之恶寒，则为体温之真正低落，虚实之差，不可不辨。"阳明病外证云何？答曰：身热自汗出，不恶寒，反恶热也""恶寒将自罢，即自汗出而恶热也""阳明病……发热汗出，不恶寒，反恶热"诸条，论汗出恶热证，自汗出，温度则渐次消失，而减轻其发热，减温过甚，每多恶寒，今不恶寒而反恶热，是生温机能与散温机能同时亢奋，而散温究不敌所生者多，以致发生高温而恶热，故主用猪苓汤、承气汤等，粪从大小便之排泻，以减轻其恶热之高温故也。"喘而汗出者，葛根黄芩黄连汤主之""汗出而喘，无大热者，可与麻黄杏仁甘草石膏汤""汗出短气""风湿相搏……汗出短气""盛人脉涩小，短气自汗出"诸条，论汗出或喘或短气，喘息与短气，同为呼吸困难之表现。由于血中氧气缺乏，碳气过剩，于是呼吸中枢受到异常刺激，或肺自身之器械的障碍，反射的努力，而现此呼吸之迫促也，其时每伴有呼吸数增加，曰呼吸疾速，亦有时呼吸反减少，曰呼吸减少，前者即古人之所谓喘，后者即古人之所谓短气，然其为呼吸困难一也。呼吸困难与汗出，是发汗中枢与呼吸中枢同受刺激之结果，因前后两者中枢皆位于延髓也，"食则吐而汗出""干呕汗出"诸条，亦为延髓病。盖呕吐中枢为存在于延髓之反射中枢也，汗腺作用，颇近肾脏，试观夏季汗腺活动，则腺脏之分泌锐减，冬季反是，故夏季多汗少尿，冬则多尿少汗，如"伤寒脉浮，自汗出，小便数""小便不利而赤，自汗出"，均与此理近似，小便数，即尿意频数而尿量少之谓。"自汗出，小便利"，是排泄器官完全恢复其正常工作，故曰其病欲解，"汗出谵语"者，高热灼及神经而意识谵妄也。

二、多汗症

太阳病，发汗，遂漏不止，其人恶风，小便难。

大汗出，脉洪大者，与桂枝汤。

大汗出后，大烦渴不解。

大汗出，胃中干，烦躁不得眠。

汗家，重发汗，必恍惚心乱，小便已阴疼。

凡熨其背，而大汗出，大热入胃，胃中水竭。

反汗出濈濈然者，是转属阳明也。

若汗多，微发热恶寒者，外未解也。

阳明病，其人多汗，以津液外出，胃中燥。

阳明病汗多而渴者，不可与猪苓汤。

阳明病，脉迟，汗出多，微恶寒者，表未解也。

汗出多者，为太过。

阳明病，发热汗多者，急下之。

病人脉阴阳俱紧，反汗出者，亡阳也。

少阴病，下利，脉微涩，呕而汗出，必数更衣。

发热而利，其人汗出不止者，死。

大汗出，热不去，内拘急，四肢疼。

大汗，若大下利而厥冷者，四逆汤主之。

汗出而厥者，通脉四逆汤主之。

吐利汗出，发热恶寒，四肢拘急，手足厥冷者，四逆汤主之。

极虚，复极汗者……胃中寒冷故也。

大汗出，下利清谷，内寒外热。

汗出而厥，四肢拘急不解。（以上《伤寒论》）

续自汗出，无大热，越婢汤主之。

里寒外热，汗出而厥者，通脉四逆汤主之。

新产血虚，多出汗，喜中风。

冒家欲解，必大汗出……所以产妇喜汗出者，亡阴血虚，阳气独盛。（以上《金匮要略》）

因汗分泌机能之异常，而有过多之汗液分泌者，曰多汗。有属于个人的特质，而有遗传性关系，在一定之范围内，恒视为生理的多汗者，例如肥胖者、运动后、大热时之发汗等是。而《伤寒论》之所谓"汗家"，即指具有生理的特质者而言也，余则均属于症候的多汗。多汗一症，即缘于自汗之渐，如"汗出濈濈然者，是转属阳明也"条，本无多汗之字样，然以其汗出而濈潝不休，则已成多汗之症，故曰"转属阳明"。阳明何以致多汗，盖因放温机能与生汗机能同时亢进，温愈高而汗愈出，汗虽出而温不退，故曰："汗出多者，为太过。"然而此仅为多汗之初期症状也，若遭致恶性之转归，则（一）水分消失；（二）体温低降；（三）神经失养。吾人体内，须有适量之水分，以保持其生活能力，多与不足，均非所宜，故人体对于水之措施，具有储藏及洋溢两种作用。当吸入大量水时，一部分存储于肌肉及皮肤，剩余而不被储藏者，即由小便排泄至体外。肌肉约占体重之半者，即缘于每个肌肉细胞间，储有大量水分之故，皮肤下层组织有空隙，亦能储藏小部分过剩之水，如体内需要水分时，所储之水，即须供应，如经常大出血后，不几时血之总容积即恢复常态，此即由肌肉皮肤及其他组织，放出储存之水而补充之故，同时发生渴感，唤起敛水欲，复从外界以供给之。今因腠理作用而经放出多量之汗，则体内之水分消失，如"太阳病，发汗，遂漏不止，其人恶风，小便难"，是水分尽泄于皮肤，而无输于膀胱者也。"大汗出后，大烦渴不解""胃中干，烦躁不得眠""火热入胃，胃中水竭""阳明病，其人多汗，以津液外出，胃中燥""阳明病，汗多而渴"诸条，均为高温熏灼脏腑，大汗伤津，唾腺及口腔之黏膜无所分泌，故烦躁，故干渴也。体温由于碳水化合物、脂肪等，遇氧气化合发生燃烧而成，分解化合愈盛，则体温之造成益多，反之，体温愈高，则分解化合亦益盛，此即《伤寒论》之所谓阳明发热也。今大汗出，体温放散过多，细胞之生活能力，因之衰减，分解化合作用亦因之减低，体温即随之降落，如"病人脉阴阳俱紧，反汗出者，亡阳也""大汗，若大下利而厥者，四逆汤主之""汗出而厥者，通脉四逆汤主之""里寒外热，汗出而厥"诸条，即由体温放散过多，阳亡而津不继，以致手足厥冷，故曰厥，故曰亡阳也。神经为细胞体所构成，神经离开其细胞体，便不能独立生存，因细胞体为其养料中枢，离开细胞体，便失其养料之供给而枯萎，不能司其传导及运动作用，神经细胞体之生存，亦需相当之水分与热而养饲之，否则，仍须失其活力。今因汗之多出，温之锐减，则神经失其所养，如"大汗出，热不去，内拘急，四肢疼""吐利汗出，发热恶寒，四肢拘急""汗出而厥，四肢拘急不解"诸条，即运动神经之失所养而四肢拘急者。要之，多汗之症，每易由兴奋而转于衰弱，故在多汗之初期，即当省其在表在里，分别早期治之，庶免不良好之转归焉，如"大汗出，脉洪大者，与桂枝汤"，此即初期调节其体温而止其大汗之方也，"表未解也""外未解也"两条，亦同为先期遏汗制温，调和荣卫之法。且既知出液多出于血浆，汗出多，则血浆被过量之分泌而荣养液之来源竭，故曰"喜汗出者，亡阴血虚"也。多汗中风，即桂枝汤之中风，非脑溢也，附志之。

三、汗闭症

桂枝本为解肌，若其人脉浮紧，发热汗不出者，不可与之也。

以其不得小汗出，身必痒。

翕翕发热，无汗，心下满，微痛。

太阳病，项背强几几，无汗恶风，葛根汤主之。

身疼腰痛，骨节烦疼，恶风无汗而喘者，麻黄汤主之。

身疼痛，不汗出而烦躁者，大青龙汤主之。

脉浮紧，无汗，发热，身疼痛。

脉浮紧，发热，身无汗自衄者，愈。

汗先出不彻，因转属阳明。

不发汗，因致衄者，麻黄汤主之。

从腰以下不得汗，欲小便不得。

发热无汗，其表不解，不可与白虎汤。

阳明病，法多汗，反无汗，其身如虫行皮中状。

阳明病，反无汗，而小便利，二三日呕而咳。

无汗，小便不利，心中懊恼者，身必发黄。

阳明病，脉浮，无汗而喘者，发汗则愈。

少阴病，但厥无汗，而强发之，必动其血。

发热无汗，而利必自止，若不止，必便脓血。（以上《伤寒论》）

太阳病，发热无汗，反恶寒者，名曰刚痉。

太阳病，无汗而小便反少，气上冲胸。

当汗出而不汗出，身体疼痛重，谓之溢饮。

不汗者云何？答曰：若身有疮，被刀斧所伤，亡血故也。（以上《金匮要略》）

汗闭之意义，为发汗缺乏，即指汗分泌之减少或停止状态而言，大半由汗腺之组织的障碍，或内分泌神经机能异常而起，几无单独发生者，恒为其他皮肤病或全身病之症状。吾人既已知生理上之出汗，未尝一日稍停，今日闭而不泌，或泌而赤及一定量，势必首先影响体温之差异，如"发热汗不出""翕翕发热无汗""不汗出而烦躁""无汗发热""发热身无汗""汗先出不彻，因转属阳明""发热无汗，其表不解"诸条，均为汗闭不出，而影响体温之升高，故皆曰"发热"，故用桂枝麻黄各半汤、麻黄汤、大青龙汤等以解表，复禁用白虎汤，恐再遏制其汗之分泌。汗闭之结果，轻者恒惹及皮肤干燥紧张，及有痒之感，或末梢神经竟起中毒现象而呈皮肤关节等之酸痛，如"以其不得小汗出，身必痒""身疼痛，不汗出""反无汗，其身如虫行皮中状""当汗出而不汗出，身体疼痛重"诸条皆是也。重者则更影响及各系统之疾患，如"无汗而喘"者，影响及呼吸系统也，因汗腺之闭塞，皮肤遂失其呼吸作用，不得已迫使支气管等，起而代偿之，遂呈喘见之证。"不发汗，因致衄者"，影响及循环系统也，因汗闭高热之故，致使头部充血，迫其妄行，遂呈鼻衄之症。如"从腰以下不得汗，欲小便不得""无汗小便不利""太阳病，无汗而小便反少"者，影响及排泄系统也。以生理言，汗闭则尿应多，亦正如"阳明病，反无汗而小便利，"之理。今汗闭而尿亦减者，必其人生活机能衰减，缺乏津液之故，考三条取举，均无热型可知，"强发……动其血"与"不汗……亡血"条，均为贫血或经大出血之人，虽无汗，不可强发其汗，恐再动其血故也。

四、头　汗

但头汗出，余处无汗，剂颈而还，小便不利，身必发黄。

但头微汗出者，大陷胸汤主之。

但头汗出，往来寒热，心烦者，此为未解也。

今头汗出，故知非少阴也。

额上微汗出，而小便不利者，必发黄。

但头汗出者，刺期门，随其实而泻之。

下之则额上生汗，手足逆冷。

心中懊憹，饥不能食，但头汗出者，栀子豉汤主之。

但头汗出，身无汗，剂颈而还，小便不利。（以上《伤寒论》）

湿家，其人但头汗出，背强。

湿家下之，额上汗出，微喘。

大便反坚，但头汗出……孤阳上出，故头汗出。

但头汗出，当刺期门，随其实而泻之。（以上《金匮要略》）

上录头汗出十余条，均为脑充血一类症候，因其充血，则头上之温度独高，汗腺亦随之兴奋而放汗出，故曰："孤阳上出，故头汗出，"即其刺期门之法，亦欲刺激肋间神经侧穿行支，以降低头上之充血也，故曰"随其实而泻之"。复观其所用大陷胸汤、柴胡桂枝干姜汤、小柴胡汤、栀子豉汤、茵陈蒿汤、白虎汤等，或从泻下，或从发汗，或从清凉，均足以减轻头上之充血。惟"湿家下之，额上汗出微喘"条，非脑充血之病，乃因误下而亡阳脱津之险症也，当不在此例。但此之所谓脑充血，系指其病理解剖而言也。

五、手足汗

阳明病，若中寒者，不能食，小便不利，手足濈濈然汗出。

手足濈濈然汗出者，此大便已鞕也。

二阳并病，太阳证罢，但发潮发，手足漐漐汗出。（以上《伤寒论》）

汗腺密布于真皮下层，除外听道深处、龟头及龟头包皮等处外，几无处无之。全身总数，约三百五十余万，尤以脚底及手底为最多，每平方寸约三千至三千，故手足两处，稍为增加热度，即行出汗，此为生理之特殊现象。古今中外医家，解释手足汗之理者，均不从生理上考察，不谓脾胃湿蒸，旁达四肢，便谓胃中热聚，阴阳不和，甚至元坚氏亦谓为邪热内结，汤本氏亦谓为里热夺水，皆抽象而不可捉摸，可叹！

六、盗　汗

头痛发热，微盗汗出，而反恶寒者，表未解也。

阳明病，脉浮而紧者，必潮热，发作有时。但浮者，必盗汗出。（以上《伤寒论》）

男子平人，脉虚弱细微者，喜盗汗也。

身常暮盗汗出者，此劳气也。（以上《金匮要略》）

凡脑神经衰弱症，多有发生盗汗者，盖此为发汗中枢兴奋之结果。《素问·经脉别论》曰"肾病者，寝汗出"，即指脑神经衰弱者而言，故"男子平人，脉虚弱细微者，喜盗汗也"条，亦言是脉虚弱症候也。初期肺结核者，亦屡屡盗汗，乃由毒素刺激发汗中枢而然。"身常暮盗汗出者，此劳气也"条，即肺痨病之盗汗，乃古今注家，均已忽之，此外传染病热性病之恢复期及产后等亦见之，其原因亦为发汗中枢衰弱反应之所构成，"头痛发热，微盗汗出""但浮者，必盗汗出"两条，均为热性病之盗汗耳。

七、色汗症

历节黄汗出，故曰历节。

身体羸瘦，独足肿大，黄汗出。

寒疝绕脐痛，若发则白汗出。

黄汗，其脉沉迟，身发热。

上焦有寒，其口多涎，此为黄汗。

暮躁不得眠，此为黄汗，痛在骨节。

汗沾衣，色正黄如药汁。

黄汗之病，两胫自冷。（以上《金匮要略》）

色素浸入汗腺（赤、黄、绿、青、黑），而分泌之汗液着各种之色者，曰色汗症。或由于药品服用之浸入，或由于血色素之浸入而成，"寒疝绕脐痛，若发则白汗出"条，注家多着眼于白字，而卒无通解，其实即无色素之汗也，何必穿凿而附会之，惟汗之所以黄，当由高热溶解赤血球，血色素从汗液排泄之故也。

湿　热

——民国三十五年九月在江津医师公会学术讨论会席上讲演

（原载《华西医药杂志》1947年第1卷第8、9、10期）

一、湿热名称的来源

《素问·生气通天论》曰："因于湿，首如裹，湿热不攘，大筋缓短，小筋弛长，缓短为拘，弛长为痿。"这是湿热两字紧接成为一个名词的初见，又《素问·至真要大论》曰："湿上甚而热，治以苦温，佐以甘辛。"这是"湿热"两字在一句中形容其整个的病理的初见，又曰："湿化于天，热反胜之，治以苦寒，佐以苦酸。""湿司于地，热反胜之，治以苦冷，佐以咸甘，以苦平之。"这是经以"湿热"两字解说病因的初见，在《内经》上看到的"湿热"大概不外这三种。至于《金匮·痉湿暍病脉证》篇所说的是以湿为主，热附之。例如"湿家之为病，一身尽疼，发热，身色如熏黄也。""湿家病身疼发热，面黄而喘。""湿家……舌上如胎者，以丹田有热，胸上有寒。"此外尚有《湿热条辨》一书，此亦为后汉时期仅有之湿热名词，凡三十五条传为清薛雪氏作……但其所说辨的，都是治暑病，并没有什么了不得的意见，所列治法，与《温症论治》（清顾景文著）亦差不多。不过"湿热"这个名词，的确是《内经》上有了的，而《内经》和《金匮》两书的湿热，都是属于病理方面，绝不是可以独立的病名。所以我们临证在病理方面用"湿热"这个名词，还说得过去；如果认为某病的病名便叫湿热，那这是不通之论。

二、湿和热的科学根据

什么叫作湿，可分成自然界的湿与病理的湿两种来说明它。所谓自然界，湿就是六淫中风寒暑湿燥火的湿，这个湿，这是空气中水蒸气饱和的现象，在气象中也有气湿这个名词。凡是山地，气压气温皆低，气湿亦轻；若是海滨，气压高空气湿。凡是热带气候特点，就是气温高，空气湿，温带的人移居热带时，因为气温过高的缘故，最易使体温放散减少，加之气湿又重，放温亦觉困难，一旦失去了放温造温的机能，就不免起蓄温的现象。当英兵初驻印度的时候，死亡率较在本国多十二倍，我们就可以说他是"湿淫为病"的结果。因为气湿过重的空气，会阻遏汗腺的不易排泄，汗液的不易蒸发。一个健康人的排汗量一昼夜平均约两磅，夏季和劳力者，当然还不止此。若是遇着了空气中水蒸气，那么汗液已出汗腺者，不得蒸发，未出汗腺的，便被滞于腺口，未以蒸发的汗液阻塞了，排泄不出来，便成蓄温的湿病。前面引《素问》说的"因于湿，首如裹"，裹就是汗腺被汗液阻塞的病理感觉，"湿上甚而热""湿化于天，热反胜之""湿司于地，热反胜之"这都是气湿重了的自然界变象。每当闷云不雨，或是黄梅时节，气压高了，空气湿了，谁也会感觉到一阵的闷热，这不是"湿上甚而热""湿化于天，热反胜之""湿司于地，热反胜之"的证明吗？拿这个道理来解说《内经》，这不是很合乎科学吗？若我们硬要板着头皮说是"太阴在泉，则湿司于地，为五辰五戌岁""湿化于天是丑未岁"，那便是开倒车。就譬如乡下老称县长叫知事，在他的理想中何尝不是很通的，不过真是不通听呀！于此我们便知道，所谓湿病，不过是身体调节机能受外界湿气的影响，而起的一种病理现象，并不是湿气真从皮肤透入人体中去了，假如湿气真能透进人体，那河里的纤夫，岂不是成了水泡胀吗？假如真正要是辰戌之岁，才湿司于地，丑未之岁，就湿化于天，为什么年年都有黄梅季节，而热带气候天天都是如此呢？所谓病理的湿，又可以称之为内湿，简言之，就是炎症所起的渗出物。每当一个炎症的初期，患部的毛细血管都呈扩张，而表示出充血的症状，血液的流动成分和固形成分都常常渗出血管的外面来，就叫作炎性渗出物，这种渗出物，有的停潴于体腔的内面，也就是古人所说的"饮"，有的浸润于各部的组织中便可直称之"湿"，再厉害，便成"水肿"，水肿与饮，都是属于湿的范围。如炎症是属卡他儿性的（即昰黏膜炎症的意思），好发生在肠胃、子宫、咽头、支气管等有黏膜的器官，那黏膜的表面，由毛细血管渗出的浆液，而黏液的分泌又同时增加，像这种病变，在胃就是古人所说的"痰饮"，在子宫就是古人所说的"带下"，在喉头或支气管，就现"喉痒嗽咳"，在大肠就是"下利"，在十二指肠多成"黄疸"，所谓内湿的道理，大概就是这样。这个道理不是我们妄以科学称奇，在清朝尤在泾先生的《金匮心典》中，也就说过，他说"其人平日土德不及而湿动于中，由是气化不速，而湿浸于外，外内合邪，为关节疼痛，为小便不利，大便反快，治之者，必先逐内湿，而后可以除外湿，故曰当利其小便。"这尤先生岂不是明明说是外湿不能入内，内湿是气化不速，也就是身体的调节机能来不及吗！

热，即是高温。《素问·至真要大论》所谓"热淫所胜"，大概就含有高温的意思，故王冰释"淫"字的意义说"淫谓行所不胜己者也"。凡高等动物细胞的原形质，对于周围温度的刺激，因其高低之度不同，所影响的现象亦各异，在适当温度中，生活最为活泼，这叫作"温适度"。古人把温字都当作热字解了，所以才闹出"温邪""温热"种种名词。吴又可的医理，本来不怎么高明，不过他确是把"温"字讲得的。他说："二气升降之极，为阴阳离，离则亢，亢气致病，亢气者，冬之大寒，夏之大暑也，将升不升，将降不降，为阴阳合，合则气和，气和而不致病，和气者即春之温暖，秋之清凉也。"他又说："若夏凉冬暖，转得春秋之和气，岂有因其和反致疾者。"这个道理，确是很通的，既是不寒不热中正平和之温，哪里还会病人呢？所以我敢武断地说一句古人的"温"，便是指"热"而言，并不是我们所说的"温适度"而确是"高温"。凡是温度高了，细胞运动便要徐缓，原形质膨大硬变，这叫作"温刚"。《素问·至真要大论》说"热淫所胜，怫热至……右胠满……胕肿……腹大满"，是古人亦知道细胞在高温度的环境中，原形质要膨大硬变的道理，若是高温上升不止，原形质更要凝固而死，就叫作"温死"。人类体温之不随外界温度起变化，就是由于我们有调节机能的缘故，不过调节机能是有一定的界限的，若是外界的温过高，即所谓"热淫所胜"必失其作用，而致于病，如干热至摄氏 55℃，或 60℃，发汗的调节机能，就会失去其能力，倘为湿热（注意，这不是本篇题目所讲的湿热）那就更不能胜任了，这些都是外在的热，在古人谓之为"热淫"，在今日科学时代，便谓之为"温度刺激"意义一样，名称不同而已。

内在的热，便是吾人所谓的体温，人体体温的发生，是由筋肉及腺等的酸化燃烧化学分解作用，一方面由肺和皮放散使造温与放温平均，才能常保其一定温度，主宰这调节作用的机能，就在中枢神经，这机能若是有了障碍，造温势必过多，遂使体温上升，随即发热，惟发热的程度甚不一致，通常上升 38℃ 的时候叫作"微热"，自 38℃～38.5℃ 的时候，叫作"轻热"，自

39℃~39.5℃的时候，叫作"中等热"，自39.5℃~40.5℃的时候叫作"菩名热"，超过40.5℃的时候叫作"高热"，到了41℃，便叫作"过热"。当发热之初，血管神经收缩性亢进，皮肤血管收缩，呈苍白色，这时放温减少，因末梢动脉收缩之故，血量输送到皮下的亦很少，其结果则恶寒战栗，照旧说，就说这是"太阳病"未罢，但拿太阳主身之皮毛来说，这也未尝不可通。到了第二期，皮热潮红，兼有发汗，放温虽多，还是不能使已升的温度降至平常，这时血管收缩神经的兴奋性亢进，和血管扩张，神经的兴奋性减退，又尚未完全消灭，故温度忽升忽降，皮肤忽而苍白，忽而潮红，忽而手足厥冷，忽而遍干灼热，一入解热期，那放温就多过造温，血管亦扩张，输送了多量血液到皮，这时由表皮放散的温已不少，兼有发汗的帮助，所以能够恢复到常温。还有我们平时所说的，昼热、夜热、平旦热、日晡热。把他说得子午卯酉，天花乱坠，其实也还逃不出刚才所讲的那个升降道理，升温的时候在白天，就是昼热，在夜里就是夜热，在清晨是平旦热，在傍晚就是日晡热罢了，若我硬要说昼热是"行于阳之二十五度"，夜热是"行于阴之二十五度"，平旦热是热行阳络所至，夜晚热是热行阴络所致，那就愈说愈远，而愈是不明白了。

　　然则我们可以从此得到一个结论，就外在性的自然界来说，凡是气温高，空气湿那种气候，我们即可称之曰湿热。就内在病理变化来说，凡是排汗量不够，身体上发生一种蓄热的现象，或更因为热的升高，而引起有黏膜炎症的渗出物，各种病变，也可以称之叫作湿热。但是都是病因和病变的说明，决不能独立俨然成为一个病症的名称。

三、《内经》上的湿病和热病

　　湿淫所胜……民病饮积，心痛，耳聋浑浑焞焞，嗌肿喉痹，阴病血见，少腹痛肿，不得小便，病冲头痛，目似脱，项似拔，腰似折，髀不可以回，腘如结，腨如别。

　　湿淫所胜，则沉阴且布，雨变枯槁，胕肿骨痛，阴痹，阴痹者按之不得，腰脊头项痛，时眩，大便难，阴气不用，饥不欲食，咳唾则有血，心如悬。

　　太阴之复，湿变乃举，体重中满，食饮不化，阴气上厥，胸中不便，饮发于中，咳喘有声，大雨时行，鳞见于陆，头顶痛重，而掉瘛尤甚，呕而密默，唾吐清液，甚则入肾窍，泻无度。

湿客下焦，发而濡泻，及为肿隐曲之疾。

诸湿肿满，皆属于脾。

诸痉项强，皆属于湿。

热淫所胜，则焰浮川泽，阴处反明。民病腹中常鸣，气上冲胸，喘不能久立，寒热，皮肤痛，目瞑齿痛颐肿，恶寒发热如疟，少腹中痛，腹大。

热淫所胜，怫热至，火行其政。民病胸中烦热、嗌干，右胠满，皮肤痛，寒热咳喘，唾血血泄，鼽衄嚏呕，溺色变，甚则疮疡胕肿，肩背臂臑，及缺盆中痛，心痛肺膜，腹大满，膨胀而喘咳。

少阴之复，懊热内作，烦躁鼽嚏，少腹绞痛，火见燔焫，嗌燥，分注时止，气动于左，上行于右，咳，皮肤痛，暴瘖，心痛，郁冒不知人，乃洒淅恶寒，振栗，谵妄，寒已而热，渴而欲饮，少气骨痿，膈肠不便，外为浮肿哕噫，赤气后化，流水不冰，热气大行，介虫不复，病痱胗疮疡，痈疽痤痔，甚则入肺，咳而鼻渊。

诸热瞀瘛，皆属于火。

诸胀腹大，皆属于热。

诸病有声，鼓之如鼓，皆属于热。

诸呕吐酸，暴注下迫，皆属于热。

这一段所论的湿病和热病都是载在《素问·至真要大论》篇的。因为这一篇论得最详尽，所以这把那篇所说的都暂从略了，我们把这些病症仔细地分拆起来，倒亦有兴趣。

属于消化系统的凡有十三种：心痛（非真心痛，胃痛之意）；少腹痛；大便难；饥不欲食；中满；食欲不化；饮发于中；呕而密默，唾吐清液；腹中常鸣；齿痛；渴而欲饮；濡泻；暴注下迫。

属于神经系统的凡十二种：头痛；项似拔；腰似折；腰脊头项痛；目瞑；寒热；耳聋；目似脱；烦热；谵妄；瘛；肩背臑及缺盆中痛。

属于泌尿生殖器系统凡六种：不得小便；阴痹；入肾窍泻无度；肿满；腹大满；尿色变甚水液浑浊。

属于运动器官系统的凡五种：髀不可以回，腘如结，腨如别；胕肿骨痛；

体重；骨痿；诸转反戾。

属于呼吸器官系统的凡八种：咳唾则有血；咳有声喘不能立；喉痹；嗌肿，嗌燥；胠满；骱胭；暴注；肺膹。

属于循环器官的凡一种：心如悬。

但是这亦不是严格的划分，比较的归纳罢了。心痛便是胃上有痛，由自身发觉痛觉，什么胃上发痛，这要靠临床的诊视；少腹痛是属于肠炎的一类疾患；大便难，即是大便燥结。大便燥结的原因有三：（一）粪便水分含量的减少；（二）肠间黏膜液缺乏；（三）肠狭窄。饥不欲食、中满、食饮不化，都属于胃酸减少症及胃酸缺乏症，凡是患慢性炎，或胃贫血的时候，总容易见到这些现状。饮的道理，已经说在前面，这里不必讲。呕而密默，唾吐清液，多见于胃溃疡。腹中常鸣，完全是慢性胃扩张，慢性胃炎的有多量黏液停滞胃中的原因。齿痛，因龋齿及其他一切齿牙疾病外伤或理化学刺激而起，原因各异，不能臆断。渴而欲饮，这是生理上的正常需要，不一定就指为病状。濡泻为大便水分的过多，或为渗出性大肠炎，或为肠蠕动的过于敏捷，或为肠内容的液体不被吸收；暴注下迫，也是这个道理。头痛，更不是独立的疾病，无非是一个症候的名词，平常头痛的用语，甚为广泛，消化器病、热性病、神经病、精神病、感冒及其他疾病，几无不具头痛的症状，但痛觉总是属于神经的职掌，所以就把他列入神经系统中。至于腰脊肩背臑项缺盆等痛，都是各该部神经的直觉，或反射作用，其范围亦甚宽广，所以也不能作臆测的决定。痿和痉就都是末梢神经的麻痹痉挛；项似拔，就是痉的形容词；腰似折无非是形容其强痛之极的意思；目眩和目似脱，都是由于神经中枢发生障碍而起的异状。发寒作热的道理，早已在前面讲过的。耳聋是由于前庭神经或耳蜗神经，或听中枢有障碍；谵妄，更为神经中枢的重笃病象，一般流行性病最末期，多呈谵妄。小便不利，多为膀胱蓄尿的结果，如遇肾脏炎时，亦恒有高度的减少；入于肾泻无度，这是属于尿崩症了，多为脑脊髓症患，及外伤梅毒饮酒过度的后果。肿满，腹大满，都与排尿有绝大关系，但这不是绝对的；尿色变甚，水液浑浊，不是胆色素的加多，便是尿量不敷溶解尿素诸尿的原故。阴痹，则属于阴痿一类的病患，其云按之不得，其痿的程度是相当厉害的，多由于官能的或器质的障碍而起，如睾丸疾病、脊髓痨、慢性肾炎、糖尿病、肥满、长期热性病、手淫、房事、过度等，都可以遭致，今偏见湿淫所胜，的确太费猜解。髀是膝上的大骨，一名无骨，又称胯骨，亦叫髋骨，一般叫的庇巴骨，大概髀骨就包括其内，髀不可回，是髀臼那个地方，失掉了伸屈的作用，腘，就是腿弯，腨是腿肚，腘如结，腨如别，是腿弯强直了，腿肚也像要分家而脱离的难受；足胕发肿，骨节疼痛，都是关节炎的病象，即是运动机能的障碍，轻则但觉缓弱，重则麻痹不仁，这是末梢神经的受病，因为属于中枢神经者，反射运动不会消失，肌肉亦不消瘦，是属于末梢性的，则反射运动消失，肌肉亦生变性，如脑出血便是属于中枢性的，脚气病便是属于末梢神经性的。古人所谓骨痿，这要活看，而不可死读，是指瘫痪不仁的样子，并不是说骨质亦痿弱了；体重，是怠惰、困倦、嗜卧不喜动的一种感觉，为肌肉弛缓，皮下血管扩张，而波及心力的关系；转反戾便是俗称脚转筋，为腓骨神经麻痹，而起内转及外转的障碍的缘故。凡肺炎及支气管炎等，无不有咳嗽的现象，若迷走神经受刺激，诱起发作性支气管肌及气泡的痉挛或是膈膜痉挛，则喘息立生，若是影响及喉头稍有病变，那就即刻变为嘶嘎，便所谓暴瘖了；喉痹，便是喉下神经麻痹，而呈一种压迫感；嗌燥，也就是麻痹的干燥感觉，嗌肿，便是咽肉肿，多发生于扁桃体，咳唾有血，不是肺痨的经过，便是肺部微血管有伤破；肺膜即肺气肿症，或部分扩张或西洋樽状，不胜其压满之苦，所以胠满也是由肺气肿来的。心如悬，凡患心脏病者，多有自觉心悸搏动的空虚现象，故曰如悬。据此《素问》所指这些湿病和热病，既如此其劳杂，几乎内科中大多数的病症，都具毕了，这哪是湿和热两个字，便可以包括得了呢！

四、结 论

于此，我们便可得下面这些结论。

1.以湿热作病理的解说，于《内经》上是有根据的。

2.以湿热作病名，无论如何也没有根据，也不大说得通。

3.湿字从气候上讲，便是水蒸气的饱和现象，从病理上讲，便是排泄的障碍，或水液及过分分泌的停滞。

4.热字从气候上讲，就是空气的高温。从病理上讲，就是体温的增高，和局部的炎症。

5. 湿和热是有连带关系，空气中的水蒸气饱和了，便有蓄温的作用，可以使气候转热，然而温度高了，水蒸气愈向上蒸散，而致空气中之水蒸气愈饱和。病理上的道理，也是一样的，排泄机能有了障碍，把应排出的水分阻住了，马上就会升高体温，而成热象，然而某脏器如有发炎的现象，也能使其过分分泌液体。

6.《素问》所举的湿热病症，包括甚广，未可执一便指定是湿热专有的病症。

由考证病名说到回归热之考据

（原载《中华医学杂志》1947 年 10 月第 1 期）

每一疾病之命名，在细菌学未发明以前，不由迷信之支配，即由主观之片面确定，然是二者皆成过去，已不能立脚于今日之医学世纪矣。我中医界，自中央国医馆提出统一病名之示意后，各地学者注意于中外古今病名之参证者，依旧不可多得，故或见有从事撰述者于运用病名之际，亦仅各随其片面之主观而定，真能先从考据痛下工夫之后而运用之者，则尤鲜也。夫考据非易易言也，当代治考据之学者，若胡适，若郭沫若辈已属难得之士，而其所成就者若此，我中医界有几何人能及胡郭之致力乎？可得轻言考据也。所谓考据者，必有据而所由考，考之必有佐证之可据之谓也。朱子曰："看文字须如法家深刻，方穷究得尽。"可谓为真实从事考据工夫之言也。胡适亦谓："做考据者，至少须明白其任务有与法官断狱同样之严重，其方法也必有与法官断狱同样之谨严，同样之审慎。"然考证学者闭门做历史考据，未得如法庭之有对方辩护人当堂驳斥其所提之证据，往往不肯严格审查其证据之是否可靠，而致缺乏其自己之驳斥与标准。故从事考据者，必须建立两个驳问自己之标准：第一当问我所提出之证人证物本身可靠乎？证人有作证之资格乎？证物本身将无问题乎？第二当问我之所以提出此证据之目的将欲证明本题之何点乎？此件证据其足证明之乎？设第一问者，审查其证据之真实性也，设第二问者，扣紧证据对本题之相干性也，能如此，则为考据者之能事毕也。

考据中医病名，亦为文化历史范围之一，其责匪轻，其任綦重，毫无考据学之修养者，固未易与之言也。试引作者最近试行考证回归热病名之例以明之。

今日吾人所称之回归热或再归热病，无论中西医学均未知其始于何时也。其名系 Febris Recurrens 拉丁字译来，西籍中仅言于欧洲古昔流行颇盛，自纪元 1868 年 Otto Obermeier 氏从病人血中，发现其螺旋虫，命名为回归热螺旋虫。1873 年复由 Koch 氏于东非洲继续研究，将病人血液接种于猿，证明其能传染，又于 1905 年用虫吸血试验，证明其媒介，于是本病之真相始大白。至螺旋虫之种类，据现在知识所及者已分为四：一，欧洲型，形之大小居中位，猿能感染，人与鼠不能感染。二，非洲型，形最大，回旋最少，犬马鼠均能感染。三，美洲，形最细、回旋最多，鼠能感染。四印度型，形小，人与鼠均能感染。皆两端尖锐，细长如丝，最短者为红血球直径之三倍，长者达六七倍，其回旋屈曲，少者六七，多者至二十，运动活泼，在人血中，多各个孤立生存，仅于其环境不良时，始集合成为缠毛状，其传染途径更证明蚤及臭虫，亦有足为媒介之可能。

其症状顾名思义，当以发热之回归，为其特殊现象，其所以热型之回归者，即缘发生免疫质现象之所由也。盖螺旋虫于人体内时，限于有热期间始能在血中证明；迨至退热分利后，螺旋虫隐匿于脾，而血内无存者，是热之分利者，即血内发生抗体，原虫之退避也。但其中一部，对抗体颇感耐性，又从而渐渐增殖，再作次回发热之原动力，遂有回归发热之现象也。其整个病证，多以突然寒战高热开始，次则头痛，荐骨痛，关节痛，肌肉压痛，疲倦无力，食欲倒闭，时或呕吐；大便秘结，皮肤干燥，呈特种秽黄色，脾早期肿胀，此伤寒及发疹伤寒为著，往往疼痛随之。肝亦多少肿大，肺部当现多少气管支炎证候，高热之际，亦常精神昏迷而发谵语，脉搏频数，数达一百二十至一百四十。上述症状，于持续五六日后，突然多量发汗，诸候若失，经无热期五七日后，又有同样病证之来袭，然来袭者已比初回为轻，如斯之反复发作，约三四次，即愈发愈轻而至复元。据此，则知回归热之必有症状者，曰热型及病证之反复回归发作也。曰退热分利时，必出汗极多也。亦惟此二者，始足以供吾人于考据上之立脚地，否则仍当用细菌学之检查以根本解决之也。

今之考证中医病名堪当于回归热者，多指为《伤寒论》之阴阳易瘥后劳复病，揆其原因，要不外由"瘥后劳复"四字得来，但阴阳易与劳复，究为一病乎？抑为二病乎？《巢氏病源》曰："阴阳易者男子病新瘥，未平复而妇人与之交接得病者，名曰阳易，妇女得病新瘥，未平复，而男子与之交接得病者，名曰阴易。"则实为一病也。劳则与"入房过劳"之义同，阴阳易名者，仅为劳复男女性之分也，男性之劳复，则曰阳易劳复，女性之劳复，则曰阴易劳复。其因何病新瘥而劳？其所复者为何病乎？《大论》次条曰："大病瘥后劳复者，枳实栀子汤主之。"则其新瘥者，大病也，其劳复者亦大病也。大病云何？《巢氏病源》曰："大病者，中风、伤寒、热劳、温疟之类是也。"于列举中风、伤寒、热劳、温疟而外，复殿一"类"字，则大病所包者甚广，非指一二疾病也。劳复之理安在？《巢氏病源》曰："伤寒病新瘥，津液未复，血气虚，若劳动早，更复成病，故云复也。"既云劳动过早更复成病，则劳之义，又不若阴阳易之狭也。大论之最末一条曰："以病新瘥，强与谷，脾胃气尚弱，不能消谷，故令微烦，损谷则愈。"此即后人"食复"之所由，是食劳亦可复病也。《巢氏病源》尤曰："若言语思虑则劳神，梳头洗澡则劳力，劳则生热，热气乘虚，还入经络，故复病也。"是神劳、力劳等亦无不足以复病也。故《巢氏病源》于伤寒病中有伤寒劳复候，有伤寒病后食复候，有伤寒阴阳易候，有伤寒交接劳复候，有时气劳复候，有时气食复候，有时气病瘥后交接劳复候，有时气病后阴阳易候，有热病劳复候，有温病劳复候，有温病食复候，有温病阴阳易候，有温病交接劳复候等之分，几无一热性病不有劳复也。

劳复之证候如何？《大论》阴阳易曰：伤寒阴阳易之为病，其人身体重，少气，少腹拘急，或引阴中拘挛，热上冲胸，头重不欲举，眼中生花，膝胫拘急。"又曰："瘥以后更发热。"又曰："瘥后从腰以下有水气。"又曰："大病瘥后，喜唾，久不了了，胸上有寒。"又曰："虚羸少气。"又曰："日暮微烦。"《巢氏病源·伤寒阴阳易候》曰："身体热，冲胸，头重不能举，眼内生眵，四支拘急，小腹痛，手足拳。"又曰："百节解离，经脉缓弱，气血虚，骨髓空竭，便恍恍吸吸，气力转少，著床不摇动，起居仰人。"又《伤寒交接劳复候》曰："小腹急痛，手足拘挛，二时之间亡。"其余述时病温病热病等之劳复、阴阳易、食复、交接劳复之候，亦莫不与此相同。若头重，喜唾，久不了了，日暮微烦，经脉缓弱，气血虚，骨髓空虚，眼中生花，恍恍吸吸，皆为神经衰弱一类证也。阴中拘挛，当为精神的及神经的反射而起，盖为阴部神经之知觉过敏者也。少腹里急，热上冲胸，小腹痛，神经性胃肠痛也。膝胫拘急，为神经麻木，失其平衡而牵拘之故。身重，为怠惰嗜卧不喜动之一种感觉，以受热之影响为多，盖物理学之现象，物得热而纵弛，肌肉宽缓，皮下血管扩张，波及心力而致然也。腰以下有水气，郁血性下半身水肿也。眼内生眯，即为视神经衰弱而起复观现象，统其劳复之所有病证，泰半均为神经衰弱之一般证候，与前述回归热之证候，固截然不类也。要之，古人之所谓劳复者，谓于新病之后，不善慎养，如房室服食起居之未节等，而致原病之复发者也。

然则，回归热究将类于中医之何病乎？若以热型及病证之反复回归发作，与夫退热分利时之出汗极多二者为依据，厥为《素问》之"阴阳交"，《巢氏病源》之"温注"乎！《素问·评热病证》曰："黄帝问曰：有病温者，汗出辄复热而脉躁急，不汗为衰，狂言不能食，病名为何？岐伯对曰：病名阴阳交。"《巢氏病源》曰："人有染温热之病，瘥后余毒不除，停滞皮肤之间，流入脏腑之内，令人气血虚弱，不甚变死，或起或卧，沉滞不瘥，时时发热，名为温注。"汗出辄复热者，即回归热之多量发汗，诸证若失后，又来同样病证之来袭也。既言复热则知其热之曾一度分利消退也，回归热之脉搏频速，数达一百廿至一百四十次，其所谓脉躁疾，亦极近似，不为汗衰，即指其大量发汗之后，高热型与频速之脉搏均不消失而必再发也。回归热于高热时谵妄狂语，食欲不振，则《素问》所谓狂言不能食者近似，回归热之病原体螺旋状菌侵入门户，直接由衣虫等刺螯之创伤传染，故《巢氏病源》谓停滞皮肤之间。既则骨髓、脾、肝、肾、胰、肺、心脏等均能见有螺旋菌，故《巢氏病源》曰流入脏腑之内。在恢复平温以下时，一切证候既去，患者心神俱爽，而大有疲劳衰弱之感，即《巢氏病源》之所谓或起或卧，沉滞不差也。《素问》之阴阳交为温病之一，而《巢氏病源》亦认为温病，即热性病，《素问》曰辄复热，《巢氏病源》曰时时发热，《素问》曰不能食，《巢氏病源》曰不变食，《素问》曰不为汗衰，《巢氏病源》曰余毒不除，沉滞不瘥。两者言病说理，均极相似，而《巢氏病源》之较《素问》进步者，能知回归热病毒之先在皮肤而后脏腑，与今之病理学说并无二致，能知回归热能传染，而曰染温热之病，能知回归热之传染路径为虫螯，而曰温注，注者，虫喙也，《周礼》曰"以注鸣者"，此之谓也。准此以观，则回归热之为中医之阴阳交与温注，殆信而有征矣。

国中从事古今病名之考据者，尚无多人，余且为发凡云，并觇后之来者。

传染病证候初步认识论

—— 川东中医业务学习基本材料之一

（原载《新中医药》1952 年第 3、5、6、7 期）

一、前　　言

我们认为当前危害人民健康最大、影响生产与国防建设也最重要的疾病，是流行性传染病，那是我们卫生工作的当前最大敌人。因此向流行性传染病做斗争，是我们全体卫生工作者当前的第一等任务。在反动统治的长期压榨时期，大多数的人民贫病交迫，各地每年流行的鼠疫、霍乱、伤寒、黑热病、疟疾、血吸虫病、天花、麻疹……等传染病的防治工作，仅让少得极可怜的一点西医去装点门面，甚至伺机发财，何曾真实地做到了预防工作。正因为是他们"发财"的机会，便把卫生大门关得紧紧的，不让平素拥有群众信仰的中医插进一只脚，竟不惜通过当时所谓的"法律"，禁止中医使用西医器械药品，由其少数居奇，置广大群众的健康生命于不顾，回忆及此，孰不为之痛惜？

人民的胜利取得以后，1950 年 8 月召开的全国卫生会议，在中央人民政府英明领导之下，便正确地决定了"面向工农兵、预防为主、团结中西医"卫生工作的三大原则，中央卫生部并积极地确定中医进修计划，使中医增加新的科学知识和经验，与西医团结起来，共同担任起与传染病做斗争的新任务。这个决定是正确的，而且是迫切需要的。两年来中医在参加预防接种注射的工作中，都已获得很好的成绩，这些决定的正确性，越发得到证明了。但亦无可讳言，由于进修的基础工作，还没有普遍地展开，一般中医的科学知识是极其薄弱和幼稚的，尽管在接种注射的工作中完成了任务，但十之八九的中医们回到诊所，便不能做疫情报告了，原因是：做工作仅凭短期的技术训练，而没有经过一步一步地基础理论学习，即是说知与行并没有统一起来。

中医于传染病的认识，以及预防工作的实施，在历史上也曾一度有其发展过程的，如鼠疫、赤痢、白喉、马鼻疽、结核、霍乱、猩红热、梅毒、天花、麻疹等，在古人都曾说明其传染性，不过没有明白地叫作"传染"，而曰"天行""时气""疫疠"罢了。古代对于传染病的认识，一部分固然极其抽象而不具体，一部分仍然是很踏实的。例如晋代的葛稚川，他说：马鼻疽乃因人体上先有疮而乘马，马汗及毛入疮中。他说：急性奔马痨，死后传之旁人，乃至灭门。他说沙虱病乃因沙虱钻入皮里，都与事实相符，确切不磨的。又如巢太医的刻骨描写癞病及赤痢，孙真人的看透脚气来历，谓东晋南渡，士人均患脚气。王司马（《外台秘要》）把虚劳、虚损、骨蒸、尸注等急慢性结核病，连贯统一，都具有辩证唯物的精神。关于防治方面：《素问》首先主张"正气存内，邪不可干"增加体力的抵抗能力，《肘后方》有"六味薰衣香"的衣服消毒法，《千金翼》有"小金牙散"的鼻腔消毒法，《外台秘要》有"辟温病粉身散"的皮肤消毒法，《景岳全书》有"福建香茶饼"的口腔消毒法，吹痘的防天花，阿魏的防麻疹，在宋元时便已盛行。这些历史事例的说明，中医对传染病并不"白生"，也曾在预防方面下过工夫，缺点就是在这些感性认识或理性认识的阶段中，没有再回到实践去深化发展，更没有循着认识发展的规律，向前推移与发展，不断地开辟认识真理的道路，以至于无穷。到了宋元明清，整个的中医学，更走入"唯理论"的一途，他们只承认理论的实在性，说是"医者意也"，而不承认经验的实在性，反把如葛稚川等有确切经验的那部分，置之脑后了。因此，今日的中医决不能提出历史的陈迹而自骄，更不能藉此而遮住不求进步，诚如贺副部长所说："如果单靠中医（指没有经团结合作和经过进修的）来进行预防治疗工作，在科学技术上也是不够的。"

然而，认识传染病是极不简单的事，尤其是没有科学基础的中医，不但没有施行物理诊断的技能，即对一般传染病证候的初步认识知识亦甚缺乏。如一般中医都不能做疫情报告，这是铁的证明。而报告疫情又为做预防工作的基本要件。疫情不能正确掌握，盲目地施展预防工作，是不会做好的。而广大的农村工矿地区，正式西医极少，多少地方是完全没有，即或有少数西医或卫生院所这类的组织，设备还是很简陋，可说完全不足以应付传染病的正确诊断。如我们中医再不急起直追，有步骤地学习一些预防传染病的科学认识，协同担任起预防工作，那所谓"面向工农兵""预防为主"的口号，都是徒然的。因此，中医们不得不对一般传染病的证候，首先学到一些初步的认识。因为认识证候，有些仅凭我们的直觉便可做到，不需要什么设备，不需要好高深的本领，便可以把传染病的一些疑似证候揭发出来，这在目前这个时期，从中医群中开展疫情报告工作，是有一定的帮助的。取得了这样的初步认识，再推进一步而及于较深的知识，以至于精通传染病的整体。

既限于从证候的初步认识着手，那么对于每一传染病的病理解剖、物理检查以及治疗等，都略而不讲，每一病只分成四项来简要叙述：①新旧参合概念；②病原简介；③主要症候；④诊断要点。叙述第一项，使大家把新的病名和旧的病证来一次相互联系，于临床时好运用其对于旧有证候的治疗经验。病原简介，也仅及于病原体和传染的路径，抗力免疫等均不谈及。症候之所以仅述及主要，而不欲详尽者，是因为我们主要的是在对这病的认识，而不属于研究工作。叙述诊断的要点，以扼要的提高对疾病的怀疑和认识为主要，循此三者渐进，在直觉诊断上可以提高一步，进而可以逐渐地增强阅读传染病学的能力。

二、伤　　寒

（一）新旧参合概念

有的说现在的伤寒病（肠热症），便是中医的湿温，这是根据《难经》说的，《难经》说："伤寒有五：有中风、有伤寒、有湿温、有热病、有温病。"这可见湿温与伤寒，并不是二而一。假如以《伤寒论》为根据，其中确有类似真伤寒（肠热症）的记载。如"伤寒十三日不解，胸胁满而呕，日晡所发热，已而微利……潮热者，实也""热结膀胱，其人如狂，血自下""身体则枯燥、口干咽烂，或不大便，久则谵语，甚者至哕，手足躁扰，捻衣摸床"等，确是叙述的真伤寒，但其他各条，则流感、肺炎、黄疸、脑脊髓膜炎诸症，无所不包。同时前人记载的湿温证候，亦极复杂。总之，中医书上的伤寒也好，湿温也好，都是广义的热性病，而今日的所谓伤寒，是狭义的，是指肠热症，是有一定的病原体，是有一定的病灶的，是中医《伤寒论》中的病症之一而已。

（二）病原简介

由体粗而短、两端钝圆的伤寒杆菌所传染，多存在于病人的血、尿、粪中，一年四季，散在性的流行，除从病人直接传染而外，则以水、蔬菜、牛乳等的间接传染为最多，其侵入门户，多半为经口传染。

（三）主要症候

多以全身倦怠、不快、食欲不振、轻度头痛、便秘等症开始，持续数日，便恶寒发热，体温呈阶梯形上升，脉迟，烦渴，皮肤干燥，舌被白苔，脾脏肿胀可触知，左季胁部觉疼痛，胸内苦闷；逐渐体温稽留于39℃~40℃，无欲，嗜眠昏睡，入夜谵语，舌被干褐苔，且龟裂，腹部鼓胀而稍膨满，回盲部作雷鸣，压之过敏，皮肤发蔷薇疹，时或下利，体温渐次朝降夕升，发现汗疹，脉搏频数，肠出血，贫血显著，心脏衰弱，死亡率为20%~25%。

（四）诊断要点

发热徐缓，高热持续，热虽高而脉迟，舌苔干褐龟裂，脾脏肿大，腹部膨满，回盲部压痛雷鸣。豌豆汁状下利或便秘，发现口唇匍形疹及谵语等剧烈之神经症状。

三、斑疹伤寒

（一）新旧参合概念

《金匮要略》载："阳毒之为病，面赤斑斑如锦文，阴毒之为病，面目青。"便指本病而言。阳毒是指病者发的出血性疹，所以"斑斑如锦文"；阴毒是指病者的血压低降，面色暗晦，所以"面目青"。因此《诸病源候论》便直称为"伤寒阴阳毒"，同时还记叙伤寒斑疮说："伤寒病证在表，或未发汗，或经发汗未解，或吐下后而热不除，此毒气盛故也。毒既未散而表已虚，热毒乘虚出于皮肤，所以发斑疮隐疹如锦文，重者，喉口身体皆成疮也。"
所谓身体成疮，就是患者全身皮肤的栓塞性痈疖坏疽。

（二）病原简介

为立克次氏体，存于病人血液中，经虱的媒介而传播，亦能与患者密切接近而感染。凡贫困、战争、狱囚、工场等处所，最易流行。

（三）主要症候

病的开始，多为恶寒战栗，体温升高 39℃，脉搏频数，头痛、关节痛，颜面浮肿潮红，结膜充血，眼睑羞明，烦渴，苔黄厚，渐次热更高，呈谵妄不安等神经证状，脉更数，旋即发针头大以至麦粒大的斑疹，先见于腹，次及于胸，又次及于躯干四肢，而达掌跖，疹色淡红，压则稍退，平而不隆，重的疹中心见暗红色出血斑，且发咽喉炎及口角疱疹，往往声音嘶哑，死亡率约为 20%。

（四）诊断要点

发病急剧，热型稽留，脉搏细小频数，躯干四肢见出血性的皮疹（伤寒疹不出血，并为丘疹），发疹以后，高热仍持续，与其他疾病体温多随发疹而下降的，截然不同。

四、菌性赤痢

（一）新旧参合概念

《伤寒论》说："下利便脓血者，桃花汤主之。热利下重者，白头翁汤主之。"这是菌性赤痢最早的具体记载。《诸病源候论》的赤白痢候说："赤白相杂，重者状如脓涕，而血和之，轻者脓上有赤脉薄血，状如鱼脂脑。"

同时亦有"赤痢"的名称，这比《伤寒论》的记载更为具体。又其叙述时气脓血痢说："下脓血如鱼脑，或如烂肉汁，壮热而腹疠痛。"不仅形状赤痢更完整，而其所称时行气，尤含有流行性的意义。明清以后，各家都有赤痢流行的记载，如刘宗厚的《玉机微义》说："时疫作痢，一方一家之内，上下传染。"孔以直《痢疾论》说："乡邑中疫痢大作，先发热头痛，红白相杂。"这些记载，都信而有征。

（二）病原简介

为粗而短的杆菌，常附着于水中，或其他食物上，间接地经口传染，或与病人及保菌者接触，从其手指、用具、食器等，直接地经口传染。

（三）主要症候

最初稀便五六次，回数渐增，便性渐变，全身违和，突然下定型的带血性黏液便，一日夜数十次，血多则为红痢，黏液及脓多则为白痢，进而便前疝痛，里急后重，有的腹部全痛，舌干燥而有苔，烦渴，或呕吐、尿量少、体温不一定，有的微热，有的高热，有的不热。

（四）诊断要点

轻微发热，大便含有黏液、血液、脓汁，便意频窘，里急后重，腹部雷鸣、酸痛、左肠骨窝部压痛。

五、虫性赤痢（阿米巴痢疾）

（一）参合概念

《诸病源候论·虫注积候》说："毒气挟热与血相搏，则成血痢，毒气侵食于脏腑，如病虫注之家，痢血杂脓，瘀黑有片，如鸡肝与血杂下。"这明明指出有虫毒为下利的病原。李东垣《兰室秘藏》一病案载："白枢判家一老仆，下赤白痢，作里急后重，日夜数十行，白多赤少，荏苒二月，不任其苦。"这亦为虫性慢性赤痢无疑。

（二）病原简介

为赤痢变形虫，因其形态能变化自如，是以为名，又叫作阿米巴虫，它在肠里能侵入黏膜下组织，以造成化脓灶，使黏膜陷于坏疽，而成为溃疡，因此它对肠的损害，比痢疾杆菌要深入得多，仍然为经口传染。

（三）主要症候

突然腹痛便泻，下黏液血液，里急后重，甚或呕吐不快，头痛胃闭，发热无定型，高者达 39℃，也有是常温的，一日夜便数，不如菌性赤痢之多，少者不过六七次，剧者不过二三十次，每每变为慢性，一再迁延不愈。

（四）诊断要点

经过常为慢性，其黏液血便，时或终止，于排常便数日后，再排黏液血便，翻来覆去，极其绵缠。

六、霍　乱

（一）参合概念

霍乱菌毒有麻痹腹部神经作用，因之真性霍乱多不腹痛，这是鉴别真假霍乱比较可靠的要点。古代医书里记载的霍乱，有的属于真性，有的多为急性肠炎，由于当时科学的病理学不发达，所以没有分别开，如《素问》说："太阴所至，为中满，霍乱吐下。"这没有腹痛的症候，可能是真霍乱。《诸病源候论·霍乱》的要点有三，他说："霍乱有三名，一曰胃反，言其胃气虚逆，反吐饮食也。二曰霍乱，言其病挥霍之间，便致缭乱也。三曰走哺，言其哺食变逆者也。"在构成霍乱的三个要件里，并没有腹痛。至于又论霍乱心腹胀满候、霍乱下利不止候、霍乱欲死候、霍乱嗳哕候，霍乱烦渴候、霍乱心烦候、霍乱干哕候诸条，都没有腹痛的症候。又论霍乱的脉说："诊其脉来代者，霍乱，又脉代而绝者，亦霍乱也。"代脉即西医所谓二连三连四连诸脉，多见于代偿机能已起障碍的心脏病，是一种危急的脉候，霍乱在大量消失水分之下，血液因之浓厚，血行随之障碍，必然要发这种代脉，或代而绝的脉搏，也就是现在所称的"绝脉期"。霍乱多有腓肠肌挛痛痉挛等症，而巢元方有霍乱转筋候、霍乱筋急候、霍乱结筋候，更有不吐不泻的干性霍乱的记载，直称为干霍乱候，这些都足以说明，我国最迟在隋代是有了真性霍乱的发现。

（二）病原简介

霍乱弧菌，两端钝圆，体稍弯曲，抵抗力不强，遇高热干燥，短时间内便会死灭，因此绝对不能空气传染，常存在于病人的吐泻物中，凭藉蝇、水、病人用具等辗转传播。

（三）主要症候

突然泻溏利，一日六七次，口渴呕气，尿量减少，食思缺乏，下腿疼痛，脉速而细，四肢厥冷，声音嘶嘎，腓肠肌痉挛而痛，口腔黏膜干糙，处处有皲裂，吐泻渐次剧烈，一小时上十余次，其量甚大，粪便的性状与吐出物相同。虽大体无色如水，但内含灰白絮状小片，或为米汁样，毫无臭气，吐泻不止，腹部渐陷殁，皮肤渐渐皱缩，两眼窝陷凹，颧骨鼻梁突出，形成霍乱的特殊容貌。

（四）诊断要点

剧烈吐泻，腹不痛，腓肠肌痉挛而痛，厥冷，两眼陷凹，颧骨鼻梁突出，呈特殊面貌。

七、鼠　疫

（一）参合概念

《诸病源候论·恶核肿候》说："恶核者，肉里忽有核，累累如梅李，多恻恻痛，并皆败烂、杀人。"这是腺鼠疫。《千金方》说："凡瘑病，喜发四肢，其状脉赤，起如编绳，其久溃烂……又曰恶核病瘰疬。"这是皮肤鼠疫。又说："初起如粟米，或似麻子，在肉里而坚，似皰，长甚速，初得多恶寒，须臾即短气，入腹致祸。"这是肺鼠疫。元明以后，叫作"大头瘟""虾蟆瘟""鹭鹚瘟""疙瘩温"等，病名渐次复杂，清朝乾隆壬子年曾大流行，多数人眼见到"疫之将作，其家之鼠，无故自毙"（《俞曲园笔记》）便以为是染了"怪鼠气"，（洪稚存《北江诗话》）因之都称为耗子（鼠的俗名）病，这说明鼠疫在中国的流行，是有相当历史的。

（二）病原简介

是由两端钝圆、粗而短的杆菌传染所致，这杆菌经常存在肺鼠疫病人的痰中，皮肤鼠疫病人的疱疹里，其次是病人用具、衣服、居室。其次是疫鼠和鼠蚤。而经常保持这病菌的，关系完全在于鼠。可以从病人直接传染，可以由鼠和鼠蚤间接传染，侵入和门户有皮肤小创口，以及呼吸器，或扁桃腺等。

（三）主要症候

多以突然寒战高热开始，晕眩呕吐，颜面先潮红，后变苍白，眼陷没而形硬直。

腺鼠疫：股腺、鼠鼷腺、腋下腺、颈腺等肿胀，如胡桃大或桃子大，腺上皮肤潮红紧张，疼痛溃脓。

肺鼠疫：咳嗽咯痰，痰于第二日便变为纯血性的，量多而稀薄，渐次呼吸困难。皮肤瘀血。

皮肤鼠疫：皮肤面先发生水疱，疱内有血，迅速溃脓，中央呈黑色坏疽，周围紫红色隆肿。

（四）诊断要点

突发寒战高热，脉搏初期洪大，且有重复性，一二日内即变为频数而细小，皮肤带瘀血性的青紫颜色。一般都有意识朦胧或恐怖不安的状态。

八、天　花

（一）参合概念

《肘后方》载："比岁有天行发斑疮，头面及身，须臾周匝，状如火疮，皆戴白浆。"《陶隐居方书》载："天行发斑疮，皆戴白浆，此恶毒气。"是晋唐时似已有天花的流行，以后历代渐有详细的记载。《诸病源候论》《千金方》《外台秘要》都叫作豌豆疮，《痘疹心印》和《全痘全疹书》才叫作天花疮。

（二）病原简介

系一种滤过性病毒，因为经过一定的滤过器，仍能证明其痘毒的滤过性，因以为名。这病毒的侵入，以气道黏膜为最容易，消化管黏膜次之，皮肤的机会最少。

（三）主要症候

寒战开始，继即发高热，头痛腰痛，呼吸迫促，两三天后，高热渐次下降，先从颜面发粟大或针头大的类圆形红色疹，渐及躯干上下肢，四五日后斑点加大，由丘疹变为水疱，中央凹陷而生痘脐，八九天后便化脓而成豌豆大的脓疱，这时体温再度上升，一般症状加剧，脓疱成三四日后，便次第干燥结疤而脱落。

（四）诊断要点

急剧发高热，三日前后便发红色疹，同时现腰痛，渐凸起而成丘疹，这绝不同于麻疹，发疹时体温下降，这又不同于斑疹伤寒、猩红热等。化脓时又发高热，脉搏加速到百二十至以上。

九、白　　喉

（一）参合概念

《诸病源候论》说："马喉痹者，谓热毒之气，结强喉间，肿连颊而微壮热，烦满而数吐气，呼之为马喉痹。"又说："喉里肿塞痹痛，水浆不得入，壮热而恶寒，七八日不治则死。"这些都是写的剧烈的白喉症状。明《医学纲目》载："小儿肺胀、喘满胸高、气急，两胁动陷下成坑，鼻窍胀，闷乱嗽渴，声嘎不鸣，痰涎闭塞，俗曰马痹风。"也是完全描写的白喉。到清朝的《重楼玉钥》里，才叫作"白缠喉"。又说："喉间起白腐一症，此患甚多，小儿尤甚，且多传染，所谓白缠喉是也，发于肺肾，遇燥气而流行。"这对白喉的认识，便要比较的具体得多了。

（二）病原简介

白喉杆菌，微带弯曲形，它的毒素抵抗力很强，既不怕冷，又不很怕热，于白光下须在五小时以上才能破坏它。不见阳光的地方，可以活上好几个月。存在于病人的咽喉，多为直接地人传人，由病人的谈话，唾沫点滴传染，也可由病人用具间接传染，常流行于寒季，年龄的关系极大，三岁以内的小孩最易传染，三岁到十岁的次之，十岁到成人后更较少。

（三）主要症候

突发高热，头痛、腰痛，恶寒呕吐，疲惫憔悴，扁桃腺上和其周围，有灰白伪膜，软口盖弓咽头后壁等肿胀潮红，一望而知其起黏膜下蜂窝织炎，腭下淋巴腺肿胀亦甚，二三日后，以上症状加甚，伪膜的污秽色也加甚，且发生恶臭，不可响迩，逐渐咽头异常狭小，发固有鼾声，伪膜底部竟作溃疡，易于出血。

（四）诊断要点

发热、咽部疼痛。声音嘶哑、犬吠状咳嗽，颌下淋巴腺肿胀，喉咽及鼻腔等见特有的灰白色，或灰白绿色及暗褐色的义膜，周绕炎症性充血斑，初虽为圆形或不正形之小斑点，但迅速扩大而成厚膜，且剥脱非易，强剥之则出血。

十、回归热

（一）参合概念

《素问·评热病论》载："黄帝问曰：有病温者，汗出辄复热而脉躁急，不为汗衰，狂言不能食，病名为何？岐伯对曰：病名阴阳交。"《诸病源候论》说："人有染温热之病，瘥后余毒不除，停滞皮肤之间，流入脏腑之内，令人气血虚弱，不甚变死，或起或卧，沉滞不瘥，时时发热，名为温注。"这种温病的阴阳交和温注的症候，都像回归热。如"汗出辄复热"，就是回归热的多量发汗，诸症若失后，又遭同样证候的发作。回归热的脉搏颇频速，多达百二十至百四十，就是所谓"脉躁急"。回归热在高热时，便现谵妄，食欲不振，这就是"狂言不能食"。回归热的侵入门户，由衣虱等刺螫的创伤传染，所以《诸病源候论》说："停滞皮肤之间。"《素问》的"阴阳交"和《诸病源候论》的"温注"，同为热性病之一，而"交"和"注"不啻都含有"回归"的意义。

（二）病原简介

为两端尖锐，细长如丝，回旋屈曲的螺旋虫，常寄生在吸血小动物如虱、蚤、臭虫这一类的东西身上，便由这类东西的咬螫吸血，为媒介而传染于人。

（三）主要症候

突然以寒或高热开始，头、荐骨、关节、肌肉等都发生压痛，皮肤干燥呈秽黄色，常因高热而昏迷谵妄，持续五六日后，突然多量发汗，诸症若失，经过这无热期的五六日后，同样病症又回归来袭的反复发作。

（四）诊断要点

恶寒战栗，急发高热，具固有的热型，肌肉疼痛特甚，皮肤干燥，几天后身上发红疹，经过三至七天的间歇期，又复发作，再过几天又退去，这样循环的发作，便可无疑。

十一、流行性脑脊髓膜炎

（一）参合概念

《诸病源候论·风角弓反张候》说："风邪伤人，令腰背反折，不能俯仰似角弓者，由邪入诸阳经故也。"把风角弓反张候，当作一种独立疾病叙述，而叙述的又纯全为脑脊髓膜炎症状，所谓"风邪伤人"，亦颇含有传染意义。又痫候说："痫者，小儿病也，十岁以上为癫，十岁以下为痫，其发之状，或口眼相引，而目睛上摇，或手足掣纵，或背脊强直，或颈项反折。"并明白地指出有"发痫瘥后六七岁不能语言候"，这提出了小儿的好发性，以及"不能语言"的不良后遗症，皆足以证明是叙述本症。宋以后指本病为急惊风，《医学纲目》说："小儿急惊风之状，身壮热，痰壅塞，四肢拘急，筋牵掣，背项强直，目睛上视，牙关紧闭，以其发动急，故名急惊风。"

（二）病原简介

流行性脑脊髓膜炎球菌，多为双球菌，它对外界的抵抗力极弱，存在于病人的腰穿刺液、血液，以及鼻咽腔的排泄物里面，多由病人的口鼻分泌物点滴的直接传染，亦从口鼻侵入，通常流行春冬季，小儿为多，成人极少。

（三）主要症候

突然头剧痛、体恶寒开始，继即项部强直，意识浑浊，呕吐，渐进而角弓反张，谵语昏睡，或兴奋狂躁，瞳孔左右不同，反射减退，知觉神经过敏，尤以下肢虽轻按亦呼疼痛，甚而痉挛，皮肤发红疹，惟热型不一定。

（四）诊断要点

急剧发病，发高热，剧烈头痛，眩晕呕吐，项部强直，角弓反张，从股关节屈其大腿，再从膝展其下腿，常觉有相当的抵抗，而病人且觉疼痛，这叫作克氏症候，参以皮肤过敏、牙关紧闭、斜视等，大概可以证明为本病，脉搏常随体温而频数。

十二、猩红热

（一）参合概念

《诸病源候论·时气阴阳毒候》说："若病、身重腰脊痛，烦闷，面赤斑出，咽喉痛，或下利狂走，若身重背强，短气呕逆，唇青面黑，四肢逆冷为阴毒，失治杀人。"这里叙述了猩红热的一般症状，可是断不能分开看。清代叶香岩《烂喉丹痧辑要》载："烂喉痧一证，发于冬春之际，不分老幼，遍相传染，发则壮热烦渴，疹密肌红，宛如锦文，咽喉疼痛肿烂，一团火热内炽。"更为详尽的报导出这个病症，此后也有人称作"疫痧"的。（虞山陈道耕）

（二）病原简介

为溶血性链球菌，它的耐久性颇强，干燥亦不易死灭，多由病人的玩具、寝具、衣服、书籍及其他媒介而传染，侵入门户，每为咽头部淋巴腺，常流行于秋冬或春冬之交，两岁到八岁的小儿最多，成人和乳儿较少。

（三）主要症候

突然严寒发热，头痛呕吐，渐觉咽下疼痛，软口盖上见斑点状的暗赤色，和硬口盖的界线，截然分明，扁桃腺红肿，上着黄点，颈腺亦多肿胀，五六日上突然发疹，遍布周身，惟口唇周围及颐部全缺，因此特显苍白，疹渐次融合，呈一片猩红色，鼠鼷部和上腿上膊色尤红，抚之粗糙。舌由灰白色的苔，渐剥落而明显红肿，这叫作覆盆子舌。

（四）诊断要点

高热呕吐，急剧发病，其特有之皮疹，特显现于鼠鼷、上膊、上腿，而唇颐部缺如。咽头扁桃腺炎症、覆盆子舌等毕露，大抵可以断定不误，尤应注意到发疹和咽头炎的联系检查。

十三、疟　　疾

（一）参合概念

中国医学自有史的记载，便有疟疾，这说明疟疾在中国的流行是相当悠久的，在《内经》上便有牝疟、瘅疟、温疟种种名称，张仲景在《金匮》里面更详载出因久疟而脾脏肿大的"疟母"症状，《诸病源候论》对疟疾的观察，更为进步，①指出疟疾由感染毒气而来；②更多地分出各种疟型，如间日疟、发作无时疟、久疟、瘴疟等。

（二）病原简介

疟疾原虫，常由被感染的疟蚊的刺螫人体，将其生殖性芽胞，侵入人体的赤血球里面，供其营养，并从而破坏血球，发生本病，疟蚊静止时，身体高高的耸起，头部朝下，这是它和一般蚊子不同的大辨认。

（三）主要症候

寒战期：突然恶寒战栗，要经过一二小时。

发热期：体温继寒战之后骤然升高，伴发头痛、胸闷、呕吐等。

发汗期：经过高热，全身出大汗，热随分利下降诸症消失，有间日疟、三日疟、四日疟等多种型，有的热的间歇期不显著，反稽留而弛张，一般症状亦严重，这叫作恶性疟疾。

（四）诊断要点

由恶寒战栗而体温升腾，复由发汗分利而体温下降，这样定型的反复发作，便可断定。恶性疟的热型虽不规则，而一般是稽留而弛张的。

十四、黑热病

（一）参合概念

《诸病源候论·时气热利候》说："热气在于肠胃挟毒，则下黄赤汁。"《诸病源候论·时气脓血利候》说："热伤于肠胃，故下脓血如鱼脑，或如烂肉汁，壮热而腹疗痛。"《诸病源候论·时气蛊利候》说："热蓄在脏，多令人下利，若毒气盛，则变脓血，因而成蜃，蜃者虫食五脏及下部也，若食下部则令谷道生疮而下利，名为蜃利。"又《诸病源候论·癥候》说："渐生长块段，盘牢不移动者，是癥也。"《千金方》说："脾病青黑如拇指靥，点见颜颊上，此必卒死。"又《千金翼方》载有疗黑疸身体暗黑方等，都近于黑热病一类症候，不过仅为散在性的记载而不具体罢了。

（二）病原简介

为属于住血鞭毛虫类的黑热病原虫，多存在病人的肝、脾、骨髓，以及血液血便中，传染的路径，到现在还不很明确。可能性最大的，以猫犬为其中间宿主，而白蛉子、蚤、虱、臭虫等的螫刺，吸吮了含有病毒的血液，因而媒介传染于人体。

（三）主要症候

恶寒、发热、下利、粪便中多带脓血，热型往往持续，或不规则，二三星期后，便明显贫血，肝脾肿胀全体消瘦，皮肤初带污秽褐色，进而黑色素沉着，并见溃疡性大肠炎，口颊黏膜发生坏疽，足肿腹水等。

（四）诊断要点

热型不规则的发作，高度脾肿，著明贫血，皮肤呈污秽黑色，注意寒热和下脓血利的联系关系，这是诊断时首应注意的。

十五、住血吸虫病

（一）参合概念

《诸病源候论·癖黄候》说："水气饮停滞成癖，因热气相搏，则郁蒸不散，故胁下满痛，而身发黄，名为癖黄。"又《诸病源候论·水谷痢候》

说："诸虫在人腹内，居肠胃之间，痢则肠胃虚弱，虫动侵食致水气流溢，浸渍肌肉，故变肿，亦有不及成肿而五脏伤败，水血并下。"这些记载都和本病很近似，而实际中医对本病的治疗，亦当做癖黄一类医治也。

（二）病原简介

为灰白色的血吸虫，以人体为主要的宿主，虫卵常存在于病人的粪尿中。因农村的施肥关系，便把虫卵散布到田野或河滨里，依附着钉螺蛳长成幼虫，乘机钻进人的皮肤，经血液流到肝脏，最后流到肠壁的小血管内，长期驻守，为殃作祸。

（三）主要症候

初觉皮肤发痒，皮下有出血小红点，次发荨麻疹，恶寒战栗，发不定型热，紧接着便发生腹泻，呈脓血样下利，腹痛，肝脾肿大，食欲减退，甚至呈腹水，胀大，面黄肌瘦，精神萎靡不振，贫血现象日益严重。

（四）诊断要点

脓血样下痢，腹痛，肝脾肿大和不定型的发热，这是本病初期最常见的结合症状，逐渐呈显腹水而面黄肌瘦。

十六、钩虫病

（一）参合概念

《诸病源候论·湿蟨候》说："湿蟨病由脾胃虚弱，为水湿所乘，腹内虫动，侵食成蟨也。"又云："有天之湿，初得不觉，行坐不发，恒少气力，或微利，或不利，病成则变呕吐，即是虫内入于脏。"《诸病源候论·心蟨候》说："心蟨者，由脏虚诸虫在肠胃间，因虚而动，初不觉他病，忽忽嗜睡，四肢沉重，心烦闷懊痛。"《诸病源候论·痞瘕候》说："面青颊赤，眼无睛光，唇口燥，腹胀有块，日日瘦损，是痞食人五脏，至死不觉。"以上所述湿瘕、痞瘕、心瘕，都绝类似钩虫病。然而这些叙述究竟是取其描写症候的近似，并没有寄生虫学上的根据。

（二）病原简介

钩虫是长圆形淡肉色的半透明体，具有钩状的尖齿，在人体肠里，利用它的钩齿钩住肠黏膜，吮吸血液，虫卵在患者粪便中，由于施肥的关系，它在潮湿而温暖的土壤环境里，经孵化成幼虫，人体皮肤与之接触，便钻入皮里而感染。

（三）主要症候

局部的皮肤瘙痒、红肿，甚至发水疱，渐次略现咳嗽气急，不定型的发热，消化障碍，心窝压重苦闷，膨满或吞酸嘈杂，恶心呕吐，胃部时觉钝痛，大便秘结，或者下利，大便里因有血液，带着暗褐色，口臭，好吃香炒东西，而贫血日益显著，萎黄惨白，四肢疲劳，心悸喘息，爪甲后端往往向背面翻起，或见浮肿及腹水。

（四）诊断要点

病人十分消瘦或黄胖气促，异嗜症，指甲变形，黑色粪便等，便可置本病之怀疑，再结合其早期的皮肤局部症状，便可大部确定。

十七、麻　疹

（一）参合概念

庞安常《伤寒总病论》载："发斑，俗谓之麻子。"朱奉议《南阳活人书》

载："小儿疮疹，有身热、耳冷、尻冷、咳嗽。"钱仲阳《小儿药证真诀》载："小儿疮疹，面燥腮赤，目胞亦赤，此天行之病。"这些都是明确记载的麻疹。明代麻疹即普遍流行，吕坤说："古人重痘轻疹，今则疹之惨毒，与痘并酷，麻疹之发，多在天行疠气传染，沿门履巷，遍地相传。"（《麻疹拾遗》）

（二）病原简介

是一种比细菌还小的滤过性病毒。传染路径，多为直接接触传染，器具衣服的媒介作用较少，因病毒在鼻涕、泪液里面，常作点滴传染，侵入门户，为鼻腔口腔的黏膜。

（三）主要症候

发热咳嗽，喷嚏流泪，在皮疹未现以前，颊黏膜有白色小斑点，叫作"柯立氏斑"，斑渐消失，便逐渐发生红色疹，首先从耳后颈部渐至前额颊部，迅速蔓延胸腹及四肢。

（四）诊断要点

发热时即详查其有无"柯立氏斑"而定。初热时不作寒战，这和天花、猩红热都不同。同时热分二次，在二三天后，必一度下降，猩红热绝无这种热型，口围亦有疹，这亦与猩红热显然各别。

十八、破伤风

（一）参合概念

古时多把本病包括在痉病里面，《金匮要略》说："疮家虽身疼痛，不可发汗，汗出则痉。"疮家和痉联系来看，这是极有价值的。《三因方》已有破伤风、破伤湿的独立证候，这说明古人对本病的认识，已经更进一步。

《太平圣惠方》也有破伤风的叙述，他说："身体强直，口噤不能开，四肢颤掉，骨体疼痛，面目㖞斜，便致难救，此皆损伤之处，中于风邪，故名曰破伤风。"这更直捷了当。

（二）病原简介

为两端钝圆，有数十条鞭毛的破伤风菌，在土里能生存三年半，在干木片上能生存数年，最易存于田地、道路、庭园等各处的土壤尘埃中，人受了外伤随尘土而带入组织里面，由淋巴道而侵及神经系统。

（三）主要症候

咀嚼肌开始强直，渐及于躯干四肢，即所谓牙关紧闭，四肢痉挛项部强直，角弓反张，腹硬如板。痉挛发作时，痛极而号，苦恼万状，常呈41℃~45℃的过高热，由其颜面肌紧张强直，前额生皱襞，口缝外斜，齿牙外露，唇沟上下凹，状若苦笑（痉笑），这叫作破伤风貌。

（四）诊断要点

初期现轻度的牙关紧闭，渐进而角弓反张、痉笑、破伤风貌，及各肌肉的强直疼痛性痉挛发作等特有症状，这是要点。

十九、流行性脑炎

（一）参合概念

《金匮要略》说："狐惑之为病，状如伤寒，默默欲眠，目不得闭，卧起不安。"便是形容本病的主要症候。《诸病源候论》抓住本病的重点，直称为"嗜眠候"。还有所谓"风湿痹候"，是本病的紧张型。"风狂候"是本病的过动型。"风身体两足不随候"是本病的震颤麻痹型，"风四肢拘挛不得屈伸候"是本病的痉挛型。因其名称不一，致乱人意。

（二）病原简介

为滤过性病毒，多为一时爆发性，侵入门户，在于口腔，经神经系统的传达而入于脑。

（三）主要症候

急性的恶寒发热，头痛呕吐、鼻血、复视，渐次入于谵妄不安，或昏睡状态。缓性的热不很高，头痛晕眩，似睡非睡，而神志并不昏迷。至于手足震颤，肌肉痉挛和强直等，各随其特发的不同而分别显著。

（四）诊断要点

以嗜眠昏睡最常见，实为诊断本病的重点。

二十、水　痘

（一）参合概念

蔡维藩《痘疹方论》载："水痘不同，状如水珠，易红易靥。"张景岳《景岳全书》亦载："出数十点，一日后顶尖上有水疱，二三日渐多，浑身作痒，微加发热，即收点，忌发物，七八日痊。"这两项记载，都极详尽，明以前便不见本病的叙述。

（二）病原简介

病原体现尚不明，毒性存在水疱的内容物里面，多为患儿的直接传染。

（三）主要症候

极轻微的发热，即发固有的皮疹，散在身体各处，并无好发部位，半日以后，渐起水疱，又半日内液充满，透明无色，周围见红晕，第三天便干燥结疤。

（四）诊断要点

专侵十岁以下的小儿，发热即同时发疹，陆续发生，新旧杂出，经过很快，最多不超过四天，也不贻痘痕。

二十一、流行性感冒

（一）参合概念

《内经》说："卑下之地，春气常在，故东南卑湿之区，风气柔弱，易伤风寒。"《伤寒论》说："太阳病或已发热，或未发热，必恶寒、体痛、呕逆，脉阴阳俱紧者，名曰伤寒。"《金匮要略》说："湿家病，身疼发热，面黄而喘，头痛鼻塞而烦，其脉大，自能饮食腹中和无病，病在头中寒湿，故鼻塞。"这些都是说的具体流感症候。北宋以后，从杨仁斋《直指书》起才有感冒的名称。

（二）病原简介

为滤过性病毒，由患者咳嗽、喷嚏、谈话，随其上气道的分泌物飞沫而点滴传染，多流行于晚秋而至冬春天气。

（三）主要症候

发病急剧，恶寒战栗，发高热，疲倦头痛，背部及荐骨痛，鼻腔咽喉均有热感，呕气胸闷，咳嗽喘息，热型有一种特点，即一二日高热后，忽而一二日无热再相当的上升，各种症候增进，多由分利性出汗退热而至病愈。

（四）诊断要点

急剧发作，咽喉炎症著明，特殊热型，脉搏数少。

二十二、肺　　炎

（一）参合概念

《素问·欬论》载："肺咳之状，咳而喘息有声，甚则唾血。"这是小叶性支气管肺炎。《伤寒论》载："头痛发热，身疼腰痛，恶风，无汗而喘，干呕发热而咳。"《金匮要略》载："咳而上气，此为肺胀，其人喘。"都是描写的肺炎病。《诸病源候论》有"肺热"的独立病名，它说："肺热上气，咳息喘奔。""上气喘逆咽中塞，如欲呕状，名肺热实也。""肺热咳声不出。""肺热胸背痛，时时咳，不能食。""肺热喘息短气，好唾脓血。""肺热实胸，凭仰息泄气。""肺热闷不止，胸中喘息，惊悸，客热来去，欲死不堪。"这把种种的肺炎型，都叙述得尽致。

（二）病原简介

为肺炎双球菌或肺炎杆菌，常经口鼻而传染，如遇感冒，过劳，尘埃多量吸入等，人体的抵抗力减退时，最易发生本病，多流行于寒季。

（三）主要症候

突然恶寒战栗，高热头痛，恶心呕吐，剧烈胸痛，呼吸困难，咳咳苦闷，初咯白色黏痰，后痰带锈色，昏睡谵妄，便秘尿浓，口角常生疱疹，六七天后，突然分利退热。

（四）诊断要点

寒战高热，胸痛，咯锈色痰，殆为肺炎无疑。

二十三、流行性腮腺炎

（一）参合概念

《肘后方》《外台秘要》《诸病源候论》都叫作"耳卒肿"，《千金方》有"中风头痛发热，耳颊急"的症候。《外科正宗》记"疿腮"说："有冬温后天时不正感发传染者，多两腮肿痛，初发寒热。"这更是明白的记载本病，又称作"伤寒发颐"。

（二）病原简介

为滤过性病毒，以接触病人后点滴传染为多，侵入门户，在于口腔，年龄于本病颇有关系，大多数袭第二生齿期儿童，即是八九岁的时候。

（三）主要症候

微热、头痛、耳痛、呕吐、盗汗、鼻血等，耳下腺的肿胀，多从上腭骨旁耳前开始，渐渐向下扩大，甚至涉及腭下腺舌下腺等，肿处紧张而有弹力。

（四）诊断要点

由其腮腺肿大的著明，一望而知。

二十四、百日咳

（一）参合概念

《诸病源候论》载："小儿若背冷得嗽，月内不可治，百日内嗽者，十中一两瘥耳。"又述小儿咳逆候说："咳而气逆，谓之咳逆。"均指本病而言。

（二）病原简介

为小而短的杆菌，常增殖于声带及会厌软骨内面的扁平细胞上，常由病人的咳嗽飞沫点滴传染。

（三）主要症候

发热不安，咳嗽，鼻涕滢流，眼睑红肿，十天以后，咳嗽增剧，发作时连咳不断，面红耳赤，静脉怒张，声带痉挛，发音如口笛，发作后常呕吐，往往并发肺炎，牵延到百日左右，逐渐轻减。

（四）诊断要点

咳嗽发作，夜间尤多，发欢声样的吸气，咳时常带呕吐，吐黏性透明咯痰，颜面稍浮肿。

二十五、结　　核

（一）参合概念

《灵枢》说："脉细皮寒气少，泄利前后，饮食不入，是为五虚。"《金匮要略》说脉虚，面色薄，喘悸，疲削羸瘦不能行，目眩发落，盗汗肠鸣，甚则溏泄，马刀侠瘿，妇人失产，男子失精。这包括了肠结核、腺结核、腹膜结核等各类证候，《外台秘要》直接有瘰病结核的名称了。

（二）病原简介

为细极如杆的结核菌，凡病人的乳汁、粪尿、脓、咯痰里面，都有菌的存在，无论直接间接都能传染。

（三）主要症候

1. 全身粟粒结核　呼吸迫促，颜面苍白，昏睡强直，甚至角弓反张。
2. 肺结核　咳嗽、咯痰、胸痛、羸瘦、潮热、盗汗、贫血、咯血等。

（四）诊断要点

病人胸部无自觉证发现时，应注意其热型。如早起无热，下午高热，经常的这样发作，便可置疑。

二十六、癞　　风

（一）参合概念

《肘后方》载："癞初觉皮肤不仁，或淫淫若痒如虫行，或眼前见物如垂丝，或瘾疹赤黑。"在《内经》上叫作疠风，《素问》说："疠风者，营卫热胕，其气不清，故使鼻柱坏而色败，皮肤疡溃。"又说："肌肉腠膜而有伤。"这是指结节性的癞风。《千金方》的恶疾大风，同是这一个病，《景岳全书》叫麻风。

（二）病原简介

癞风杆菌，多存在于病人的鼻液和溃疡分泌物中，大多为人传人的直接传染。

（三）主要症候

1. 结节癞　皮肤发红褐色疹，渐次浸润，化作结节，附近淋巴腺肿大而潮红，眉睫髭鬓尽落，鼻梁扁平肥厚，口唇耳壳肿胀而点点结节，鼻腔溃疡穿孔陷落，结节所至，全身弥漫。

2．斑纹癞　全身发斑疹，呈暗褐色，初疼痛瘙痒，后则麻痹。

3．神经癞　除同结节癞外，发多发性神经炎、三叉神经痛、尺骨神经痛、腓骨神经痛等。

（四）诊断要点

诸症完备，一见可知。

二十七、丹　　毒

（一）参合概念

《肘后方》载："恶毒之气，五色无常，痛不可堪，待坏则去脓血。"这明明是叙述的丹毒，《诸病源候论》历载丹毒诸候十三论，《外台秘要》载："删繁方，疗丹毒走皮中淫淫，名曰火丹。"这也是明确说出了游走丹以及淋巴管炎。

（二）病原简介

为化脓性连锁状球菌，到处都存在，空气中亦有，多由皮肤或黏膜有损伤，而为其侵入门户。

（三）主要症候

恶寒战栗，体温骤升，头痛脉速，渐次皮肤潮红肿胀，灼热疼痛，边沿隆起，多发于头部颜面，这叫作头部丹毒。向背胸上肢各部蔓延的，叫作游走丹毒。见于黏膜的叫黏膜丹毒。发生水疱的，叫水疱性丹毒。浸润而成坏疽的，叫坏疽性丹毒。

（四）诊断要点

其局部证候著明，颇易诊断。

二十八、狂犬病

（一）参合概念

《肘后方》载："治卒为猘犬所啮毒方，先吮去恶血，灸满百日，可免患，或杀所咬犬，取脑傅之，则后不发，内服饮蓲汁大量。"《千金方》载："春末夏初，犬多发恶狂，必戒小弱扶杖，预以防之。""凡狂犬咬人著讫，即令人狂，坐之死者，每年常有之。"《诸病源候论》说："猘犬啮，疮重发，则令人狂乱如猘狗之状。"这可见狂犬病在古代流行的一般。

（二）病原简介

为滤过性病毒，由狂犬咬伤或舐吻而传染。

（三）主要症候

咬伤部灼热疼痛，知觉异常，眼耳感觉过敏，搐搦，骤发恐怖病证，呼吸喘鸣，见水即发痉挛，叫哮狂躁，流涎，渐次入麻痹期而不治。

（四）诊断要点

如已断定咬的犬为狂犬（疯狗），其人的病可不诊而断

二十九、传染性黄疸

（一）参合概念

《伤寒论》载："鼻干不得卧，一身及面目悉黄，小便难，有潮热，时

时哕，耳前肿。"这还具体说明了本病并发的腮腺炎。《诸病源候论》载："一身尽疼发热，面目洞黄，七八日壮热，口里有血。"这说明了本病的出血性，因此证明本病在古代早有发现。

（二）病原简介

为黄疸出血性螺旋虫，在病人的血中，尿中，粪便中则极少，以皮肤感染为主，亦能经口传染。

（三）主要症候

突然寒战高热开始，烦渴呕吐，头痛、腰痛、肌肉痛，尿量少，发皮疹，昏睡谵语，六七天后，皮肤和眼结膜都发黄，皮肤及黏膜等均有出血倾向。

（四）诊断要点

结膜充血，腰痛肌痛，脉搏频数而细，有著明的黄疸色，皮肤黏膜有出血倾向，热型定型不分利。

三十、结　论

以上所述的二十八种急慢性传染病，都是限于比较容易见到，甚至流行性还大的。尤其是鼠疫、霍乱、天花、白喉、斑疹伤寒、回归热、伤寒、细菌痢疾、原虫痢疾、流行性脑脊髓膜炎、猩红热、麻疹、疟疾、黑热病、住血吸虫病、钩虫病、肺炎、结核等，更应该深切地注意，因为这些病在某些地区的流行性还大，对人类健康还有其一定的威胁力，因此我们中医在这打下初步认识传染病的基础时，要细致而精确的掌握住每个疾病的主要症候和诊断要点，做好疫情报告工作，以及协助政府做好直接的预防工作，也可以结合着我们丰富的经验，从事治疗工作。从这些基本工作上，把我们对传染病的认识提高一步。虽然在现阶段我们还缺乏物理诊断的武器，只要肯虚心学习，争取进步，这是不难的。

中医治疗学的新评价

——重庆市人民政府中医业余进修班"中医学术研究"课程讲稿之一

（原载《新中医药》1953年第5、6、7、9、10、11、12期）

众所周知，化学疗法在药物治疗方面，是比较进步的一种疗法，但新的化学疗法观点，和旧的化学疗法观点，在基本上是大为改观了。在旧的化学治疗观点上，认为它仅是直接扑灭病原体的疗效的发挥，惟经巴甫洛夫学说的成就以后，才了解了化学疗法的正确发展，就是在于把传染看作是在完整有机体内进行的过程，就是说有机体的内部化学受纳器能选择地接受各种化学刺激，所以除化学疗法本身外，必须估计到化学物质对宿主的机能状态，寄生物的繁殖及生存，以及对传染过程影响之可能性等。抗生物质在化学治疗效果，不只是关乎对寄生物作用的性质，同时也关乎宿主体内环境的条件。抗生素在机体内的作用机制与它们在试管内对细菌的作用，有原则上的差别，机体对细菌的防御作用的特殊生理机能方面，也起着重大的作用。对细菌生理的防御作用，在受到抗生素作用后，和未受过抗生素作用之前，是完全不相同的。青霉素及其他的抗生素，能很快地抑制末梢一带细菌的繁殖，并遏止炎症的进行。恰好炎症进行停止时，白血球就很快集中起来，并开始吞噬作用。所以抗生素需要和生理的防御性吞噬作用相配合，才能发挥治愈的效能。如有很多的链球菌及肺炎双球菌时，就能产生有毒物质，因而抑制了白血球的吞噬作用。所以说抗生素（青霉素、链霉素等）不仅能停止细菌的发育，并且能强烈地抑止细菌产生毒素，同时也能增强宿主的自然防御之机能。因此吞噬作用，对抗生素治疗的成就上来讲，是有很大意义的。

中医治疗的方法，在过去我们认为是笼统的，如桂枝汤，治"太阳病发热，汗出，脉浮缓"。不论患者罹的是肠窒扶斯，或为流行性感冒，或为恶性疟疾，只要有这般症状——太阳病，发热，恶寒，汗出，脉浮缓——发现，便可使用桂枝汤，这原是中医疗法真趣的所在，这也为过去一般所谓科学人士所反对的地方。若问这种疗法是否是头痛治头、足痛治足的办法呢？我们答应是否定的，因为肠窒扶斯、流行性感冒、恶性疟疾的病原体尽管不同，只要我们察觉他的发热汗出，是造温机能和散温机能同时亢进的反应，复因体温与气温之相差而恶寒，复因浅层动脉之充血而浮缓，便是我们使用桂枝汤强有力的条件。因为桂枝含肉桂醛、樟脑油蒎、除蛔蒿油素、沉香油蒎醇、丁香油酚等，能刺激神经，使其弛缓，减低充血，抑制汗腺，镇静痛楚，白芍含安息香酸、天冬碱，在肠里有消毒作用，并能低降体温，为镇痉镇痛药，并有帮助组织的吸收作用。生姜含结晶性的生姜酮，芳香健胃，增进抗力。大枣含枣酸、鞣质、蛋白、脂肪、糖等，为缓和强壮药。甘草含甘草糖、醛酸、天冬素、蔗糖曲等，有镇咳驱痰缓和镇静功效。综合桂枝汤的主要作用，是在增加人体抵抗力的基础上，而达到抵抗病毒，解热镇痛的目的，这是帮助生理的自然防御性，而抑制细菌产生毒素的基础方剂，凡急性传染病，流行性感冒等之前驱期（太阳病），尤其是体力虚弱的感冒患者更为适宜，又如疟的主要证候为间歇热——往来寒热——其病原为胞子虫，《伤寒论》上虽然没有显著的说明，但凭着"寒热往来""胸胁苦满"的症状，予以小柴胡汤，便可得良好的效果。柴胡经日本仙台医大周朝木、黄登云两氏的证明，对疟原虫可阻其发育，并有消灭之作用。因此得以说明中医处方之所以有疗效，是把生药里所含的抗生素和它个别不同的药效成分，送给有机体内部化学受纳器，供其选择地接受，改变其既病的机能状态，和病原体在机体内的环境条件，也就是和生理的防御性吞噬作用相结合起来，而发挥治愈的效能。由于巴甫洛夫学说的伟大成就，不仅把整个机械唯物论的科学医学大有改观，也把中医统一整体观的治疗法从一些感性认识，逐渐而上升为理性认识的很好的基础，于此，中医对于统一治疗的概念的方法论——六经，颇有提出来予以重新估价的必要。

一、六经的含义

中医不论对急慢性传染病，抑或其他的杂病，都以六经来概括，并把它当作治疗的指挥者，所以柯琴说："原夫仲景之六经，为百病立法，不专为伤寒一科，伤寒杂病，治无二理，咸归六经节制，六经各有伤寒，非伤寒中独有六经也。"这无异说明了六经在治疗里面的重要性。但六经究竟是怎样？在古人的眼目中，如：

"足太阳经，自目内眦，上额交巅……"

"手太阳经，自小指之端起于少泽，循手上腕，出髁中……"

其他五经，也都分手足，合为十二经。可是，把这十二经搬到解剖生理学上来做考证，那就都是些无形的虚线，躯体里面绝对是找不到的。本来六经是出于针灸家言，针灸是直接对神经发生作用，若要硬说六经便是神经系统，那么，《伤寒论》里的六经就完全不是这回事，所以研究它的真相只有是抽象的——尤其是《伤寒论》的六经，并没有什么起于某某，交于某某等的记载——并不像生理解剖的消化系、呼吸系……有显明固定的分界，有一定不移的规律，例如：咳嗽，鼻鸣，喘逆，是呼吸系疾病的症状；下利，呕逆，腹满，是消化管变化的症状。但中医没有这等鉴别的方法，惟凭六经定证，例如：一个患者，不问他害的是什么病，假如在他的疾病经过中，发现"脉浮，头项强痛，恶寒"的症状，那么便可以称他为太阳病。若发现"胸胁苦满，往来寒热"就称为少阳证。并不同于今日的物理诊断，检查出有伤寒杆菌的侵入肠里，而发"脉浮，头项强痛而恶寒"者，才叫作肠窒扶斯，检查出有胞子虫侵入血液，而现"胸胁苦满，往来寒热"者，才叫作疟疾，所以中医对一般的疾病，素来没有固定原因上和病理上的命名。

今天中医运用于临床的六经，是完全根据《伤寒论》而来的，《伤寒论》里六经的本义，只是阴阳、寒热、虚实、表里的代名词。例如：太阳、阳明、少阳，都是阳病；太阴、少阴、厥阴，都是阴病；太阳、阳明、少阳，都是热病；太阴、少阴、厥阴，都是寒病；太阳、少阳、阳明，都是实病；太阴、少阴、厥阴，都是虚病。阴阳寒热虚实之中，又有在表在里和在半表半里的不同，太阳是表，少阴也是表，太阳之表，属热属实。少阴之表，属寒属虚。阳明是里，太阴也是里，阳明之里，属热属实，太阴之里，属寒属虚。少阳是半表半里，厥阴也是半表半里，少阳之半表半里，属热属实；厥阴之半表半里，属寒属虚。太阳少阴都是表，太阳之表为发热恶寒，少阴之表为无热恶寒。阳明太阴都是里，阳明之里为胃实，太阴之里为自利。少阳厥阴都是半表半里，少阳的半表半里为寒热往来，厥阴的半表半里为厥热进退。太阳少阴都是表，太阳之表可汗，少阴之表不可汗。阳明太阴都是里，阳明之里可下，太阴之里不可下。少阳厥阴都是半表半里，少阳之半表半里可以清解，厥阴之半表半里不可以清解，如斯而已。

假如我们用统一整体观的唯物辩证的方法来观察它，还可以从六经的提纲进一步得到一些概念。

【脉浮、头项强痛而恶寒】这是太阳病的提纲，也就是一切疾病的前驱的先兆证。因为人体调节机能失去平衡时，给以各种病原体捣乱的机会，和适合它生殖的好环境，等到病原体捣起乱来的时候，人体的抗力便起而反抗，和疾病做斗争，发热恶寒就是这种斗争的反应现象。所以《伤寒论》说："或已发热，或未发热，必恶寒……"。头痛项强，体痛脉浮，是由于发热的充血作用，这时因汗腺弛张紧缩的不同，而反应出"有汗者为中风""无汗者为伤寒"的两大证候。所谓伤寒就是汗腺紧缩的散温机能的衰减，故用麻黄汤发其汗；所谓中风，就是汗腺弛张的散温机能的亢进，故用桂枝汤解其肌。凡此属于前驱的伤寒中风症，可以用"发汗"和"解肌"两种方法来治疗的，都叫作太阳病，是属于表证。

【口苦、咽干、目眩】这是少阳病的提纲，也就是疾病的进行期，其实能具体代表少阳病的，应以"伤寒五六日，中风，往来寒热，胸胁苦满，默默不欲饮食，心烦喜呕，或胸中烦而不呕，或渴或腹中痛，或胁下痞鞕，或心下悸，小便不利，或不渴，身有微热，或咳者，小柴胡汤主之。"这一条为代表。这是体力和疾病斗争，两不相下，互有胜负的时期。这时已引起淋巴系统和消化系统的亢进。尤其是肋膜腔里的脏器都有亢奋现象，因而才有胸胁满，心烦喜呕，咳、痞、渴等证候，古人以为这些证候，比太阳病深了一层，也即是疾病的趋势向前推进了一些；"由表渐达里，脱表未得入里"，因而把它属于半表半里，叫它作少阳病，以小柴胡汤为这一时期的主方。

【胃家实】这是阳明病的提纲，可说这是疾病的增进期和极期，由于体力和疾病持续的斗争，发热愈来愈高，体液愈耗愈竭，高热的结果，产生了"奄然发狂""谵语"等神经症状，体液耗散的结果，产生了"烦渴""燥屎"等消化系症状，这些症候群，古人认为比少阳病更推进了一步，已经完全由表入里了。而这时期的热又多呈弛张型，因此把它叫作阳明证，"阳明"便是含有大热的意义，轻则用白虎汤，重则用承气汤。

【腹满而吐，食不下，自利益甚，时腹自痛】这是太阴病的提纲。这是消化管系开始走向衰竭的时期，因为胃肠的消化力衰减了，不能经营它正常的消化作用，因而发生了食不下，自利这些症候。例如："伤寒，本自寒下，医复吐下之，寒格更逆，若食入即吐，干姜黄连黄芩人参汤主之。""发汗后，腹胀满者，厚朴生姜半夏甘草人参汤主之。"这两个方剂，都是治疗胃肠弛缓的要药，与阳明病正成反比。阳明病是消化系统充实的、热的、阳性的、亢进的、积极的疾患；太阴病是消化系虚弱的、寒的、阴性的、衰减的、消极的病变，因而在古人的概念中是阳明热而太阴寒，阳明实而太阴虚，理中汤"温中去湿"，振奋胃肠机能，所以是太阴病的专剂。

【脉微细，但欲寐】这是少阴病的提纲。这是心脏和神经衰弱的现象，心脏的唧筒作用，是赖于血循环的原动力，血循环的作用，为输送养料，布达全身。心脏衰弱，势必影响循环，周身的组织和各器官，得不到充分的营养，便逐渐委顿。脉搏之所以微细，精神之所以萎靡（但欲寐），都是由于这个影响而来，进而至于下利厥逆，亦何尝不是由于心脏衰弱的关系而诱发。根据临床经验，假使患者的脉搏沉细无力，即使有发热、恶寒、头痛的太阳症，我们便知道患者虽罹的是外感病——热性传染病——但心脏已弱，便不宜纯投发汗的解热药，必挟以强心药，才能兼顾。少阴篇的麻黄附子甘草汤、麻黄附子细辛汤，便是为这等症候而设。心脏衰弱的原因很多，总的不外两种：一种来自慢性病的心肌疲劳，一种来自热性病的心肌或心脏运动神经受病菌毒素的刺激而陷于麻痹，属于慢性病的，可用四逆汤、附子汤急强其心；但属于那么四逆汤、附子汤便有些不相宜，不若采温热家的冰麝等为适应，因为伤寒病的强心剂治慢性病的心脏衰弱而有余，疗热性病的心脏衰弱，犹以为未足，于此我们知道温热家把中医的治疗技术还是推进了一步。于此我们也知道了少阴与太阳病正成反比，太阳必发热而恶寒，少阴必恶寒而不发热。

【消渴、气上憧心，心中疼热，饥而不欲食，食则吐蛔，下之，利不止】这是厥阴病的提纲，其实这条是极复杂的症候，不能谓为提纲。例如消渴是糖尿病，饥不欲食，多为急性胃炎，吐蛔是寄生虫病，都与厥阴无关，真正堪为厥阴提纲的，就在一个"厥"字：如"诸四逆厥者，不可下之。""伤寒，先厥后发热而利者，必自止，见厥复利。""伤寒始发热六日、厥反九日而利，凡厥利者，当不能食。""厥深者，热亦深，厥微者，热亦微。""伤寒病厥五日，热亦五日，设六日，当复厥。""凡厥者，阴阳气不相顺接，便为厥，厥者，手足逆冷是也。"诸条都是。因此，日本小丹波氏和山田等，都以为是寒热胜复，阴证之极，也即是体力和疾病做斗争消长进退的重要关头。因而它的反应症候，常常是厥和热互为来复，热多于厥，便是体力有战胜疾病恢复其原有机能的希望，故主病退；厥多于热，是体力战不胜疾病，有愈趋愈下的机势，故主病进。假如但厥无热，体力一蹶不振，故病主不治，这与少阳病正成反比，少阳的寒热往来，尚未致影响心脏，可以"和解"了事，厥阴的厥热来复，直接关系于心脏，出生入死，关系至大，因而厥阴的主剂，也不离当归四逆汤、当归四逆加吴茱萸生姜等。

总观"六经"的变化，三阳病惟恐其热，三阴病惟恐其寒，三阳病惟恐其实，三阴病惟恐其虚。三阳病的体力抵抗，都未致于衰减，因此三阳病无死证；三阴病的体力抵抗都感不足，因此三阴病多死证。若再为之分析，太阳是前进期，少阳是增进期，阳明是亢极期，太阴是渐衰期，少阴是衰减期，厥阴是极弱期，一部《伤寒论》，范围只此。

二、关于《伤寒论》方剂的应用

（一）传染病

1. 普通感冒或急性伤风以及流行性感冒

（1）衰弱性感冒

桂枝汤：桂枝三两（去皮）　芍药三两　甘草二两（炙）　大枣十二枚（擘）　生姜三两（切）

上五味，㕮咀三味，以水三升，微火煮取三升，去滓，适寒温，服已须臾，啜热稀粥一升余，以助药力，温覆令一时许，遍身漐漐微似有汗者，益佳，不可令如水流漓，病必不除，若一服汗出病差，停后服，不必尽剂。若不汗，更服，依前法，又不汗，后服小促其间，半日许，令三服尽，若病重者，一日一夜服，周时观之，服一剂尽，病证犹在者，更作服，若汗不出，乃服至二三剂，禁生冷、黏滑、肉面、五辛、酒酪、臭恶等物。

【根据】太阳中风，阳浮而阴弱，阳浮者，热自发，阴弱者，汗自出，啬啬恶寒，淅淅恶风，翕翕发热，鼻鸣干呕者，桂枝汤主之。

【参合】感冒的特殊病变，为副鼻窦及上气道各部的炎症，而一般最感烦苦的厥为干性咳嗽，甚则见吞酸、嘈杂、呕吐等，消化障碍，传染剧烈的，全身至为衰弱，体温升腾于38℃以上。

【主治】脉浮头项强痛，发热自汗，恶风恶寒，鼻鸣干呕。

麻黄附子细辛汤：麻黄三两（去节）　细辛二两　附子一枚（炮去，皮破，八片）

上三味，以水一斗，先煮麻黄减二升，去上沫，内诸药，煮取三升，去滓，温服一升，日三服。

【根据】少阴病始得之，反发热，脉沉者，麻黄附子细辛汤主之。

【参合】素患心脏衰弱的人，罹致感冒便有这等现象。

【附注】本方除适应上列证候外，如因肾脏障碍水液停潴，而发全身浮肿的，亦颇具效验。

（2）流行性感冒

葛根汤：葛根四两　麻黄三两（去节）　桂枝二两（去皮）　甘草二两（炙）　芍药二两　大枣十二枚（擘）

上七味，以水一斗，先煮麻黄葛根，减二升，去白沫，内诸药，煮取三升，去滓，温服一升，覆取微似汗，余如桂枝法将息及禁忌，诸汤皆仿此

【根据】太阳病，项背强几几，无汗恶风，葛根汤主之。

【参合】本病常以突然恶寒战栗而发39℃~40℃之高热，并有极严重的头痛背痛，荐骨痛，四肢疼痛等神经症状，甚且常有一过敏性之麻疹状或猩红热状之皮疹，据日本汤本求真氏的报告："余多年之研究，知项强几几者，谓自腰部，沿脊柱两侧，上至头结节，其筋肉有强直性痉挛也，故病者若诉肩凝，或诉腰背挛痛时，可以指头沿上述筋肉之横径而强按压之，倘触知其凝结挛急，同时病人诉疼痛者，即可断为项背强几几，百无一失。"这说明葛根汤证候是流行性感冒的神经型。

【附注】葛根汤的疗效，可分做三部分：①用于结肠炎与赤痢的初期，里急后重，有恶寒发热而脉浮紧的；②用于眼耳鼻炎症，如中耳炎、角膜炎、鼻炎、窦腔蓄脓症等；③其他肩胛部的神经痛，化脓性炎症之初期，荨麻疹等。

【主治】本方适用于神经型流行性感冒。

桂枝麻黄各半汤：桂枝一两十六铢（去皮）　芍药　生姜（切）　甘草（炙）

麻黄各一两（去节）　大枣四枚（擘）　杏仁二十四枚（汤浸去皮尖及两仁者）

上七味，以水五升，先煮麻黄一二沸，去上沫，内诸药，煮取一升八合，去滓，温服六合，本云桂枝汤三合，麻黄汤三合，并为六合顿服，将息如上法（指桂枝汤）。臣亿等谨按桂枝汤方桂枝、芍药、生姜各三两，甘草二两，大枣十二枚。麻黄汤方麻黄三两，桂枝二两，甘草一两，杏仁七十个，今以算法约之，二汤各取三分之一，即得桂枝一两十六铢，芍药生姜甘草各一两，大枣四两，杏仁二十三个零三分枚之一，收之得二十四个，合方。详此方乃三分之一，非各半也，宜云合半汤。

【根据】太阳病得之八九日，如疟状，发热恶寒，热多寒少，其人不呕，清便欲自可，一日二三度发，脉微缓者，为欲愈也，脉微而恶寒者，此阴阳俱虚，不可更发汗，更吐，更下也，面色反有热色者，未欲解也，以其不能得小汗出，身必痒，宜桂枝麻黄各半汤。

【参合】单纯性之流行性感冒，常呈间歇热型，其热虽高，而脉搏数反少，甚有每分钟只五十次的，恶寒发热，交相荐至，颜面潮红，眼球发光，而结合膜充血，大便常呈软便或水泻，这与本方症候，完全相合。

【附注】本方适用于单纯性流行性感冒，复略有抗疟作用。

桂枝加厚朴杏仁汤：桂枝三两（去皮）　甘草二两（炙）　生姜三两（切）芍药三两　大枣十二枚（擘）　厚朴二两（炙去皮）　杏仁五十枚（去皮尖）

上七味，以水七升，微火煮取三升，去滓，温服一升，覆取微似汗。

【根据】太阳病，下之微喘者，表未解故也，桂枝加厚朴杏子汤主之。

【参合】呼吸器型流行性感冒，咽部、气管及支气管之炎症症状，最为著明，其气管炎更进而发毛细支气管炎以及肺炎者，亦往往而有。

【主治】呼吸器型流行性感冒。

【附注】胃肠型流行性感冒亦适用。

白虎汤：知母六两　石膏一斤（碎）　甘草二两（炙）　粳米六合

上四味，以水一斗，煮米熟，汤成去滓，温服一升，日三服。臣亿等谨按："前篇云热结在里，表里俱热者，白虎汤主之。又云：其表不解，不可与白虎汤，此云脉浮滑，表有热，里有寒者，必表里字差矣。又阳明一症云：脉浮迟，表热里寒，四逆汤主之。又少阳一症云：里寒外热，通脉四逆汤主之，以此，表里字差明矣。"

又煮法疑有缺文，《外台》第一卷引《千金翼》云：右四味，切，以水一斗二升，煮取米熟，去米纳药，煮取六升，去滓，分六服，日三服。

【根据】伤寒脉滑而厥者，里有热也，白虎汤主之；伤寒脉浮滑，此表有热，里有寒也，白虎汤主之。（表里两字，应依黄本、程本、张本改）

【参合】流行性感冒，急剧发热，初二三日已达 39℃ 至 40℃ 以上，且持续常为一周日，本方的热型颇与此相类。

【主治】感冒、肺炎、麻疹及其他诸热病，其症状为发热恶寒，口中干燥，饮水，脉滑数，乃至洪大，汗吐下后，仍烦渴引饮，面赤目赤，神昏发狂等。

【附注】对不明原因之高热，本方颇有顿挫之效。

白虎加人参汤：知母六两　石膏一斤（碎绵裹）　甘草二两（炙）　粳米六合　人参三两

上五味，以水一升，煮米熟，汤成去滓，温服一升，日三服。第五卷又云：右五味，以水一斗，煮米熟，汤成去滓，温服一升，日三服，此方立夏后立秋前乃可服，立秋后不可服，正月二月三月尚凛冷，亦不可与服之，与之则呕利而腹痛，诸亡血虚家，亦不可与，得之腹痛利者，但可温之当愈。彼处人参作二两，《内台方》议云：问曰：《活人书》云：白虎汤惟夏至发可用，何耶？答曰：非也。古人一方对一证，若严寒之时，果有白虎汤证，安得不用石膏？盛夏之时，果有真武汤证，安得不用附子？若老人可下，岂得不用硝黄？壮人可温，岂得不用姜附？此乃合用者必需之，若是不合用者，强而及之，不问四时，皆能为害也。

【根据】服桂枝汤，大汗出后，大烦渴不解，脉洪大者，白虎加人参汤主之，伤寒若吐若下后，七八日不解，热结在里，表里俱热，时时恶风，大渴，舌上干燥，欲引水数升者，白虎加人参汤主之。

【参合】流行性感冒的热型，常高过于普通感冒。高热的结果，汗腺虽尽量放汗，仍然敌不过亢进的高温，正由于高温亢进的原故，心房大张大缩，浅层动脉扩张，因而见洪大的脉搏。因高温而新陈代谢亢盛，势必消耗多量的体液，复因高温而影响消化不良，减少了体液的来源，势必现舌干大渴的症状。白虎加人参汤是治疗因高热而损耗体液的主要方剂。

【附注】本方为一切热性病损耗体液的要方。

2. 黄热

麻黄连轺赤小豆汤：麻黄二两（去节）　连轺二两（连翘根是）　杏仁四十个（去皮尖）　赤小豆一升　大枣十二枚（擘）　生梓白皮一升（切）生姜二两（切）　甘草二两（炙）

上八味以潦水一斗，先煮麻黄再沸，去上沫，内诸药，煮取三升，去滓，分温三服，半日服尽。甘草二两，成无己作一两，再沸，《玉函》作三沸。

【根据】伤寒瘀热在里，身必发黄，麻黄连轺赤小豆汤主之。

【参合】黄热的主要症候为高热、黄疸、蛋白尿、吐血及他部出血，尤好吐黑色血液，除胃肠出血外，凡鼻腔、口腔、皮肤、肌肉、呼吸器、妇人生殖器，膀胱等都能出血，所谓瘀热在里，就是指内在性出血。

【附注】皮肤病性肾脏炎，全身瘙痒，发热喘咳，肿满发黄等，用本方颇有卓效。

3. 疟疾

小柴胡汤：柴胡半斤　黄芩三两　人参三两　半夏半斤（洗）　甘草（炙）生姜各三两（切）　大枣 十二枚（擘）

上七味，以水一斗二升，煮取六升，去滓再煎，取三升，温服一升，日三服，若胸中烦而不呕者，去半夏人参，加栝蒌实一枚。若渴去半夏加人参，合前成四两半，瓜蒌根四两，若腹中痛者，去黄芩加芍药三两，若胁下痞硬，去大枣，加牡蛎四两，若心下悸，小便不利者，去黄芩加茯苓四两，若不渴，外有微热者，去人参，加桂枝三两，温覆微汗愈，若咳者，去人参大枣生姜，加五味子半升，干姜二两。

【根据】伤寒五六日，中风往来寒热，胸胁苦满，嘿嘿不欲饮食，心烦喜呕，或胸中烦而不呕，或渴，或腹中痛，或胁下痞，或心下悸，小便不利，或不渴，身有微热，或咳者，柴胡汤主之。血弱气尽，腠理开，邪气因入，与正气相搏，结于胁下，正邪分争，往来寒热，休作有时，嘿嘿不欲饮食，脏腑相连，其痛必下，邪高痛下，故使呕也，小柴胡汤主之。

【参合】疟疾除反复发热的经过外，一般患者都诉头痛、背痛、腰痛、脾脏部疼痛，及烦渴、嗳气、呕吐不利、干咳等症。由于反复高热的结果，肝脏、脾脏无有不肿大的，因而胁满胀痛，几成为患者的主诉。

【附注】其他之热性病、颈项淋巴结核、中耳炎、百日咳、支气管炎、肋膜炎、胃病、肝脏病、黄疸等，本方都可应用。

4. 赤痢

白头翁汤：白头翁二两　黄柏三两　黄连三两　秦皮三两

上四味，以水七升，煮取二升，去滓，温服一升，不愈，更服一升。白头翁二两，《玉函》《金匮》并作三两。

【根据】热利下重者，白头翁汤主之。

【参合】赤痢的病灶，主要在大肠，尤以直肠为甚，直肠有病灶，肛门的括约肌挛缩，便呈里急后重的"下重"证候。而赤痢分细菌性和阿米巴性两种，但阿米巴性赤痢的里急后重，并不重笃；细菌性赤痢则有剧烈的里急后重，因而白头翁汤症，当以细菌性的赤痢为多。

【附注】本方对于急性肠炎，尤有卓效。

（二）消化器疾病

1. 食道炎

小陷胸汤：黄连一两　半夏半升（洗）　瓜蒌实大者一枚

上三味，以水六升，先煮瓜蒌，取三升，去滓，内诸药，煮取二升，去滓，分温三服。黄连《玉函》作二两，三服下，《总病论》《活人书》《王氏准绳》都有"微解，下黄涎即愈"七字。

【根据】小结胸病，正在心下，按之则痛，脉浮滑者，小陷胸汤主之。

【参合】汤本求真氏说："正在心下，按之则痛者，谓以指头轻打胸骨剑状冲起之直下部，即诉疼痛也。"胸骨剑状突起的直下部，便是食管壁，急性食管炎，除食道部疼痛外（尤显著于咽下时），常发高热速脉，这便是脉浮滑的由来。

【附注】本方对肺炎、肋间神经痛、黏液性胃炎、胃酸过多、支气管炎等都有良效。

2. 食道狭窄

瓜蒂散：瓜蒂一分（熬黄）　赤小豆一分

上二味各别捣，筛为散已，合治之，取一钱匕，以香豉一合，用热汤七合，煮作稀糜，去滓，取汁和散，温顿服之，不吐者，少少加，得快吐乃止，诸亡血虚家，不可与瓜蒂散。

【根据】病如桂枝证，头不痛，项不强，寸脉微浮，胸中痞鞕，气上冲喉咽不得息者，此为胸有寒也，当吐之，宜瓜蒂散。

【参合】食道狭窄的证候，首为咽下困难，次为吐逆，狭窄的部位愈高，吐逆亦愈甚，因而损害营养，呼吸浅表，脉搏细而心力衰，瓜蒂散的脉微浮，胸中痞鞕，气上冲喉咽不得息，就是这些证候的表现。

【附注】本方催吐确效。

3. 急性胃炎

大黄黄连泻心汤： 大黄二两　黄连一两

上二味，以麻沸汤渍之，须臾，绞去滓，分温再服。臣亿等按：看详大黄黄连泻心汤，诸本皆二味，又后附子泻心汤，用大黄、黄连、黄芩、附子，恐是前方中亦有黄芩，后但加附子也。故后云附子泻心汤，本云加附子也。《千金翼》注亦说本方当有黄芩，《金匮要略·惊悸吐衄篇》的泻心汤，大黄二两，黄连、黄芩各一两，以水三升，煮取一升。

【根据】心下痞，按之濡，其脉关上浮者，大黄黄连泻心汤主之。

【参合】急性胃炎患者常呈衰惫无力，腹部膨满压重，并有剧痛压痛等，急性胃炎，胃黏膜无有不充血肿胀的，但不一定就会影响脉搏而浮。

【附注】凡急性胃肠炎，十二指肠及胆道炎、黄疸、急性眼结合膜炎、齿龈炎、口腔炎、大便秘结、血压亢进等症，如本方应用适当，功效颇好。

4. 传染性胃炎

半夏泻心汤： 半夏半升（洗）　黄芩　干姜　人参　甘草（炙）各三两黄连一两　大枣十二枚（擘）

上七味，以水一斗，煮取六升，去滓再煎，取三升，温服一升，日三服。

【根据】伤寒五六日，呕而发热者，柴胡汤证具，而以他药下之，柴胡证仍在者，复与柴胡汤，此虽已下之，不为逆，必蒸蒸而振，却发热汗出而解，若心下满而鞕痛者，此为结胸也，大陷胸汤主之，但满而不痛者，此为痞，柴胡不中与也，宜半夏泻心汤。

【参合】本病酷似单纯急性胃炎，但急性单纯胃炎多不发热，而本病每发热，肠与神经等症状亦剧。

【附注】本方可应用于一般急慢性胃肠炎。

栀子豉汤：栀子十四个（擘）　香豉四合（绵裹）

上二味，以水四升，先煮栀子，得二升半，内豉，煮取一升半，去滓，分为二服，温进一服，得吐者，止后服。

【根据】发汗吐下后，虚烦不得眠，若剧者，必反覆颠倒，心中懊恼，栀子豉汤主之。发汗若下之而烦热，胸中窒者，栀子豉汤主之。

【参合】传染性胃炎主症之一，就是神经症状的急剧，虚烦不得眠，反复颠倒，便是神经亢奋的现象，胸中窒是痉挛性的咽下困难。

【附注】本方用于神经性的食管疾患多效。

5. 食道痉挛

旋覆代赭汤：旋覆花三两　人参二两　生姜五两　代赭一两　甘草三两（炙）　半夏半升（洗）　大枣十二枚（擘）

上七味，以水一斗，煮取六升，去滓，再煎取三升，温服一升，日三服。

【根据】伤寒发汗，若吐若下，解后，心下痞鞕，噫气不除者，旋覆代赭汤主之。

【参合】心下（贲门部）发生痞鞕苦闷之感，频频噫气，这是因于胃壁运动神经发生痉挛，胃中瓦斯上逆的原故。当发作时觉胸内压迫、灼热、咽下困难、呼吸迫促等。多发于神经质者。

【附注】神经性胃病、慢性胃炎、胃扩张、下垂、胃酸过多、胃溃疡或胃癌的初期，施用本方都相当有效。

6. 神经性胃痛

栀子厚朴汤：栀子十四个（擘）　厚朴四两（炙，去皮）　枳实四枚（水浸，炙，令黄）

上三味，以水三升半，煮取一升半，去滓，分二服，温进一服，得吐者，止后服。

【根据】伤寒下后，心烦腹满，卧起不安者，栀子厚朴汤主之。

【参合】本病的疼痛，特发于心窝，而放散于季肋、脐部，强压之，便减轻，因而患者当发作时常以手或以枕力压胃部，或俯卧床上，或前屈上体，而呈极度卧起不安之状态。

栀子干姜汤：栀子十四个（擘）　干姜二两

上二味，以水三升，煮取一升半，去滓，分二服，温进一服，得吐者，止后服。

【根据】伤寒医以丸药大下之，身热不去，微烦者，栀子干姜汤主之。

【参合】本病为衰弱性的胃神经病。

【附注】凡噎膈、食下障碍、赤痢、胸满、烦躁、腹痛等胃肠病，本方合桃仁承气汤施用，功效极佳。

桂枝加芍药汤：桂枝三两（去皮）　芍药六两　甘草二两（炙）　大枣十二枚（擘）　生姜三两（切）

上五味，以水七升，煮取三升，去滓，温分三服，本云桂枝汤，今加芍药。

【根据】本太阳病，医反下之，因而腹满时痛者，属太阴也，桂枝加芍药汤主之。大实痛者，桂枝加大黄汤主之。

【参合】神经性胃痛，有时起慢性或阴性之炎症，其渗出物刺激神经丛而发痛。

【附注】本方用于腹壁神经痛、下利、风湿性神经痛均有效。

7. 慢性胃炎

桂枝去芍药汤：桂枝三两（去皮）　甘草二两（炙）　生姜三两（切）大枣十二枚（擘）

上四味，以水七升，煮取三升，去滓，温服一升，本云桂枝汤，今去芍药，将息如前法。

【根据】太阳病下之后，脉促胸满者，桂枝去芍药汤主之。

【参合】这是续发性的慢性胃炎，常有食后胃部膨满，食欲减退等症，很少胃痛。

附子泻心汤：大黄二两　黄连一两　黄芩一两　附子一枚（炮，去皮，破，别煮取汁）

上四味，切三味，以麻沸汤二升渍之，须臾，绞去滓，内附子汁，分温再服。附子《成本》《玉函》《全书》《千金翼》均作二枚，《宋本》作二枚，切，《玉函》作㕮咀。

【根据】心下痞，而复恶寒汗出者，附子泻心汤主之。

【参合】因于慢性胃炎，渐进而营养不良，心脏衰弱，便为附子泻心汤症。

【附注】凡老人胃炎、体弱便秘最适合本方。

甘草泻心汤：甘草四两（炙）　黄芩三两　干姜三两　半夏半升（洗）

大枣十二枚（擘）　黄连一两

上六味，以水一斗，煮取六升，去滓，再煎取三升，温服一升，日三服，臣林亿等谨按：上生姜泻心汤法，本云理中人参黄芩汤，今详泻心以治痞，痞气因发阴而生，是半夏生姜甘草泻心三方，皆本于理中也，其方必各有人参，今甘草泻心中无者，脱落之也。又按，《千金》并《外台秘要》治伤寒䘌食用此方，皆有人参，知脱落无疑。

【根据】伤寒中风医反下之，其人下利日数十行，谷不化，腹中雷鸣，心下痞鞕而满，干呕，心烦不得安，医见心下痞，谓病不尽，复下之，其痞益甚，此非结热，但以胃中虚，客气上逆，故使鞕也，甘草泻心汤主之。

【参合】这是慢性胃炎兼患肠炎症候。

【附注】本方治急慢性胃肠炎，胃溃疡亦适用。

黄连汤：黄连三两　甘草四两（炙）　干姜三两　桂枝三两（去皮）人参二两　半夏半升（洗）　大枣十二枚（擘）

上七味，以水一斗，煮取六升，去滓，温服，昼三夜二，疑非仲景方。《玉函》黄连桂枝并作二两，甘草干姜并作一两，《千金翼》人参作三两，《成本》作温服一升。日三服夜二服，《成本》《玉函》并无"疑非仲景方"句。

【根据】伤寒胸中有热，胃中有邪气，腹中痛，欲呕吐者，黄连汤主之。

【参合】胸中有热，即食道中有炎症，胃中有邪气，就是胃炎病灶的所在，腹中痛，因炎症而刺激了感觉神经的原故，炎症的渗出物，冲动胃部及横膈肌的运动纤维，起着反射的痉挛，因而便欲呕吐。

【附注】本方对胃液分泌过多症，消化不良，慢性肠炎均适用。

吴茱萸汤：吴茱萸一升（洗）　人参三两　生姜六两（切）　大枣十二枚（擘）

上四味，以水七升，煮取二升，去滓，温服七合，日三服，七升，《金匮》及《外台》并作五升是。

【根据】食谷欲呕，属阳明也，吴茱萸汤主之，得汤反剧者，属上焦也。少阴病吐利，手足逆冷，烦躁欲死者，吴茱萸汤主之。

【参合】慢性胃炎时有食欲亢进的状态，但嘈杂呕吐是终不能避免的。本病经过既久，终致营养衰退，全身贫血，这时常有食后心悸亢进，呼吸迫切，忧虑愁苦，大有不胜繁剧的种种神经症状，正是所述的少阴病症候。

【附注】本方是慢性胃炎的特效方。

8. 胃酸症

文蛤散： 文蛤五两

上一味为散，以沸汤和一方寸匕服，汤用五合。

【根据】病在阳，应以汗解之，反以冷水潠之，若灌之，其热被劫不得去，弥更益烦，肉上粟起，意欲得水，反不渴者，服文蛤散。

【参合】胃酸症以食后发吞酸嘈杂，嗳酸性气，胃部压重不快、灼热等过酸症为主要，随消化的终止而消退，"意欲得水，反不渴"，这是因为患者欲藉饮水来稀薄胃酸，并不是解渴的原故。

【附注】本方亦用于消渴。

9. 胃肌衰弱或胃弱

生姜泻心汤： 生姜四两（切）　甘草三两（炙）　人参三两　干姜一两黄芩三两　半夏半升（洗）　黄连一两　大枣十二枚（擘）

上八味，以水一斗，煮取六升，去滓，再煮取三升，温服一升，日三服。附子泻心汤，本云加附子，半夏泻心汤、甘草泻心汤同体别名耳。生姜泻心汤，本云理中人参黄芩汤，去桂枝、白术，加黄连，并泻肝法。按附子泻心汤以下五十字，《玉函》《成本》并无，恐为妄人沾注。

【根据】伤寒汗出解之后，胃中不和，心下痞鞕，干噫食臭，胁下有水气，腹中雷鸣下利者，生姜泻心汤主之。

【参合】本病的自觉证候，为食后胃部膨胀满压重，嗳气恶心，很少呕吐和疼痛。在他觉症状方面，试于空腹时饮以温水两三百公撮，而轻冲其胃部，则闻有表在性的振水音，体质无力，营养减退。

【附注】本方对胃弱消化不良，食滞，干噫或吞酸，嘈杂恶心痞闷等症。效力颇佳良。

10. 胃扩张

干姜黄芩黄连人参汤： 干姜　黄芩　黄连　人参各三两

上四味，以水六升，煮取二升，去滓，分温再服。

【根据】伤寒本自寒下，医复吐下之，寒格，更逆吐下，若食入口即吐，干姜黄芩黄连人参汤主之。

【参合】胃扩张患者，食后胃部膨满压重，吞酸嘈杂嗳气，反复呕吐，吐出带酸臭，腐败臭之多量食物，放置之分三层，上为褐色的泡沫，中为黄褐色的微混浊液，下为暗褐色的食物残渣及黏液，大便多秘结或下利，尿量特减少，营养迅速衰退，而终陷于恶病质。

【附注】本方效果颇可靠。

11. 下痢

赤石脂禹余粮汤： 赤石脂一斤（碎）　太一禹余粮一斤（碎）。

上二味，以水六升，煮取二升，去滓，分温三服。《玉函》《成本》无"太一"字。

【根据】伤寒服汤药下利不止，心下痞鞕，服泻心汤已，复以他药下之，利不止，医以理中与之，利益甚，理中者，理中焦，此利在下焦，赤石脂禹余粮汤主之。复不止者，当利其小便。

【参合】所谓"利在下焦"，是指蓄便性下痢，宿便既以机械作用，刺激肠管，使其分泌肠液，起细菌性的分解而产生硫化氢等刺激性物质，再以化学作用，刺激肠管，促进蠕动，因而慢性便秘的经过中，突于一二日间持续下痢，先之以腹鸣、腹痛等症状，继之以眩晕、呕吐不快等感觉，他的大便，先虽硬固有形，而后每为粥状或液状，以其不是炎症性的下痢，因而大便中不含黏液。

白通汤： 葱白四茎　干姜一两　附子一枚（生，去皮，破八片）

上三味，以水三升，煮取一升，去滓，分温再服，"附子一枚生"，《玉函》《成本》下并有"用"字。

【根据】少阴病下利，白通汤主之。

【参合】是指慢性下利而心脏衰弱者。

白通加猪胆汁汤： 葱白四茎　干姜一两　附子一枚（生，去皮，破八片）人尿五合　猪胆汁一合

上五味，以水三升，煮取一升，去滓，内胆汁人尿，和令相得，分温再服，若无胆，亦可用。

【根据】少阴病下利脉微者，与白通汤；利不止，厥逆无脉，干呕烦者，白通加猪胆汁汤主之，服汤脉暴出者死，微续者生。

【参合】心脏衰弱，慢性下痢，且因胃黏液缺乏，而食管发生痉挛。

桃花汤： 赤石脂一斤（一半全用，一半筛末）　干姜一两　粳米一升

上三味，以水七升，煮米令熟，去滓，温服七合，内赤石脂末方寸匕，日三服，若一服愈，余勿服。

【根据】少阴病，下利便脓血者，桃花汤主之。

【参合】慢性下痢，迁延不愈，日久心脏衰弱，肠中黏膜剥脱，血管破裂，便构成了桃花汤症。

12. 便秘

麻子仁丸：麻子仁二升　芍药半斤　枳实半斤（炙）　大黄一斤（去皮）厚朴一斤（炙，去皮）　杏仁一斤（去皮尖，熬别作脂）

上六味，蜜和丸如梧桐子大，饮服十丸，日三服，渐加，以知为度。《成本》《玉函》六味下有"为末炼"三字，"和"并作"为"。

【根据】趺阳脉浮而涩，浮则胃气强，涩则小便数，浮涩相搏，大便则硬，其脾为约，麻子仁丸主之。

【参合】这是弛缓性的便秘，为肠蠕动力减少之结果，其症状为腹壁软柔，通便的间歇时间延长，大便粗大，状如圆柱，并无压痛。

柴胡加芒硝汤：柴胡二两十六铢　黄芩一两　人参一两　甘草一两（炙）生姜一两（切）　半夏二十铢（本云五枚洗）　大枣四枚（擘）　芒硝二两

上八味，以水四升，煮取二升，去滓，内芒硝，更煮微沸，分温再服，不解更作。臣亿等谨案：《金匮玉函》方中无芒硝，别一方云：以水七升，下芒硝二合，大黄四两，桑螵蛸五枚，煮取一升半，服五合，微下即愈，本云柴胡再服以解其外，余二升，加芒硝大黄桑螵蛸也。

【根据】伤寒十三日不解，胸胁满而呕，日晡所发潮热，已而微利，此本柴胡症，下之以不得利，今反利者，知医以丸药下之，此非其治也，潮热者实也，先宜服小柴胡汤以解其外，后以柴胡加芒硝汤主之。

【参合】这是续发性或证候性便秘，因于高热蒸灼的结果。

大承气汤：大黄四两（酒洗）　厚朴半斤（炙，去皮）　枳实五枚（炙）芒硝三合

上四味，以水一斗，先煮二物，取五升，去滓，内大黄，更煮取二升，去滓，内芒硝，更上微火一两沸，分温再服得下，余勿服，《外台》大黄下无酒洗字。

【根据】阳明病脉迟，虽汗出，不恶寒者，其身必重，短气腹满而喘，有潮热者，此外欲解，可攻里也，手足濈然汗出者，此大便已硬也，大承气汤主之，若汗多，微发热恶寒者，外未解也，其热不潮，未可与承气汤，若腹大满不通者，可与小承气汤，微和胃气，勿令至大泄下。

【参合】这是证候性便秘。

【附注】本方适用于高热便秘及有神经症状者。

13. 急性肠炎

葛根黄芩黄连汤：葛根半斤　甘草二两（炙）　黄芩三两　黄连三两

上四味，以水八升，先煮取葛根，减二升，内诸药，煮取二升，去滓，分温再服。

【根据】太阳病，桂枝证，医反下之，利遂不止，脉促者，表未解也，喘而汗出者，葛根黄芩黄连汤主之。

【参合】突然腹部雷鸣疼痛，更番下利，便中含黏液等成分，便可诊断为急性肠炎，一般多不发热，而传染性者，亦可能发 38℃ 至 40℃ 之高热，脉搏细速，这可能被古人认为脉促的由来。

【附注】本方对下利，喘而出汗，小儿麻疹下利，以及目口齿龈的炎症肿痛，均有效验。

调胃承气汤：大黄四两（去皮，清酒洗）　甘草二两（炙）　芒硝半升

上三味，以水三升，煮取一升，去滓，内芒硝，更上火微煮令沸，少少温服之。

【根据】发汗后，恶寒者，虚故也，不恶寒，但热者，实也，当和胃气，与调胃承气汤。

【参合】这仍属于传染性急性肠炎。

大柴胡汤：柴胡半升　黄芩三两　芍药三两　半夏半升（洗）　生姜五两（切）　枳实四枚（炙）　大枣十二枚（擘）

上七味，以水一斗二升，煮取六升，去滓再煎，温服一升，日三服。一方加大黄二两，若不加，恐不为大柴胡汤。再煎下，《玉函》《外台》并有"取三升"是。

【根据】太阳病，经过十余日，反二三下之，后四五日，柴胡证仍在者，先与小柴胡汤，呕不止，心下急，郁郁微烦者，为未解也，与大柴胡汤，下

之则愈。

【参合】同为传染性急性肠炎，而兼有胃痉挛证候者。

【附注】本方治急性肠胃炎、痢疾等效力可靠。

14. 慢性肠炎

桂枝人参汤：桂枝四两（别切）　甘草四两（炙）　白术三两　人参三两　干姜三两

上五味，以水九升，先煮四味，取五升，内桂枝更煮，取三升，去滓，温服一升，日再夜一服。别切，《玉函》《全书》《成本》并作去皮，取五升下，《玉函》亦有去滓二字。

【根据】太阳病，外证未除而数下之，遂协热而利，利下不止，心下痞鞕，表里不解者，桂枝人参汤主之。

【参合】本病患者慢性下利，大便中混有黏液，腹部膨满牵引压迫，钝痛而不剧烈，每次食后及大便之前，则腹痛腹鸣加剧。

【附注】衰弱性下痢和胃扩张，本方均可适用。

15. 肠寄生虫病

乌梅丸：乌梅三百枚　细辛六两　干姜十两　黄连十六两　当归四两　附子六两（炮，去皮）　蜀椒四两　桂枝六两（去皮）　人参六两　黄柏六两

上十味，共捣筛，合治之，以苦酒渍乌梅一宿，去核，蒸之五斗米，饭熟，捣成泥，和药令相得，内臼中，与蜜杵二千下，丸如梧子大，先食饮服十丸，日三服，稍加至二十丸，禁生冷、滑物、臭食等。附子六两方，周魏吴本，并作六枚。

【根据】伤寒脉微而厥，至七八日肤冷，其人躁无暂安时者，此为脏厥，非蚘厥也，蚘厥者，其人常吐蚘，今病者静，而复时烦者，此为脏寒，蚘上入其膈，故烦，须臾复止，得食而呕，又烦者，蚘闻食臭出，其人当自吐蚘，蚘厥者，乌梅丸主之，又主久利。

【参合】蚘虫即是蛔虫，患者恶心而顽固嗳气，食欲或不振，或善饥，或嗜异味，腹部鼓肠疼痛，脐部压痛，口臭流涎，或下痢或便秘，严重者，可能发羸瘦、脱力、贫血，这说明脏厥与蛔虫，个别的亦是有相当关系的。

【附注】本方对慢性衰弱性胃肠病，反胃呕吐，肠寄生虫性腹痛等，应

用适当，效果很好。

16. 卡他性黄疸

茵陈蒿汤： 茵陈蒿六两　栀子十四枚（擘）　大黄二两（去皮）

上三味，以水一斗二升，先煮茵陈，减六升，内二味，煮取三升，去滓，分温三服，小便当利，尿如皂荚汁状，色正赤，一宿腹减，黄从小便去也。一升二斗，《金匮玉函》《成本》《全书》并作一斗。六升下，《肘后》《千金》《外台》并有去滓二字，三服上，《赵刻本》脱温字，而《金匮玉函》《成本》均有。

【根据】伤寒七八日，身黄如橘子色，小便不利，腹微满者，茵陈蒿汤主之。

【参合】本病患者眼结合膜，口唇黏膜，全身皮肤，都发黄色，尿色如啤酒，振荡之，生持久不退的黄色泡沫，肝脏肿大，边缘钝圆有压痛，质地硬固，常觉压重，脾脏间亦微肿，大便常秘。

【附注】本方效力极可靠，对脚气、肾脏炎，口内炎亦有效。

栀子柏皮汤： 肥栀子十五个（擘）　甘草一两（炙）　黄柏二两

上三味，以水四升，煮取一升半，去滓，分温再服。《成本》《玉函》《全书》并无肥字，《玉函》作四十枚，《千金翼》作煮取二升。

【根据】伤寒身黄发热，栀子柏皮汤主之。

【参合】本病胆汁移行于血中时，脉搏常徐缓，发 38℃ 的轻热。若黄疸的持续时间过久，胃酸缺乏，而食欲不良。

【附注】本方效果可靠，对于眼睑糜烂痒痛，及麻疹痘疮后，眼久不开者有殊效，作为眼球赤肿洗涤亦良。

17. 慢性腹膜炎

四逆散： 甘草（炙）　枳实（破，水渍，炙干）　柴胡　芍药

上四味，各十分，捣筛，白饮和服方寸匕，日三服，咳者，加五味子、干姜各五分，并主下利，悸者加桂枝五分，小便不利者，加茯苓五分，腹中痛者，加附子一枚，炮令坼，泄利下重者，先以水五升，煮薤白三升，煮取三升，去滓，以散三方寸匕内汤中，煮取一升半，分温再服。各十分应作各等分，这是后人掺入的加味法，柯氏云："加味俱用五分，而薤白三升，附子一枚，何多寡不同若是，不能不疑于叔和编集之误耳。"

【根据】少阴病，四逆，其人或咳或悸，或小便不利，或腹中痛，或泄利下重者，四逆散主之。

【参合】慢性腹膜炎本有多种型，大便总是或秘结或下利，侵及膀胱部腹膜时，则尿利频数，排尿疼痛，心窝部紧张钝痛，患者食欲缺乏，体力渐减，而羸瘦贫血日甚。

桂枝加芍药汤：桂枝三两（去皮）　芍药六两　甘草二两（炙）　大枣十二枚（擘）　生姜三两（切）

上五味，以水七升，煮取三升，去滓，温分三服，本云桂枝汤，今加芍药。温分，《千金翼》作分温。

桂枝加大黄汤：桂枝三两（去皮）　大黄二两　芍药六两　生姜三两（切）甘草二两（炙）　大枣十二枚（擘）

上六味，以水七升，煮取三升，去滓，温服一升，日三服，大黄二两，《玉函》作三两，《医宗金鉴》作桂枝加芍药大黄汤。

【根据】本太阳病，医反下之，因而腹满时痛者，属太阴也，桂枝加芍药汤主之，大实痛者，桂枝加大黄汤主之。

【参合】这是腹膜起慢性或阴性的炎症，它的渗出物刺激腹壁神经丛，因而出现腹满痛。

【附注】两方均能治腹壁神经痛，前方尤治胃神经痛，后方用于消化不良颇佳。

（三）呼吸器疾病

1. 急性咽炎

半夏散及汤：半夏（洗）　桂枝（去皮）　甘草（炙）

上三味，等分，各别捣筛已，合治之，白饮和服方寸匕，日三服，若不能服者，以水一升，煎七沸，内散两方寸匕，更煮三沸，下火，令小冷，少时咽之，半夏有毒，不当散服。"半夏有毒，不当散服"八字，《玉函》《成本》并无，是。

【根据】少阴病，咽中痛，半夏散及汤主之。

【参合】本病的咽部有干燥、瘙痒、紧张、异物等感觉，常以恶寒发

38℃的中等热，并热度当于一二日内下降，日本浅田氏的《方函口诀》说："此方宜冬时中寒咽喉肿痛者，亦治发热恶寒，此证冬时多有之。"从这热型来观察，正是急性咽炎无疑。

2. 扁桃腺炎

猪肤汤： 猪肤一斤

上一味，以水一斗，煮取五升，去滓，加白蜜一升，白粉五合，熬香，和令相得，温分六服。

【根据】少阴病，下利咽痛，胸满心烦，猪肤汤主之。

【参合】扁桃腺体常与空气及食物相接触，细菌最易乘机侵入，如扁桃腺失去抵抗力时，便易引起发炎，猪肤汤正是滋润黏膜，增进抗力的方剂。

3. 急性喉炎

甘草汤： 甘草二两

上一味，以水三升，煮取一升，去滓，温服七合，日三服。

【根据】少阴病，二三日，咽痛者，可与甘草汤，不差者，与桔梗汤。

【参合】本病初期喉部有瘙痒、粗糙、疵伤及异物等感觉，因之咳嗽频作，而咳声粗糙嘶嗄，一闻可知为喉咳嗽，后则喉部发如刺如灼之疼痛，甘草汤正是缓和其疼痛等作用。

4. 咽喉脓肿

桔梗汤： 桔梗一两　甘草二两

上二味，以水三升，煮取一升，去滓，分温再服。《肘后方》云："喉痹专用神效方，桔梗、甘草炙各一两，右二味切，以水一升煮，取服即消，有脓即出。"《圣惠方》云："治喉痹肿痛，饮食不下，宜服此方，桔梗一两去芦头，甘草一两生用，右件，药都到，以水二大盏，煎至一大盏，去滓，分为二服，服后有脓出即消。"

【根据】见前。

【参合】本病初只咽下时疼痛，后则全不能咽，脓汁渐次下降，而膨隆于咽后壁。若脓汁下注于后纵膈窦，可直接危害生命，因而必用桔梗汤以排脓。

苦酒汤： 半夏十四枚（洗，破如枣核大）　鸡子一枚（去黄，内上苦酒著鸡子壳中）

上二味，内半夏，著苦酒中，以鸡子壳置刀环中安火上，令三沸去滓，少少含咽之，不差，更作三剂。枣核大，《赵刻本》夺大字，今依《玉函》《成本》补，上苦酒，《玉函》无上字，《千金翼》作上好苦酒，著《玉函》作于，煮服法中著字，《玉函》无，又无三剂二字。

【根据】少阴病，咽中伤生疮，不能语言，声不出者，苦酒汤主之。

【参合】本病又发喉之副行性浮肿，呼吸困难，并发狭窄性杂音，宛如白喉之狭窄症状，古人便直觉为生疮。

5. 声门水肿

白散：桔梗三分　巴豆一分（去皮心，熬黑，研如脂）　贝母三分

上三味为散，内巴豆，更于臼中杵之，以白饮和服，强人半钱匕，羸者减之，病在膈上必吐，在膈下必利，不利，进热粥一杯，利过不止，进冷粥一杯，身热皮粟不解，欲引衣自覆，若以水潠之洗之，益令热劫不得出，当汗而不汗则烦，假令汗出已，腹中痛与芍药三两，如上法。本方《外台》第十卷肺痈门，引仲景《伤寒论》，名桔梗白散，《金匮要略·肺痈篇》列为附方，《玉函》作桔梗贝母各十八铢，巴豆六铢，研下无如脂字，《千金翼》冷粥一杯下注云："一云冷水一杯。"《玉函》《外台》并无"身热皮粟"以下四十八字，钱氏、柯氏、张锡驹氏、山田氏注本并删之。

【根据】寒实结胸，无热证者，与三物小陷胸汤，白散亦可服。

【参合】本方证候不明，惟从古人认为桔梗开提，巴豆峻下，贝母祛痰的药效中说明是声门水肿病，本病的主征为喉腔狭窄，呼吸困难，其他为声音嘶嗄，咳嗽粗糙喘息甚而窒息。

6. 支气管炎

麻黄杏仁甘草石膏汤：麻黄四两（去节）　杏仁五十个（去皮尖）　甘草二两（炙）　石膏半斤（碎绵裹）

上四味，以水七升，煮麻黄减二升，去上沫，内诸药，煮取二升，去滓，温服一升。

【根据】发汗后，不可更行桂枝汤，汗出而喘，无大热者，可与麻黄杏仁甘草石膏汤。

【参合】本病患者有头痛，四肢倦怠，食欲不振等证，以恶寒发轻热，小儿或有热至39℃的，但亦有始终无热的。凡发高热者，多为续发毛细支气管炎之所致，而尤为支气管肺炎之结果，脉数微加，呼吸数，亦略多，因

而古人认为本病是无大热的。

【附注】本方除对支气管炎有效外，凡百日咳、白喉的喘息等都有效。

大青龙汤： 麻黄六两（去节）　桂枝二两（去皮）　甘草二两（炙）
杏仁四十枚（去皮尖）　生姜三两（切）　大枣十二枚（擘）　石膏如鸡子
大（碎）

上七味，以水九升，先煮麻黄，减二升，去上沫，内诸药，煮取三升，
去滓，温服一升，取微似汗，汗出多者，温粉粉之，一服汗者，停后服，若
复服，汗多亡阳，遂虚，恶风烦躁不得眠也。

【根据】太阳中风，脉浮紧，发热恶寒，身疼痛，不汗出而烦躁者，大
青龙汤主之。

【参合】这殆为毛细支气管炎，热型多弛张，朝低而夕高，升降于
38℃～39℃，脉搏频数，呼吸数增加，每分钟有达五十六十甚至八十次的，
更因为细小支气管的狭窄，空气入肺为难，胸部不但见吸气的陷没，这时尤
有烦躁不安的反应。

【附注】本方用于肺炎初期，急性肾炎、急性关节炎等，均有一定的效力。

桂枝二麻黄一汤： 桂枝一两十七铢（去皮）　芍药一两六铢　麻黄十六
铢（去节）　生姜一两六铢（切）　杏仁十六个（去皮尖）　甘草一两六铢
（炙）　大枣五枚（擘）

上七味，以水五升，先煮一二沸，去上沫，内诸药，煮取二升，去滓，
温服一升，日再服，本云桂枝汤二分，麻黄汤一分，合为二升，分再服，今
合为一方，将息如前法。臣亿等谨按：桂枝汤方，桂枝、芍药、生姜各三两，
甘草二两，大枣十二枚。麻黄汤方，麻黄三两，桂枝二两，甘草一两，杏仁
七十个，今以算法约之，桂枝汤取十分之五，即得桂枝、芍药、生姜各一两
六铢，甘草二十铢，大枣五枚，麻黄汤取九分之二，即得麻黄十六铢，桂枝
十铢三分铢之二，收之得十一铢，甘草五铢三分铢之一收之十六铢，杏仁
十五个九分枚之四，收之得十六个，二汤所取，相合即共得桂枝一两十七铢，
麻黄十六铢，生姜芍药各一两六铢，大枣五枚，杏仁十六个合汤。

【根据】服桂枝汤，大汗出，脉洪大者，与桂枝汤如前法，若形似疟，
一日再发者，汗出必解，宜桂枝二麻黄一汤。

【参合】这属于本病之间歇型热。

桂枝麻黄各半汤：桂枝一两十六铢（去皮）　芍药　生姜（切）　甘草（炙）麻黄各一两（去节）　大枣四枚（擘）　杏仁二十四枚（汤浸去皮尖及两仁者）

上七味，以水五升，先煮麻黄一二沸，去上沫，内诸药，煮取一升八合，去滓，温服六合，本云桂枝汤三合，麻黄汤三合，并为六合顿服，将息如上法。臣亿等谨按：桂枝汤方，桂枝、芍药、生姜各三两，甘草二两，大枣十二枚。麻黄汤方，麻黄三两，桂枝二两，甘草一两，杏仁七十个，今以算法约之，二汤各取三分之一，即得桂枝一两十六铢，芍药、生姜、甘草各一两，大枣四枚，杏仁二十三个零三分枚之一，收之得二十四个，合方。详此方乃三分之一，非各半也，宜云合半汤。

【根据】太阳病得之八九日如疟状，发热恶寒，热多寒少，其人不呕，清便欲自可一日二三度发，脉微缓者，为欲愈也，脉微而恶寒者，此阴阳俱虚，不可更发汗更吐更下也，面色反有热色者，未欲解也，以其不得小汗出，身必痒，宜桂枝麻黄各半汤。

【参合】大支气管炎，常以恶寒发轻热，若续发毛细支气管炎，便发高热。面有热色，就是因高热充血的颜面泛红。如汗腺神经收缩，腺腔不得弛缓，于是毛细管所分泌的汗液和末梢神经互相冲激，可能使遍身作痒。桂枝麻黄各半汤有放散体温，疏通汗腺，恢复调节机能的作用。

【附注】本方颇有抗疟作用，尤适用于一般风疹。

桂枝二越婢一汤：桂枝（去皮）　芍药　麻黄　甘草（炙）各十八钱　大枣四枚（擘）　生姜一两二铢（切）　石膏二十四铢（碎，绵裹）

上七味，以水五升，煮麻黄一二沸，去上沫，内诸药，煮取二升，去滓，温服一升。本云当裁为越婢汤，桂枝汤合之饮一升，今合为一方，桂枝汤二分，越婢汤一分。臣亿等谨按：桂枝汤方，桂枝、芍药、生姜各三两，甘草二两，大枣十二枚。越婢汤方麻黄二两，生姜三两，甘草二两，石膏半斤，大枣十五枚，今以算法约之，桂枝汤取四分之一，即得桂枝、芍药、生姜各十八铢，甘草十二铢，大枣三枚。越婢汤取八分之一，即得麻黄十八铢，生姜九铢，甘草六铢，石膏二十四铢，大枣一枚八分之七，弃之，二汤所取相合，即共得桂枝、芍药、甘草、麻黄各十八铢，生姜一两三铢，石膏二十四铢，大枣四枚合方。旧云桂枝三今取四分之一，即当云桂枝二也。越婢汤方见仲景杂方中，《外台秘要》一云越脾汤。

【根据】太阳病发热恶寒，热多寒少，脉微弱者，此无阳也，不可发汗，宜桂枝二越婢一汤。

【参合】毛细支气管炎热型多弛张，朝低而夕高，升降38℃～39℃，若稽留到39℃以上，便有合并支气管肺炎之疑，脉搏频数。病势危笃的时候，脉数尤增，小儿有每分钟数达一百二百或二百以上，而软弱细小，殆不应手的。因此说明"热多寒少，脉微弱者，此无阳也"的是本病，"不可发汗"可字疑是衍文，即是不出汗的意思。

【附注】本方除治支气管炎外，对于风湿性肌肉痛，颇合用。

7. 支气管哮喘

麻黄汤：麻黄三两（去节）　桂枝二两（去皮）　甘草一两（炙）　杏仁七十个（去皮尖）

上四味，以水九升，先煮麻黄，减二升，去上沫，内诸药，煮取二升半，去滓，温服八合，覆取微似汗，不须啜粥，余如桂枝汤将息。

【根据】太阳病，头痛发热，身疼腰痛，骨节疼痛，恶风，无汗而喘者，麻黄汤主之。

【参合】支气管哮喘症，多基于神经因素，特别是迷走神经的过敏性，因支气管紧张肌受迷走神经的支配最多，正因其过敏紧张，支气管的分泌作用，以及血管运动神经，都大受影响，以致于支气管的哮喘发作，因而明白了麻黄汤症的头痛，身疼腰痛，骨节疼痛等，无一不是由于神经过敏的原故。

【附注】本方效力颇著。

小青龙汤：麻黄（去节）　芍药　细辛　干姜　甘草（炙）　桂枝各三两（去皮）　五味子半升　半夏半升（洗）

上八味，以水一斗，先煮麻黄，减二升，去上沫，内诸药，煮取三升，去滓，温服一升，若渴去半夏，加栝楼根三两，若微利，去麻黄，加荛花如一鸡子，熬令赤色；若噎者，去麻黄加附子一枚，炮；若小便不利，少腹满者，去麻黄加茯苓四两，若喘去麻黄，加杏仁半升，去皮煎，且荛花不治利，麻黄主喘，今此语反之，疑非仲景意。臣亿等谨按：小青龙汤大要治水，又按《本草》荛花下十二水，若水去，利则止也。又按，《千金》形肿者，应内麻黄，乃内杏仁者，以麻黄发其阳故也，以此证之，岂非仲景意也。

【根据】伤寒表不解，心下有水气，干呕，发热而咳，或渴、或利、或嚏、或小便不利，少腹满或喘者，小青龙汤主之。

【参合】心下有水气，是胸腔内管，漏出多量浆液性含蛋白质的渗出物，甚或停留胸腔，窜入支气管，以致支气管等感受刺激，自迷走神经传入延髓中的咳嗽中枢，由运动神经中枢，传至末梢，使呼吸肌及喉头肌，起反射的作用，便构成了哮喘的各种症状，如小便不利而少腹满，这是尿毒性哮喘，由于肾脏泌尿机能障碍的原故。

【附注】支气管炎及哮喘，急性流行性肾脏炎，关节炎，百日咳，肺炎，湿性肋膜炎等，如应用适当，效果可靠。

8. 肺水肿

大陷胸丸：大黄半斤　葶苈子半斤（熬）　芒硝半升　杏仁半升（去皮尖，熬黑）

上四味，捣筛二味，内杏仁芒硝，合研如脂，和散，取如弹丸一枚，别捣甘遂末一钱匕，白蜜二合，水二升，煮取一升，温顿服之，一宿乃下，如不下更服，取下为效，禁如药法。

【根据】结胸者，项亦强，如柔痉状，下之则和，宜大陷胸丸。

【参合】急性肺水肿，发生显著的强度呼吸困难，凡呼吸补助肌均各紧张，因之跪坐喘鸣，颜貌苦闷，眼珠突出，静脉怒张，险恶者，并速发嗜眠，昏睡、谵语，软腭，麻痹，胸肌搐搦等神经症状，这是由于水毒压迫脑直窦所致。而这些症状，也属于古人痉病的范围。

【主治】急性肺水肿和胸水。

9. 浆液性肋膜炎

大陷胸汤：大黄六两（去皮）　芒硝一升　甘遂一钱七

上三味，以水六升，先煮大黄，取二升，去滓，内芒硝，煮一两沸，内甘遂末，温服一升，得快利，止后服。

【根据】太阳病重发汗，而复下之，不大便五六日，舌上燥而渴，日晡所小有潮热，从心下至少腹硬满而痛不可近者，大陷胸汤主之。

【参合】浆液性肋膜炎的热型，初则稽留，继则弛张，日晡所小有潮热，即本病进行停止时的热型。发炎部刺痛，尤为本病经过必有的主症，从心下至少腹鞕满而痛不可近，是炎症所渗出的浆液刺激肋间神经的原故。

【附注】本方应用适当，效极著。

十枣汤：芫花（熬）　甘遂　大戟

上三味，等分，各别捣为散，以水一升半，先煮大枣肥者十枚，取八合，去滓，内药末，强人服一钱匕，羸人服半钱，温服之，平旦服，若下少，病不除者，明日更服，加半钱，得快下利后，糜粥自养。

【根据】太阳中风，下利呕逆表解者，乃可攻之，其人漐漐汗出，发作有时，头痛，心下痞鞕满，引胁下痛，干呕短气，汗出不恶寒者，此表解里未和也，十枣汤主之。

【参合】由于肋腔里面渗出物的增加，不断地压迫肺脏和食管等近旁脏器，食管被迫而起反射痉挛便干呕，气管初压迫而起反射痉挛便短气（呼吸短促）。

【附注】本方施用宜慎。

（四）循环器疾病

1.心脏衰弱

桂枝去芍药加附子汤：桂枝三两（去皮）　甘草二两（炙）　生姜三两（切）　大枣十二枚（擘）　附子一枚（炮，去皮，破八片）

上五味，以水七升，煮取三升，去滓，温服一升，本云桂枝汤，今去芍药加附子，将息如前法。

【根据】太阳病，下之后，脉促胸满者，桂枝去芍药汤主之，若微恶寒者，桂枝去芍药加附子汤主之。

【参合】心脏衰弱的人，因为不能充分喷射血液，浅在层的毛细血管收缩，发生一时性的贫血，而因体温不够而恶寒。

【附注】本方作为强心剂用，可治疗诸衰弱症。

芍药甘草附子汤:芍药　甘草各三两（炙）　附子一枚（炮，去皮，破八片）

上三味，以水五升，煮取一升五合，去滓，分温三服，疑非仲景方。各三两，《玉函》作一两，非。《玉函》《千金翼》水五升，作水三升，无"疑非仲景方"五字，是。

【根据】发汗病不解，反恶寒者，虚故也，芍药甘草附子汤主之。

【参合】这也是心脏衰弱，体表层的毛细血管收缩的缘故。

【附注】腰神经痛，坐骨神经痛，关节强直等本方均适合。

炙甘草汤：甘草四两（炙）　生姜三两（切）　人参二两　生地黄一斤　桂枝三两（去皮）　阿胶二两　麦门冬半升（去心）　麻仁半升　大枣三十枚（擘）

上九味，以清酒七升，水八升，先煮八味，取三升，去滓，内胶烊消尽，温服一升，日三服，一名复脉汤。麻仁，《成本》作麻子仁，古本多如此。大枣，《成本》《玉函》作十二枚。

【根据】伤寒脉结代，心动悸，炙甘草汤主之。

【参合】心脏衰弱，血液减少，血压有低落之虞。心脏起着代偿性的搏动兴奋，因而一方自觉心悸亢进（动悸），一方面因血液不能够充盈脉管，心房尽管大起大落，而脉搏的波动依然不能够充分传达于桡骨动脉，忽止忽来，乍数乍疏，甚至歇止，而显呈一种不整脉和交互脉，这就叫作结代。

【附注】神经性心脏病，或心脏瓣膜病，心悸亢进，脉搏歇止，肺痿咳嗽，以及心脏性喘咳，老人及虚人津液干枯、大便秘结、支气管性喘息等，应用本方均效果良好。

干姜附子汤：干姜一两　附子一枚（生用，去皮，破八片）

上二味，以水三升，煮取一升，去滓，顿服。

【根据】下之后，复发汗，昼日烦躁不得眠，夜而安静，不呕不渴，无表证，脉沉微，身无大热者，干姜附子汤主之。

【参合】昼日烦躁不得眠夜而安静，这是神经衰弱，精神惫劳的表现，脉沉微，身无大热，这是心脏衰弱的本态了。

【附注】本方亦有镇痛止呕的作用。

附子汤：附子二枚（炮，去皮，破八片）　茯苓三两　人参二两　白术四两　芍药三两

上五味，以水八升，煮取三升，去滓，温服一升，日三服。

【根据】少阴病，得之二三日，口中和，其背恶寒者，当灸之，附子汤主之。少阴病身体痛，手足寒，骨节痛，脉沉者，附子汤主之。

【参合】心脏衰弱，氧化不足，因而背恶寒，如同时神经缺乏营养，便可能发类似风痹性的疼痛。

【附注】本方用于消化不良、慢性下痢、神经衰弱、胃运动不全、胃扩

张或弛缓、偻麻质斯神经痛等，均有良效。

四逆汤：甘草二两（炙）　干姜一两半　附子一枚（生用，去皮，破八片）

上三味，以水三升，煮取一升二合，去滓，分温再服，强人可大附子一枚，干姜三两。

【根据】少阴病，脉沉者，急温之，宜四逆汤。

【参合】脉沉多由于心脏衰弱，血压低落贫血的原故。

【附注】本方对于下痢、霍乱、吐泻的心脏猝衰效果颇著。

通脉四逆汤：甘草二两（炙）　附子大者一枚（生用，去皮，破八片）干姜三两（强人可四两）

上三味：以水三升，煮取一升二合，去滓，分温再服，其脉即出者愈，面色赤者，加葱九茎，腹中痛者，去葱，加芍药二两，呕者，加生姜二两，咽痛者，去芍药，加桔梗一两，利止脉不出者，去桔梗加人参二两，病皆与方相应者，乃服之。

【根据】少阴病下利清谷，里寒外热，手足厥逆，脉微欲绝，身反不恶寒，其人面色赤，或腹痛，或干呕，或咽痛，或利止脉不出者，通脉四逆汤主之。

【参合】这是胃肠机能和心脏同时衰弱的症候，面色赤是心脏极度衰弱的戴阳症。

【附注】本方颇有止吐的卓效。

小建中汤：桂枝三两（去皮）　甘草二两（炙）　大枣十二枚（擘）　芍药六两　生姜三两（切）　胶饴一升

上六味，以水七升，煮取三升，去滓，内饴，更上微火消解，温服一升，日三服，呕家不可用建中汤，以甜故也。

【根据】伤寒二三日，心中悸而烦者，小建中汤主之。

【参合】这是心脏性神经衰弱症，悸而烦，就是心悸亢进和心窝的压痛。

【附注】本方治衰弱人贫血腹痛，以及慢性腹膜炎颇著效。

茯苓四逆汤：茯苓四两　人参一两　附子一枚（生用，去皮，破八片）甘草二两（炙）　干姜一两半

上五味，以水五升，煮取三升，去滓，温服七合，日三服。

【根据】发汗，若下之，病仍不解，烦躁者，茯苓四逆汤主之。

【参合】这亦是心脏性的神经衰弱症。

【附注】本方用于慢性心脏症、肾脏炎、失神等。

茯苓甘草汤：茯苓三两　桂枝二两（去皮）　甘草一两（炙）　生姜三两（切）

上四味，以水四升，煮取二升，去滓，分温三服，《赵刻本》茯苓作二两，非，今据《玉函》改。

【根据】伤寒汗出而渴者，五苓散主之，不渴者，茯苓甘草汤主之。

【参合】这是心脏瓣膜病而胃中复有恶液质的停留。

【附注】本方于慢性肾脏炎，慢性胃病有良效。

2. 动脉血塞

桃核承气汤：桃仁五十个（去皮尖）　大黄四两　桂枝二两（去皮）甘草二两（炙）　芒硝二两

上五味，以水七升，煮取二升半，去滓，内芒硝，更上火微沸，下火，先食温服五合，日三服，当微利。

【根据】太阳病不解，热结膀胱，其人如狂，血自下，下者愈，其外不解者，尚未可攻，当先解其外，外解已，但少腹急结者，乃可攻之，宜桃核承气汤。

【参合】凡无菌性的血塞，每由闭塞的血管之不同，而发种种症状，肺动脉干或及主支闭塞时，患者可能突然以呼吸困难，全身苍白的心脏麻痹症致于死命。较小动脉的血塞，则起出血性肺梗塞，患者寒战发热，侧胸刺痛，呼吸困难，咳嗽咳痰，痰中混血液，竟或咳血而有肺炎的症状。脑动脉的血塞，则起脑积水，甚至有脑溢血样的发作。因脑里的血管，是终末动脉，并不和其他的血管吻合，而引起脑软化的原故。如腹主动脉由血塞而闭塞，则突觉两脚剧痛难堪，同时脚及下腹部知觉麻痹，皮肤苍白发紫，股动脉搏动消失，渐发水肿而终至坏疽，肠动脉虽有充分的吻合，但亦是终末动脉，血塞的时候，便觉得有一定部位的剧痛，呕吐频作，吐血吐粪，鼓肠下痢，终至虚脱而死。肾动脉血塞，则排血尿、蛋白尿，兼有剧烈的疼痛，由下腹向脚部放散剧痛，终至呕吐、尿闭、鼓肠、虚脱等。若四肢动脉血塞，则其末梢部脉搏停止，发剧痛，皮肤苍白厥冷，知觉钝麻肌肉运动麻痹，甚至强直，所闭塞的动脉是表在的，并有压痛，一二日后，且得触知硬索，脾动脉生血塞，则脾脏部有疼痛，该部的皮肤知觉尤温敏。桃核承气汤症，约为腹大动脉的血塞。

【附注】本方平血压，通经，及妇女因月经困难而致之腹胀痛，代偿月经性出血等，作用非常显著。

抵当汤：水蛭（熬）　䗪虫各三十个（去翅足，熬）　桃仁二十个（去皮尖）　大黄三两（酒洗）

上四味，以水五升，煮取三升，去滓，温服一升，不下更服。

【根据】太阳病六七日表症仍在，脉微而沉，反不结胸，其人发狂者，以热在下焦，少腹当硬满，小便自利者，下血乃愈，所以然者，以太阳随经瘀热在里故也，抵当汤主之。

【参合】少腹鞕满，为下肠间膜静脉起强度的血塞，求副支进行，向下腹壁大静脉逆流所发生的症状。因其郁积的血液，并不栓塞在膀胱，所以不现泌尿机能障碍而小便自利，与桃核承气汤相较，更为增进，彼则少腹急结，此则少腹鞕满，彼则如狂，此则发狂，彼则血自下，此则血不下。

【附注】本方用于肝脏病、门脉血塞、肥厚性子宫内膜炎、经闭等颇有效用。

抵当丸：水蛭二十个（熬）　䗪虫二十个（去翅足，熬）　桃仁二十五个（去皮尖）　大黄三两

上四味，捣分四丸，以水一升，煮一丸，取七合服之，晬时当下血，若不下者更服。《类聚方广义》云："余家用此方，右取四味为末，炼丸和，分为八丸，以温酒咀嚼下，日服二丸，四日服尽，不能酒服者，白汤送下。"

【根据】伤寒有热，少腹满，应小便不利，今反利者，为有血也，当下之，不可余药，宜抵当丸。

【参合】这个血塞，较抵当汤稍轻，因而少腹满而不硬，若比之"少腹急结"又稍重，所以减少抵当汤的分量，并改作丸，取其药力稍缓。

（五）泌尿生殖器病

1. 寡尿症

桂枝去桂加茯苓白术汤：芍药三两　甘草二两（炙）　生姜（切）　白术　茯苓各三两　大枣十二枚（擘）

上六味，以水八升，煮取三升，去滓，温服一升，小便利则愈，本云桂枝汤，今去桂枝加茯苓白术，按方名应为桂枝去芍药加茯苓白术汤，方中的

芍药，应是桂枝。徐大椿《伤寒类方》说："凡方中有加减法，皆佐使之药，若去其君药，则另立方名，今去桂枝而仍以桂枝为名，所不可解。"成无己说："与桂枝以解外，加茯苓白术利小便。"《医宗金鉴》云："去桂当是去芍药，此方去桂，将何以治头项强痛发热无汗之表乎，论中有脉促胸满汗出恶寒之证，用桂枝去芍药加附子汤主之，去芍药者，为胸满也。此条证虽稍异，而其满则同，为去芍药可知矣。"因此，煮服法中，"今去桂枝"句，当作今去芍药，《脉经》有此条文，术上无白字。苏颂云："古方云术者，皆白术也。"喜多村《伤寒疏义》说："术分赤白，仿见陶弘景《本草经集注》，所谓赤术，即苍术也，盖仲景之时，未曾有苍白之分，《素问·病能论》云：泽泻术各十分，《本草经》亦只称术，不分苍白，此后人所加，明矣。"

【根据】服桂枝汤，或下之，仍头项强痛，翕翕发热无汗，心下满微痛，小便不利者，桂枝去桂加茯苓白术汤主之。

【参合】健康人一昼夜的尿量，为 1 ~ 1.5 公升，少于此者，便叫作寡尿症，常因急性热病、下利、呕吐、发汗等身体水分丧失而发，心下满微痛，如因小便不利而发，可能为蓄积性尿毒症的症状。

2. 尿毒症

当归四逆加吴茱萸生姜汤：当归三两　芍药三两　甘草二两（炙）　桂枝三两（去皮）　细辛三两　生姜半斤（切）　吴茱萸二升　大枣二十五枚（擘）　通草二两

上九味，以水六升，清酒六升，和煮取五升，去滓，温分五服。《玉函》《千金翼》吴茱萸并作二两，并用水酒各四升。

【根据】手足厥寒，脉细欲绝者，当归四逆汤主之，若其人内有久寒者，当归四逆加吴茱萸生姜汤主之。

【参合】真性尿中毒症，因心脏肥大，体温多低降，脉搏细速不整，因为泌尿机能严重的障碍，所以用通草细辛等利尿药。

【附注】本方亦用于冲心性脚气病、子痫、胃扩张等。

3. 肾脏炎

当归四逆汤：当归三两　桂枝三两（去皮　芍药三两　细辛三两　甘草二两（炙）　通草二两　大枣二十五枚（擘，一法十二枚）

上七味，以水八升，煮取三升，去滓，温服一升，日三服，细辛三两《玉函》作一两。

【根据】手足厥寒，脉细欲绝者，当归四逆汤主之。

【参合】《类聚方广义》云："当归四逆汤治疝家发热恶寒，腰腹挛痛，腰脚拘急，手足寒，小便不利者，兼用消块。"这完全是慢性肾脏炎的心脏衰弱症，当归四逆汤的主要作用，在畅通血循环，加强利尿机能。

【附注】本方用为易患冻疮的预防剂，效果良好。

五苓散：猪苓十八铢（去皮）　泽泻一两六铢　白术十八铢　茯苓十八铢　桂枝半两（去皮）

上五味捣为散，以白饮和服方寸匕，日三服，多饮暖水，汗出愈，如法将息。

【根据】太阳病发汗后，大汗出，胃中干，烦躁不得眠，欲得饮水者，少少与饮之，令胃气和则愈，若脉浮，小便不利，微热消渴者，五苓散主之。中风发热，六七日不解而烦，有表里证，渴欲饮水，水入则吐者，名曰水逆，五苓散主之。

【参合】肾脏炎症，不仅泌尿机能障碍，亦且分泌机能障碍，便构成了五苓散的主症。

【附注】本方药力和平，功效可靠，凡心脏瓣膜病之浮肿，急性胃肠炎症之口渴、呕吐、水肿、下痢等，均可应用。

真武汤：茯苓三两　芍药三两　白术二两　生姜三两　附子一枚（炮，去皮，破八片）

上五味，以水八升，煮取三升，去滓，温服七合，若咳者，加五味子半升，细辛一两，干姜一两，若小便利者去茯苓，若下利者去芍药，加干姜二两，若呕者，去附子加生姜，足前为半斤。白术《外台》作三两，"为半斤"下，《千金翼》更有十一字云："利不止便脓血者，宜桃花汤。"钱氏注引武陵陈氏，皆谓加减法非仲景原文，是。因为咳加五味生姜尚无不可，若去掉茯苓、白术、附子，便无以强心排尿，无从叫作真武汤了。

【根据】少阴病，二三日不已，至四五日腹痛，小便不利，四肢沉重疼痛，自下利者，此为有水气，其人或咳，或小便不利，或下利，或呕者，真武汤主之。

【参合】这是心脏衰弱性肾脏炎，肾脏泌尿机能障碍，尿液停潴，因而腹满而小便不利，小便不利则尿液中水分盐类加多，流滞肌肉，便发四肢疼痛沉重，水注入肠便下利，上凌肺脏便喘咳。

【附注】本方效果可靠。

4.急性膀胱炎

猪苓汤方：猪苓（去皮）　茯苓　泽泻　阿胶　滑石（碎）各一两

上五味，以水四升，先煮四味，取二升，去滓，内阿胶烊化，温服七合，日三服。

【根据】若脉浮，发热，渴欲饮水，小便不利者，猪苓汤主之。阳明病，汗出多而渴者，不可与猪苓汤，以汗多胃燥，猪苓汤复利其小便故也。

【参合】本病常有一过性之中等发热，尿意频数，妨碍睡眠，排尿时且疼痛。排尿之末，亦常见血液，因而《类聚广义方》谓猪苓汤治淋疾点滴不通，阴头肿痛，《方机》谓治小便淋沥，或便脓血，《方极》谓治小便不利若淋沥，都是对本病的经验之谈。

【附注】本方治血尿，效颇好。

（六）神经系疾病

1.神经衰弱

桂枝甘草汤：桂枝四两（去皮）　甘草二两（炙）

上二味，以水三升，煮取一升，去滓，顿服。

【根据】发汗过多，其人叉手自冒心，心下悸，欲得按者，桂枝甘草汤主之。

【参合】心脏性神经衰弱症，经常发心悸亢进，心动缓慢，心动不整，心内苦闷或疼痛等，因而便欲得按。

黄连阿胶汤：黄连四两　黄芩二两　芍药二两　鸡子黄二枚　阿胶三两（一云三挺）

上五味，以水六升，先煮三物，取二升，去滓，内胶烊尽，小冷，内鸡子黄，搅令相得，温服七合，日三服，黄芩二两，《玉函》《成本》《千金翼》《外台》并作一两，当是。阿胶三两，《千金翼》作三挺，《外台》作三片。水六升，《玉函》《成本》并作五升。

【根据】少阴病得之二三日以上，心中烦，不得卧，黄连阿胶汤主之。

【参合】本病患者的神经症状，主要为头痛，头部紧约，头内朦胧，不眠健忘，多梦，背部、腰部、胸部等处，亦觉轻微疼痛，这些都是由于衰弱的过敏现象。

【附注】本方效果可靠，用于热淋、尿道炎、肠结核等亦很好。

2. 脏躁病或希斯忒利亚症

茯苓桂枝甘草大枣汤： 茯苓半斤　桂枝四两（去皮）　甘草二两（炙）大枣十五枚（擘）

上四味，以甘澜水一斗，先煮茯苓，减二升，内诸药，煮取三升，去滓，温服一升，日三服。作甘澜水法，取水二斗，置大盆内，以杓扬之，以上有珠子五六千颗相逐，取用之。

【根据】发汗后，其人脐下悸者，欲作奔豚，茯苓桂枝甘草大枣汤主之。

【参合】本病的知觉过敏症，皮肤及外阴部膣腔等黏膜，知觉常过敏，而温觉痛觉尤甚。皮肤瘙痒，且背部等肌肉痛觉过敏，股膝等关节发神经痛，其胃、肝、肾、膀胱、卵巢、阑尾等，亦觉疼痛，间有乳房、脊柱、卵巢部等处有疼痛性压痛点，试压迫，便诱起发作，或使之消散，这便是所谓脏躁病带，亦即旧说的奔豚。至于知觉异常症，则有皮肤知觉异常，常有冷、温及蚁走等感觉，以及内脏的胸内苦闷，心悸亢进，心动休止，呼吸困难等症状。又有觉下腹有球状物，上达颈部，而止于咽头，颈部者，这便是所谓脏躁病球，亦即旧说的奔豚。

【附注】心瓣膜病水肿，本方亦适用。

茯苓桂枝白术甘草汤： 茯苓四两　桂枝三两（去皮）　白术　甘草（炙）各三两

上四味，以水六升，煮取三升，去滓，分温三服。白术，《金匮》及《玉函》作三两，三服下，《玉函》有小便即利四字。

【根据】伤寒若吐若下后，心下逆满，气上冲胸，起则头眩，脉沉紧，发汗则动经，身为振振摇者，茯苓桂枝白术甘草汤主之。

【参合】本病的运动障碍，常发震颤，虽大小缓急强弱各有不同，而常呈间歇样发作，身为振振摇，便是震颤发作的症状。

【附注】本方亦用于心瓣膜病、慢性胃疾患等。

柴胡桂枝干姜汤：柴胡半斤　桂枝三两（去皮）　干姜二两　栝楼根四两　黄芩三两　牡蛎二两（熬）　甘草二两（炙）

上七味，以水一斗二升，煮取六升，去滓再煎，取三升，温服一升，日三服，初服微烦，复汗出便愈。

【根据】伤寒五六日已发汗，而复下之，胸胁满，微结，小便不利，渴而不呕，但头汗出，往来寒热，心烦者，此为未解也，柴胡桂枝干姜汤主之。

【参合】这是脏躁病"小发作"的一般症状，尚不可谓为主症，其主症仍在呻吟、哄笑、涕泣、妄想、幻觉、全身震颤、心悸亢进、颜面潮红或苍白也。

【附注】本方用于肋膜炎、腹膜炎等效力尤佳。

（七）运动器病

肌痛及肌肉倭麻质斯症

桂枝加芍药生姜各一两人参三两新加汤：桂枝三两（去皮）　芍药四两　甘草二两（炙）　人参三两　大枣十二枚（擘）　生姜四两

上六味，以水一斗二升，煮取三升，去滓，温服一升，本云桂枝汤，今加芍药生姜人参。

【根据】发汗后，身疼痛，脉沉迟者，桂枝加芍药生姜各一两人参三两新加汤主之。

【参合】本症以肌肉疼痛为主症，急性者常于某肌肉或肌群突发电击样的剧痛，运动压迫则尤急烈，慢性症则身体疼痛常不固定于一局部，而出没无常，此起彼伏，气候不良则加剧，天朗气和则轻快。

三、药理的分类和药物混合作用的说明

上《伤寒论》八十四方，用药不过七十六种，计植物药五十八种，动物药一种，矿物药六种，其他类的两种药，就其个别的药理作用，分类如下。

（一）作用于体温调节的药物

解热药　解热药的作用，是使异常的兴奋的温热中枢归于镇静，所以有将其调节标准回复于正常的功效。细辛、葛根、麻黄、知母、石膏、柴胡、秦皮、茵陈、鸡子黄、栝蒌根、豆豉。

（二）作用于末梢神经的药物

1. 麻痹知觉神经的药物　局部麻醉药，最初刺激知觉神经，感觉疼痛，随后就起知觉麻痹。附子。

2. 麻痹运动神经的药物　麻痹运动神经的末端，使运动末梢肌中的呼吸肌麻痹，能起到合理的镇痛作用。厚朴。

（三）作用于呼吸器系统的药物

1. 呼吸镇静药　呼吸肌受到障碍，引起呼吸困难时，便当用镇静剂而回复其正常的呼吸作用。杏仁、乌梅、桃仁。

2. 镇咳药　减少咳嗽中枢的兴奋性，而收到抑制的作用，这便是镇咳的效能。甘草、贝母、莞花。

3. 驱痰药　气道的分泌极其稠黏而咯出困难时，便要用溶解性祛痰药，促进分泌，稀释其分泌物。如分泌物比较多而不易咯出时，便要用刺激性或恶心性祛痰药。还有分泌太多，为要加以抑制，且预为防腐起见，便要用分泌抑制的驱痰药。半夏、旋覆花、桔梗、麦门冬、瓜蒌实。

（四）作用于消化器的药物

1. 健胃药

（1）**苦味健胃药**：苦味药能增进食欲，促进消化，反射使胃腺的机能及胃的分泌亢进，胃的运动也因而加速，它除对口腔有苦觉感外，在胃肠并无吸收的作用，也不呈局部刺激现象，而无充血炎症流弊。黄柏、黄连、黄芩、猪胆。

（2）**辛香性健胃药**：辛香健胃药，含有刺激性物质，能刺激胃肠黏膜，引起充血而亢进其机能、分泌及运动，且其吸收亦变为迅速。生姜、干姜、薤白。

（3）**芳香性健胃药**：这类药都含挥发油，刺激消化器黏膜，消化液的分泌亢进，同时嗅觉也发生兴奋而收到增进食欲的功效。桂枝、枳实、吴茱萸、白术。

2. 泻下药　泻下药直接使肠的蠕动亢进，或限制正常的再吸收，或竟增加肠的分泌，将内容物化成液状，使其容积增大，间接亢进其蠕动，而达泻下的目的。

（1）**植物性下剂**：大黄、巴豆、大戟。

（2）**盐类下剂**：芒硝。

3. 制泻药（肠收敛）　肠收敛药，以含有鞣酸的生药，远胜于纯粹的鞣酸，这种生药因与胶样质结合而被包裹，不但妨碍吸收，而且无害于胃，到达肠的下部，方始发挥作用，最为妥当。白头翁、赤石脂、禹余粮。

4. 催吐药　凡直接作用于呕吐中枢，和由反射的作用而达呕吐中枢使其兴奋时，均有促使其呕吐的作用。瓜蒂。

5. 制吐药　凡能麻醉或抑制呕吐中枢的都能制止呕吐。半夏。

（五）作用于肾脏机能的药物

利尿药　利尿药所以能起利尿作用的原理，是在于肾脏的血液循环旺盛或抑制细尿管的再吸收，又或亢进肾脏分泌细胞的机能，更或使血液水分增多。赤小豆、梓白皮、麻仁、葶苈子、甘遂、芫花、茯苓、通草、猪苓、泽泻。

（六）作用于生殖器官的药物

子宫收缩药　能制止子宫内出血，分泌过多，及其他有出血性的分娩后子宫无力，复旧不全等。芍药、当归、阿胶、水蛭、䗪虫。

（七）作用于血液及造血脏器的药物

1. 补血药　能供给血色素的必要原料，和促进血色素的形成，都叫作补血药。生地黄。

2. 止血药　能直接使血液凝固或使局部血管收缩，而能制止出血的药物，统称为止血药。文蛤、人尿、牡蛎、苦酒。

（八）作用于新陈代谢的药物

1. 变质药　变质的药物，是影响于细胞的新陈代谢机能，变更体液之集成，以达治愈各种疾病的目的。也就是说变质的意义，在先使病的细胞破坏，然后再唤起健全细胞的新生。连翘。

2. 尿酸症药　尿酸性素酸能成为尿酸结石、痛风等营养病，为使痛风发作时疼痛减轻，或抑制尿酸的形成，又使体中的尿酸溶解，凡适于上列各种的目的而使用的药物，统称为尿酸症药。滑石。

3. 滋补药　滋补药为供病人或健康者身体上补助之用，其性质当具备易于消化、并易吸收的两种条件，而含有丰富的蛋白质、矿水化合物、脂肪类、维生素、甘味质等。大枣、人参、粳米、猪肤、鸡子白、五味子、胶饴。

（九）作用于病原的药物

驱虫药　驱虫药为用以驱除肠管内寄生虫的药物。蜀椒、葱白。

（十）作用于皮肤及黏膜的药物

消毒药　消毒药，有消毒及防腐的作用，在稀薄的状态下有抑制细菌的作用，在浓厚的分量中，就能致细菌的死灭。栀子。

以上不过是原则上的分类，数种中药配为一剂，效果往往良好，这是说明有它的一定的混合作用的。王克锦氏说："如用其有效的一种，或抽出其赝碱而用时，则效力大减，这是药物的不同成分，相互助长，相互抑制的具体表现。我们理想的制剂，是相互助长其医疗作用，相互抑制其毒作用，如两种以上解热药混合应用，即合乎此目的。"同时"药物对于人体组织细胞有特殊的选择性（亲和力），所以不同的药物，才能达到不同的作用，它能使人体蛋白体的运动形态发生变化，并不是药物在体内的附加。我们治疗疾病是完全依靠人体的自力更生，用药的目的也是为了提高生理的战斗力，如普通所说的生长肌肉……等等，对人体起直接作用的药物根本没有。就以效力确实的磺胺剂来说，它也不过只是抑制微生物在人体内的发育，杀菌的作用还是要赖人体自己的力量，在实验室能杀死微生物的药物，在人体就不能用到杀菌的浓度，如用到杀菌浓度则人体细胞也要遭受破坏，使人体与微生物两败俱伤，至于生长肌肉，那是人体细胞的增殖修补，与药物无甚关系。"于此，中药的混合药剂之所以有它的一定的治疗作用，能够解决问题，便可以明白一大半了。

中医对痢疾的认识和治疗

（1954 年）

"痢疾"在中医临床上并不陌生，而且有相当悠久的历史，最迟已见之于《内经》，这说明中医在两千多年前已有关于痢疾的记载。如《素问·至真要大论》中云："少腹痛，下沃赤白。"又云："火淫所胜……民病注泄赤白，少腹痛，溺赤，甚则血便。"《释名》（公元 125 年以前）中云："泄利言其出漏泄而利也，下重而赤白曰滞，言厉滞而难也。"《广韵》云："瘪、赤白利，亦作胨。"《玉篇》云："瘪，竹世切，赤白痢也。"从这些小学文献、中医文献来看，周秦时期已有关于痢疾的记载。周秦以后，可说没有一个时代没有痢疾的记载。《难经》中说："大瘕泄者，里急后重，数至圊而不能便。"《伤寒论》中载："少阴病下利，便脓血。"《中藏经》中载："病肠癖者，下脓血，病人脉急皮热，食不入，腹胀，目瞪者死。"著《备急千金要方》的孙思邈本人就害过多次痢疾，他说："余立身以来，三遭热痢，一经冷痢，皆日夜百余行，乃至移床就厕，其困笃如此。"唐宋以后，更是指不胜屈，这些文献是否可以认为是今日所言之痢疾呢？这不能不说是个问题，兹从下列两方面来讨论。

一、中医学对痢疾的认识

中医学虽然没有掌握实验诊断之手段而发现痢疾杆菌，但对"痢疾"的认识与西医学的认识还是可以沟通的。中医学在长期地与疾病作斗争的实践中，抓住了痢疾发病病因和症候特征，至今仍为中医诊断痢疾的原则和准绳。

（一）痢疾的病因

痢疾与饮食有关。《诸病源候论·杂痢候》中说："皆由饮食不节，冷热不调，胃气虚故变易。"《诸病源候论·不服水土痢候》中说："必因饮食以入肠胃，肠胃不习，便为下痢。"《诸病源候论·痢兼烦候》中说："因饮食不节，胃肠虚弱，邪气乘之，则变为痢。"这些都说明痢疾的致病是由"口"而入的，即与饮食有关。

痢疾病原体是虫毒之类。《诸病源候论·久水谷痢候》中说："凡诸虫在人腹内，居肠胃之间，痢则肠胃虚弱，虫动侵食。"《诸病源候论·蛊注痢候》中说："有湿毒之气伤人，随经脉血气渐至于脏腑，大肠虚者，毒气乘之，毒气夹热与血相搏，则成血痢也。毒气侵蚀于脏腑，如病蛊注之家，痢血杂脓，瘀黑有片如鸡肝，与血杂下是也。"可见古人已经认识到"虫毒"是导致痢疾的病因之一，只是没有指出是"阿米巴原虫"就是了。

感冒可以成为痢疾的诱因。《诸病源候论·水谷痢候》中说："为风邪所伤，客于肌肉之间，后因脾胃气虚，风邪又乘虚而进入于肠胃，其脾气弱则不能克制水谷，故糟粕不结聚而变为痢也。"《诸病源候论·痢后虚烦候》中说："夫体虚受风冷，风冷入于肠故痢。"

痢疾有流行性与传染性。《诸病源候论·脓血痢候》中说："所以夏月多苦脓血痢，肠胃虚也，秋诊其脾脉微涩者，为内溃，多下血脓。"可见古时夏秋两季、潮湿的气候都有利于痢疾的流行。

（二）痢疾的临床表现

"腹痛"是痢疾主要的临床表现之一。《素问》中云："厥阴之胜，少腹痛，注下赤白。"《难经》中云："大便色白，肠鸣切痛。"《备急千金要方》中云："下痢而腹痛满，为寒实。"《诸病源候论》中云："风冷入于肠胃，则痢后腹痛。"

"里急后重"也是痢疾主要的临床表现之一。《难经》中云："大瘕泄者，里急后重，数至圊而不能便。"《仁斋直指方论》中云："痢出于积滞……下坠里急，乍起乍止，日夜凡百余度。"

"大便异常"是痢疾主要的临床表现之一。《仁斋直指方论》中云："泄痢无已，其后变作白脓，点滴而下。"《诸病源候论》中云："其洞泄者，痢无度也……下白沫。"此为对脓汁便的描述。《诸病源候论》中云："肠垢者，肠间津汁垢腻也。由热痢蕴积，肠间虚滑，所以因下痢而便肠垢也。"这是对黏液便的描述。《素问》中云："肠澼下脓血。"《金匮要略》中云："下利脉数而渴者，必圊脓血。"这是对血液便的描述。《素问》中云："风湿交争……民病……注下赤白"。《中藏经》中云："五液注下，为五色注下利也。"《诸病源候论》中云："重者状如脓涕而血杂之，轻者白脓上有赤脉薄血，状如鱼脂脑，世谓之鱼脑痢也。"这是对带有黏液、血液、脓汁等腥臭便表现的描述。

"小便赤黄"是痢疾常见的伴有症之一。刘完素在谈泻痢表现时说："小便赤黄而或涩者，热证也。"（《素问玄机原病式》）

二、中医治疗痢疾的方法

（一）痢疾的治疗原则

刘河间认为：治痢宜和血勿伤血，和血则便脓自愈；调气勿破气，调气则后重自除。（《素问病机气宜保命集·泻痢论》）喻嘉言治痢法律有三条：凡治痢不分标本先后，概用苦寒者，医之罪也；治痢不审病情虚实，徒执常法，自恃专门者，医之罪也；凡治痢不分湿热所受多寡，辄投合成丸药误人

者，医之罪也。（《医门法律·痢疾论》）

刘河间治疗痢疾强调和血、调气的办法，旨在增加机体的抵抗力，有助于对痢疾的治疗，不能用伤血、破气有损人体机能的办法来取快一时，助长了疾病的发展机势，反而得不到彻底的解决。喻嘉言所说的"标本先后""病情虚实""湿热多寡"等道理，是从病人机体的整体方面来观察、诊断的，不限于对局部病变的分析，把"标本""虚实"看作是矛盾的两个方面，以对立统一观来认识生理与病理的关系，灵活地进行治疗，这对中医的临床是具有指导意义的。

（二）痢疾的辨证施治

1. 痢疾表证阶段的辨治

痢疾的表证阶段是正邪相互对抗的阶段，其全身表现有恶寒、发热、头痛、身痛等症。宜用"微汗和解法"或"升散法"治疗，以鼓舞人体正气来增加抵抗力，借以减轻病邪的危害性，轻者可以因此一药而愈。

（1）微汗和解法治痢用方

败毒散（宋《太平惠民和剂局方》）：党参、羌活、独活、柴胡、前胡、川芎、枳壳（麸炒）、桔梗（炒）、赤茯苓各一钱，甘草五分（炙），陈苍术一撮；煎。

小柴胡汤（汉《伤寒论》）：柴胡八钱，大枣十二枚，半夏四钱，生姜三钱，人参三钱，黄芩三钱，甘草三钱。

（2）升散法治痢用方

苍术防风汤（金·张洁古方）：苍术四两（去皮），防风五钱，麻黄一两；研为细末，每服一两，加生姜七片，煎服。

胃风汤（宋《易简方》）：党参、白茯苓（去皮）、川芎、肉桂、当归（去苗）、白芍药（炒）各等分；研为粗散，每服二三钱，清水煎一大盏，加粟米一百粒，煎至七分服。

2. 痢疾里证阶段的辨治

痢疾里证阶段，肠胃被病毒侵袭，其表现为腹痛、里急后重、小便短少，宜用"和中疏气法"，也就是健胃、利尿、镇痛等调整肠胃机能的方法。下分列数种治法。

（1）除湿利水法治痢用方：除湿、利水，旨在增加肠道的吸收和抗炎作用。

导水丸（明《证治准绳》方）：大黄、黄芩、滑石、牵牛头末，各等分；共研细末，水泛为丸，如梧桐子大，每服二三十丸。

（2）解郁健胃法治痢用方：解郁、健胃，旨在帮助修复胃肠功能。

和中丸（金·李东垣方）：干姜、甘草、陈皮各一钱，木瓜一枚，人参、白术各三钱；研末水泛为丸，每服三钱。

（3）消积滞健胃法治痢用方：消积滞、健胃，有弛缓平滑肌痉挛的作用。

脾积丸（明《证治准绳》方）：蓬莪术三两，京三棱二两，青皮（去白）一两，高良姜（同莪术、三棱用米醋一升，于瓷瓶内煮干，乘热切熔）、南木香、百草霜各五钱，皂角三大锭；研为细末，用巴豆五钱去壳，研如泥，渐入药末研和，面糊为丸，如麻子大每服五十丸，加至六七十丸，橘皮煎汤送下。

（4）散冷积法治痢用方：散冷积，有亢奋神经的作用。方用苏感丸，即苏合香丸与感应丸合用。

苏合香丸（宋《太平惠民和剂局方》）：苏合香油五钱，丁香、安息香、青木香、白檀香、沉香、荜茇、香附子、诃黎勒、乌犀角屑、朱砂各一两，薰陆香、龙脑各五钱，麝香七钱五分；研细炼白蜜和丸，如芡实大，每服一丸。

感应丸（宋《太平惠民和剂局方》）：南木香、肉豆蔻、丁香各一两五钱，干姜一两，巴豆七十粒，杏仁一百四十粒，百草霜二两，黄蜡六两；酒一升，清油一两，煮蜡化药末为丸，如梧桐子大，每服三十丸。

（5）泻湿热法治痢用方：泻湿热，有消炎、利尿、抑菌的作用。

元青膏（金《宣明论方》）：黄连、黄柏、大黄、甘遂、芫花（醋拌炒）、大戟各半两，牵牛四两（取末二两），轻粉二钱；为末、水丸、小豆大，初服十丸，每服加十丸，日三服，快利后，常服十五至二十丸，病去为度。

（6）缓急法治痢用方：缓急，即缓解后重窘迫症状，有消炎、镇痉的作用。

木香槟榔丸（元《卫生宝鉴》方）：木香、槟榔、枳壳（麸炒）、青皮（去白醋炒）、陈皮（去白炒）、蓬莪茂（煨）、黄连（吴茱萸炒）各一两，黄柏（去皮酒炒）、香附（醋炒）、大黄（酒蒸）各三两，牵牛头（研末）四两；朴硝泡水和丸，如豌豆大，每服三五十丸，以利为度。

3. 寒证痢疾的辨治

痢疾之属寒证者，症见脉搏沉弱、腹痛，宜用"温里法"。

干姜附子汤（汉《伤寒论》方）合五苓散（汉《伤寒论》方）：干姜一两，生附子一枚，茯苓（去皮）、猪苓、白术（土炒）各十八铢，泽泻一两（去粗皮），桂枝五钱（去粗皮）。

浆水散（金·张洁古方）：半夏二两（醋炒），高良姜（醋炒）二钱五分，干姜（炮）、肉桂、甘草（炙）、附子（炮）各五钱；研为细末，煎水服。

4. 热证痢疾的辨治

痢疾之属热证者，是病毒亢盛，血循环亦加快。症候主要表现为：口渴、肛门灼热且下坠异常痛甚、便色紫黑或夹杂脓血，常法为"凉血解毒"。

四物加槐花黄连粟壳汤（金《保命集》方）：当归半两，生地一两，白芍六钱，川芎四钱，槐花一两，黄连七钱，粟壳（醋炒）四钱。

桃滑汤（元·朱丹溪方）：桃仁（打碎）一两，滑石一两五钱，黄芩八钱。

5. 虚证痢疾的辨治

痢疾之属虚证者，主要表现为人体机能的减退和体液的耗竭。症见力倦乏气、虚坐努责、体虚气弱，宜用"补气固本"法，这是增加体液来提高人体机能的办法。

十补汤（宋《易简方》）：党参、茯苓（去皮）、川芎、肉桂、当归、白芍（炒）、白术、熟地、黄芪、甘草（炙）各等分。

固肠丸（明《证治准绳》方）：党参、苍术（米泔汁浸一宿）、茯苓、木香、诃子肉（煨）、乌梅肉、肉豆蔻（面裹煨）、罂粟壳各等分；研末，面糊为丸，如梧子大，每服四十丸。

6. 实证痢疾的辨治

痢疾之属实证者，是病毒内侵，消化道尤其是肠道极度紧张。症见腹胀疼痛、坚硬痞满，甚或肛热、口渴，宜用"洗涤导滞"法，减轻毒素对肠道刺激的方法之一。

大承气汤（汉《伤寒论》方）：大黄三钱，厚朴八钱，枳实五钱，芒硝三钱。

石顺丸（明·张景岳方）：大黄一斤，牙皂（炒黄）一两六钱；为末，用汤浸饼，捣丸绿豆大，每用五分至一钱。

7.痢疾伴有症辨治

痢疾"腹痛"严重者，可用镇痛法缓解。

芍药甘草汤（汉《伤寒论》方）：白芍、甘草各等分。体虚酌加当归、白术，恶寒加桂枝，恶热、痛甚加黄柏。

痢疾腹泻严重者，用燥湿法治疗，即芳香健胃利水法，方用平胃散合五苓散。

平胃散（宋《太平惠民和剂局方》）：厚朴五两，陈皮、甘草各一两，苍术八两。

五苓散（汉《伤寒论》方）：茯苓（去皮）、猪苓、白术（土炒）各十八铢，泽泻一两，桂枝五钱。

痢疾小便不利严重者，用"育阴利水法"缓解，调整肠道机能以增加体液。

黄连阿胶丸（宋《太平惠民和剂局方》）：黄连三两，阿胶一两，茯苓二两；研末、水和丸梧子大，每服三十丸。

以上是痢疾表、里、寒、热、虚、实的辨证方法，至于"腹痛""腹泻""小便不利"，这是中医学辨治痢疾的三个着眼点，因此亦提出来仅供参考。

中医对黄疸病的认识和治疗

（1954 年）

一、中医学治疗的基本特点

"中医"是经验医学，是中国人在与疾病做斗争的过程中创建的，具有悠久的历史。中医学对疾病的处置，是以各种症候表现为依据来制定治疗方案的，中医学叫作"辨证论治"。这种治疗方法，基本上是以调动人体对抗疾病的潜能为主要目标的，是有一定规律可循的。

《伤寒论》中云："观其脉证，知犯何逆，随证治之。"一千多年来，这成为中医临床的理论性纲领。"随证治之"的意思是依据不同的证候给以相应的治疗，如几个有关系的症状同时出现的时候，或是某种证候的症候群出现的时候，或同一证型的症候群在病情发展中有所变化（增加或减少了其中某一个或几个症状）的时候，或是由一种症候群变化成另一种症候群的时候，便施行相应的治疗，这就是中医治疗的基本方法。这种治疗方法的目的，不完全是为了消除或减轻某一个或几个症状表现，而是依据临床的症状表现及其变化，去认识疾病病理过程中人体的某种生理机转，从而用适当的方药来扶持这种生理机转。当生理机转的趋势对病因的消除具有积极意义时，所用方药就要支持这种趋势的发展，以达到消除病因的目的；当生理机转表现出危及生命的趋向时，所用方药就要阻止危机的发生而使患者转危为安。

例如对"发烧"的患者，其退热的方法绝不是仅限于"解热镇痛"一途，最少有发汗、清凉、滋养等三种不同的方法。"发汗"退热，适用于急性热病的初期，"麻黄""西河柳"等便是这一类的药物；"清凉"退热，适用于急性热病的极期或高热期，"石膏""蚯蚓"是这一类药物的代表；"滋养"退热，适用于慢性病的消耗性发热，"青蒿""鳖甲"等效用颇著。

"随证治之"的治疗方法，主要是为了支持有利于治愈疾病的生理机转，所有的症状将随疾病的向愈而趋于消失，这和单纯针对症状所谓特效疗法截然不同。今天我代表中医学会应邀出席这个研讨会，来讨论以"茵陈蒿"为主治疗传染性肝炎的问题，就是依据这个精神来向大家请教的。

二、中医学对黄疸病的认识

中医学不讲病理解剖，是从疾病的症候群入手来认识疾病的本质的。以黄疸病而论，中医学没有阻塞性黄疸、肝原性黄疸、传染性肝炎、中毒性肝炎、急性黄色肝萎缩、亚急性黄色肝萎缩、滞留性、溶血性、无胆色尿性等概念，中医学从病因方面仅分列了谷疸、酒疸、女劳疸等三种，当然这不是以病理解剖作为根据的，属于臆测的假说范畴。据《金匮要略》中记载："风寒相搏，食谷即眩，谷气不消，胃中苦浊，浊气下流，小便不通，阴被其寒，热流膀胱，身体尽黄，名曰谷疸。额上黑，微汗出，手足中热，薄暮即发，膀胱急，小便自利，名曰女劳疸。……心中懊恼而热，不能食，时欲吐，名曰酒疸。"依据文献描述，"谷疸"与十二指肠病变所发生的阻塞性黄疸近似；"酒疸"与中毒性肝炎的表现近似；"女劳疸"与阿狄森氏病的色素沉着近似，中医学解释女劳疸多谓"肾虚"，而中医的"肾"含有副肾腺一类内分泌的功能。

至于黄疸和肝脏的关系，中医学文献中少有记载。只在《诸病源候论》中有"五色黄候"的记载，其中的责于"脾移热于肝"者，不发"黄"而发"青"，因"肝色青也"，据五行气味推导而来，殊不足信。惟有《素问·玉机真藏论》中说："肝传之脾，病名曰脾风，发瘅、腹中热，烦心，出黄。"这段话是在描述肝脏的病变可以出现黄疸。

至于传染性肝炎的传染路径，与患者的直接接触和呼吸道传染虽不能完全排除，但多与疫水或被污染的食物有关，其感染途径主要以胃肠道为最多见。《诸病源候论·黄疸候》中云："黄疸之病，此由酒食过度，腑脏不和，水谷相并，积于脾胃，复为风湿所搏，瘀积不散，热气郁蒸，故食已如饥，令身体、面目、爪甲及小便尽黄，而欲安卧。"这一记载与今之黄疸的表现基本是一致的。

三、中医学对黄疸病的诊治

中医学对黄疸病的诊断，仍是以症候群的表现为依据的，兹就《金匮要略方论》所载，列述如下。

1. 黄疸病表现

关于黄疸病的临床表现，《金匮要略方论》中记载：黄疸病症见食谷即眩、谷气不消、胃中苦浊、腹满欲吐、心中不安、日晡所发热、欲自利、腹痛而呕等。从这些症候综合起来分析，胃口不开、呕吐、下利、上腹部不舒畅等消化不良的表现，为黄疸病的前驱症；其次为发热、烦喘、手足心热、一身尽黄、其脉浮弱或沉或迟，这是黄疸初期的表现，其中描述了脉数不随热而增加的现象；又其次为胸腹满、小便不利而赤等，这与肝脾肿胀有关，这里所说的"尿赤"应是茶色尿。

2. 黄疸病病程

关于黄疸病病程，《金匮要略方论》中记载：黄疸之病当以十八日为期，治之十日以上瘥，反剧为难治。这可能是较轻的黄疸，因为一般的过程，并不只此。

3. 黄疸病预后

关于黄疸病预后，《金匮要略方论》中记载：疸而渴者其疸难治，疸而不渴者其疸可治；发于阴部，其人必呕，发于阳部，其人振寒而发热。疸而渴甚，可能是体液的过度衰竭，唾腺丧失了分泌的作用，因而预后不良；疸而不渴，是生理机能和体液尚好的表现，所以预后较佳；发于阴者是指病在里，发于阳者是指病在表，中医向以恶寒、发热为表证，以呕吐为里证。

4. 黄疸病治法

关于黄疸病的治法，《金匮要略方论》中记载：用吐、下、汗、利、补等方法治疗黄疸病。

吐法，适用于诸黄症见心中热、欲吐者，方用瓜蒂散（瓜蒂、赤豆、秫米）。

下法，适用于症见壮热、腹满之热在里者，当下之，方用硝石矾石散；若见心中懊恼或热痛，宜用栀子大黄汤（栀子、大黄、枳实、豉）主之；若腹满之表和里实者，当下之，宜用大黄硝石汤（大黄、黄柏、硝石、栀子）；另诸黄，可用猪膏发煎（猪膏、乱发）主之。

汗法，适用于诸黄家而见脉浮者，当以汗解之，宜桂枝加黄芪汤（桂枝、芍药、甘草、生姜、大枣、黄芪）、千金麻黄醇酒汤等治疗。

利尿法，适用于尿如皂角汁状、色正黄者，方用茵陈蒿汤（茵陈蒿、栀子、大黄），一宿腹减，黄从小便去也；还可用茵陈五苓散（茵陈、猪苓、白术、茯苓、泽泻、桂枝）。

补法，适用于男子黄疸小便自利者，方用小建中汤（桂枝、白芍、生姜、大枣、炙草、饴糖）。

他如《诸病源候论》中分黄疸病为 28 种，反觉绪多丝乱，仍逃不出《金匮要略方论》所论的范围，别无新的发明，从略。

四、茵陈蒿治疗流行性肝炎

药用茵陈蒿，是菊科茵陈之茎叶。茵陈蒿治黄疸的记载，最早见于《神农本草经》。《神农本草经》中记载："主风湿寒热邪气，热结、黄疸。"此为茵陈蒿的适用范围，此后各家本草学均宗此说，这说明茵陈蒿治黄疸的记载最少是两千年上下的事情。"茵陈蒿"治疗黄疸的临床记载，初见于张仲景的《伤寒论》和《金匮要略》两书，也有千多年的历史。张仲景用茵陈治黄疸的代表方剂是"茵陈蒿汤"和"茵陈五苓散"，这两个方剂都有利尿的作用。唐代有两个治黄疸的代表方剂：一是"黄疸身目皆黄皮肉麹尘出者方"，载于《千金翼方》中，方用茵陈（一把）、栀子（二十四枚）、石膏（一斤）；另一是"茵陈汤"，载于《外台秘要》中，方用茵陈（四两）、大黄（三两）、黄芩（三两）、栀子（三两）。宋朝比较著名的治黄疸方剂是"茵陈汤"，载于《圣济总录》中，方用茵陈、栀子、炙甘草、木通、栝蒌根、柴胡、麦门冬七味，主治目黄、小便如血、心烦躁闷、口苦、头痛。

据初步统计，从汉至宋期间，治疗黄疸的方剂除去重复者，约有 180 余方，而含有"茵陈"者有 46 方，约占四分之一强，这说明中医使用"茵陈蒿"治疗黄疸有着悠久的历史和丰富的经验。这里有两个问题值得讨论：一是，"茵陈蒿"所治疗的"黄疸"是否都是传染性肝炎；二是，"茵陈蒿"单独使用和配伍使用的问题。

关于茵陈蒿所治疗的"黄疸"是否都是传染性肝炎的问题，可根据凡用"茵陈"治疗黄疸的古方中所列出的症候来分析。

《金匮要略》中云："谷疸之为病，寒热不食，食即头眩，心胸不安，久久发黄，为谷疸，茵陈蒿汤主之。"又云："黄疸病，茵陈五苓散主之。"

《肘后备急方》中云："谷疸者，食毕头旋，心怫郁不安而发黄……茵陈四两，水一斗，煮取六升，去滓，纳大黄二两，栀子七枚，煮取二升，分三服，溺去黄汁，瘥。"

《备急千金要方》中云："茵陈汤：治黄疸身体面目尽黄方。"又云："治发黄，身面目悉黄如金色，小便如浓煮柏汁，众医不能疗者方，茵陈、栀子（各二两），黄芩、大黄、柴胡、升麻（各三两），龙胆（二两）。"又云："大茵陈汤，治内实热盛发黄，黄如金色，脉浮大滑实紧数者。"又云："茵陈丸，治时行病急黄，并瘴疠疫气及疟方。"又云："茯苓丸，治心下纵横坚而小便赤是酒疸者方。"又云："茵陈丸，治气淋胪胀腹大，身体面目悉黄，及酒疸短气不得息方。"

《外台秘要》中云："《广济》疗黄疸，遍身面悉黄，小便如浓栀子汁。茵陈丸方。"又云："又疗天行热病七八日成黄，面目身体悉黄，心满喘气粗气急者。茵陈丸方。"又云："《小品》疗黄胆身目皆黄，皮肤麹尘出。三物茵陈蒿汤方。"又云："《删繁》疗黄疸者通身并黄。茵陈汤方。"又云："崔氏疗黄疸，身体面目尽黄。茵陈汤。"又云："《近效》疗发黄，身面眼悉黄如金色，小便浓如煮黄柏汁者，众医不能疗。良验茵陈汤方。"
又云："《广济》疗阴黄，身面眼俱黄，小便如豉汁色。茵陈散方。"又云：
"许仁则疗急黄病，此病始得，与前天行病不多异，五六日但加身体黄，甚
者洟、泪、汗、唾、小便如柏色，眼白睛正黄，其更重状，与天行病候最重
者无别。如至此困，自须依前救天行最重半夏等分十味汤救之，若未至是者，
宜依后法。急黄状始得，大类天行病经三两日，宜合麻黄等五味汤服之，发
汗以泄黄势方。"

　　《圣济总录》中云："治黄疸，目黄、小便如血、心烦躁闷、口苦、头痛。
茵陈汤方。"又云："治黄疸，遍身面目皆黄，黄连汤方。"又云："治黄疸，
身体面目皆黄，茵陈丸方。"又云："治诸黄，皮肉如金色，小便赤黑、口干、
烦渴，白鲜皮散方。"又云："治黄疸，面目身体皆黄，口干、烦躁，发热、
狂闷。茵陈丸方。"又云："治中热黄疸，寒热往来，脉数、烦困，四肢劳
倦。知母散方。"又云："治身面悉黄，大便如浓栀子汁。茵陈丸方。"又
云："治急黄，目如栀子色，小便赤，心烦闷。茵陈汤方。"又云："治急黄，
热毒攻发，舌急、眼黄。犀角汤方。"又云："治天行急黄，身如金色。茵
陈黄连汤方。"又云："治阴黄，身如橘色，小便不利。茵陈散方。"又云：
"治酒疸，心中懊恼，小便黄赤。茵陈汤方。"又云："治谷疸，食则头眩、
心忪，怫郁不安，久久发黄。茵陈汤方。"又云："治谷疸，头眩、心忪，
发黄、腹满。涤热汤方。"又云："治诸疸久不瘥，变成黑疸。当归汤方。"

　　综合上述文献以"茵陈"为主所治疗的黄疸症候包括：发热、不食、全
身发黄、目黄、小便黄、心下坚、心烦、头痛、口干、烦渴、四肢劳倦、心
满腹胀等症。

　　"黄疸"在中医学文献中的原始意义限于下列症候。《灵枢·经脉》中
云："是主肾所生病者，口热、舌干、咽肿、上气、嗌干及痛、烦心、心痛，
黄疸，肠澼，脊股内后廉痛，痿厥，嗜卧，足下热而痛。"《灵枢·论疾诊
尺》中云："多赤、多黑、多青皆见者，寒热身痛，而色微黄，齿垢黄，爪
甲上黄，黄疸也，安卧，小便黄赤，脉小而涩者，不嗜食。"《素问·平人
气象论》："目黄者，曰黄疸。"《内经》中所描述的黄疸病的这些症候，
与传染性肝炎临床所见的食欲不振、倦怠乏力、头痛、恶心、呕吐、右上腹
不适、季肋部压痛等表现，毫无二致。

"食欲缺乏"，是传染性肝炎鉴别诊断时最重要的表现之一，而以"茵陈"为主所治疗的黄疸病都有"不食""食即头眩"等食欲缺乏症；至于无"发热"的阴黄，是否为血清性黄疸或卡他性黄疸也都值得研究；且上述列举的相关记载，都含有时行病、疫疠、天行等传染的性质。据此，以"茵陈"及其配方来治疗传染性肝炎是很有临床参考价值的。

关于"茵陈蒿"治疗黄疸单独使用或配伍使用的问题。据初步统计，从汉至宋的 180 余方中，没有单独使用"茵陈"治疗黄疸的记载，金元以后也很少见到治黄疸单用茵陈的方剂，大多是茵陈的配伍应用。就前面所列举的 31 个处方为例，"茵陈"和"大黄"配合的有 23 方，"茵陈"同"栀子"配合的有 20 方，"茵陈"和"黄芩"配合的有 17 方，"茵陈"同"柴胡"配合的有 10 方，"茵陈"与"黄连"配合的有 9 方。这说明，在黄疸的治疗方药中，"大黄""栀子""黄芩""柴胡""黄连"等，是与"茵陈"配伍应用的主要佐药，有进一步研究应用的必要。

据实验研究报道，"茵陈"所含的精油的主成分为 β－二环萜、茵陈香精、结晶性酮类等。据日本汤川高野三善氏实验研究报道："用茵陈蒿的水浸液，注射于犬体内时，有显著胆汁分泌亢进及肠运动抑制等作用，从果实中抽出的茵陈素，与水浸液的作用完全相同。"但化学成分分析和动物实验的报告，并不能囊括整个茵陈的作用，附述于此提供参考而已。

总之，茵陈的利胆作用，再配以大黄的健胃轻泻，黄芩、黄连、栀子的清热消炎，柴胡的退热疏导，只要辨证施治准确，就一定能发挥这些药的协同作用，而有利于传染性肝炎的治疗。

综上所述，可做出三点归纳：一是，中医学所治疗的"黄疸"病中，应该包括有传染性肝炎的内容；二是，以"茵陈"为主治疗传染性肝炎，在一千多年的临床实践中，中医学积累了丰富的经验，应该加以深入地研究；三是，单独使用"茵陈"治疗黄疸，在中医临床经验中颇乏根据，目前仍应依据"辨证论治"的方法，诊察症候，配伍应用其他药物，协同治疗，才能取得较好的疗效。

中医经验临床学讲稿

（原载《北京中医》1954 年第 3 卷第 9、10、11、12 期）

一、疾病和环境

先进的苏联生物学认为身体和其生活的环境（其居住的环境）是一个整体。所以米丘林学说认为环境条件是机体发育的最重要因素。每个机体为其存在和发育要求有一定的环境条件，如果这些条件发生变化，机体就顺应此环境条件，因此在机体的发育上发生变化。固着于机体的变化可遗传给下代，以后遂引起动物的变种。

苏联伟大的生理学者巴甫洛夫氏曾观察过动物的机体与周围环境是统一的，患病的机体和周围环境之间也存着此种相互关系。按巴甫洛夫的说法，疾病应被了解成为有机体与环境正常相互关系之破坏。疾病不但决定于有机活动的障碍，也受着破坏的相互关系之复原及促进恢复健康现象之影响。病理过程是疾病局部症状的表现，其过程决定于有机体的全部状态，也就是全身状态及局部过程的特征，都能左右它。从本质上来讲，旧的病理学仅研究了非条件性质的反应（属于病原因子的作用），今后应当展开研究条件反射的反应（中性刺激物的作用以及精神性因子的病原作用（如高级神经活动障碍，内脏机能障碍）。在疾病的原因道路上，有旧的魏尔啸的病理学观念，即认为只有组织的损伤方能成为病原因子，遮断了前进的道路。

机体和病理和环境的统一观念，中医在很早的时候，便具有一些雏形的创见，如《素问·上古天真论》说："有圣人者：处天地之和，从八风之理，适嗜欲于世俗之间，无恚嗔之心，行不欲离于世，举不欲观于俗，外不劳形于事，内无思想之患，以恬愉为务，以自得为功，形体不敝，精神不散，亦可以百数。"这就是说：一个人生活在社会上，一面固然要积极的搞工作为群众服务（行不欲离于世），一面也要适当的保持身体健康，不要过于疲乏（外不劳形于事），不要有不良的嗜欲（适嗜欲于世俗之间），不要做损人利己的事情（无恚嗔之心），轻松愉快（内无思想之患，以恬愉为务），身心健康（形体不敝，精神不散），这样机体机能便能适应环境的改变（处天地之和，从八风之理）而获得长寿（亦可以百数）。

又《异方法宜论》说："医之治病，一病而治各不同，皆愈，何也？曰：地势使然也。东方之域……鱼盐之地，海滨傍水，其民食鱼而嗜咸，皆安其处，美其食，鱼者使人热中，咸者胜血，故其民皆黑色疏理，其病皆为痈疡，其治宜砭石……西方者，金玉之域，沙石之处……共民陵居而多风，水土刚强，不衣而褐荐，华食而脂肥，故邪不能伤其形体，其病生于内，其治宜毒药……北方者，地高陵居，风寒冰冽，其民乐野处而乳食，脏寒生满病，其治宜灸焫。……南方者，其地下，水土弱，雾露之所聚也，其民嗜酸而食胕，皆致理而赤色，其病挛痹，其治宜微针。……中央者，其地平以湿，其民食杂而不劳，故其病多痿厥寒热，其治宜导引按跷。……圣人杂合以治，各得其所宜，故治所以异而病皆愈者，得病之情，知治之大体也。"其中某些具体事实虽未必尽然，但他们把疾病与对机体发生作用的周围环境（他们主要指的是气候、饮食、生活、体质）联系起来，而认为疾病的发生是机体和周围环境之间的相互关系有直接关联，并因此而用各种不同的方法来与疾病做斗争，在原则上是极其正确的。

但是，这些知识在文献上是极不成系统的，而且还有很多封建毒素掺杂其间。我们之所以要略提出一二来谈的理由是：远古劳动人民在生活斗争中逐渐已经体会到机体和周围环境的关联关系，并提出了"精神内守，病安从来，虚邪贼风，避之有时"近以高级神经活动学说的主张，但由于漫长的时间浸润于封建社会里，这些知识不仅没有得到很好的发展，反而走上了"形而上学"的一途。近百年来资本主义国家医学流入中国的结果，又认为疾病是局部损伤的简单概念，是机械的。竟无原则的以"不科学"三字，否定了中国几千年来劳动人民发明医学的全部知识。这仍然是"形而上学"的另一发展。

现在我们批判的认识了祖国劳动人民对医学发明的合理部分，同时在划时代的巴甫洛夫学说《神经论》的学习中，应该确认机体对于外界温度的变化、化学作用、食物品质、传染物（病原微生物）的侵入起反应，人生活着的社会环境对于疾病的发生上也有很大的影响。不卫生的居住条件，不足的和不完备的营养，难耐受的繁重工作等，都是发生各种疾病的因素。在资本主义国家尤其是在殖民地国家中有着很高的罹病率，就是这事实的证明。在社会主义国家的苏联，劳动者的福利，文化水平的增高，广大的住宅建筑，遂使罹病率一直地下降，即解放四年来的新中国由于广大劳苦大众的生活基本上得到改善，正确的卫生政策贯彻执行，在旧社会里广泛流行的天花、霍乱、鼠疫等，全国已接近获得基本消灭，人民健康水平大大提高，都是有力的说明。

机体藉着生理的调节性适应，在一定限度内可抵抗环境的有害作用。例如，机体对于外界温度的作用是这样的反应着：在低温时热放散减少，在高度时热放散增加。正如《中藏经》所说："阳生于热，热则舒缓，阴生于寒，寒则挛急。"如果把手浸在40℃～42℃的热水中，便由于皮肤的刺激而发生反射的皮肤毛细血管扩张，因而皮肤发红；于热水的作用停止后，也就是刺激停止后，发红渐渐的消退，因为毛细管恢复了普通的状态，这就是机体对于变化的外界环境条件的生理适应。如果热度再高时，则于热水的作用停止后，发红既不消退，并形成了烫伤（皮肤炎症）。这个例子说明着生理的调节作用是有一定限度的，若是超过此限度时，正常的调节就发生障碍而呈病理（病态）的调节，也就是说罹病器官的生活过程将采取与正常不同的经过。由此可知，不仅是引起疾病的因素，就是机体自身的状态对于发病上也起作用。同样的外界作用对于此机体可引起疾病，而对另一机体就不能引起疾病；同样的食物对于此人可引起肠胃病，而对另一个人不起同样的作用。侵入体内的某种传染物，对某人可引起适当的疾患，但是对另一个人不能引起疾病的原因是：因为他的身体有很大的安定性和抵抗力，并能更好地适应于变化了的外界环境条件之故。

总之疾病是复杂有机体的反应，经常是全身的反应，而且是整个有机体和周围环境之间的互相关系破坏所致，无论是外界的或内在的。

二、疾病的原因及其发生机转

发病的原因很多，凡外界环境的各种作用都可能引起机体的病理过程，这类病因叫作外界（外因）的病因；发生于机体本身的病因，因其有某些特点，叫作内在（内因）的病因；但不可把外界的和内在的病因孤立来看，因为机体的内在环境与外界环境有极为紧密的互相关系。病因除了可分为外因的和内因的之外，还可以分为发病的原因和发病的素因。例如：对身体某部组织的不断地机械地刺激，可能成为该处形成恶性肿痛的素因。毫无疑问，引起结核病的原因是结核性传染，但是不良的劳动和生活的条件（繁重的劳动、不足的营养、不良的居住条件等），常成为发病及经过不良的素因。

自从张仲景提出"千般疢难，不越三条"（《金匮要略·脏腑经络先后病脉证篇》）的主张后，"三因鼎立"之说便普遍流行在中医界，《金匮要略》说："一者，经络受邪入脏腑为内所因也；二者，四肢九窍，血脉相传，壅塞不通，为外皮肤所中也。三者，房室金刃，虫兽所伤，以此详之，病因都尽。"这三条病因前两条是非常含糊而不明确的，后一条可能为机械的原因和局部感染。到了宋代陈无择氏便以六淫所感为外因，七情所伤为内因，房屋金刃虫兽所伤为不内外因；虽较明确，但又过分地把病因割裂了，至于不内外因，仍逃不出外因，或内因的范围，因而"三因鼎立"实无复保留的余地。

（一）外界的原因

人生活着的自然条件是引起各种疾病的外界原因，应分为机械的、物理的、化学的及生物学的原因，以及不充足和不正确的营养。除了自然的作用之外，人生活着的社会环境的影响对于疾病的发生和发展上也起到重要的作用。此外，语言的作用即所谓语言的刺激（巴甫洛夫氏所说的第二信号系统），也可能是人的病因。

1. 机械的原因

跌打仆伤、外伤、骨折、关节脱臼、关节扭转、组织破裂、粉碎、脑震荡等皆属于机械的原因，至其病状的轻重，应按照其作用的强度、范围的大小，主要是按照其罹患器官的机能和构造的状态而定。当损伤生活上重要的器官如脑髓或心脏时，可能很快地致死；于损伤血管时，发生显著的甚至致死的出血；于损伤中枢或末梢神经系统时，便出现麻痹。

中医过去把这些很显著的外在病因，认为是"有背常理"（陈无择语），而别为"不内外因"；这是不够妥当的，应予以批判。

2. 物理的原因

（1）最重要的是温度的作用——热和冷。它可以呈显局部的或全身的作用。于热或冷的局部作用时，即形成不同范围和程度的烧伤与冻伤，其详细情形应于外科中叙述，兹不赘述。但也应知道局部病变的形成，仍然受着中枢神经系统很大的作用。如在炎症病灶的血管扩张是经由中枢神经系统而反射地发生的。

外界气温的上升时,身体往往能通过温中枢的调节作用,藉皮肤的弛缓、发汗、体温产生的抑制等而保持其正常体温。如气温上升超过了一定程度,特别是同时并有过劳的情形时,机体便将失却体温调节作用而陷于热中症(高热、困惫、失神),或叫作热射病。《巢氏病源》的《冒热困乏候》说:"触冒大热,热毒气入脏腑,则令人烦闷郁冒至于困乏也。"也就是这种物理性的热射病。因为体表有二分之一或三分之一蒙受高热时,其直接作用,可能引起一时性的冲击(休克),间接也会影响神经障碍、血栓形成等,前者数小时内即可死亡,后者数日后也可死亡;古人不了解这种病理作用,便以为是由于"热毒气入脏腑"所造成的。

在炎日下能引起日射病。此时由于太阳的红外线刺激,引起了脑过热,可能形成严重的脑症状和死亡,古人叫作"暍"。《金匮要略》说:"太阳中热者,暍是也。"《巢氏病源·中热暍候》更具体地指出:"夏日炎气,人冒涉途路,热毒入内,与五脏相并,客邪炽盛,或郁瘀不宣,致阴气卒绝,阳气暴壅,经络不通,故奄然闷绝,谓之暍。"须知日射病是以体内热(尤其是脑过热)的郁积为主,而外界的湿度增高是帮凶。因体内积热,血和氧的结合力减弱了,便使组织燃烧的氧量不足,产生燃烧不全的中间性代谢产物,即丙酮、碳酸、乳酸等;其量又额外增大,超过了血内缓冲作用的范围,而发生酸中毒。这样可以把古人"热毒入内,郁瘀不宣"的道理,略予以说明了。

其次,体温虽为微热,如长期继续时,亦能引起机体的消耗,高热时则脑、心脏等均要发生障碍。《巢氏病源》说:"热病脉代一日死,热而痉者死。"都是经验之谈。

和热相反,冷(低温)的全身作用,特别是剧冷的长期作用时亦将使人陷于困惫、眩晕、嗜眠等状态终于冻死(体温将至30℃以下时)。人将冻死的时候,先起寒战,这是由于体温大量发散的原故;血管先收缩将麻痹,于是皮肤呈现先红后白终紫的色彩,复因中枢神经的兴奋性低下,于是疲劳、欠伸、渴睡、行步蹒跚、眼前漆黑诸症毕露,终至意识不清,血压渐降,血糖渐少,体温渐低,呼吸渐微,心脏停止。若心未停而息微,肛门温尚在

24℃以上，则为假死，还可图救。《巢氏病源·冻死候》说："人有在于途路，逢凄风苦雨，繁霜大雪衣服霑滞，冷气入脏，致令阴气闭于内，阳气绝于外，荣卫结涩，不复流通，故致嗓绝而死。"其实机体对于低温作用的抵抗，比对高温强，可以通过皮肤毛细管的收缩，使热的放散缩到最小限度，一方面又能使体内产热旺盛，故可以相当调节其自身的体温。所以机体的被冻死，往往有其他原因：第一是泥醉后血管运动神经麻痹，使其不知寒冷而熟睡，致失温冻死。第二是雪山迷路，饥寒交迫，也可冻死；小儿老人较易，肥胖者较能耐寒，于是"阴气闭于内，阳气绝于外"这两句话，值得我们玩味了。也就是说机体的内在有缺点，便容易遭受外界低温的威胁。

身体寒冷，即所谓感冒，有很大的临床意义，它是发生各种疾病的普通原因。感冒可以理解为全身或局部突然遇冷，例如足部浸湿或寒冷，咽喉剧烈寒冷等。所谓感冒病，如流行性感冒、鼻感冒、支气管炎、咽峡炎、肺炎等皆属于其中，是因某种传染物所引起；身体遇冷——感冒，只能使机体的抵抗力减弱，而在各组织及器官中，却为体内既存在的细菌发育上构成了较好的条件。由此可知在此类疾病时，传染物是发病的原因，而感冒是促成感染的诱因。尚须指出，在此类病例不仅是传染物和感冒，即身体的安定性对寒冷和传染物的反应也对于发病起着作用。所以受过锻炼，从事体育活动的人较少患病，患病也较轻，其余的人就常易患病，患病也较重，这些道理都说明疾病是由于外界因素与机体在其作用下的反应，二者之间的互相作用而起。

《沈氏尊生书》说："感冒，肺（肺主皮毛）病也？元气虚而腠理疏也。"经曰："虚邪贼风，阳先受之。"盖风者，天之阳气，其乘于人则伤卫，卫者，阳也，故曰阳先受之。卫又即气也，肺主气，脾生气，故伤风虽肺病而亦有关于脾，以脾虚则肌肉不充，肺虚则玄府不闭，皆风邪之所由以入也。总括一句，他的意思就是说机体的安定性差了不能适应低温的剧变，便会感冒，什么肺呀，脾呀，阳呀，卫呀，气呀，玄府呀，皆为穿凿附会之词，也就是说，其意可通，其词下可从，读中医书应往往如此。

（2）光线能，也是疾病的物理因素。紫外线在日光系中，能引起严重的烧伤（即皮肤先起反射性充血，后渐成为渗出性炎症），机体受日光线的烧伤不仅是由于过度的太阳热（红线和红外线），还由于光线（紫线和紫外线）而起。平素被裹在衣服里面的脆弱部分，最易被侵害，幼儿易发日光病，其理由亦在于皮肤的脆弱，初生儿若经长期航海，甚至可被日光病的皮炎而丧生。大陆上有尘埃，能吸收光的一部，故海上和高山上的日光强烈，山上空气稀薄，比海上尤烈，若再加以日雪的反射光，则很快的可行起皮炎，这叫作冰雪烧灼；通常所称的雪盲，其理正同，也就是网膜被光线易于破坏的原故。日光疗法若行之不当，往往可引起夏日斑，使潜伏的非活动性结核病灶，反而陷于活动化，甚且发热咯血，发生险境，不可大意。所以在夏天尤其是太阳不太热的春天，应当渐渐地晒太阳，以免引起这种烧伤。

（3）电流也可引起局部烧伤及全身罹患；甚至引起即时死亡，这种作用叫作电击，一般也叫作电殛。通常直电流，在300伏特以下，不至于致命。但交流电危险大，普通电灯用110伏特，若完全接地，就可致人于死。机体的抵抗大小，也可左右电击的轻重，皮肤干燥时一般有50000欧姆的抵抗，若为汗水所湿润，可低至1200欧姆，就是普通110伏特电压，就可致命；踏脚物体的性质，也可左右电击的轻重，通常脚在水中，比在地上危险。电流所通过的时间愈长，当电击愈重，低电压的交流电，可使心室起纤维性颤动，而心动可停止；相反的，高电压的电流，反而不害心肌，专作用于中枢神经，且制止呼吸。

（4）气压的变化可引起各种病状。人体生活在地球面上，是习惯于一气压（水银柱760公厘）的环境中，若气压上下，就可发生病态。登高山、高空飞行，大抵到了四千公尺以上，便逐渐感觉不快；五千公尺以上，若没有纯氧吸入，生命就要发生危险。高气压本身并没有害，因人能耐大气压，惟于高气压转移向低气压之际，特别于急速时，便愈会引起显著的障碍。例如潜水病，因在高气压下溶解在血液中的空气，尤其是氮，在低气压时引成气泡，便于肺、脊髓等部引起栓塞，甚至窒息而虚脱。

以上光线、电流、气压等物理因素，是中医最缺乏的知识，应及时学习而补充之。但中医于此之外，反有六淫之说，即风、寒、暑、湿、燥、火（亦有作为"热"的）。暑和热都是高温，寒即低温，已述于前，而风、湿、燥、火是否能成立为外界的物理因素呢？确应该仔细地批判认识一下。

（1）风：根据文献记载它有下列几种含义：①百病的总因。《素问·风论》："风之伤人也或为寒热，或为热中，或为寒中，或为疠风，或为偏枯，或为风也。其病各异，其名不同，或内至五脏六腑……故风者，百病之长也，至于变化，乃为他病也，无常方。"②泛指神经系统病。《千金方》："岐伯曰：中风大法有四，一曰偏枯，二曰风痱，三曰风懿，四曰风痹。夫诸急卒病多是风，初得轻微，人所不悟，宜速与续命汤，依腧穴灸之。夫风者，百病之长，岐伯所言者，说其最重也。……偏枯者，半身不随，肌肉偏不用而痛，言不变，智不乱，病在分腠之间。……风痱者，身无痛，四肢不收，智乱不甚，言微可知，则可治，甚即不能言，不可治。风懿者，奄忽不知人，咽中塞，窒窒然，舌僵不能言……风痹、湿痹、周痹、筋痹、脉痹、肌痹、骨痹、胞痹，各有症候，形如风状，得脉别也，脉微涩，其证身不仁。"据此，偏枯和风痱都是脑出血症，不过偏枯轻、风痱重，偏枯仅半身不随，风痱四肢不收；偏枯言不变，智不乱，风痱智亦乱，言仅微而可知，甚至不能言；偏枯痛，风痱不痛（痛觉神经麻痹），偏枯的病灶小，仅及大脑的半球，风痱的病灶大，已及大脑两半球。至风懿为舌咽神经的病，急性脑贫血及急性脑充血亦应包括在内。诸痹，则仅为末梢神经的病变。③泛指发汗高热的急性病。《伤寒论》："太阳病，发热汗出恶风脉缓者，名为中风。"又说："太阳病，发热而渴，不恶寒者为温病；若发汗已，身灼热者，名风温。风温为病，脉阴阳俱浮，自汗出，身重，多眠睡，鼻息必鼾，语言难出。"刘完素《素问病机气宜保命集》："经云：风者，百病之始，善行而数变者也。风本生于热，以热为本，以风为标，凡言风者，热也。叔和云：热则生风，冷生气。是以热则风动，宜以静胜其燥，是养血也。"以后的风温、风疟、风疹、风痰、风热，以至马脾风、缠喉风、历节风、惊风、脐风等，无一不有热型的存在"。

据此，第一古人认为风是很客观的东西，非寒非热，亦寒亦热；第二它是形容神经的病理变态；第三它是热病的代表名词。准此三义，它都是不能单独存在的，把它列为外界病因之一，确有不够妥当处。

（2）湿：中医对湿的概念，异常广泛而又复杂，要约言之，亦有五端：①指汗多肤润，以及体液浸润及下组织，发为浮肿等症状。如《素问·痹论》"其汗多而濡者，此其逢湿甚也"，又《素问·气交变大论》"岁水不及，湿乃大行……民病寒疾于下，甚则腹满浮肿"等是。②泛指小肠吸收机能障碍和气管枝渗出性炎症等疾病，如《素问·阴阳应象大论》"湿甚则濡泻"及"秋伤于温，冬生欬嗽"等是。③统称一切胃肠机能障碍的疾病，如《素问·气交变大论》"岁土太过，雨湿流行……体重烦冤……中满、食减、四肢不举"及"湿气变物，病反肠满，肠鸣，溏泄，食不化，渴而妄冒"又《素问·六元正纪大论》"太阴所至为湿生……为积饮痞隔，为中满霍乱吐下"等是。④指黄疸诸病。如《金匮要略·黄疸病脉证并治》："黄家所得从湿得之，一身尽发热而黄。"又《金匮要略·痉湿暍病脉证》"湿家之为病，一身尽疼，发热，身色如熏黄也"等是。⑤指患痹、疼痛、痿拘挛、身重等脑、脊髓以及末梢神经的疾病。如《素问·生气通天论》："因于湿首如裹，湿热不攘，大筋缄短，小筋弛长，缄短为拘，弛长为痿。"又《素问·通评虚实论》："跖跛，寒风湿之病也"又《素问·痹论》："风寒湿三气杂至，合而为痹也，其风气胜者为行痹，寒气胜者为痛痹，湿气胜者为著痹也。"又《素问·六元正纪大论》："其病湿下重。"《金匮要略·痉湿暍病脉证》："湿家病身烦疼。""风湿、脉浮身重。"总之这些"湿"，都是病理变化的过程和结果，而不可能是致病的主要原因。虽是黄梅时节或潮湿的地区，空气中的水蒸汽常有饱和状态，可能影响汗腺不能适量排泄，是亦应为感冒之类。所以张仲景主张："若治风湿者，发其汗，但微微似欲出汗者，风湿俱去也，"他主张发汗祛风湿的方剂，首为麻黄加白术汤，亦相当于一般的发汗法，似不必再列它为独立的外界因素之一。

（3）燥：湿度不足，便是燥的现象。机体上发生病变的燥，便是分泌液的缺乏。其所以缺乏，不是由于炎症或高热，便是荣养不良。在治疗上，前者用清凉剂，后者用滋润剂。这等于是中医临床的一般规范，因而燥仍为病变的后果，不是原因；如《素问·气交变大论》云："岁金太过，燥气流行……甚则喘欬逆气。"《素问·五常政大论》云："审平之纪……其令燥，其脏藏肺，其畏热，其主鼻……其病欬。"这是呼吸道的炎症。《素问·气交变大论》云："燥气流行，民病两胁下少腹痛……胸痛引背，两胁满且痛。""燥乃大行……民病喜呕，呕有苦，善太息，心胁痛。""燥湿所胜，民病左肢胁痛腹中鸣，注泄惊溏。"这是消化道的炎症。金元以后谈"燥"的有两个代表人物，一为刘河间，他伪造的经文说："诸涩枯涸，干劲皲揭，皆属于燥。"一为喻嘉言，他说："理曰：燥胜则干。夫干之为害，非遽赤地千里也，有干于外而皮肤皲揭者，有干于内而精血枯涸者，有干于津液而荣卫气衰，内燥而皮著于骨者，随其大经所属，上下中外前后，各有病所，燥之所胜，亦云燠矣。"这些都是属于荣养不良的疾病，所以他的清燥救肺汤纯是一派清润药。吴鞠通因而亦以甘淡凉润法来治秋燥病。据此燥亦不得列为外因六淫之一。

（4）火：举凡植物性神经系（时亦包括其他神经）的亢奋现象，中医通叫作火。如《素问·至真要大论》说："诸热瞀瘛，皆属于火……诸逆上冲，皆属于火……诸躁狂越，皆属于火……疼酸惊骇，皆属于火。"瞀即昏蒙现象，瘛即掣疭。瞀瘛和诸躁狂越，本是一个证候，不过前者轻而后者重，都是高热重灼所引起的神经证，尤其是知觉运动神经和脑脊髓的证候；疼酸惊骇，亦复如是；至诸逆上冲，无论是指论吐，是指气的冲逆，都是植物神经的亢奋。又如李东垣说："火与元气不两立，一胜则一负。脾胃气虚……阴火上冲，则气高，喘而烦热，为头痛，为渴而脉洪……乃生寒热……与外感风寒所得之证，颇同而实异；内伤脾胃，乃伤其气，外感风寒，乃伤其形。"是李氏言火的证候，为气高而喘，为身热而烦，为脉洪，为头痛，为渴，为恶寒，这些证候都是亢奋现象，都是不可以意识左右的机能，所以都应为植物性神经系的亢奋；而且李氏特别指出是由火"伤其气"，是内伤，非外感，"气"字在中医文献上往往是指神经作用，可见"火"为神经亢奋的形容词，尤其是指植物神经的亢奋。就中见于外感病而属于实证的，为实火，为邪火，现在一般都叫作热，不叫作火了，治法宜清宜泻；见于内因病而属于虚性兴奋的，为虚火，为相火，或者单叫作火，其中又要分作两种，由于荣培不足（阴虚）的，宜滋阴，由于机能衰弱的，宜补阳。火的含义，不过如此。至于机能衰弱而见亢奋的症状，这和心脏衰弱的能见到数脉是一个理由。这说明火仍为病变现象，而不是致病原因，更不是属于外在的。

据此，中医界盛称外感的"六淫"，除寒和暑（包括热）可能为外界存在的物理原因外，其余风、湿、燥、火都大成问题。而且"寒"除了低温的本义而外，它还具有代表机体机能衰减的意义，如《素问·逆调论》说："阳气少，阴气多故身寒，如从水中出。"《金匮要略》云："腹满时减，复如故，此为寒，当与温药。"前者为体温低落，后者是胃肠机能衰减。《古今医鉴》云："中寒者，寒邪直中三阴也，寒为天地杀厉之气，多由素体虚弱之人，或调护失节，冲斥道途，一时为寒气所中，则昏不知人，口噤失音，四肢强直，拘急疼痛。"这是由于心脏衰弱而并发的急性脑贫血。他们也叫作寒。至于暑，除为日射病而外，还包括了夏季的外感，即传染性热病，如《济生方》云："暑喜伤心，令人身热头痛，状类伤寒，但背寒面垢，此为异耳。"《证治要诀》云："伤暑必自汗背寒，面垢，或口热烦闷，或头痛发热，神思倦怠殊甚。"都不可能是物理的日射病，而为传染性热病的证候。

总之，风、寒、暑、湿、燥、火列为外界原因的六淫，是不够妥当的。古代真正的六淫，是指阴、阳、风、雨、晦、明，源出《左氏传》，汉、唐人屡屡沿用。宋元以后，列出风、寒、暑、湿、燥、火六淫，明言根据《素问》的"运气"诸大论，而《素问》便有热，有火而无暑，也不是《内经》的本来面目，特此提出批判，并供研讨。

3. 化学的原因

某种物质，进入机体内，起化学性变化以威胁生命，通常叫化学原因的毒物，化学毒物的性质，固有剧烈与缓和的分别，但缓和的物质，用其大量，亦可致人于死，如盐和水，量若大时便可起到这种作用；相反，剧烈的物质，若用其微量，往往可以发生健康作用，如砒的治疗贫血等。所以化学毒物的主要利害，多半是量的问题比质的问题还严重。

一般化学毒物的分类，约有下列六种：①腐蚀类；②重金属；③类金属；④麻醉药；⑤膺碱类；⑥食物类。

中医关于这类的知识，从汉代张仲景始，便有多种的记载，如《金匮要略》云："盐多食，伤人肺。""矾石生入腹，破人心肝。""水银入人耳及六畜等皆死。"这些都是化学原因中毒的记载，只是不够明确就是了。

4. 生物学的原因

生物学的原因即是活的病原体，其侵入人体可引起各种疾病。最重要的是传染性疾患，乃因周围外界环境病原微生物进入体内而起。微生物经由空气、食物、水、牛乳、污手、衣类、器具等而入体内。人在吸气时与空气同时吸入的尘埃中可能含有大量微生物，病人在咳嗽和喷嚏时排出的不显著的痰星，黏液和唾液可能传染周围的人，污染的和不良品质的食物也是传染来源。污水内可含有肠伤寒杆菌、霍乱弧菌及其他细菌，在结核病牛的乳中有结核杆菌。传染物经由污染的手、鼻涕、手帕、毛巾、器具可进入口中。在此种种情形下传染物经呼吸器官和消化器官进入体内。在大多数情形下细菌不能经由未受损伤的黏膜和皮肤进入体内，但如在眼、性器及泌尿器有轻微的损伤，就成为传染物的"入口"。同样，皮肤的很小擦伤也可能成为微生物的入口，主要是酿脓性微生物，可引起局部的疾病（脓肿、疖）。细菌进入全身血流中时，能引起全身血液感染（败血病）。有些吸血昆虫损伤皮肤时，由病人将传染物传给健康人，如有一种蚊，疟蚊类传染疟疾；虱子，回归热和斑疹伤寒；跳蚤，鼠疫；扁虱，回归热等等。

各种寄生虫也属于生物学的原因，其中包括各种内脏寄生虫。

在传染病的形成上，如感冒、饥饿、过劳、不良的社会条件（慢性饥饿，难耐的沉重劳动，不卫生的居住等）等诱因，能起到很大的作用。诱因可使身体衰弱，减低其安定性，减弱其对于某种传染的钝感性（免疫性），所以在资本主义国家里社会因素对于结核病及性病的形成上尤其有重要的意义。由此可知，在传染病的发生上，不仅是微生物的主要作用，尤其是大生物体（人）的安定性、钝感性，亦即其对于病原物作用的反应，于传染病的发生上起着绝大作用。

钝感性（免疫性）有天然的，即是某种动物或人类所天然存在的。例如：动物不患麻疹伤寒及其他疾病，而人类不患某些侵犯动物的传染病——牛羊的鼠疫或犬鼠疫等。后天的钝感性，通常患过某种传染病的人，其一生中可获得后天的钝感性。

伟大的俄国学者美奇尼可夫氏首先阐明白血球可吞噬进入血内的与机体内不同的物质，细菌也在内，并将其消化。美奇尼可夫氏将此细胞叫作吞噬细胞。除了吞噬细胞之外，机体的组织和细胞在与传染的斗争中还产生抗体，它可杀死细菌并破坏细菌所排出的毒素。在患过传染病——痘疹、麻疹、肠伤寒等之后，机体内的抗体保存多年，于同样传染物再度侵入时，抗体则将其杀灭。所以具有后天钝感性的人就不再患同样的病。钝感性可分作绝对钝感性和相对钝感性两种。天然免疫多为绝对钝感性，即是人类无论何时也不罹患某些传染病。在患过某些传染病如斑疹伤寒、霍乱、白喉及其他疾病之后可获得相对的、不牢固的钝感性。

遗传和体质的因素，以及机体的后天的性质（例如身体的体育锻炼）在相对钝感性的形成上起着作用。生活于良好的社会条件中对于相对钝感性的形成上有很大的意义。所谓钝感性，即机体对于传染病的保护性反应，叫作变态反应。引起此种反应的物质，叫作变态反应原。变态反应原可能是进入机体血内的细菌、其毒素、其崩坏产物，以及非细菌的蛋白质，叫作异种蛋白的所形成。凡各种食物（卵、虾、草莓等）花粉，少量的羊毛、马毛等皆属于异种蛋白。各种变态反应原不能引起钝感性，而相反地引起感受性增高，机体对于同种变态反应原的反复侵入也呈敏感作用。机体对某种变态反应原呈敏感作用时，如反复地注入微量的此种变态反应原，则呈剧烈的反应而形成某种病状。风湿热、支气管性气喘、荨麻疹等都属于变态反应性疾病。

于结核病、败血性疾病，及其他疾患时，均可看到变态反应。苏联学者们基于巴甫洛夫的学说证明了机体的全身反应状态，包括免疫和变态反应的现象，也受着中枢神经系统的调节。如于多次的动物（海狸）实验证明其在冬眠期大脑皮质停止工作时，对于各种传染有很大的抵抗。另一方面，它们也不能形成免疫性反应或变态反应。

根据公元 610 年出版的《巢氏病源》的记载，中医在第 7 世纪初，便具有接近现代生物学病因的知识，如它的《毒注候》说："毒者，是鬼毒之气，因饮食入人腹内，连滞停留，故谓之毒注。"《恶注候》说："恶毒之气，人体虚者受之，毒气入于经络，遂流移心腹，故名为恶注。"《殃注候》说："人有染疫疠之气致死，其余殃不息，流注子孙亲族，得病证状与死者相似，故名为殃注。"《食注候》说："有人因吉凶坐席饮啖，而有外邪恶毒之气随饮食入五脏乍瘥乍发，以其因食得之，故谓之食注。"《中恶候》说："中恶者，是人精神衰弱，为鬼神之气卒中之也，若将摄失宜，精神衰弱，便中鬼毒之气，若除势停滞发作，则变成注。"这些"鬼毒""恶毒""殃注""疫疠之气"，古人已经确定它是病源，而且有严重的传染性（"注"）。传染的路径，有的是"因饮食入腹内""坐席饮啖"的经口传染；有的为"流注子系亲族"的家族传染。更明白地提出"体虚者受之"和"精神衰弱"等机体抵抗力缺乏的感受性关系，尤为可贵。只是缺少科学工具——显微镜，无法看出这些微生物的生物本质，仅凭意识的想象而名之曰"鬼毒""恶毒""殃注""疫疠之气"罢了。

5. 荣养上的病因

由生理学可知，只有在量的方面和质的方面都有足够的影响之下，机体才能正常的发育而保持正常的机能。完全的饥饿可招来身体十分消瘦，器官显著变化，其机能障碍，终于死亡。部分的长期饥饿，也可引起各种的身体障碍。而食物中某种成分的缺乏，即属于部分饥饿，一般是指蛋白、脂肪的饥饿而言。在形成疾病上最有意义的是：在食物中某种维生素缺欠或不足，即所谓维生素缺乏病，如佝偻病、坏血病等即属于这一类。营养缺乏，也可成为引起其他疾病如结核病和贫血的诱因。反之，过度营养，过食可促成各种代谢疾患——肥胖病、动脉硬化、糖尿病等。

《千金方》说："安身之本，必资于食……不知食宜者，不足以生存也……是故食能排邪而安脏腑，悦神爽志，以资血气，若能用食平痾释情遗疾者，可谓良工……高平王熙称食不欲杂，杂则或有所犯，有所犯者，或有所伤，或当时虽无灾苦，积久为人作患……鱼肉果实，取益人者而食之，凡常饮食每令节减，若贪味多餐，临盘大饱，食讫觉腹中膨胀短气，或致暴疾。"孔子说："肉虽多，无使胜食气。"饮食和生命的关系，慎节饮食，可以维持身体健康，这些概念古人是知道的，只是并不具体，更不知道各种食物所含的成分及其营养价值。

6. 社会的原因

除了上述的外界病因之外，生活着的社会环境对于人的疾病形成及发展上有很大的作用。

在资本主义国家里对劳动者肆行着残酷的剥削制度，尤其是对于妇女和儿童。如结核病、性病、佝偻病、贫血、胃肠病等疾患很为猖獗。低的工资、过重的劳动、不足的营养、不卫生的住宅条件、失业、贫困、饥饿……所有这些遂使身体衰弱，而致劳动者的罹病率大大地提高；没有劳动保护和没有对不良劳动条件的斗争，遂招来很高的罹病率，因此也招来很高的工业负伤率。资本主义国家和殖民地国家中性病很为普遍，这主要是由于卖淫现象所致，这是资本主义制度的产物。贫困和不卫生的生活条件，在资本主义国家中，由于肠胃病及其他疾病，招来很高的儿童死亡率。

大家都知道，中枢神经系统的状态对于疾病的发生上，是起着怎样大的作用的。而在资本主义国家中每个工人在每一天都有失业的可能。于是使他们经常担心着明天，恐怕失去面包，恐怕其家族陷于饥饿和贫困。所以资本主义国家中的高的罹病率和死亡率说明着资本主义制度是发生疾病的最重要的原因。虽然医学有了伟大的成就，但在资本主义国家中不能除掉社会的疾病。因为资本主义制度招来失业、贫困、饥饿等，自然就因此招来疾病。相反地，社会主义制度则构成了所有扑灭疾病及改善劳动者生活的条件。所以苏联由于社会制度的优越性，便逐年地减低了死亡率、罹病率，性病亦近于完全扑灭，结核病、伤寒、儿童传染病等的罹病率亦显然减少；我国在新中国成立前，鼠疫、霍乱、天花等急性传染病不断地年年流行，甚而大流行，新中国成立四年来这几种病基本上算是扑灭了，这也就说明社会制度的改善，是消灭疾病的主要因素之一。因为失业和剥削的消灭，劳动者生活水平的不断提高，对明天的生活有安定的信赖，对母亲和儿童的关怀，广泛的治疗，预防设施，体育和竞技的猛烈发展，全是今后劳动者强健和扑灭疾病的前提。

徐灵胎的《病随国运论》云："天地之气运，数百年一更易，而国家之气运亦应之，上古无论，即以近代言，如宋之末造，中原失陷，主弱臣弛，张洁古李东垣辈立方，皆以补中宫，健脾胃，用刚燥扶阳之药为主，局方亦然。至于明季，主暗臣专，膏泽不下于民，故丹溪以下诸医，皆以补阴益下为主。至我本朝，运当极隆之会，圣圣相承，大权独揽，朝纲整肃，此阳盛于上之明征也，又冠饰朱缨，口燔烟草，五行惟火独旺，故其为病，皆属盛阳上越之证。数十年前，民间老医知此义者，往往专以芩连知柏，挽回误投温补之人，应手奇效，此实与运气相符。"这完全把现实的社会原因，附会成为唯心的说法，实毫无意义，应予以彻底抛弃；不过他说的"口燔烟草"，由于当时的政治腐败，帝国主义的鸦片烟大量侵销中国，确实极大影响了当时人民的健康。

7. 精神在发病上的作用

巴甫洛夫的研究，证明中枢神经系统在生理的和病理的过程的发展上起着主导的作用，当然，对于精神的各种作用，都能引起某种疾病的发生，如前所述，不良的社会条件，能引起中枢神经系统的过度紧张，各种突然的苦恼，所谓精神的外伤，可能是许多疾病如内科病、皮肤病、妇科病等的原因，所以惊愕、愤怒常常引起心脏血管系统、消化系统等的疾病，便是这个理由。

至于人类高级神经系统（精神）的刺激，可能是由于听到或看到的语言而起，巴甫洛夫氏曾说："就动物的环境来说，可以作为信号者，几乎仅仅是直接地由视觉、听觉及机体其他受体（感觉器末梢）的特殊细胞而传至大脑半球的刺激及影响。这也就是我们由自然的或由社会的周围外界环境而来的印象感觉及观念，除开听到和看到的言语，这些就是我们和动物所共通的环境的第一信号系统。但是，言语对我们既是第一信号的信号，又构成了为我们所特有的环境的第二信号系统。"

巴甫洛夫认为第二信号系统的作用与第一信号系统有紧密的互相关系。如果由第一信号系统而得到的刺激可成为各种疾病的原因时，那么听到或看到的人类语言也可能是形成各种病理过程的原因。例如：听到或看到关于通知亲近的人死亡的信时可能给予大脑皮质以剧烈的刺激，继之引起各种疾病。不断的，慢性的言语刺激也像由外界环境而来的其他刺激一样，可能引起疾病。有时所谓由医师所引起的疾病，就是由于医师不慎的说话、不正确的结论所致。所以医务工作者，在病人床边研究其病状，说许多多余的话，可能给病人很大的害处，尤其是敏感的和神经质的人，在听到此类不慎的谈话之后，认为自己患的是严重的疾患——癌瘤、结核、心瓣膜障碍及其他疾病，其实可能并不是这种病，病人一经有了这些刺激要想从而转变其意念，是非常困难的。

《灵枢·师传》篇说："临病人问所便。"即是说当着病人，要迎合病人的心理，最好是能从心所欲。这样病人的精神愉快，可能有助于病的好转。徐灵胎说："若与病症无碍，而病人之所喜则从，病人之便，即所以治其病也。"这是极有至理的经验之谈。

中医另有喜、怒、忧、思、悲、恐、惊"七情"的说法（其实这是无稽的，《素问·阴阳应象大论》篇有"人有五脏化五气，以生喜、怒、悲、忧、恐"，并不言七情。同篇里载的"怒伤肝，喜伤心，思伤脾，忧伤肺，恐伤肾"又和上面的五气有出入了。《素问·至真要大论》云："热客于胃，善惊。"《灵枢·本神》篇云："心气虚则悲。"但这是散在各篇的，也没有"七情"的说法），并把它列为内因，其实都是大脑皮质的事，都是属于第二信号刺激的反应现象，都是属于外在的因素。假如没有外界的刺激，便谈不上什么喜、怒、哀、乐来。大脑皮质和内脏固然是互相联系的，即是说大脑皮质受到外界的刺激，可以影响内脏，但不可能把心肝脾肺肾等脏器对大脑的活动瓜分了，割裂了，那样便是机械的、唯心的，而且是不可能的。

（二）内在的原因

巴甫洛夫氏不仅对于外界环境，即对于内在的环境也很重视。他曾说："与广大的外界代表者的同时，还有广泛的身体内部代表者，即是器官和组织群的工作状态，内部有机过程，群的工作状态""或由外界，或由机体本身内部而来的无数的刺激不断地进入大脑半球""整个机体藉大脑半球的作用，可将其现象表现在其所有组成部分中。"据此，凡由父母遗传的或在其生活中由于机体与其周围环境经常的互相作用而获得的构造上、机能上或新陈代谢上的特点而在其体内发生的，都叫作内部的病因。

中医虽很早就有内因之说，然而是不够明确的。如《金匮要略》云："经络受邪入脏腑，为内所因也。"从外在的经络受邪进入脏腑，这明明是外因病，所以它的下文接着便做这样的解释道："若人能慎养，不令邪风干忤经络，适中经络，未流传脏腑，即医治之。"这难道不是外因病吗？陈无择虽然比较明确地把七情所伤列入内因，但已如上述，那仍是首先受到外界刺激而引起的精神病变，不能算是内因。

1. 遗传

每个机体都保有与其父母亲类似的特点，继承其父母亲身体构造和机能的特征。经数代固着于其双亲身体的或其双亲一生中后天所得的某些病理过程，也同样的可由遗传而继承下来，这便叫作遗传。要想正确的了解遗传在某些疾病发生上的作用，应该对于有关遗传的现代学说有一个概念。苏联学者米丘林及李森科以确凿的事实证明了门德尔、外斯曼及莫尔干所创始的资产阶级遗传学的虚伪和反动。这些资产阶级的学说，认为遗传性的保有者是一种假定的物质——"遗传因子"，它只存在于性细胞的易染体中，遗传物质、遗传因子是不变的，是不受周围环境的作用的，遗传因子将双亲的遗传性毫无变化地一代一代地传给子孙。若按这种学说看来，遗传的疾病乃是"宿命的"（不可避免的）了，科学对此并不能为力，也不能预防其发生，因为这病是来自不可变化的遗传因子的。但经苏联学者证明，遗传性不但是由于性细胞的易染体，还由于全身细胞的易染体来遗传，身体细胞中的变化，也可引起性细胞中的变化。同时还证明由于外界环境包括社会环境对机体的影响而引起的固着于机体的后天特征，也可遗传，这种对遗传上意见的根本变化，对于医学上，疾病的研究上，疾病的预防和治疗上有着重大的意义。现在我们都知道并没有不可避免的"宿命的"、不能防治的疾病，这就越发证明了这一点。虽然某些疾病尚不明了其病因及疗法，但并非因为它们是"遗传的""宿命的"，而是因为科学尚未阐明其原因以及不知晓其疗法之故。在时间的经过中，在科学的进展中，这类疾病将逐日地减少。业经确认许多在以前认为多半是遗传的疾病如高血压等，现在已逐渐知道它是在不良的外界条件下而引起的了。可以说机体的某种不安定性能够遗传，即是遗传下来致某种疾病的某些素因。如所谓遗传新陈代谢病（肥胖病、痛风、糖尿病），在不良的外界条件及社会条件下可能发生，但在另外的条件也可能不发生。

中医对遗传的知识也是最脆弱的，《素问·奇病论》云："人生而有病巅疾者，病名曰何？安所得之。岐伯曰：病名为胎病，此得之在母腹中时，其母有所大惊，气上而不下，精气并居，故令子发为巅病也。"巅疾，即是癫痫病，凡家系有精神病或神经性疾病的，往往能间接影响其素质而遗传，但许多中医往往把严重的急性传染病如天花、麻疹等，也认为是属于遗传性的"胎毒"所致，这是最值得提出批判的。

2. 先天的疾病

先天的疾病应与遗传的疾病区别。先天的疾病是在胎儿时发生的各种病理过程。例如在某种不良的条件下胎儿不正常的发育，有时可招来先天性的畸形。某些微生物能经过胎盘侵至胎儿而引起疾病，例如人在胎儿时期可能由母体传染上梅毒而成为先天性梅毒的。

中医的先天后天说，多指体质言，其义不同，便不述于此。

3. 体质的特点

人的体质在疾病的发生和发展上有某些意义。凡是具有正常构造和正常机能的健康人，彼此各不相同，即是各有其个别的性质和特点。由于双亲的遗传性，或由于机体与周围环境互相作用而在其一生中获得的某种性质，所形成的人体的解剖上及生理上的性质及个别的特点，叫作体质。所有人类按其一切特点可概括地分为三种基本的体质类型：即中等型及两种极端相反的型。有名的苏联学者切尔诺鲁茨基氏提议将中等体型叫作正常体力型。一种极端的体型叫作无力型，另一种极端的为强力型。无力型的特征为颜面狭长，颈细长，胸廓狭长扁平，腹小，四肢细长，肌肉组织的发育衰弱，皮肤菲薄苍白。强力型恰与此相反，头呈圆形，颜面宽，颈短粗，胸廓宽短，腹大，容积大，四肢短粗，皮肤坚厚。而正常体力型便居于这两型之间。

体型的区别是概要的，恰好适当于上述型的人不甚常见，所以在大多数的情形，可以说某人接近于某种体型。当然，无论何种体型本身并不可能是某种疾病的原因，但可看到某种体型的人在不良的条件下较易罹患某种疾病，而另种体型之人，在不良的条件下则较易罹患另种疾病。例如在无力型体质的人中常看到全身衰弱现象和胃肠病，在强力型体质的人中常看到新陈代谢病、肾脏病、动脉硬化等疾病。资产阶级的外国学者认为人的体质可以遗传而在其一生中虽受外界环境的作用亦不变化。所以他们对人的体质特点很为重视。苏联的学者对体质的见解由上述对体质的决定上即可知：他们认为人的体质在社会环境及其他外界因素的影响下可以变化，变化了的体质特征反倒能够遗传于下代，所以，人的体质在身体疾病形成上的作用，只能成为某些疾病发生的因素之一。

张介宾说："先天强厚者多寿，先天薄弱者多夭，后天培养者，寿者更寿，后天斫削者，夭者更夭……身虽羸瘦，而动作能耐者吉，体虽强盛而精神易困者凶。……先天之强者不可恃，恃则并失其强矣；后天之弱者当慎，慎则人能胜天矣。"张氏所指的先天后天，便是指两种极端不同型的体质，他主张这两种不同型的体质在社会环境及其他外界因素的影响下是可以变化的，是与苏联的先进理论相符合的，这便是中医的宝藏。徐灵胎说："夫七情六淫之感不殊，而受感之人各殊，或气体有强弱，质性有阴阳，生长有南北，性情有刚柔，筋骨有坚脆，肢体有劳逸，年力有老少，奉养有膏粱藜藿之殊，心境有忧劳和乐之别……故医者必细审其人之种种不同，而后轻重缓急，大小先后之法，因之而定。"徐氏主张个别的体质不同，可以影响病理变化的过程，亦是值得参考的。

4. 高级神经活动的一般类型

伟大的俄国生理学者巴甫洛夫多年研究动物和人类高级神经（精神）的活动，曾证明所有由外界（以及内部）环境而来的刺激均由大脑感受：主要是经由神经系统，大脑是机体一切机能的主要联系和调节的中枢，中枢神经系统将人类（以及高级动物）的所有组织及器官连接起来。巴甫洛夫确认在正常时可看到高级神经系统基本性质的不同类型，这些性质是由于动物身体对于外界环境的周围条件的高级适应性而定。巴甫洛夫指出有四种高级神经活动的基本一般类型：①衰弱型；②活泼型；③兴奋或不能抑制型；④安静型。衰弱型的动物，在困难的生活状态下，很快地并时常地成为神经衰弱的患者，吾人在艰难的神经负担下也发生同样情形。兴奋型的兴奋过程，比抑制过程显著的占优势，因此这类型的也常为疾病所苦。于此可知，不同型对于同样的刺激呈不同的调节。如所周知，许多（内科病、高血压病、溃疡病、内脏器官的神经官能病等）是因为高强度的精神负担、精神外伤及长期的神经紧张而起，我们应当想到：某些高级神经活动型的性质，尤其是"衰弱型和兴奋型"，乃是某些疾病发生的因素。

中医对于神经知识是最弱的，应从头学起，更好地丰富我们的临床经验。

5. 年龄和性别

年龄和性别的解剖生理上的特点，也是易患某些疾病的内部原因。儿童所特有的疾病如麻疹、水痘、百日咳、佝偻病，少年和青年易患肺结核和风湿热；老年人易患动脉硬化、新陈代谢病；妇女多患子宫病、脏躁，男人多患溃疡病、疝气病等都是。

（三）发病的机转

为了解机体的病理过程，不但要知晓疾病的发生原因，关于病体怎样地侵入体内，以及病状是怎样发生的理解也很重要。例如结核病是由结核菌惹起的，但是结核菌是怎样进人肺内或淋巴腺内的呢？结核病的感染通常是由支气管径路而来；由支气管黏膜侵入肺组织而惹起炎症，更由此经淋巴路进入邻近的所属淋巴腺；它的另一条路进入血流后可由血行（液体径路）侵犯任何器官。于是患风湿热时看到关节的多发性罹患及心脏罹患，这种病理过程又是怎样发生的呢？风湿热的病原完全是另一样了，它是一种变态反应的疾病。传染物可能存在于扁桃体中，而变态反应原（此时即是细菌的活力产物），进入血内，引起机体个别组织的过敏（感受性增高），因此于变态反应原反复地进入血流时，在许多器官发生炎症病变。巴甫洛夫多年间对于狗所做的实验研究，证明了中枢神经系统（大脑皮质）可调节机体的所有生理的及病理的过程，而在各种疾病的病原上呈首要的作用，他的学生贝阔夫氏也证明了大脑皮质与内脏诸器官之间联系的存在，由于这些研究遂得明了许多疾病的病因及病原，例如高血压乃因中枢神经系统（大脑皮质）过量兴奋经由植物性中枢及末梢神经而引起小动脉收缩，遂招来血压增高的结果，巴氏另一学生斯培兰斯基氏也认为组织和器官的所有病理过程，乃因其支配神经的营养障碍而起。总之，巴甫洛夫学说确认"某些病理过程，从属于大脑半球皮质的状态""大脑半球皮质在罹患机体受障碍机能的恢复上"的作用以及"神经系统在病理过程的发生、经过和结果上"的意义，那是很大的。也就是说，中枢神经系统在各种疾病的病原上起着主导的作用，我们不能像资本主义的医学一样，认为传染物一经侵入器官，即直接引起其病理（炎症）过程，病症表现过程却是由某种机体的反应（免疫性、变态反应）所引起。所有病理过程，包括炎症主体的免疫生物学的性质、变态反应等全从属于中枢神经系统的调节作用。

由于中医本来不懂得神经系统的解剖生理等知识，当然便不可能懂得大脑皮质对于病理机转所起的主导作用。但他们对机体的有机整体与疾病之间，仍有一个抽象的统一概念。如《金匮要略》云："风气虽能生万物，亦能害万物，如水能浮舟，亦能覆舟，若五脏元真通畅，人即安和。"即是说只要机体能适应外界的复杂环境，便会相安无事，相反，便如《素问·评热病论》云："邪之所凑，其气必虚。"便是说机体不能适应环境时，就给疾病造就机会了。那么"元真"是什么呢？《金匮要略》云："三焦通会元真之处，为血气所注。"就是一般叫的"元气"，也就可以把它理解为机体的调节机能，这调节机能是谁在主宰呢？《甲乙经·精神五脏论》云："天之在我者，德也，地之在我者，气也，德流气薄而生也，故生之来谓之精，两精相搏谓之神，随神往来谓之魂，并精出入谓之魄，可以任物谓之心，心有所忆谓之意，意有所存谓之志，因志存变谓之思，因思远慕谓之虑，因虑处物谓之智，故智以养生也，必顺四时而适寒暑，和喜怒而安居处，节阴阳而调刚柔，如是则邪僻不生，长生久视。"这些因气而变生的精、神、魂、魄、心、意、志、思、虑、智，无一不是高级中枢活动的作用，高级中枢的活动正常，便能适应外界和内在的环境，而"邪僻不生"；反之，一切病变，亦无一不从属高级中枢的，所以《素问·举痛论》云："余知百病生于气也，怒则气上，喜则气缓，悲则气消，恐则气下，寒则气收，热则气泄，惊则气乱，劳则气耗，思则气结。"《灵枢·本藏》篇说："志意和则精神专直，魂魄不散，悔怒不起，五脏不受邪也。"这所谓志意、精神、魂魄、悔怒，仍然是指高级中枢的活动情况，仍然是在说明病理过程是从属于高级中枢神经的调节作用的。

但是要慎重声明的，这并不是说，古人在几千年前便有了与巴甫洛夫相等的高级神经活动学说，他们创造这些议论的时候，实还不知神经为何物，更不可能有完整的神经学说来，不过他们这个比较统一的整体观念，很可以借巴甫洛夫的高级神经活动学说来说通它。甚至代替它，我们最后的目的是要向新的前进的道路发展，而不是要把那些"精、气、神……"等等说法无条件地保留下来，重新宣扬一番。

略论汗法

（1958 年）

一、汗法的临床价值

《素问·阴阳应象大论》中云："邪风之至，疾如风雨，故善治者治皮毛，其次治肌肤，其次治筋脉，其次治六腑，其次治五脏，治五脏者，半生半死也。"这里所说的"邪风"，是指外感一类的疾病，外感病的传变总是从外而内的，即从皮毛、肌肤、筋脉，直至腑、脏。

《灵枢·百病始生》中说："是故虚邪之中人也，始于皮肤，皮肤缓则腠理开，开则邪从毛发入，入则抵深，深则毛发立，毛发立则淅然，故皮肤痛。留而不去，则传舍于络脉，在络之时，痛于肌肉，其痛之时息，大经乃代。留而不去，传舍于经，在经之时，洒淅喜惊。留而不去，传舍于输，在输之时，六经不通，四肢则肢节痛，腰脊乃强。留而不去，传舍于伏冲（任注：即在脊里的冲脉，以其居处深伏，所以称伏冲，《素问·上古天真论》的'太冲'亦指此脉）之脉，在伏冲之时，体重身痛。留而不去，传舍于肠胃，在肠胃之时，贲（即'奔'字）响腹胀，多寒则肠鸣、飧泄、食不化，多热则溏出麋（即糜烂）。留而不去，传舍于肠胃之外、募原之间，留着于脉，稽留而不去，息（止歇也）而成积。"从这一段文字记载来看，外感病若没有得到及时地治疗，是会由浅入深逐渐演变而扩大，直到难以治愈的地步。

《素问·至真要大论》中说："从外之内者，治其外。"所谓治"外"，也就是《素问·阴阳应象大论》中所谓的"善治者治皮毛，其次治肌肤"的道理。如何治皮毛、治肌肤呢？《素问·阴阳应象大论》中说："其有邪者，渍形以为汗；其在皮者，汗而发之。"于此便知"发汗"法是治外感病的首要疗法。外邪之气初在皮毛、肌表，通过发汗的作用，病邪随汗出而发泄于外，这不仅使病邪没有传变的余地，也是及时解决表证最直截了当的方法。所以《素问·生气通天论》中又说："体若燔炭，汗出而散。"

刘松峰在《松峰说疫》中对外感初期使用发汗疗法颇有见地。他说："凡人初感寒邪，一觉憎寒、头痛、身痛、身热、脊强，便宜用温散之剂，速发其汗，断无不愈之理。虽年老及平素虚怯之人，不易作汗者，觉病则服汗剂，其邪亦无不即当时解散者，此余屡用而屡效者也。迟则寒邪稽留，传变百出，而斑黄、狂躁等症作矣。所以一觉感寒，便宜速治，若必如《难知》（指王海藏的《此事难知》）所说，或日午以后感寒，必迟至明朝午前服汗剂，不亦晚乎！假如午后感寒，此时虽属阴分，亦宜速治散剂，且服之多，未有当时即汗者，必俟次早药力既行，又逢阳分，出汗更易易耳。"这里应该指出的是，王海藏在《此事难知》中所云："汗无太早，汗不厌早，是为善攻"的观点显然是错误的。海藏认为，日午以前为阳之分，可发其汗，日午以后为阴之分也，不当发汗。因此戴思恭在《证治要诀类方》中议其非，张景岳在《质疑录》中辨其陋。《伤寒论·伤寒例》中也曾明确地说："凡作汤药，不可避晨夜，觉病须臾，即宜便治，不等早晚，则易愈矣。"所以张子和说："风寒暑湿之气，入于皮肤之间而未深，欲速去之，莫如发汗。圣人之刺热五十九刺（指《素问·刺热》云：'病甚者为五十九刺'语），为无药而设也，皆所以开玄府而逐邪气，与汗同。然，不若以药发之，使一毛一窍无不启发之为速也。"（《儒门事亲·卷二》）"开玄府而逐邪气"正是对使用发汗疗法来驱除外感邪气的描述，这其中包括了通过调节人体机能来祛除病毒的作用，正如《素问·至真要大论》所谓："可使气和，可使必已。"

二、汗法应用的依据

中医学临床所谓的"辨证治疗"，主要是针对"证候"而不是针对"症状"，与西医所谓的"对症治疗"是有原则上的区别的。

辨识证候的方法，首先就要划清"病"和"证"的界限。中医学认为一个"病"总有若干种"证"，如"太阳病"有"太阳中风"证和"太阳伤寒"证的区别。太阳中风证，以头痛、项强、恶风、身热、自汗、鼻鸣、干呕、脉缓等症为主要表现，其性质为卫阳伤而营阴弱的表虚证，是要用"桂枝汤"来发汗的证候；太阳伤寒证，以头痛、发热、身疼、腰痛、骨节疼痛、恶风、无汗、喘、脉紧等症为主要表现，其性质为营卫伤、玄府闭的表实证，是要用"麻黄汤"来发汗的证候。由此可以了解到"证"表达的是疾病的本质，中医学不能辨识"证"，就不能掌握疾病当下的性质，便无从着手治疗。即如"太阳中风"的性质是表虚，"太阳伤寒"的性质是表实，同为外感风寒之病，而虚、实迥然不同。《伤寒论》第16说："桂枝本为解肌，若其人脉浮紧，发热汗不出者，不可与之也，当须识此，勿令误也。""解肌"为治表虚证的发汗方法，而脉浮紧、发热、汗不出却是表实证的表现，仲景特在这里提示"当须识此，勿令误也"。所以中医学在治疗外感病施用发汗疗法时需分证应用的原因就在于此。

程钟龄对汗法的分证应用是比较讲究的，请参阅《医学心悟·论汗法》文献，限于篇幅这里不再引用原文。尽管程钟龄不应该对《伤寒论》原文作了许多删改，但他很谨慎地提出临床发汗时要注意的一些问题，这对今天的临床是很有价值的。因为发"汗法"属于驱邪的方法，若病证没有到非驱邪的程度，或者无邪可驱，或者有邪要驱而病人体质不能适应，这些方面都应该注意以防不虞。《素问·至真要大论》中说："内者内治，外者外治，微者调之，其次平之，盛者夺之、汗之、下之，寒热温凉，衰之以属，随其攸利。"可见临床使用"发汗"疗法是以病邪已盛为指标的，若邪未至盛还必须从"调""平"等方法来处理，这足以说明中医学的"发汗"疗法在临床上的使用是以辨证准确为前提的。

三、汗法的分类

虽然同属"汗法",但由于针对的证候不同,因而方剂组配的方法有显著的区别。一般在临床上常用的,不外下列几类。

(一)辛温发汗法

凡属风寒外感的表证,要用"辛温"的方药来进行治疗。《素问·阴阳应象大论》中云:"辛甘发散为阳。"张志聪在《黄帝内经素问集注》中为之解释说:"辛走气而性散,甘乃中央之味,而能灌溉四旁,故辛甘主发散为阳也。"这就是用辛温发汗法的理论依据。

以言方剂,则《伤寒论》的"桂枝汤""麻黄汤"是辛温发汗的典型方剂,在临床上对这两个方剂应用,却须把握病情浅深、轻重之不同。

桂枝汤,用于太阳中风之表虚证,病邪浅在;麻黄汤,用于太阳伤寒之表实证,病邪深重。邪浅者仅在肌肉,桂枝汤调和营卫,故能治其表虚;邪深者迫于骨节,麻黄汤发泄郁阳,故能治其表实。因而同样是辛温发汗之剂,桂枝汤的发汗作用被称作"解肌";麻黄汤的发汗作用才叫作"发汗"。虽则"解肌"与"发汗"属同类,但其中之轻重浅深应加以区别。

如柯韵伯在《伤寒论翼》中说:"桂枝汗剂中第一品也,麻黄之性直透皮毛,生姜之性横散肌肉。故桂枝佐麻黄,则开元(即玄)府而逐卫分之邪,令无汗者有汗而解,故曰发汗;桂枝率生姜,则开腠理而驱营分之邪,令有汗者复汗而解,故曰解肌。解肌者,解肌肉之邪也……麻黄不言解肌,而肌未尝不解;桂枝之解肌,正所以发汗。要知桂枝、麻黄二汤,是发汗分深浅之法,不得以发汗独归麻黄,不得以解肌与发汗对讲。"这一解释,可谓要言不烦。

此外如俞根初的苏羌达表汤、张洁古的九味羌活汤等,都应属于辛温发汗法的一类方剂。

(二)辛凉辛寒发汗法

凡属风温、风热而有表邪,大都用辛凉或辛寒的发汗法。《素问·至真要大论》中云："诸气在泉，风淫于内，治以辛凉，佐以苦甘，以甘缓之，以辛散之；热淫于内，治以咸寒，佐以苦甘，以酸收之，以苦发之。"这是用辛凉或辛寒的方药来发汗治疗风温、风热表证的理论依据。俞氏葱豉桔梗汤，《温病条辨》的桑菊饮、银翘散，是辛凉发汗的典型方剂；《伤寒论》的大青龙汤、桂枝二越婢一汤，是辛寒发汗的典型方剂。用辛凉、辛寒发汗兼清热，乃汗出而不伤津，于风温、风热诸证，确是兼筹并顾之剂。

刘河间、张子和最是善于运用这类方剂的医家，叶天士、吴鞠通辈，更是用得轻清灵活。吴鞠通在《温病条辨》中云："其有阳气有余，阴精不足，又为温热升开之气所铄，而汗自出或不出者，必用辛凉以止其自出之汗，用甘凉、甘润培养其阴精为材料，以为正汗之地，本论之治温热是也。"的确，如银翘散、桑菊饮等，清灵甘润，无开门揖盗之弊，有轻以去实之能，不愧为历史之名方。

（三）益气发汗法

凡中气衰弱无力鼓动，致表邪不能外出，或初病误治，正气已亏，表邪仍在者，宜用"益气发汗"的方法。

《素问·评热病论》中云："邪之所凑，其气必虚。"因此，驱邪之际，势必须兼顾其气虚的一面，故《素问·阴阳应象大论》有"形不足者，温之以气"之说。张景岳的《景岳全书》中表达了这样一些见解：以气味言，气为阳；以形精言，形为阳；阳者，卫外而为固也；形不足者，阳之衰也；气不足以达表而温之。《伤寒论》的桂枝加附子汤、《太平惠民和剂局方》的参苏饮、李东垣的补中益气汤等，可推为益气发汗疗法的理想方剂。

关于益气发汗的道理，张景岳的阐述有足取者。他说："凡病外感而脉见微弱者，其汗最不易出，其邪最不易解，何也？正以元气不能托送，即发亦无汗，邪不能解，则愈发愈虚，而危亡立至矣。夫汗本乎血由乎营也，营本乎气由乎中也，未有中气虚而营能盛者，未有营气虚而汗能达者。脉即营之外候，脉既微弱元气可知，元气愈虚，邪愈不解，所以阳证最嫌阴脉，正为此也。故治此者，但遇脉息微弱正不胜邪等证，必须速固根本以杜深入，专助中气以托外邪。必使真元渐充，则脉必渐盛，自微细而至滑大，自无力而至有神。务令阴脉转为阳脉，阴证转为阳证，斯时也，元气渐充，方是正复邪退，将汗将解之佳兆。"（《景岳全书·伤寒典·论汗》）

邪气虽盛，正气却虚，这时只顾发汗驱邪，便是开门揖盗，愈发汗而气愈虚邪愈甚，这时补虚即所以驱邪，扶正即以达表。正如《素问·阴阳应象大论》所云"因其衰而彰之"，亦如《伤寒论》所云"发汗病不解，反恶寒者，虚故也，芍药甘草附子汤主之"。这其中的道理很值得仔细地加以体会。

（四）生津发汗法

阴津不足，受邪外干，津液不能上潮，徒发汗以解表，则津益枯而不能作汗，这时惟有用"生津发汗法"斯为上策。

《素问·至真要大论》中云："衰者补之，强者泻之，各安其气，必清必静，则病气衰去，归其所宗。""衰"为正气不足，"强"为邪气有余，正不足得补则安，邪有余得泻则病气衰去。《素问·阴阳应象大论》中云："精不足者，补之以味。""精"为天一之水，水不足，津液便无所生，精、津同属于阴，因而便须用味厚的阴药来补充之。如张景岳的补阴益气煎，《温病条辨》的银翘散去豆豉加细生地、丹皮、大青叶倍元参方，《外台秘要》的七味葱白汤等，都是生津发汗有效的方剂。

张景岳对于生津发汗颇具经验。他说："水涸于经，安能作汗？譬之干锅赤裂，润自何来？但加以水，则郁蒸沛然，而气化四达。夫汗自水生，亦犹是也。如前论言：补阳补阴者，宜助精气也。此论言以水济火者，宜用寒凉也。盖补者，补中之不足；济者，制火之有余。凡此均能解表，其功若一。"（《景岳全书·伤寒典》）

总之，邪在皮毛者汗而发之，辨证尤为治疗的关键环节。《伤寒论》对于发汗的辨证治疗最是精微。如第27条说："太阳病，发热恶寒，热多寒少，脉微弱者，此无阳也，不可发汗，宜桂枝二越婢一汤。"同样是太阳病，同样症见发热、恶寒，但因"脉微弱"（患者阳虚），便不可发汗了，这是从脉象来辨发汗可否。又如第372条说："下利腹胀满，身体疼痛者，先温其里，乃攻其表，温里宜四逆汤，攻表宜桂枝汤。"下利、腹胀满，是邪已深陷太阴，这时尽管有"身痛"的表证表现，而里寒的病机至急，所以要先温里而后发汗，这是从证候来辨发汗可否。《伤寒论》中像这类的条文，既多且详，有待于深入研究，这里不一一列举。

四、汗法的注意事项

"发汗"的临床应用还有几个不可忽视的问题须提出来加以注意。

（一）服药的节度

服药是为了达到治病的目的，病去则药止。如杨仁斋说："治寒以温，治热以凉，但中病即止，矫枉则过正也。盖凉药频施，必至于呕恶沉冷；温药频施，必至于烦躁哄热，所贵酌量权度，一毫无过用焉，是为活法。"（《仁斋直指方论》）

以发汗药而论，桂枝汤在《伤寒论》中可算是发汗轻剂，但张仲景在桂枝汤的煮服法中强调说："若一服汗出病差，停后服。"《伤寒论·卷七辨可发汗》中又指出："凡服汤发汗，中病便止，不必尽剂也。"

至于服用量究竟应该怎样把握呢？《褚氏遗书》里有两句话最为中肯："修而肥者，饮剂丰；羸而弱者，受药减。"这的确是符合临床实际的经验之谈。

（二）服药的辅助疗法

《伤寒论》中记载，服用桂枝汤要啜热稀粥一升余，以助药力，服麻黄汤则否，这其中是有深意的。

桂枝汤是表虚证治剂，麻黄汤是表实证治剂，袭虚证之发汗，药力既不宜太猛，但又必须汗出，因此后服热稀粥以助其温散之力最是两全之法；其次，服发汗药宜温服，否则将影响疗效。

徐洄溪强调指出："发散之剂，欲驱风寒出之于外，必热服，而暖覆其体，令药气行于营卫，热气周遍，挟风寒而从汗解。若半温而饮之，仍当风坐立，或公寂然安卧，则药留肠胃，不能得汗，风寒无暗消之理，而营气反为风寒所伤矣。"（《医学源流论·卷上·方药》）

（三）发汗忌令大汗出

发汗不能令大汗出，这一点较之前两项尤关重要。《伤寒论》在桂枝汤的煮服法中说："温覆复令一时许，遍身漐漐，微似有汗者益佳，不可令如水流漓，病必不除。"许多注《伤寒论》者，不曾讲得这个"似"字。"似"，"嗣"也，即"嗣续"之义，与《诗经·周颂》中"以似以续"的义同；"微似有汗"，即是说要使汗微微地、持续地出透，于是汗彻表解；设汗出太多，不仅是"病必不除"，还可能引起种种变端。兹节录张景岳和徐大椿有关文献，以供参考。

张景岳云："取汗之法，当取于自然，不宜急暴，但服以汤剂，盖令温暖，使得津津微汗，稍令久之，则手足俱周遍身通达，邪无不散矣。若一时逼之，致使如淋如洗，则急遽间，卫气已达而营气未周，反有不到之处，且恐大伤元气，非善法也……又有邪本不甚，或挟虚、年衰感邪等证，医不能察，但知表证宜解，而发散太过，或误散无效而屡败不已，因而即被其害者有之；或邪气虽去，遂致胃气大伤，不能饮食，而羸惫不振者有之，此过汗之戒也。"（《景岳全书·伤寒典·论汗》）

徐大椿云："治病之法，不外汗、下二端而已。下之害人，其危立见，故医者病者皆不敢轻投。至于汗多亡阳而死者，十有二三，虽死而人不觉也。……至于盛夏初秋，天时暴燥，卫气开而易泄，更加闭户重衾，复投发散之剂，必至大汗不止而阳亡矣。又外感之疾，汗未出之时，必烦闷恶热，及汗大出之后，卫气尽泄，必阳衰而畏寒，始之暖复，犹属勉强，至此时，虽欲不覆而不能，愈覆愈汗，愈汗愈寒，直至汗出如油，手足厥冷，而病不可为矣。"（《医学源流论·卷下·治法》）

事不防微，遽变即生，前贤经历如斯，值得警惕。

五、汗法方药

发汗的方药很多，为了便于大家能掌握汗法方药应用的要点，特将前面列举方剂简述如下。

（一）辛温发汗方剂

1. 桂枝汤

药味组成：桂枝、芍药、甘草、生姜、大枣。

掌握要点：桂枝汤是辛温发汗之轻剂，凡属外感，病在太阳，症见头痛、项强、发热、恶寒、自汗等，而不见口干、舌燥等内热现象者，均为适用之证；尤宜于外感而素脾阳虚之人，此方解表、温脾两全其美；但禁生冷、黏滑、肉面、五辛、酒酪、臭恶等物。

2. 麻黄汤

药味组成：麻黄、桂枝、甘草、杏仁。

掌握要点：麻黄汤是辛温发汗之重剂，凡属外感，病在太阳，症见头痛、项强、身疼、腰痛、骨节疼、发热、恶寒、无汗等，均可用；若已见汗出者，应慎重，不可轻投。

3. 苏羌达表汤

药味组成：苏叶、防风、光杏仁、羌活、白芷、广橘红、鲜生姜、浙苓皮。

加减法：如风重于寒，症见咳嗽、痰多者，去羌活、生姜，加半夏、前胡、苦桔梗。

掌握要点：凡见头痛、身热、恶寒怕风、项强、腰痛、骨节烦疼、无汗等症，便可使用苏羌达表汤；尤适合于外有表证而湿邪偏甚者；如果已有出汗，可以去羌活、生姜，加半夏、前胡、苦桔梗；本方系俞根初之经验方。

4. 九味羌活汤

药味组成：羌活、防风、苍术、细辛、川芎、白芷、生地黄、黄芩、甘草。

掌握要点：九味羌活汤为张洁古辛温发汗之经验良方，凡属风寒邪重之外感表证，而以头痛、身痛特别显著者，均为适用之证；服用此方之要在于，有汗者温服不用羹汤，无汗者热服而加投羹汤。

归纳以上辛温发汗之方剂："桂枝汤"用于外感自汗表虚证；"麻黄汤"用于外感无汗表实证；"苏羌达表汤"宜于外感寒重而湿偏盛者；"九味羌活汤"用于外感寒重而疼痛显著者。可见同属于辛温解表，而其间还是有差别的，应慎辨之。

（二）辛凉辛寒发汗方剂

1. 葱豉桔梗汤

药味组成：鲜葱白、苦桔梗、焦山栀、淡豆豉、苏薄荷、连翘、生甘草、鲜淡竹叶。

加减法：如咽阻、喉痛者，加紫金锭（磨冲）、大青叶；如胸痞者，去甘草，加生枳壳、白蔻末（冲）；如发疹者，加蝉衣、皂角刺、大力子；如咳甚痰多者，加苦杏仁、广橘红；如鼻衄者，加生侧柏叶、鲜茅根；如热盛化火，加黄芩、绿豆；如火旺而燥，加生石膏、知母。

掌握要点：葱豉桔梗汤系俞根初治温暑证的辛凉发汗剂，凡患温暑，始微恶风寒，后但热不恶寒而反恶热，伴有口渴、目痛、鼻干、齿燥、心烦不眠等症，表现尤为突出的是"身干热而无汗"，便用此方解肌，使热从外达。

2. 银翘散

药味组成：连翘、银花、苦桔梗、薄荷、竹叶、生甘草、荆芥穗、淡豆豉、牛蒡子。

掌握要点：银翘散系吴鞠通治太阴风温、温热、温疫、冬温初起等证之辛凉平剂，"但热不恶寒而渴者"为其辨证要点，本方用于津伤而有风热之证最为适宜。

3. 桑菊饮

药味组成：桑叶、菊花、杏仁、连翘、薄荷、桔梗、生甘草、芦苇根。

掌握要点：桑菊饮系吴鞠通治太阴风温之辛凉轻剂，症见但咳、身不热或微温者，尤宜于外感风热内气燥而咳嗽者。

4. 大青龙汤

药味组成：麻黄、桂枝、杏仁、甘草、生姜、大枣、石膏。

掌握要点：大青龙汤为辛寒发汗之重剂，治外感伤邪之外寒里热证，症见脉浮紧、头痛、身疼、恶寒、发热、不出汗、烦躁不安者，柯韵伯谓此即加味麻黄汤，其鉴别要点在于"喘"（指麻黄汤证）与"烦躁"之不同。

5. 桂枝二越婢一汤

药味组成：桂枝、芍药、麻黄、炙甘草、大枣、生姜、石膏。

掌握要点：桂枝二越婢一汤是辛寒发汗之轻剂，凡外感风寒，症见发热、恶寒，而热多寒少而无汗者，即可使用。

以上五方：前三者是辛凉发汗剂，都以治风温、温热证为主，"葱豉桔梗汤"以"干热无汗"为辨治要点，"银翘散"以恶热、伤津而渴为辨治要点，"桑菊饮"以"热不盛而咳"为辨治要点；后两方是辛寒发汗剂，"大青龙汤"为重剂，以恶寒、发热、无汗、烦躁为辨治要点，"桂枝二越婢一汤"以热多寒少、无汗为辨治要点，与大青龙汤证比较，热邪较轻而不见"烦躁"是其特征，两证临床表现虽略相似，而病情轻重却大有差异，不可不辨。

（三）益气发汗方剂

1. 桂枝加附子汤

药味组成：桂枝、芍药、炙甘草、生姜、大枣、附子。

掌握要点：桂枝加附子汤为表阳虚损、卫气失固而外感邪气仍在者而设，是扶阳益气之解表方剂，以汗出不止、恶风、小便难、四肢微急而难以屈伸等为辨证要点，适应于邪滞阳虚证。

2. 参苏饮

药味组成：人参、紫苏叶、干葛、前胡、半夏、茯苓、陈皮、甘草、桔梗、枳壳、木香。

掌握要点：参苏饮为《太平惠民和剂局方》中益气解表之方剂，治疗感冒风寒，症见头痛、发热、憎寒、咳嗽、涕唾稠黏、胸膈满闷、脉弱、无汗者，属气虚表实之证。

3. 补中益气汤

药味组成：黄芪、炙甘草、人参、升麻、柴胡、橘皮、当归、白术。

掌握要点：补中益气汤系李东垣治脾胃气虚的方剂，谷气不得升浮，生长之令不行，无阳以护其营卫，不任风寒，乃生寒热之证，本方最为合拍。

以上三方："桂枝加附子汤"扶真阳以解表，适用于阳损津伤证；"参苏饮"宽中利膈，适用于气虚而痰湿盛者；"补中益气汤"扶正驱邪，适用于脾阳弱而邪滞不解者。

（四）生津发汗方剂

1. 补阴益气煎

药味组成：人参、当归、山药、熟地、陈皮、炙甘草、升麻、柴胡。

掌握要点：补阴益气煎为张景岳自制方剂，凡邪陷于中，阴虚不能作汗，身热不退，或往来寒热者，均属此方的适应证。

2. 银翘散去豆豉加细生地丹皮大青叶倍元参方

药味组成：即银翘散内去豆豉，加细生地、大青叶、丹皮，倍元参。

掌握要点：银翘散去豆豉加细生地丹皮大青叶倍元参方为吴鞠通治太阴温病之生津清热的方剂，适用于热甚血燥证，症见汗不出、发斑疹者。

3. 七味葱白汤

药味组成：鲜葱白、生葛根、细生地、淡豆豉、麦冬、鲜生姜。

掌握要点：七味葱白汤为《外台秘要》治血少邪干、热羁不退之养血发表的方剂。

以上三方："补阴益气煎"以养精为主；"银翘散去豆豉加细生地丹皮大青叶倍元参方"以养液为主；"七味葱白汤"以养血为主；三方虽同为生津发汗之剂，但临证时应深入体会方义而灵活运用。

中暑的辨证治疗

（此文大约写于 1958～1960 年）

一、辨中暑

从严格的意义上讲，人体骤然遭到暑热的袭击，而发生猝然昏厥者，曰"中暑"。"中"音"仲"是"伤害"之意。中暑也有轻、重之别。因此从一般的意义上来说，人一旦中暑，轻者出现口渴、大量出汗、头晕、眼花、恶心、呕吐、四肢乏力、头痛等症状，重者则见昏倒、抽搐、肌肉疼痛等表现，更严重者甚至可致死亡。

在古代的文献记载中，中暑被称作"暍"。"暍"读音为"页"，意思是被暑热之气所伤，中暑之人被称作"喝人"。《淮南子·人间训》中有云："武王荫喝人于樾下。"《前汉书·武帝纪》云："夏大旱，民多喝死。"这些都是历史上较早对中暑病的记载。所以《玉篇》解释说："喝，中热也。"

《素问·六元正纪大论》中说："炎暑至……民病热中，聋瞑、血溢、咳呕、渴、喉痹、目赤、善暴死。"依据此段文献所记述，中暑者，初则耳聋、眼花、衄血、口渴、目赤、喉中如有物堵塞，继则昏厥，这是中医学对中暑最早的文献记载。

汉代，张仲景把中暑直接叫作"中热"。如《金匮要略》中云："太阳中热者，暍是也。"这时期的"中热""中暑"还是一个含义，但唐宋以后的医籍中，往往把"中暑"和"暑天感冒风寒"混淆起来，均以中暑、中热、伤暑等名之。如李东垣说："或避暑热，纳凉于深堂大厦得之者名曰中暑，其病必头痛、恶寒、身形拘急、肢节疼痛而烦心、肌肤大热、无汗，为房室之阴寒所遏，使周身阳气不得伸越，世多以大顺散主之是也。若行人或农夫于日中劳役得之，名曰中热，其病必苦头痛、发躁热、恶热，扪之肌肤大热，必大渴引饮、汗大泄，无气以动，乃为天热外伤肺气，苍术白虎汤主之。洁古云：动而得之为中热，静而得之为中暑。中暑者阴证，当发散也；中热者阳证，为热伤元气，非形体受病也"（《脾胃论·卷中》）。这些论述，显然是把"中暑"和"暑天感冒"混为一谈了。

惟戴思恭在《证治要诀类方》中云："中暑为证，面垢、闷倒、昏不知人、冷汗自出、手足微冷、或吐、或泻、或喘、或满，切不可以冷水及用十分冷剂。"这是真正的"中暑"。王肯堂编《杂病准绳》，分列"中暑""伤暑"为二门，其"中暑门"多载急救法，"伤暑门"则重在辨证列方，是王氏深知"中暑"与"伤暑"的分别，颇值得参考。如两者不能分辨清楚，于临证时是会犯错误的。

明代，张景岳提出了"阳暑""阴暑"的概念。他说："暑，本夏月之热病，然有中暑而病者，有因暑而致病者，此其病有不同，而总由于暑。故其为病，则有阴阳二证，曰阴暑，曰阳暑，治犹冰炭，不可不辨也。阴暑者，因暑而受寒者也。凡人之畏暑贪凉，不避寒气，则或于深堂大厦，或于风地树阴，或以乍热乍寒之时，不谨衣被，以致寒邪袭于肌表，而病为发热、头痛、无汗、恶寒、身形拘急、肢体酸痛等证。此以暑月受寒，故名阴暑，即伤寒也。惟宜温散为主，当以伤寒法治之也。又有不慎口腹，过食生冷，以致寒凉伤脏，而为呕吐、泻痢、腹痛等证，此亦因暑受寒，但以寒邪在内，治宜温中为主，是亦阴暑之属也。阳暑者，乃因暑而受热者也，在仲景即谓之中暍。凡以盛暑烈日之时，或于长途、或于田野，不辞劳苦，以致热毒伤阴，而病为头痛、烦躁、肌体大热、大渴、大汗、脉浮、气喘、或无气以动等证，此以暑月受热，故名阳暑。"（《景岳全书·卷十五》）

综上所述，张景岳所说的"阳暑"、张洁古所说的"中热"、张仲景所说的"中暍"，才属于今之"中暑"的范畴，民间老百姓又称其为"发痧"；而张景岳所说的"阴暑"、张洁古所说的"中暑"，则不属今之中暑的范畴，而属于暑天伤风寒一类的"感冒"，民间老百姓称作"热伤风"。两者需明辨的原因是施治时是有很大差别的。

二、中暑的病机

人的生理功能只有在一定的温度范围内，才能维持人体正常的活动所需；当温度过低或过高时，就可能造成对人体的伤害，这种"伤害"表现在全身性的和局部的两个方面。局部高温的伤害，即所谓"烧伤""烫伤"；局部低温的伤害，即所谓"冻疮"；全身性的高温伤害，即所谓"中暑"和"日射病"；全身性的低温伤害，即所谓"冻死"。由此便知，"中暑"属于高温侵害人体而发生的全身性病变。

盛夏长途旅行，或在烈日和高温环境中工作的人，体内会很快产生大量的热能，但却因外界的气温太高，以及湿度增大，因而人的体温之发散受到阻碍，以致体内之热的蓄积越来越多，这对循环系统、呼吸系统，以及水液及酸碱平衡等，都会发生不良影响。由于水分减少，血液变稠，血液流动不畅而增加了心脏的负担，随之脉搏和呼吸都会加快，而全身的组织、细胞的营养却感到严重不足；同时，新陈代谢的中间产物（有毒物质）额外增多，超过了血内缓冲作用所能承受的范围，便会发生酸中毒；又因于大量排汗，血液里盐分随之外泄，减弱了血液含蓄水分的机能，而致巨量脱失。故张景岳所说"阳暑者，乃因暑而受热者也"，是有其科学依据的。

古人当然不可能有今天这样的有关中暑的病理知识，但巢元方在《诸病源候论》中说："夏月炎热，人冒涉途路，热毒入内，与五脏相并，客邪炽盛，或郁瘀不宣，致阴气卒绝，阳气暴壅，经络不通，故奄然闷绝，谓之暍。然此乃外邪所击，真脏未坏，若便遇治救，气宣则苏。"巢氏所谓"客邪炽盛"，应该是指暑热或高温而言；所谓"郁瘀不宣，阳气暴壅"，可作体温发散困难来理解；"热毒入内"，则为引发酸中毒的代谢产物；"经络不通"，则为血液循环障碍；"阴气卒绝"，可理解为全身组织、细胞营养缺乏。凡此种种的病变表现，是由一时性的高热所引起，所以言"真脏未坏，若便遇治救，气宣则苏"。古人所言虽比较抽象，但明确地认识到中暑是由于高温妨碍了血液循环的结果，这样的认识在那样早的时代确实是难能可贵的。

　　同样在烈日或高温下作业，为什么有的人会中暑，有的人不会中暑呢？这与各人不同的体质差异有很大关系。什么样的人容易中暑呢？喻嘉言在《医门法律》中说："中暑，卒倒无知，名曰暑风，大率有虚实两途。实者，痰之实也，平素积痰，充满经络，一旦感召盛暑，痰阻其中，卒倒流涎，此湿暍合病之最剧者也。宜先吐其痰，后清其暑，犹易为也。虚者，阳之虚也，平素阳气衰微不振，阴寒久已用事，一旦感召盛暑，邪凑其虚，此湿暍病之得自虚寒者也。宜回阳药中兼清其暑，最难为也。……间亦有中气者，为七情所伤，气厥无痰，宜用苏合香丸灌之。许学士云：'此气暴厥逆而然，气复即已，虽不药亦愈。'然苏后暑则宜清也。"据喻嘉言的意见，气虚之人、痰实之人、七情所伤之人等，这三种人最容易中暑。

　　元气素虚之人最不能适应气候的遽变，正如《素问·阴阳应象大论》所云"寒伤形，热伤气"，若人体内，气本已虚，加之高热，则气愈伤，故容易中暑；"痰"为体内水湿久积凝聚所成，痰湿重者体热不易发散，若与外界的暑湿之气相遇，故亦容易中暑；情志内伤者，这时的脏气尤为薄弱，暑证多见虚脉，即此之故。

三、预防中暑

　　"预防为主"是我国的卫生工作方针，"杜渐防微"是祖国医学传统的基本精神。中暑是可以预防的。

（一）作息方式的改良

要预防中暑，首先要改善劳动条件。如高温车间，必须改进生产设备，如在各种工场的炉旁设置水幕、凉风幕、链形幕等各式各样的遮热幕，在人和散热设备之间要设置隔热屏。有条件时最好用帆布、防水布及其他材料做成遮阳篷，遮阳篷可随太阳照射的方向移动。也可以就地取材，因地制宜，在附近搭设简易临时凉棚，或利用树荫作为短暂休息的场所。

尤其要注意通风，要有适当温度（15℃～25℃）的空气以较大的速度（每秒2~6米）直接吹到人体上，至于风速和温度的恒定，那要根据实际情况来定，以风速和温度能使工作场所达到舒适为准。工作服必须是质轻、透气而且容易吸汗的。

大量供应洗脸凉水，借以及时消散体热，消除疲劳。在工作日之半，或每日工作结束后，实行淋浴，淋浴的水温应保持25℃～28℃，每次淋浴几分钟便能感到非常的舒适。

在高温下作业，一定要建立饮水制度，用淡盐水（每公斤水中加5克食盐）作饮料，饮用淡盐水可以保持人体正常的盐类代谢，使人感觉爽快，减轻渴感。

在阳光下作业需要防晒，如戴白色阔边草帽，注意保护头部。头部用凉水浸湿的白色毛巾包裹，或前额系浸过薄荷水的清凉带等，也不失为比较好的办法。同时穿衣宜宽松，但不宜过薄。

夏季体育活动应避免在中午或日光强烈之时进行，可在早晨或下午4点之后进行，运动量也不宜过量，时间也不宜过长。

暑期中最好提前和推迟下地的时间，延长中午休息时间。对某些较重的体力劳动，在天气很热时，中间最好有短暂休息，或勤换班次，以防止因疲劳或受热过度而中暑。

争取在暑期到来前进行一次体格检查，根据各人的健康状况和生理特点合理分配劳动力，对老年人、体弱的人和经期、孕期、哺乳期妇女要有适当地照顾。

夏季长途旅行，可常服用人参清气丸（方见后），补益元气，清热祛暑。

（二）防暑饮料的制作

1. 六一散汤

滑石六钱，甘草一钱，朱砂染灯心草一钱；这是成人一日的量，装在有盖的杯子里，用开水泡五分钟即可饮用，可泡三至四次；此汤饮后精神清爽，小便清利，虽在高温里工作，心里不现烦热。

2. 豆蔻香薷汤

草豆蔻二钱，香薷四钱；用适量的水，微火煎熬，汤开后再煎约五分钟，然后把药渣去掉，药水贮入有盖的杯中，时时喝一口，尽一天喝完；此汤饮后胸腹舒畅，不感烦热，并能增进食欲。

3. 乌梅汤

乌梅三钱，山楂三钱，薄荷一钱，荆芥三钱，牡蛎三钱；用适量的水，先煎乌梅、山楂、牡蛎十分钟，再入薄荷、荆芥煎三分钟，去药渣后便可时时饮用；此汤饮后头目清爽，虽然出了一些汗，但全身舒适，食欲增进，不感疲乏。

4. 绿豆汤

即将食用的绿豆熬汤，不拘多少，熬好后适当地加入白砂糖或蜂蜜，即可饮用。

以上四种均为以中药为主的夏季饮料。六一散汤适宜于容易动热的人饮用；豆蔻香薷汤适宜于湿气重、脾胃弱的人饮用；乌梅汤适宜于容易出汗、疲乏的人饮用，绿豆汤适合于任何人饮用，其主要作用是清热祛暑。

四、中暑的救治和护理

如果已经中暑，便应采取有效的救治和护理方法，使轻者能及时缓解症状，重者能在短时间内回苏，这是中暑救治的切要之图。

当发现有轻度中暑的迹象，如感觉头晕、耳鸣、四肢乏力、汗出淋漓、剧烈头痛时，应该马上停止工作。如在途中，也应即刻停止行动，离开盛暑或高温的场所，到凉爽的地方去休息，同时喝些清凉饮料，这样一般是可以制止中暑的进一步发展的。

如果中暑者神志已经不太清醒，首先要把病人扶移到通风凉爽的地方，或者移到树荫底下，让患者平睡下来，头部稍稍垫高些，解开衣服，尤其是要把颈部胸部敞开，向着凉风静卧，最好取仰卧式，上半身稍微垫高。如果还能喝水，可以给病人饮一些温热的盐汤、砂糖水或蜜糖水，切忌用冰冷的饮料，否则后果会很严重。

《素问·异法方宜论》中说："盐者胜血。"也就是"盐"既能清血热，尤能泻血中的热毒，同时还能益肾水以济心火，则内热消散，中暑者饮之则神志逐渐回苏。按照中医学的理论，"糖"为脾土之味，不仅悦口，尤能增进脾之津液而上济于肺，则津溢气足，最易消除疲劳。如条件较好的地方，能及时配制甜而带酸的温热饮料最为理想，因为"甜"能生津，成能解热，"酸"能疏泄热毒，而使肝气不逆，木不助火，则中暑的现象便能较快地缓解。

为了及时供应中暑的需用，公社、厂矿、学校、机关、团体等，可以经常备置下列药品。一是"皂荚甘草散"：皂荚一两，甘草一两；将皂荚烧灰存性（所谓存性，即是把药物放在有盖的器皿里燃烧到一定的程度，不使泄气，内心未尽焦黑，还显着深黄褐色），甘草亦微微地炒焦，碾成细粉末，用紧密的瓷瓶收藏好，不要泄了药气。二是"来复丹"：硝石、硫黄各一两（共同放在瓷器里，用微火炒，不断地用柳条捣拌，火不可太大），玄精石一两，五灵脂一两（用白酒洗净，去掉砂泥，晒干），青皮、陈皮各二两；诸药分别研成极细粉末，混合起来贮藏在瓷瓶里。三是"苏合香丸"：苏合香油五钱（选白色者，注入安息香膏中），丁香、安息香（另研成细末，用陈年绍兴酒熬膏，并将砂土去净）、青木香、白檀香、沉香（另研极细）、荜茇、香附子（炒，去毛）、诃黎勒（煨，用肉）、乌犀角屑（锉极细）、朱砂（另研细，用水飞去砂土）各一两，薰陆香（另研）、龙脑（另研）各五钱，麝香（另研）七钱五分；以上各药，除已另研细的药外，其余各药共研成极细粉末，然后共同混合起来，把安息香和白蜂蜜用细火熬炼，和药粉为丸，朱砂预留一半，作丸衣用，丸子做成芡实般大小，最重不超过一钱，蜡壳固封，瓶贮存。

一般的昏厥，取皂荚甘草散一钱，来复丹五分，用温热水灌下去，即可起到回苏作用。如严重的昏厥，用来复丹一钱，苏合香丸一丸，研成细末，用温热水灌下，亦能回苏。以上三方都是开窍回苏之剂，皂荚甘草散宣化痰浊以开窍，来复丹交接阴阳气以开窍，苏合香丸芳香透脑以开窍。所以皂荚甘草散适于痰盛而闭者，来复丹适于气阻而闭者，苏合香丸适于失神而闭者。临证时斟酌应用，全要灵活，不宜执一。

药物不方便的地区，针刺回苏亦甚效验。如在人中（鼻柱下沟中央）针入二分，留捻一分钟；于关冲（手小指次指之端）针入一二分，留捻一分钟；于少商（手大指端内侧）针入一二分，留捻一分钟；于气海（脐下一寸半宛宛中）针入三五分，留捻二分钟；于百会（前顶后一寸五分，顶中央旋毛中）针入一二分，留捻一分钟。以上诸经穴，病甚者可以全刺，轻者刺人中、少商，已足以回苏了。

脱水情形严重者，有医疗组织的地方，应尽快注射适量的生理盐水。假使中暑者已经气绝，但心脏还在跳动，要尽快地施行人工呼吸法来抢救。情急之下，或等待救援之际，可以用毛巾蘸热水，不断地熨心、腹、脐下等部。同时用大蒜去皮捣烂，塞入鼻孔；或者用温热水将大蒜灌下，病人也可回苏。

五、中暑辨治

中暑经过急救和护理，病人已经脱离危险，但仍需辨证施治以善其后。

（一）中暑辨治的关键

治疗中暑有几个关键问题最要明确。首先要明确，中暑之人往往是由于元气先有不足，加之暑热最易伤气，因而在治疗中暑时，一定要考虑到这一点，至少在处方时，不能再用耗散元气一类的药物。

其次要明确，暑多夹湿，中暑之人多不免有湿气，因而在用清暑的同时，一定要斟酌配合除湿之药。尤其是天气越热，人们越是贪吃生冷和清凉的东西，更是增加了湿气的来源。如喻嘉言在《医门法律》一书中说："凡治中暑病，不兼治其湿者，医之过也。"这话是很有道理的。如果是素体痰重之人，还要尽先排痰。

再次要明确，中暑既不同于一般的伤暑，中暑与伤暑之区别在前已论述过。中暑者偏于阳热，往往可因过分出汗而伤及津液，因而在解暑清热之时，必要尽量设法补充津液。

要之，益气、除湿、生津是治疗中暑的关键环节，这是不容忽视的。党参、黄芪、白术、大枣、甘草都是益气药；茯苓、泽泻、车前子、茵陈、木瓜都是除湿药；瓜蒌、半夏、贝母、前胡、竹茹都是祛痰药；麦冬、五味子、乌梅、石斛、干葛都是生津药。这些都是治疗中暑的常用之药。

（二）中暑辨治分型

中暑于辨证中最常见的可分为三大类型。

1. 中暑之衰弱型

中暑之衰弱型，一般是指阳虚、气虚之人中暑。其表现特征是：体温不高或不发热，甚至有的还呈现体温低落，四肢厥冷，脉微细。此即喻嘉言在《医门法律》中所云："虚者，阳之虚也，平素阳气衰微不振，阴寒久已用事，一旦感召盛暑，邪凑其虚，此湿病之得自虚寒者也。"其治疗方法，应在扶阳益气的基础上清解暑热，如"人参益气汤""清暑益气汤""参归益元汤""黄芪人参汤"等方剂，可以斟酌选用。

如暑伤元气，症见倦怠嗜卧、手足乏力并有麻木感，这是元气不布于四肢所致，可用人参益气汤以大补元气、清解暑邪；如精神短少、身热、烦渴、尿黄、便溏、不思饮食、气促、出汗等，这是卫阳虚弱而湿热熏蒸之象，则宜清暑益气汤以调中固卫、除湿清热；如头眩眼花、五心烦热、口苦、咽干、精神困倦、脉数而无力者，为阴阳两虚、暑湿濡滞之证，宜用参归益元汤以两补阴阳、除湿清暑；如汗出时有时阻、食饮无味、口燥、咽干、脉虚而不甚渴者，乃脾胃不和、暑湿滞于中焦所致，可用黄芪人参汤以和脾胃、清暑祛湿；虚而热盛者，可考虑用益元散。附方如下。

【人参益气汤】

药味：人参一钱二分，黄芪二钱，白芍七分，甘草一钱，五味子三十粒，柴胡六分，升麻五分。

主治：暑伤元气；症见倦怠乏力、嗜卧、四肢无力、手足麻木者。

方义：人参、黄芪大补元气；甘草、五味子敛阴生津；白芍泄血热；柴胡、升麻清解暑邪。气补津生、热去暑消，是此方的主要效用。

【清暑益气汤】

药味：苍术一钱半，黄芪、升麻各一钱，人参、白术、陈皮、神曲、泽泻各五分，黄柏（酒制）、当归、青皮、麦门冬、干葛、甘草各三分，五味子九粒。

主治：中暑，湿热熏蒸；症见四肢乏力、精神短少、怠倦懒动、身热、烦渴、小便黄、尿频、大便溏泄、不思饮食、气促、汗出者。

方义：黄芪固表；白术、神曲、甘草调和中气；人参、五味子、麦门冬补肺、敛肺、清肺；黄柏、泽泻养阴清热；当归、干葛生养胃液；升麻升散暑邪；苍术、青皮、陈皮降浊除湿。全方功在固表敛肺、养阴除湿、清散暑热。

【参归益元汤】

药味：当归、白芍、熟地、白茯苓、麦门冬各一钱，陈皮、知母、黄柏（三药并用酒炒）各七分，人参五分，甘草三分，五味子十粒，大枣一枚，粳米一小撮。

主治：中暑；症见头眩眼花、腿酸脚弱、五心烦热、口苦舌干、精神困倦、嗜睡、饮食减少、脉数无力者。

方义：当归、白芍、熟地补血；白茯苓、人参、大枣补气；甘草、粳米和脾；麦门冬、五味子养肺；陈皮、知母、黄柏除湿清热。此方主要功效在阴阳两补的基础上除湿清热。

【黄芪人参汤】

药味：黄芪一钱（如汗出过多的可加倍炙用），陈皮、人参、白术各五分，苍术五分（如无汗可加倍用），炙甘草、当归身（酒洗，焙）、麦门冬各二分，黄柏（酒洗）、神曲（炒）各三分，升麻六分，五味子九粒。

主治：中暑之中气不和者。

方义：黄芪、人参固表补气；白术、炙甘草、神曲调和脾胃；当归身和血；麦门冬、五味子益阴；陈皮、苍术、黄柏除湿泄热；升麻升清散暑。此方为补剂中之和剂。

【益元散】

药味：滑石六两，炙甘草六钱，辰砂三钱。

主治：暑伤元气，表里俱热；症见面赤、气粗、烦渴引饮、小便赤短者。

方义：滑石甘寒，能荡涤热邪从小便排泄；甘草止渴生津；辰砂安神镇心。凡属元气被暑热损伤，既不能用人参、黄芪补气，使暑邪益甚，又不能用黄芩、黄连清热，使元气更伤，便可用此方来清暑热、益元气。

2. 中暑之中热型

所谓"中热型"是属于热证、实证一类的证候。一般表现为：高热、脉搏洪大而数、头面发赤、口渴、烦心等。此即张景岳在《景岳全书·卷十五·暑证》中所云："凡暑热中人者……但阳中之阳者宜兼乎清，如身热，头痛，烦躁，大渴，大汗，脉洪滑，喜冷水，大便干结，小水赤痛之类，皆阳证也。"可以选用白虎汤、三黄石膏汤、玉露散、玉泉散等方剂。

如发高热、心烦、口渴、出汗、脉洪大等，这是阳明热实证，可用白虎汤以生津解热；如发热、口渴、心烦、尿赤、头目昏晕等，为三焦热邪炽盛之象，可用三黄石膏汤以清涤三焦热邪，内热清外热即随之而解；如渴极而小便短少色黄者，多胃腑热内炽、热盛伤津之征，宜用玉露散以清利腑热并兼甘寒生津，以济其渴；如烦渴、头痛、大小便不通，甚至发斑疹者，此为胃热炽盛所致，则宜玉泉散以涤除胃肠积热。附方如下。

【白虎汤】

药味：知母六钱，生石膏一两六钱，甘草二钱，粳米一撮。（先煎粳米，米熟取汤，再入余药，煎成，温热服）

主治：中暑；症见高热、心烦、口渴、多汗、脉洪大者。

方义：石膏解肌热、清胃火；知母泻火润燥；甘草、粳米调脾胃、生津液。此方以解高热而不伤脾胃而著名。

【三黄石膏汤】

药味：黄连二钱，黄柏、山栀子、元参各一钱，黄芩、知母各一钱五分，石膏三钱，甘草七分。

主治：中暑；症见口渴、心烦、尿赤、头目昏晕者。

方义：黄芪、黄连、黄柏、知母清涤上中下三焦热邪；山栀子清热从小便出；石膏清解肌表热邪；甘草、元参调胃生津。凡内热重而外热轻之中暑，此方最好用。

【玉露散】

药味：寒水石、滑石、生石膏、天花粉各五钱，甘草二钱半。（研为细末，每服三钱，冷开水调服）

主治：中暑；症见口渴引饮、小便短少、尿赤者。

方义：寒水石、天花粉解热、止渴、利小便；甘草调中生津；滑石、生石膏清除脏腑积热。本方为导热解渴剂。

【玉泉散】

药味：生石膏六两，粉甘草一两。（研为细末，冷开水调服）

主治：中暑热盛；症见烦渴、头痛、大小便不通、发斑疹者。

方义：生石膏清解内外实热；甘草调胃生津。两药相合，最善涤除胃肠积热。

3. 中暑之痉挛型

中暑之痉挛型，在古文献中有被称作"暑风"，以"四肢抽搐"为主要特征。李梴在《医学入门》中云："暑暍证，但以手足搐搦为风。……暑风乃劳役内动五脏之火，与外火交炽，则金衰木旺生风。"暑风有因于火热盛而中者，有因于痰湿盛而中者。竹叶石膏汤、清营汤、黄连香薷饮、加味生脉散诸方，均可斟酌选用。

如痉挛抽搐、口渴、神昏而烦躁者，为热灼津液、木无所养而生风之证，宜竹叶石膏汤以除热增液、柔木熄风；如烦渴、舌赤、谵语、痉挛、神识不清而脉虚者，为热毒入营、燔灼脏阴所致，则宜清营汤以清透营分热毒、养阴液以安神明；如痉挛、喘咳不安者，为暑热燔灼肺气、肺失清肃之令使然，可用黄连香薷饮以清暑热降肺气；如痉挛而汗多、脉散、喘咳、欲脱者，为阴阳离决、伤津脱阳之象，可用加味生脉散以扶阳养阴、镇厥固脱。按此辨证，再分别结合个体患者痰、热、虚诸种特点，加减用药便更为恰当。附方如下。

【竹叶石膏汤】

药味：生石膏半两，麦门冬、人参各二钱，甘草半钱，半夏（汤洗）一钱半，竹叶十四片，生姜五片，粳米一撮。

主治：暑热生风；症见烦躁、四肢或手足痉挛抽搐、口渴、神昏者。

方义：竹叶清胃经血分风热；石膏清胃经气分实热；人参、甘草、粳米补胃气；麦门冬养胃液；半夏和胃镇风痰；石膏、竹叶、半夏三药配伍最能镇静风热而发作之痉挛抽搐。本方功在除热、增液、镇惊。

【清营汤】

药味：犀角三钱，生地五钱，元参三钱，竹叶心一钱，麦冬三钱，丹参二钱，黄连一钱五分，银花三钱，连翘（连心用）二钱。

主治：中暑；症见脉虚、烦渴、舌赤、谵语、痉挛、神识不清者。

方义：犀角、黄连清心、安神明；生地、元参、丹参清血热；银花、连翘大解暑热毒气；麦冬生津养液。凡血分热毒盛而神识不清者，此方功效显著。

【黄连香薷饮】

药味：黄连七分半，香薷三钱，厚朴一钱半。（入酒少许，水煎，冷服）

主治：中暑；症见壮热、口渴、痉挛、喘喝不安者。

方义：黄连清心热、安神明；香薷通达肺络解散暑热；厚朴降肺气，宁喘喝。凡暑热伤肺者适用此方。

【加味生脉散】

药味：人参三钱，麦冬（不去心）二钱，五味子一钱，辰砂二钱。

主治：中暑；症见痉挛、汗多、脉散、喘喝欲脱者。

方义：人参补气扶阳；麦冬、五味子生津养阴；辰砂镇心安神。此方功在挽阴、回阳、固脱。

【人参清气丸】

药味：人参一钱二分，白术一钱五分，五味子十粒，麦门冬（去心）、白芍药（炒）、白茯苓各二钱，知母（炒）、陈皮、香薷各七分，黄芩（炒）三分，炙甘草五分。（诸药研为细末，生姜汁水滴为丸，每服一至三钱，分早晚各服一次）

主治：夏季预防中暑。

方义：人参、白术补气；五味子、麦门冬生津；白芍药、白茯苓除湿；知母、黄芩清热；陈皮、甘草健胃；香薷清暑。全方可补元气、生津液、祛湿清热、健胃消暑，是预防中暑之名方。

我对无疸型肝炎几个主要症状的认识和治疗经验

（1961 年）

"无疸型肝炎"的症状甚为复杂，而其中主要的莫过于胁痛、痞满、恶心、不寐、身倦几个症状。中医治疗"肝炎"，亦和治疗其他疾病一样，必须依据其不同的症状来分辨其为何证，才能立法施治，否则便无从措手，当然更谈不到治疗效果了。

一、胁痛辨治

"胁痛"即胁下的肝区疼痛，西医学固然认为这是"肝炎"的主要症状之一，而中医学亦认为"胁痛"和"肝"有直接的关系。例如《灵枢·本藏》云："肝小则脏安，无胁下之病；肝大则逼胃迫咽，迫咽则苦膈中，且胁下痛；肝高则上支贲，切胁悗，为息贲；肝下则逼胃，胁下空，胁下空则易受邪。……肝偏倾则胁下痛也。"

有人认为，中医学辨肝病的"胁痛"应该是在"左胁"，而"肝炎"的肝区疼是在"右胁"，两者似乎不可混为一谈。其实这种认识是没有根据的，左右两胁痛，都可以说是肝病的范畴。如《素问·藏气法时论》中说："肝病者，两胁下痛。"《灵枢·邪客》中说："肝有邪，其气流于两腋。"又《灵枢·五邪》中说："邪在肝，则两胁中痛。"可见肝病"胁痛"，实包括左右两胁而言，所谓的"肝区疼痛"是包括在"胁痛"范围内的。临床事实也表明，"肝炎"而两胁疼痛的并不少见。至于戴元礼说："痛在左，为肝经受邪；痛在右，为肝经移病于肺。"（《证治要诀·卷五》）虽可作参考，但并非必然。如《素问·至真要大论》说："少阴司天……民病胸中烦热……右胠满。""阳明之胜，清发于中，左胠胁痛。""厥阴之胜……胃脘当心而痛，上支两胁。"这无异乎说，心火病痛在"右胁"，燥金病痛在"左胁"，风木病痛在"两胁"，因此说从左右来分辨胁痛的证候所属，殊非必然之事。

但是，在《内经》的记载里，凡心、脾、肾、胆、胃、膀胱诸经，也有胁痛表现，这又将做何解释呢？胆经之脉与肝同样布于胁肋，自然也会发生胁痛；除此而外，其余总不外诸经之邪气逆不解，因而影响及肝，致病胁痛，并不是诸经之本病。如有因焦劳忧虑而致胁痛者，这是心经或肺经影响及肝的结果；有因饮食劳倦而致胁痛者，常为脾经或胃经影响于肝的结果；有因色欲内伤，水道壅闭而致胁痛者，这是由于肾经或膀胱经影响到肝的结果。上述诸种情况均可影响到肝而病胁痛，但胁痛还属肝经的病变表现，不过招致的原因不同罢了。

如何分辨胁痛所属的证候呢？唯"外感""内伤""气血""痰积"四者可以尽之。外感必然有表证表现，胁痛而无任何表证表现，便属内伤无疑。如胁痛，痛而不移，或坚硬、或拒按、或有积形可征者，这不为"血滞"便有"食积痰饮"之嫌，详察所因自可辨识；胁痛，痛而流行无迹，时聚时散，便属于气分证为多见。

如上所述，无论招致"胁痛"之因为何，其病于肝胆则一。因而在治疗时，总以"疏利肝胆"为主。肝脏为阴木，胆腑为阳木，"木"在人体为生发之气，肝胆一病，其生发之机必然滞而不舒，不舒则为胀痛，肝木滞则生气不荣，胆木滞则相火必郁，要想除其胀痛，唯有舒肝之滞、清胆之郁，是最为合拍的方法。

舒肝清胆的方剂以仲景的"小柴胡汤"最为理想。《伤寒论》用小柴胡汤的条文凡15条，其中具有"胁胀痛"症者便达9条之多。如第37条云："太阳病，十日以去，脉浮细而嗜卧者，外已解也，设胸满胁痛者，与小柴胡汤。"第96条云："……胸胁苦满……或胁下痞鞭，小柴胡汤主之。"第97条："血弱气尽，腠理开，邪气因入，与正气相搏，结于胁下……嘿嘿不欲饮食，脏腑相连，其痛必下，邪高痛下，故使呕也，小柴胡汤主之。"第99条云："伤寒四五日……胁下满，手足温而渴者，小柴胡汤主之。"第104条云："伤寒十三日不解，胸胁满而呕……宜先服小柴胡汤以解外。"第229条云："阳明病，发潮热，大便溏，小便自可，胸胁满不去者，小柴胡汤主之。"第230条云："阳明病，胁下鞭满，不大便而呕，舌上白苔者，可与小柴胡汤。"第231条云："阳明中风，脉弦浮大而短气，腹都满，胁下及心痛……与小柴胡汤。"第266条云："本太阳病不解，转入少阳者，胁下鞭满……与小柴胡汤。"可见小柴胡汤确为治胁痛的要方，方中柴胡疏肝，黄芩清胆，柴胡与生姜配伍，可以使肝木生发之气而上升，黄芩与半夏合用，可以使胆木之火而下泻，人参、甘草、大枣所以和中土、调营卫，而为柔肝之用也。

当然，孤守一方，于临证时尚不能尽应胁痛之变。在严用和《济生方》的续集里有两个方子可用：一名"枳芎散"，一名"推气散"。灵活地掌握其加减，实可以帮助小柴胡汤共奏肤功。枳芎散：枳实、川芎各半两，甘草二钱；共为末，姜枣汤下，调酒服亦可。推气散：片姜黄、枳壳（麸炒）、桂心各五钱，甘草二钱；为细末，每服二钱，姜枣汤下。左胁痛甚，或审其偏于气分者，宜小柴胡汤合枳芎散；右胁痛甚，或审其偏于血分者，宜小柴胡汤合推气散。这是我在临证若干病例实践中所累积的一点经验。枳芎散最能疏肝之气，推气散最能和肝之营；枳芎散以枳实为君，推气散以姜黄为主，两药都是治胁痛的专品；枳实偏于气分，姜黄偏于血分，两者的共同点为均善于疏利散郁而止痛。

戴元礼治胁痛善于用枳壳，李中梓治胁痛善于用枳壳、郁金。我的体会是：枳壳苦能泄胆，酸能疏肝，用于胁痛，实为上品；而姜黄的力量尤优于郁金多多，它既能通气中之血，又能调血中之气，故消肿止痛之功尤捷于郁金。

总之，治疗胁痛，只要善于运用"小柴胡汤""枳芎散""推气散"这三个主方，其他随证加减，便不难做到迎刃而解了。

二、痞满辨治

"痞"即痞塞不通，"满"为胀满不行；"满"则近于"胀"，而"痞"则未必"胀"。有的饮食后而见痞满，有的不饮食而亦痞满，"痞满"是肝炎常见的症状之一。

"痞满"的病机是怎样的呢？从脏腑之病位言，大多属于脾胃的病。正如《素问·藏气法时论》所说："脾虚则腹满肠鸣。"又如《灵枢·经脉》所说："胃足阳明之脉……病至则……贲响腹胀。""脾足太阴之脉……是动则……腹胀善噫。"又如《伤寒论》所说："胃中不和，心下痞鞕。"文献所论都证明了这一点。从脏腑的生理机能言，《素问·藏气法时论》既指"腹满"为"脾虚"，而《素问·异法方宜论》亦说："脏寒生满病。"可见脾胃虚寒多为发生痞满的根源。因为脾主运输，胃主消谷，饮食入于脾胃，经过消化以后，脾将精微上输于肺，胃将腐浊下注于肠，这样一升一降，便维持着中土的健运作用，而无痞满之虞。如果脾胃虚寒，阳气不足，失去了一升一降的运化作用，气机因而阻滞，此痞满之所由生也。从脏腑的病理言，《素问·阴阳应象大论》中说："浊气在上，则生䐜胀。"《素问·脉解》中说："太阴所谓病胀者……阴盛而上走于阳明。"所谓"浊气"即胃应排注于下焦的腐浊之气，由于胃阳虚不能把浊气向下排泻而滞留于胃，而病痞满。《素问·脉解》所谓"盛阴"亦即指此"浊气"，阴浊之气痞塞不行，而病痞满。《素问·六元正纪大论》中说："太阴所至为积饮痞隔……为中满。"也是在阐明痞满的病机。要而言之，脾胃虚寒、气机阻滞、浊阴不消是造成痞满的病机，至于为痰、为热、为食、为饮诸变，亦无不由此而生。

临证时辨识痞满，主要是分辨其虚、实、寒、热。凡痞而有邪、有滞者，为实痞；痞而无物、无滞者，为虚痞；满而有胀、有痛者，多为实满；满而无胀、无痛者，多为虚满；虚实之中又有寒热之不同存乎其间，应以见症为主，不能臆断。

治疗痞满，《伤寒论》的三个"泻心汤"最为合用。凡脾阳虚，痞满而呕，饮食不下者，用半夏泻心汤。方如下：半夏五钱、黄连一钱、黄芩一钱、炙甘草三钱、党参三钱、干姜三钱、大枣五枚。方中黄连、黄芩能降阳升阴，半夏、干姜能分阴行阳，党参、甘草、大枣补脾和中，中气和则阴阳既能升降亦能分行，气机自然流畅，痞满自尔消除矣。凡胃气虚而痞满、干呕、心烦、肠鸣、便溏，甚或泄泻者，用甘草泻心汤。方如下：甘草六钱、黄芩一钱、干姜三钱、半夏五钱、大枣五枚、黄连一钱、党参三钱。凡脾胃之阳俱虚，痞满而干噫食臭者，胁下有水气，伴肠鸣、泄泻，宜生姜泻心汤。方如下：生姜四钱、炙甘草三钱、党参三钱、干姜一钱、黄芩一钱、半夏二钱、黄连一钱、大枣五枚。

如上述三泻心汤不能取得完全的疗效，再依据其痞满的寒热不同，而用李东垣的"中满分消丸（汤）"，效果非常好。偏于热则用"中满分消丸"，偏于寒则用"中满分消汤"。这两个方子是以《伤寒论》的三个泻心汤为基础加味而成的，"中满分消丸"重在洁净府，故多用利导药，汤方重在开鬼门，故多用升泄药，意在从上、下、表、里以分消痞满，临证时斟酌运用，效果相当不错，只是药味稍多，有如韩信之将兵也。

三、恶心辨治

胃口泛逆，兀兀不安，这叫作"恶心"。《伤寒论》第123条说："太阳病，过经十余日，心下温温欲吐，而胸中痛。"第324条说："心中温温欲吐，复不能吐。"这都是对"恶心"的准确描述。肝炎病人出现恶心，常常伴有胸腹痞塞胀满之感，有的恶心欲吐，常常流涎，咽之不下，或愈咽愈恶，既而便真的呕出东西来了。虽曰恶心，实为胃脘病，这"心"字，和《伤寒论》中称谓的"心下"或"心中"是同一意义。

凡饮食、痰饮、秽气、火邪、湿热诸邪在胃脘者，都可能出现"恶心"，临证时必须辨其虚、实、寒、热。实邪恶心，邪去即安，其来速去亦速；而虚邪恶心则不然，虚邪恶心必须等待胃气大复，恶心才会逐渐地消失。一般肝炎病人的恶心，属于虚寒者十常八九，即或有因于实邪而呕恶者，亦必是脾气不健不能运化使然，所以凡治肝炎病人的恶心，必须了解其实中有虚的证候特点，不能过事攻伐而置胃气于不顾。

治疗肝炎病的恶心，轻者一般用小柴胡汤已足以解决，因为"心烦喜呕"（即"恶心"）本为小柴胡汤主治症之一，盖小柴胡汤既能平肝胆逆气又足以扶持胃气也。如审其有滞气不消者，朱丹溪的"加味二陈汤"非常合用，同时还能兼理胁痛、腹胀诸症；方如下：苍术（米泔浸）、白术（炒）、橘红、半夏（泡）、茯苓、川芎、香附各八分，枳壳、黄连（姜汁炒）、甘草各五分。如脾胃十分虚弱的，则应以香砂六君子汤为主；方如下：党参、白术、茯苓、半夏、陈皮各一钱，砂仁（炒）、藿香各八分，炙甘草六分，姜水煎服。掌握了这几个方子，更因寒因热而加减，临证时已绰有余裕了。

四、失眠辨治

临证对"失眠"病的辨证不外邪、正二端，即需辨邪气盛、正气虚两个方面。邪分内外，如因于伤寒、伤风、疟疾等而致不眠者，此属外感邪气使然；如因于痰火、寒湿、饮食诸端而致失眠者，此属于内淫邪气使然。无论内邪、外邪，只需除其邪气，病人自然就能安睡了，这些在临床上是较易于治疗的。

因于正气虚损而失眠者，一般都是由于阴虚阳扰所致。《灵枢·邪客》中说："阳气盛，则阳跷陷，不得入于阴，阴虚故目不瞑。"又《灵枢·大惑论》中说："卫气不得入于阴，常留于阳，留于阳则阳气满，阳气满则阳跷盛，不得入于阴，则阴气虚，故目不瞑矣。"又《灵枢·营卫生会》中说："其营气衰少而卫气内伐，故昼不精，夜不瞑。"这是《灵枢》对阴虚阳扰而致失眠基本病机的阐发，肝炎病的失眠以营血阴精虚损者为多，而有实邪者较少。

营血阴精虚损，无不影响神、魂、意、志的安藏，神、魂、意、志不能安藏，便飞越靡宁而不寐，或者纵能入睡，而恶梦萦萦不已，这是在临床上最常见的。要想使神、魂、意、志安藏于舍，必须仔细地分辨肝、心、脾、肾的病变之所在，从而立法施治。因为肝藏魂、心藏神、脾藏意、肾藏志，一脏偶有不藏，失眠便随之而作，其中尤以肝、心的病变与睡眠的关系最为密切。盖"肝"为阴中之阳脏，"心"为阳中之阳脏，一旦精血损耗，两脏之阳必随之而扰，以致神魂难安，辗转不寐。在这种情况下，要想使其安睡，必须先充其精血，欲充精血，必先从脾、肾两脏着手，因"脾"是后天之本，"肾"是先天之元，为精气营血之所由生。精血得所补充，而且生源不竭，则肝木得所养而魂不越，心火得所济而神能安，因此柔肝便魂藏、养心使神安，这是治疗失眠症的妙谛。

余根据这一理论认识，在治疗阴虚失眠时，常采用许白沙的真珠母丸与磁朱丸配合施用，名曰"双珠饮"，效果相当满意。方如下：珍珠母四钱，生龙齿四钱，干地黄五钱，党参三钱，当归三钱，柏子仁三钱，酸枣仁四钱，沉香一钱，茯神四钱，磁朱丸六钱（包煎）。此方以地黄、当归、党参两补营血精气为君，珍珠母、生龙齿入肝摄魂兼重镇潜阳为臣，茯神、沉香、酸枣仁、柏子仁安神纳气为佐，磁朱丸交通心肾为使，全方的作用是养心安神、益肾定志。"神"安则火不助木，"志"定则水能润木，即从根本上解决了失眠问题。

五、身倦辨治

全身乏力，容易疲倦，甚至气短、头晕、手足软弱，不欲举动，这亦是肝炎病人常见的症状，大半都是因于中焦脾胃气虚所致。所以《素问·风论》中说："脾风之状，多汗恶风，身体怠惰，四肢不欲动，色薄微黄，不嗜食。"又《素问·痹论》中说："脾痹者，四肢懈惰。""胃"主生气，"脾"主运动，若脾胃之气虚损，首先会发生谷气不充的病变，脾主四肢，脾既无所禀受或者禀受有亏，谷气便不能充分地灌注于四肢，因而无力以动，困乏嗜卧、精神不振等种种身倦的情况便出现了。

肝炎患者在以下两种情况发生时容易出现身倦的表现：一是"肝强脾弱"，一旦饱食过伤，脾难运化，以致食饱后即困倦而瞌睡，既经消化后困倦现象便随之而消逝；另一是"脾胃俱虚"，表现为饮食较少，以致谷气不充，形气衰弱而常常倦怠。治疗肝强脾弱之身倦者，应于补脾胃之中而兼以消导；治疗脾胃俱虚之身倦者，便应大补脾胃，滋其化源，不能轻易用克伐消导的方药。

临床上辨识身倦的久、暂之殊，确是一个关键，掌握了这个关键，而以李东垣的升阳益胃汤来进退增减，往往取得良好的效果。方为：黄芪二钱，半夏、人参、甘草各一钱，独活、防风、白芍、羌活各五分，橘皮三分，茯苓、柴胡、泽泻、白术各三钱，黄连一钱，生姜三片，大枣二枚。肝炎患者服用此方时，独活、防风、羌活三药应尽量轻用，免有反助肝阳之流弊。

结　　语

肝炎病的胁痛、痞满、恶心、不寐、身倦等几个典型症状，其病机是有内在联系的，主要表现在肝与脾胃的关系方面。肝病影响脾胃的主要方式为两种，木气有余则制土太过，木气不足则制土无权。胁痛是肝病的特异性表现；由于肝木之气上逆必然影响到中土脾胃，尤其是脾胃素来虚弱者，更容易受到肝气的侵袭，因此肝病的痞满、恶心、身倦诸症，无不由于脾胃的病变而来；失眠虽然主要是由阴虚不养肝木而神魂不藏所致，但间接地与脾胃亦大有关系，不仅脾土化生精血为滋养肝木之源，而胃不和亦卧不安也。

肝炎患者，于胁痛、痞满、恶心、不寐、身倦等主要症状虽不一定同时都有，而或先或后地出现是习见不鲜的，临证时必须抓住主症，先治其主要的，非主要症状亦随之而解。如胁痛与失眠都是肝病较主要的症状，或先治其胁痛，或先治其失眠，全在临床时辨证的权变。如脉弦急而胁痛甚者，邪盛也，宜先治其痛；如胁痛不甚而失眠较剧，便先治其失眠；如见痞满，虽非肝之本病，但满甚时，亦当先治其满，正如《素问·至真要大论》所说："先病而后生中满者治其标。"

对肝炎的辨证既有主次，处方亦要有主次，的证的方，效验方捷。不要把"的方"变而为一般化之方剂，方药的主次不明重点不突出，必然会影响到疗效，因此对某一方的加减用药不要失去了重心。根据中医学处方的理论，最忌讳的是在加减时面面俱到，结果哪一方面也照顾不了。

目前，肝炎病流行较广，尚无特殊的治疗方药，但善用中医"辨证施治"的法则进行治疗，经临床证明效果还是很好的。我们要在这个基础上，更进一步地探讨、研究，以贡献出更好的治疗方法来提高疗效，这是目前社会主义建设所迫切需要的，也是我们中医学者最艰巨而光荣的任务。

气虚痰盛案分析

（原载《中医杂志》1963 年第 2 期）

韩某，女，41 岁，原籍黑龙江，工作于长沙。于 1939 年起，病痰中带血，以奔走革命，食疗均不甚适，时作时止。至 1952 年，并发喘息，此后则喘息痰鸣，而兼咯血，愈医愈剧。1959 年 3 月来京就医，经中国医学科学院阜外医院诊断为支气管扩张，于同年 12 月行左肺下叶截切术。术后喘息渐愈，惟日渐困乏，心悸腹胀而满。1961 年 12 月喘息频作，周身发胀，五心烦热，汗出常如渍，虽严寒犹着单衣，饮食甚少，痰涎多，身极困乏，而夜不能寐，大便秘结。复就医于阜外医院（病案号 31443），诊断为支气管扩张、神经官能症。该院刘丽笙大夫嘱余诊治。患者形盛而喘，痰涎甚多，赤白带下，大便干固，日服番泻叶水仍不畅通，发热常在 38℃ 之间，手足心热，以得近玻璃取凉为快，时为隆冬也。汗涔涔不止，口渴饮水，两目干涩有似热实之候，但脉沉细而微，舌苔薄腻而白，又不似热实证。十余年来，补则参芪屡进，而困乏如故；攻则硝黄，而便秘依然。攻补既均不效，必别有故在，兹逐条分析于下。

1. 查病起于工作劳顿而咯血，咯血者，心肾之病而关乎肺者也。肾气不化于膀胱，水浊上逆，肺不能清肃，于是凝而为痰，痰不降，则心火不安，血脉不宁，遂随痰而咯出血丝。咯血既久，则肾之精、肺之气、心之血亏损愈甚，因而作喘。喘有虚实，虚证中有因于脾肺者，有因于肝肾者，肺为气之主，脾为肺之母，脾肺有亏，则气化不足而喘。肾为气之根，肝为肾之子，肝肾有亏，则气不摄纳而喘。既先病于血，再伤于气，肾不能纳，肺不能降，而痰滞于上，遂为喘息。故证属于虚。

2. 病自始至终均有痰，痰色白而泡沫多，李士材谓脾为生痰之源，胃为贮痰之器，良以脾胃土虚，则清者难升，浊者难降，湿浊留中，聚而成痰。清而色白，要为气虚湿盛之候，积年以来，痰从未稍减，痰本为水谷之精所化，化痰既多，化津必少，痰盛津枯之结果，出于上者为痰，注于下者为带。痰盛便秘，赤白带下，是又虚中有实者矣。

3. 《灵枢·胀论》云："厥气在下，营卫留止，寒气逆上，真邪相攻，两气相搏，乃合为胀。"人身上下，阳布阴生，则肺气行而肾纳。若肺不行，而肾失纳，气则厥逆矣。因之营卫之流行于经络者，留止而不畅遂，痰湿亦因之四布，与正气相攻而作胀，是亦由肺脾肾之虚损所致。

4. 心悸不宁之证，总不外乎心伤而火动，火动则痰生之所致。此症心悸，发于截肺手术之后，当亦为气虚火动，痰饮蓄积而成。

5. 汗出涔涔，不分寤寐，不因发散，此为自汗。盖汗液为阴气之所化，肌表为卫气之所居。汗之有无，由营气以为之变化；汗之出入，由卫气以为之启闭。今阳扰于内，而卫虚于外，欲令汗不出，殊不可能。

五者既明，其余诸症，皆可得而解说矣。如困倦乏力者，气随汗泄，中阳不振也。恶热、渴而引饮者，心火内扰，汗多伤津之所致也。夜不能寐者，君火不静，神不能安也。

总之，此证乃肺肾子母之气先伤，为病之本；继则心火扰于上，脾湿困于中，而为气虚津涸，火炽痰盛，虚中有实之证也。

此证以"治病求本"之理衡之，法当先补其虚，后攻其实。但已屡补而无益于气；屡攻亦未能去其实。盖实在痰火，非阳明胃家实之比，故硝黄无效。必先用调气豁痰之轻剂图之，觇其变化。温胆汤加味：

姜竹茹四钱　炒枳壳三钱　清半夏三钱　陈皮三钱　胆南星三钱　化橘红四钱　全栝蒌八钱　炙皂荚三钱　甘松四钱　苦桔梗四钱　茯苓三钱　甘草一钱　连服七剂，日服一剂。（1961年11月15日）

服药后，痰多易咯，恶热出汗均减轻，惟大便仍秘结，两眼干涩，食欲不振。心火虚扰之变虽渐安，而脾虚湿困，痰阻中焦，津不施布之机未好转也。继用健脾祛痰法，拟香砂六君子汤，辅以礞石滚痰丸，攻补兼施。

木香三钱　砂仁三钱　南沙参六钱　茯苓六钱　陈皮四钱　姜半夏四钱

生於术一两　礞石滚痰丸三钱（另包，分二次吞服）　连服七剂，日服一剂。滚痰丸，隔日一次。（11 月 22 日）

服药后大便通畅，便时微觉腹痛，热未退尽，身仍倦怠，动则汗出，脉沉弱，舌苔厚腻。中阳不振，湿浊难消，大便已通，暂停滚痰丸。再以扶中阳为主，兼化其湿。拟六君子汤合三子养亲汤加减为治。

清半夏四钱　陈皮二钱　茯苓四钱　甘草二钱　苍术二钱　炒莱菔子三钱　白芥子一钱半　炙苏子一钱半　白术四钱　北沙参四钱　胆南星一钱　石菖蒲二钱　连服七剂，日服一剂。（11 月 29 日）

四诊，食欲大好，较前约增一倍，吐痰极多，眼已不干涩，身胀体沉均减，汗出昼轻夜重，胸次转轻快，惟喘息时作，大便又秘结矣。是中阳虽渐振复，奈痰浊久蓄，一时未易尽祛，肺气仍不得肃降也。拟苏子降气汤合导痰汤加减治之。

炒苏子二钱　姜半夏二钱　全当归二钱　炒橘络二钱　前胡三钱　陈皮三钱　厚朴二钱　淡干姜二钱　化橘红三钱　黄芪四钱　炒白术六钱　炒枳壳二钱　姜南星三钱　茅苍术二钱　茯苓三钱　生甘草二钱　连服七剂，日服一剂。（12 月 6 日）

五诊，诸症未见进一步减轻，痰变稠黏而色黄，胸复痞闷，肤胀，虽矢气，大便坚干不得出，汗出又多，口干喜冷饮，脉微细，气虚于表，浊湿郁而化热内壅之候也。拟玉屏风散合礞石滚痰丸。

黄芪三钱　防风三钱　生白术一两　礞石滚痰丸（临卧前服一钱，服后即静卧）　连服七剂，日服一剂。（12 月 13 日）

六诊，汗出大减，已不疲乏，痰又化为白沫，胸次觉爽，大便正黄色，四肢时有微热，喜冷饮，舌苔薄而质淡，续扶中气，兼祛其痰，拟补中益气汤，再服礞石滚痰丸。

升麻一钱　柴胡二钱　党参四钱　白术六钱　陈皮二钱　黄芪四钱　甘草二钱　当归二钱　生姜一钱　礞石滚痰丸（每夜临卧服一钱，服后即静卧）连服七剂，日服一剂。（12 月 20 日）

七诊，痰已殆尽，汗出亦愈，胸次宽舒，心不复悸，食欲大振，舌苔尽去，质尚虚淡，脉沉细而缓，体温正常，中气渐复，湿浊悉除，拟七味白术散合二陈汤调理之。

陈皮二钱　清半夏二钱　茯苓四钱　甘草二钱　炒於术七钱　苍术二钱　藿香二钱　木香二钱　葛根四钱　党参四钱　姜南星一钱　连服五剂，隔日服一剂。（12月27日）

本案全疗程七诊，凡分四个阶段。第一诊用温胆汤加味，本方为渗湿祛痰之剂，集诸种不同作用的祛痰药，如橘红之理气以祛痰，皂荚之搜络以化痰，甘松之解秽以除痰，南星之渗湿以涤痰，栝蒌之降火以导痰，桔梗之开结以祛痰，虽非猛剂，而治痰之力不小，故一服而咯痰畅快，虚火亦宁。凡痰证之虚不受补、实不耐攻者，余往往用此而取效。此为开辟本病治疗之路的第一阶段。

第二、第三诊，均以六君子汤为主，而辅以滚痰丸。盖欲拔其病根，则非温胆汤之力所能胜。李士材说："治痰不理脾胃，非其治也。"以中土虚，则清者难升，浊者难降，湿浊留中，聚而成痰。使中土复健运之常，则痰自化，此治痰补脾之要妙也。因而在这阶段，先后均以六君子汤重用白术，大健中土为主；中土既健，则新痰不生，而已成之痰，去之亦易；故兼服滚痰丸以根除之，亦"除恶务尽"之义也。服至第七剂时，大便已通畅，而舌苔仍厚腻，乃转而兼用三子养亲汤法，以祛其中上焦之痰，与滚痰丸相较，而成上下分消之治，此为健脾祛痰之第二阶段。

第四诊时，中土之气已大有好转，但因病程过久，痰根仍未尽去，肺失其清肃之用，致气上逆而喘，乃改用苏子降气汤合导痰汤，一以散郁和中，助肺金之肃降；一以宽胸去饮，健脾土之运输。两方和合，六君子汤之义，仍在其中，不悖于既定的攻补兼施大法，此为第三阶段。

第五、第六、第七诊，鉴于第三阶段的效果不甚满意，气虚既未有进一步之好转，而残余之痰湿，反有化热于里之趋势。余以为前方或有姑息养患之嫌，乃先后以玉屏风散及补中益气法为主，再辅以滚痰丸，直捣痰湿巢穴。防风为祛风痰之药。前所用祛痰诸药，或渗、或燥、独未及于轻扬以化重浊之品，于此不能不借助之也。服后竟得到很好的效果，如顽固之出汗大减，稠痰转稀，苔浊尽化等，收效之速，初非意料所能及。于是进而用补中益气法，使清阳之气，续得升举，促其重浊之邪，不断下泄，并持续用滚痰丸，期其彻底清除。张景岳所谓"补难从简，攻宜察真"之理，余于此益有所悟，此为第四阶段，亦即本病之最后收功也。

附：**滚痰丸服法** 王珪云："大抵服药，必须临睡就床，用热水一口许，只送过咽，即便仰卧，令药在咽喉间徐徐而下。如日间病出不测，疼不可忍，干呕恶心，必予除差者，须是一依临睡服法，多半日不可饮食汤水，及不可起身坐行言语，直候药丸除逐上焦痰滞恶物，过膈入腹，然后动作，方能中病。每次须连进两夜，先夜所服，次日痰物既下三五次者，次夜减十丸；下一两次者，仍服前数，下五七次，或只二三次，而病势顿已者，次夜减二十丸。头夜所服，并不下恶物者，次夜加十丸。壮人病实者，多至百丸。大抵服罢仰卧，咽喉稠涎壅塞不利者，乃痰气泛上，药物相攻之故也。少顷药力既胜，自然宁贴。大抵次早先去大便一次，其余遍次，皆是痰涕恶物，亦有看是溏粪，用水搅之，尽系痰片黏涎。或百中有一稍稍腹疼，腰肾拘急者，盖有一个顽痰恶物滞殢，闭气滑肠，里急后重，状如痢疾，片饷即已。此药并不洞泄刮肠大泄，但能取痰积恶物，自胃肠次第穿凿而下，腹中糟粕，并不相伤。"（《泰定养生主论·滚痰丸服法》）

按：王隐君书，世少传本，一般藏其方，都略其服法。余初用之，于服法亦未尽悉。服后，患者竟腹痛便泄。及详其服法，依法服之，患者不仅腹不痛，即多年顽固之便秘亦从此通畅无阻。可知王氏之经验，洵不我欺，特节录于此，以饷读者。

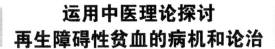

运用中医理论探讨
再生障碍性贫血的病机和论治

（本文系在运城地区人民医院带学员临床实习期间所写，原载运城地区医院
《医药经验资料交流》）

原因不明的再生障碍性贫血是一种顽固重症。近年来虽然有些药物如氯化钴、维生素 B_{12}、激素等用于本病，但未能获得肯定的效果。惟从中医传统的理论，分析其病机，运用辨证的方法进行治疗，在临床上曾取得较满意的疗效。

再生障碍性贫血一般发病缓慢，临床表现的主要症状，不外贫血和出血两个方面。贫血症状随着病的轻重程度不同，表现是多方面的。出血倾向轻者，为皮肤淤点、紫斑、鼻衄或牙龈渗血；重者鼻血不止，或有便血和妇人崩漏，甚至脑出血。

中医抓住贫血和出血这两个重要环节,首先认为血液是:生于脾,滋于肾,藏于肝,主于心。因而本病在临床的血虚症状,也以这几方面的变化最为多见。如患者心悸、气短、失眠、易醒、神识不宁等,常出现于心血虚的过程中。面色不华,舌质淡白、指甲少泽、头晕眼花,全身疲乏等,则又为肝血不足的常见症状。而且这些症状在再生障碍性贫血中,往往是长期存在的。严重的患者,更有形体羸瘦,面色萎黄,气怯,行动则喘促等脾气虚损的症状出现。甚至眩晕、耳鸣、腰膝酸软、午后低热或手足心热等肾阴亏;以及形寒畏冷、四末不温、性欲冷淡;梦遗滑精等肾阳虚诸症状,亦层出互见,不一而足。以上心、肝、脾、肾这些复杂的症状,其中尤以脾和肾的亏损更为主要,甚至可以说心肝血虚诸证,也是在脾、肾亏损的基础上加重或产生的。

由于脾脏既有化生血液的功能,又能统摄全身血液的正常运行。《灵枢·决气》篇说:"中焦受气取汁,变化而赤,是谓血。"中焦,即指脾,脾气虚损,既足以使血液的再生机能受到最大的障碍,同时亦难以统摄全身血液而致发生各种出血症状,这是本病血虚比较严重和难以治疗的原因之一。在较重度的再生障碍性贫血,患者尤以肾虚损症状为主诉的较多。原因是,肾主藏精,为全身元气的根本;肾又主骨生髓,骨髓的是否正常,当决定于肾精的盛衰,甚至可以说,肾精的强弱直接关系到骨髓的功能。这一理论结合现代医学认识本病系由于红骨髓显著减少,造血功能衰竭而引起,是足以发人深省的。肾为"水火之宅",既有肾阴,又有肾阳,肾阴叫作"肾水",肾阳叫作"命火"。肾水充沛,可以滋养在肝和心的血液,以维持其正常的循环生理;肾水有所不足时,则肝所藏之血和心所主之血,均将因之而产生相应的病变。肾阳具有温养脾阳和资助心阳的功能,如果亏损,有所不足,则心脾之阳均将衰竭而难以支持,心阳衰则不能主持血液,脾阳衰则不能变化血液。是知严重的肾阴或肾阳虚损,为促使或加重心、脾、肝三脏病变,致使血液发生变化的重要因素。事实证明,在再生障碍性贫血晚期,心肝两脏症状多环绕脾和肾的病变而存在,如"心肾亏损""肝肾两虚""心脾不足"等都是。

基于上述理论,结合临床观察,治疗再生障碍性贫血,基本上可以运用以下几种辨治方法。

一、滋肝补血法

用于早期轻度的再生障碍性贫血。主要症状为头晕、目眩、失眠、不耐烦劳、手足麻木、筋惕肉瞤、舌质淡白、指甲少泽、脉见细弱、细弦或细数等。

处方：当归三钱　白芍三钱　驴皮胶三钱　制首乌六钱　潼沙苑四钱　红枣七枚

轻度贫血，以肝为主，往往为肝所藏之血不足所致。如有肝阳症状的，可加牡蛎、玳瑁各四钱以重镇潜阳。有心虚症状时，可加麦冬四钱，五味子二钱、枣仁三钱、龙齿四钱以养心安神。如午后低热或手足心热，可加丹皮四钱、银柴胡四钱。

二、益脾补血法

适用于血虚证兼见气怯音低，卫虚多汗，动则喘促，食欲不振等中焦脾虚诸症。这一治法，在病期较长的再生障碍性贫血中较为多用。

处方：黄芪一两　党参八钱　白术四钱　陈皮二钱　茯苓三钱　当归三钱　阿胶三钱　熟地（砂仁拌炒）四钱　大枣七枚

于补血中重用补益脾气药，这是李东垣"当归补血汤"的方法，它具有"血随气而化生"的意义。

三、滋肾养肝法

适用于肝血不足，肾阴亦亏较重度的再生障碍性贫血。往往有眩晕、耳鸣、腰酸、腰痛、足膝无力、潮热或手足心热、舌质嫩红，脉象细数等。血虚至于潮热，说明阴分亦受损，是病情加重的进一步表现。

处方：生熟地各四钱　炒玉竹一两　制首乌六钱　女贞子四钱　当归身三钱　紫丹参六钱　白芍四钱

这是生精以补血的方法，重点是在养阴。如需补心时，可酌加白人参（不用红参）三钱，麦冬四钱，五味子二钱。需兼补脾时，可酌加党参四钱，黄芪六钱，炙甘草五钱。如骨蒸劳热明显，可加地骨皮四钱，丹皮三钱，知母三钱以退虚热。

四、扶阳填髓法

适用于较严重的再生障碍性贫血。有明显的阴阳两虚，精神萎靡，面色白，形寒畏冷，四末不温，小便频多，舌质淡白，脉微细弱或浮大无力等。

处方：熟地四钱　制附片三钱　山萸肉三钱　鹿角胶三钱　枸杞子三钱　破故纸三钱　当归三钱　五味子二钱

这是峻补真阴真阳的方法。精血亏到如此地步，尤其应用"血肉有情"之品，如鹿茸粉五分，紫河车粉二钱之类。又因下元虚损，常有脾阳不振，大便稀溏等表现，可酌加山药六钱、白术四钱以两补脾肾。若食呆胀满，则加砂仁二钱、陈皮三钱以理气开胃。

五、养阴止血法

适用于齿衄、鼻衄、皮肤出血点或紫斑，舌质嫩红或舌尖起红刺等。

处方：生地炭三钱　驴皮胶三钱　仙鹤草六钱　藕节三钱　侧柏炭三钱　煅牡蛎四钱　血余炭二钱　大枣五枚

他如丹皮炭、白茅根、大小蓟等止血药，均可酌量加入。严重的可用"犀角地黄汤"。

附：病例一则

何某，男，32岁，某研究机关职员，1970年4月就诊。

症状：头晕目眩、心悸、气短、面色白、盗汗、唇舌指甲淡而不华、脉沉细微弦。

检查：贫血体征。

化验：血红蛋白7.0克%，红细胞205万，白细胞3100，血小板71000，骨髓增生不良。

辨证：心阴肝血亏损，用滋阴养血法。

处方：制首乌六钱　潼沙苑三钱　驴皮胶三钱　杭白芍四钱　紫丹参一两　当归身二钱　大枣七枚

连服十二剂，头晕、目眩、心悸症状消失，惟仍气短，面色不华，困乏无力、食欲不振，脾气尚虚之候。改用益脾补血法。

处方：黄芪一两　党参六钱　白术三钱　陈皮三钱　当归三钱　玉竹一两　阿胶三钱　熟地（砂仁拌炒）四钱　紫河车粉二钱

连服三十二剂，以上症状全部消失，血红蛋白上升 10 克%。追查一直良好。

总之，原发性再生障碍性贫血真正的发病机理，还待进一步的研究。而祖国医学抓住贫血和出血这两个主要环节，在心、肝、脾、肾几方面，着重于脾和肾两脏的虚损病变，从而辨证论治，可以取得一些疗效，虽是个别的经验，尚不成熟，但在没有更好的疗法以前，这一治疗方法，还是值得考虑。

咳、痰、喘与支气管炎

（1976 年）

"咳嗽""咯痰""气喘"，这是支气管炎病在临床的三大主要病变表现，无论急性支气管炎或慢性支气管炎都是如此，只是在这三者之间各有轻重缓急的不同罢了，因此中医学治疗支气管炎，颇重视对"咳嗽""咯痰""喘息"的认识和分析，以此作为治疗的依据，并能取得较好的疗效。兹结合临床体会，从以下三个方面来谈谈。

一、支气管炎的脏腑病机

西医学对于支气管炎病，颇重视导致该病的病因、病理，如因于细菌（如流感杆菌、肺炎双球菌、甲型链球菌、奈瑟氏球菌等）、理化因子（如寒冷、烟尘、某些化学气体）、致敏原（如花粉、棉絮、某些鱼虾海腥食物、化学药物）等因素的刺激，使支气管壁的黏膜发炎、肿胀、充血、黏液分泌增多，西医学对本病病理的认识基本就是这样。中医学没有"支气管"的概念，是从该病的咳嗽、咯痰、喘息三个主症分别加以认识的，并主要着眼于肺、脾（包括胃）、肾三脏病机的研究。

"肺"是人体主持诸气的重要器官，表现在与自然界空气交换方面是呼吸运动，表现在体内的运行方面则为"宣发"与"肃降"。导使卫气充沛于体表，专司机体调节机能，这是"宣发"；肺所储存的宗气，下走于各脏腑，这是"肃降"。若肺之宣肃功能由于某种因素的影响而失去正常的活动，则变"宣发"而为"壅滞"，变"肃降"而为"上逆"，则咳嗽、咯痰、喘息的症状便随之而出现。

脾、胃均位于中焦，专主消磨水谷，运化津液。胃不断地将水谷腐熟、消磨并化为精微物质，成为全身气、血、津、液的唯一来源。脾将气、血、津、液运到各个脏腑，以供给其不同的需要。《素问·经脉别论》中还说"脾气散精，上归于肺"，则肺脏所需的津气不虞匮乏，以维持其"宣发"和"肃降"的作用。如果脾胃不能消磨和运化水谷精微，肺脏所需的津气势必因而虚少，则肺不能维持其宣肃的作用，气逆而上行则咳，气不足以维持其呼吸则喘；或者由于脾胃的运化腐熟功能失常，胃不能将水谷化为精微，反聚而为湿浊，脾不能将津液运行四布，反留而成痰饮。湿浊、痰饮滞于脾胃，随气逆而上行侵及肺脏，肺失去清虚的环境不能宣、肃，或咳、或喘亦由此而生。

肾在下焦，是人体精气的根源所在。《素问·上古天真论》中说："肾者主水，受五脏六腑之精而藏之。"肾中贮存的精水充足，既能收纳由肺吸入之气，又能使元阳安谧，以保持"阴平阳秘"相对平衡的生理状态。如果肾精虚少，不足以涵阳，则元阳亢逆，灼肺伤津，则气燥而咳嗽不止；或者肾阳亏损，不足以温养脾胃，则痰饮上盛而喘咳不宁；或者肾气不足，不能纳藏由肺吸入之气，则呼吸浅表而喘息无已。甚至还可以说，肾为元精之本，肺为元气之主。元气受伤，每见咳、痰、喘的病变自上而下，由肺、由脾而及于肾；元精受伤，则见咳、痰、喘的病变自下而上，由肾、由脾而及于肺。在慢性支气管炎病中，这两种病机都是常见的。

以上不过是略例有关咳、痰、喘的主要脏腑病机而言，《素问·欬论》中早已明确提出"五脏六腑皆令人欬，非独肺也"的认识，通过临床实践证明确是如此，无一脏腑不可以使人喘咳，只是有直接间接、主要次要、或轻或重的差别而已。

二、支气管炎的分症辨治

支气管炎的分症辨治，是针对支气管炎的"咳嗽""咯痰""气喘"等临床表现，进行辨证论治的一种方法。这种把"主症"与"辨证"结合起来进行诊断，依据辨证结论进行调治的方法，其特点是能始终准确把握主要矛盾之所在。例如急性支气管炎，"咳嗽"往往是较突出的症状，开始为刺激性干咳，同时还伴有胸骨下疼痛和紧闷感，一两天后咳出少量黏痰，以后咳嗽即渐趋松动，痰量增加，并逐渐转变为黏液脓痰，这时常伴有畏寒、发热、头痛、全身酸痛不适等症状。当干咳而有寒热、身痛时，多为风热在表的表现；当咳嗽而咯黏液脓痰、不恶寒但发热时，则又为热邪入里的表现了。热在表，必须辛凉解表；热在里，便当清肺化痰。在辨证论治过程中，抓住突出症状这一主要矛盾，是极有临床现实意义的。兹就咳嗽、咯痰、气喘在临床辨证论治时最常用的方法分述如次。

（一）咳嗽辨治

"咳嗽"可从肺、脾、肾三方面的病变进行考虑。

1. 肺咳辨治

"咳嗽"而伴有胸痛、胸闷、憋气、气短、气逆、气喘、咽喉不利、畏寒、发热诸症，其病变多由于肺气的宣肃失常，当以恢复肺气的宣肃功能为主，用三拗汤随其寒、热、燥、湿之不同进行加减。三拗汤中三味药：麻黄宣发肺气，杏仁肃降肺气，甘草缓其肺气咳逆之急迫。只要随其病因之所在，加减适当，疗效是较好的。

2. 脾咳辨治

咳嗽而伴有胸满、腹胀、身乏、呃逆、呕吐、食欲不振、痰涎较多、口淡无味、大便不爽等症，其病变多在于脾胃的运化失常，当以健脾温胃为主，用加味二陈汤（半夏、陈皮、茯苓、甘草、杏仁、生姜、白果）随寒、热、虚、实而加减，本方最能和胃、健脾、燥湿、降逆，还可有资脾益肺的作用。

3. 肾咳辨治

咳嗽而伴有腰背疼痛、肢体浮肿、痰涎涌盛、小便短少、手足发凉诸症，其病变多由于肾气的亏损、阳不化阴、水邪上犯所致，当以温阳化水为主，用加味麻附细辛汤（麻黄、附片、细辛、干姜、五味子、茯苓）随其虚损程度与水气泛逆的轻重而进退用药。方中茯苓、干姜、附片，所以温益肺、脾、肾三脏，而使其各有所主；再以五味子与麻黄、细辛配合，一散一敛，一通一降，缓解气急喘息最见捷效。

辨治咳嗽，有了以上三方面的基本思路而外，还须首先要区别是"外感"还是内伤。外感之邪多有余，总以辛散为主，若实中有虚，才宜兼补以散之；内伤之证多不足，总以滋养为主，若虚中夹实，亦当兼清以润之。

（二）咯痰辨治

咯痰一症临床上最常见的有因湿、因燥、因风、因热、因寒等五种情况，病变多和五脏有关。

1. 湿痰辨治

咯痰，痰滑而易出，同时伴有神倦、肢疲、腹满、胸闷、脉缓苔滑等症者，便为湿痰，病变多责于脾，脾不健运聚湿而成，宜用二陈汤（半夏、陈皮、茯苓、甘草）加枳实、苍术等，以健脾燥湿。

2. 燥痰辨治

咯痰，痰稠黏涩而难出，同时伴有咽干、鼻燥、胸胁痞满、脉滑、苔厚少津等症者，便为燥痰，病变多责于肺，每为肺中燥气伤津的结果，宜用二母散（川贝母、知母、巴霜，研末，姜煎水送）以润燥劫痰。惟巴霜不宜量大，占全方二十分之一的分量即可，或改用炙皂荚末亦可。

3. 风痰辨治

咯痰，痰清稀而多泡沫，吐量较多，同时伴有头晕、目眩、胸胁痞满或痛，脉弦、苔薄白等症者，便为风痰，病变多责于肝，肝逆风气内动使然，用十味导痰汤（半夏、陈皮、茯苓、甘草、枳实、胆南星、羌活、天麻、蝎尾、雄黄末）以祛风导痰。

4. 热痰辨治

咯痰，痰坚成块，咯出亦不容易，同时伴有口渴、心烦、怔忡、惊悸、脉大、苔黄厚等症者，便为热痰，其病变多责于心，由心火上炎煎熬津液而成，宜用牛黄丸（川连、辰砂、黄芩、牛黄、炒山栀、川郁金）以清火涤痰。

5. 寒痰辨治

咯痰，痰稀而多黑点，同时伴有腰背强痛、骨节冷痹、足寒、心悸、脉沉、苔灰黑等症者，便为寒痰，其病变多责于肾，由肾阳虚损、水邪上泛所致，宜加味桂苓丸（肉桂、茯苓、泽泻、车前子、干姜）以温肾化痰。

总之，咯痰当辨其有新久轻重的不同。新而轻者，形色清白，臭气亦少；久而重者，黄浊稠黏，咳不易出，渐来恶臭；咯痰而口中发甘，多属脾热；咯痰而口中味咸，多为肾虚。痰随气而升者，导痰须先顺气；痰积而气阻者，顺气须先导痰。因热而生痰者，着重清热；因痰而生热者，首宜导痰。元气盛者，其热多实；元气弱者，其热多虚。实热宜泻，虚热当补。以此辨治可也。

（三）气喘辨治

气喘，需别虚实，属于实证者常见有风寒、火热、肝郁、痰饮等四种情况，属于虚证者常见有脾肺两虚、肝肾两虚等两种情况。

1. 实证气喘

气喘而畏寒、发热、头痛、身疼、脉浮、苔白，多为风寒伤肺之证，宜用定喘汤（麻黄、白果、款冬花、半夏、桑皮、苏子、杏仁、黄芩）以驱散风寒。

气喘而乍进乍退，得食则减，食已大发，脉数、苔黄，多为火热伤肺之证，宜用麻杏石甘汤（麻黄、杏仁、生石膏、生甘草）以寒凉泻火。

气喘而呼吸急促、无痰有声、脉弦、苔粗，多为肝气上逆、肺气失降、上热郁闭之证，宜用四磨饮（党参、槟榔、乌药、沉香）加枳实、苏子，以开郁降逆。

气喘而喉中辘辘有声、怔忡、浮肿、脉弦、苔腻，多为痰饮水气上乘于肺、肺失清肃而壅塞之证，宜用导痰汤（陈皮、胆南星、姜半夏、茯苓、枳实、甘草）以涤饮导滞。

2. 虚证气喘

气喘而短促，伴乏气、精神疲惫、语言无力、脉虚、舌赤，为脾肺亏损、气化不足之证，宜用生脉散（党参、麦冬、五味子）以补益脾肺。

气喘而呼长吸短，动则更甚，伴汗出、肢冷、脉虚、舌淡，此为肝肾虚损、气不摄纳而浮散之证，宜用肾气丸（干地黄、山茱萸、怀山药、丹皮、泽泻、茯苓、肉桂、川附片）以纳气归原。

要之，气喘一症，有邪实而喘者，有气虚而喘者。实喘，多起于暴，气长而有余，呼出为快，脉滑而有力；虚喘，积渐而成，气短而见微，活动则甚，脉微弱而无神。在肺多实；在肾多虚。肾虚又有精伤与气脱之分：填精以浓厚之剂，必兼镇摄，如肾气丸加沉香，都气丸加青铅之类；气脱的则虚阳无根，元气大伤，必须用人参、五味子、紫河车、紫石英之类，以急续真元才能挽救。

三、支气管炎的综合辨治

综合辨治，即根据支气管炎所出现的症状，综合分析其属于中医的什么"证"，针对证候进行治疗的一种方法。前面所讲的"分症辨治"可以认为是为"综合辨治"打基础的，因为临床上少有见到单纯的"咳嗽"，或单纯的"咯痰"，或单纯的"气喘"，总是或咳嗽兼咯痰，或气喘兼咳嗽，或咯痰而兼咳喘。兹据临床所常见的急性支气管炎和慢性支气管炎分述如下。

（一）急性支气管炎的辨证论治

急性支气管炎起病时往往伴有鼻塞、喷嚏、咽痛、咳嗽、声嘶等上呼吸道感染的症状，同时亦出现畏寒、发热、头痛、骨节酸痛等全身症状，但主症还是"咳嗽"。咳嗽一般也有两种情况：轻者仅为刺激性咳嗽，初时痰不易咳出，过一二天后，咳痰渐渐松动，由清稀痰转为黏液脓性痰；重者往往晨起或晚睡体位改变，吸入冷空气或体力活动后便呈阵发性剧咳，有的则终日咳嗽，甚至引起恶心、呕吐，以及胸骨后疼痛等。根据这些表现来分析，常见有两种情况。

1. 风寒犯肺证辨治

咳嗽、咳吐清稀白色泡沫痰，同时伴有畏寒、发热等全身表现，脉浮或浮紧，舌苔白滑，便属风寒犯肺的证候。因肺气为风寒所伤，不能宣发于皮毛，则畏寒而发热；肺不能清肃以下降，则气逆而咳嗽；肺既失去宣肃的功能，饮邪随气逆而出，便吐清稀白痰。可用小青龙汤以辛温散寒。

小青龙汤方：桂枝三钱，麻黄三钱，生姜三钱，细辛二钱，白芍三钱，半夏三钱，五味子钱半，甘草二钱。

2. 风热伤肺证辨治

咳嗽是主症，呈阵发性咳，咳吐黏稠脓痰，痰色略黄，伴有发热、畏风、口干、咽燥或痛，脉浮滑或滑数，舌苔黄厚等症，这是风热伤肺的证候。热邪在肺，肺气通于皮毛，因而发热；热伤卫气，因而畏风；肺气失去清肃，不能下降，火热邪气反而上逆，则咳嗽；热甚则咳甚，热轻则咳轻，热止则咳止，所以便呈阵发性的咳嗽；肺中津液被热灼成痰，故痰稠如脓而色黄；津伤热甚，故现口干、咽燥或痛，舌苔黄厚等。可用麻杏石甘汤加味，以疏风清热。

麻杏石甘汤加味方：麻黄三钱，杏仁四钱，生石膏一两，生甘草三钱，桑皮三钱，知母三钱，胆南星三钱。

（二）慢性支气管炎的辨证论治

慢性支气管炎多为隐潜起病，初起多在寒冷季节，主要症状咳嗽、咯痰，尤以清晨最明显，痰呈白色黏液状，稠黏不易咳出；在感染或受寒后则症状迅速加剧，痰量增多，黏度增加，或呈黄色脓性，有时痰中可见少量血丝；随着病情的发展，终年均有咳嗽、咯痰，而以秋冬为剧；哮喘性支气管炎患者在症状加剧或继发感染时，常有哮喘样发作，气急不能平卧。以上这些表现常常出现于支气管炎的慢性迁延期，据中医学理论来分析，临床最多见的有以下五种情况。

1. 脾肺两虚痰湿内盛证辨治

主症为咳痰量多、痰滑易出、痰色白，伴有胸闷、气短、全身疲乏、饮食无味、大便稀溏、脉沉滑、苔白腻者，多为脾肺两虚痰湿内盛的证候。肺气不足，所以胸闷、气短；脾气不足，所以身乏、便溏、饮食无味，肺气不降则咳逆，甚至喘息；脾气不运，则聚湿成痰，咯痰量多。可用苓桂术甘汤合二陈汤加味以温肺健脾渗湿化痰。

苓桂术甘合二陈汤加味方：白茯苓四钱，桂枝三钱，白术三钱，甘草二钱，清半夏三钱，陈皮三钱，麻黄二钱，杏仁三钱。

2. 燥伤肺津证辨治

主症为咳痰稠黏、痰不易咯出、痰中夹有块状物、痰色黄，伴有口干、咽燥，每于晨起时阵咳，俟咯出大量稠痰后咳喘渐渐平息，脉细数而滑，舌苔薄黄少津，此为燥伤肺津之证。燥热邪气羁于肺中，则肺失清肃，不能下降而上逆，故见咳、喘；燥热伤津，无津上承，故口干、咽燥；燥热煎熬浊液成痰，故痰稠黏而有块。可用加减二母散以清燥化痰。

加减二母散方：川贝母五钱，知母四钱，青竹茹三钱，胆南星三钱，麦门冬三钱，清半夏三钱，炙麻黄二钱，桑白皮三钱。

3. 痰湿壅肺证辨治

主症为咳痰、气急，喉中有明显痰鸣声，伴有胸中满闷、口淡无味、舌苔白腻、脉滑，此为痰湿壅肺之证。痰湿上壅于肺，气道被阻，肺气不得肃降，所以咳痰而气急；气管痰湿既多，气与痰互相撞击，故喉中常有痰鸣声；痰浊布肺，肺失清虚，故胸中满闷；痰浊的主要来源，总由于脾不运化聚湿而成，脾气不运湿盛于中，以致口淡无味、舌苔白腻。宜用射干麻黄汤加减以宣肺降浊。

射干麻黄汤加减方：生姜三钱，北细辛二钱，清半夏三钱，麻黄三钱，射干三钱，化橘红三钱，白芥子二钱，茯苓四钱，苍术三钱。

4. 肾虚肝逆证辨治

主症为咳痰中带有少量血丝，喘急、气促，伴有胸胁胀满、腰背强痛、面色黧黑、脉细弦、舌苔薄、少津，为肾虚肝逆之证。肾虚不能养肝，肝气上逆，故喘急气促，而胸胁胀满；血随肝气上逆，故痰中偶带血丝；肾气虚，无以充于腰背，故见腰背强痛；面黑为肾水上泛之色；细弦为肝逆之脉。宜桂苓丸加味以滋肾平肝。

桂苓丸加味方：桂枝三钱，白茯苓四钱，泽泻四钱，五味子二钱，炒白芍四钱，川郁金三钱，藕节三钱，盐知母三钱，海浮石三钱。

5. 肾阳虚损证辨治

主症为咳痰量虽不多，咯出却不爽快，气喘呼长吸短，动则喘息更甚，伴有形瘦、身乏、面青、肢冷、腰痛、心悸、脉沉细、舌质淡，此为肾阳虚损之证。肾为元气之根，肾阳既虚不能摄纳，所以喘息而呼长吸短；下元不固，所以动则喘息更甚；阳亏于内，使卫气不充于外，则面青肢冷；肾阳虚使寒水无从蒸化，则腰痛、心悸。宜用肾气丸加味以扶阳纳气。

肾气丸加味方：肉桂二钱，川附片三钱，怀山药五钱，山茱萸三钱，泽泻三钱，茯苓五钱，炒白果四钱，五味子三钱，干地黄三钱，补骨脂三钱。

以上虽是例举而言，但均为临床所常见。于此不难看出，在综合辨证时，往往是急性支气管炎以"咳嗽"为主而兼"痰"带"喘"，慢性支气管炎则是以"咯痰"为主而兼"喘"带"咳"。两病的基本情况大略如此，准此以进行辨治在临证时是可以获得较好疗效的。

疼痛的病机与证治

（1976 年）

一、疼痛病机

身体内外发生一种难以忍受的苦楚，叫作"痛"；痛而带有一些酸感的，叫作"疼"。疼痛究竟是怎样产生的？疼痛的病机可归纳分述如下。

（一）营卫气伤引发疼痛

营行脉中，卫行脉外，营主濡养，卫主温煦。如果营气不能安稳地行于经脉之中，卫气不能正常地行于经脉之外，或者营气不能尽其濡养的功能，卫气不能行其温煦的职责，势必就要发生疼痛，如外感病的"身疼"就属于此种情况。所以《素问·阴阳应象大论》中说："气伤痛。"

（二）脉络蜷缩拘急引发疼痛

无论"经脉"或"络脉"，其生理状态是分布平匀、舒卷自如的，所以脉络能维持气血的正常运行。如果受到某种病因的刺激，脉络改变其平匀自如的生理状态而成屈曲蜷缩，或者拘急牵引，便将影响血气的运行而发生疼痛。如《素问·举痛论》中说："脉寒则缩蜷，缩蜷则脉绌急，绌急则外引小络，故卒然而痛。"又说："小络急引故痛。"这种疼痛，往往是暴发性的，疼痛的程度亦较剧烈。

（三）寒热不和引发疼痛

人体内各个组织的寒、热环境是各不相同的。例如膀胱属于"寒水"性质的脏器，尽管其中亦存在着元气，毕竟属性偏于寒；肝和胆均属于"相火"性质的脏器，尽管一个藏有精汁，一个藏有丰富的血液，精汁与血液虽均属于阴，毕竟属性偏于热。无论寒性、热性，都需协调才不会有寒热不和的现象，如果发生寒热不和，便会因之产生疼痛。《素问·举痛论》中说："寒气客于经脉之中，与炅气相薄，则脉满，满则痛而不可按也。""相薄"就是寒与热双方不协调，不能维持其相对的平衡；"满"同"闷"，即"紊乱"的意思，平衡状态被破坏而紊乱，疼痛即因之而发作。如《素问·举痛论》中说："寒气稽留，炅气从上，则脉充大而血气乱，故痛甚……"这些论述，充分说明了寒热不和之所以引发疼痛，主要是由于血气紊乱的结果。

（四）气血不通引发疼痛

"气"在人体中冲和不息、环周无已，外护于表，内贯于脏，发挥其循行捍卫的作用。"血"则紧跟着气随之运行，出入升降，循环无端，外而周身四体，内而五脏六腑，发挥其营运濡养的作用。因而气血如影之随形不可分离，气所到之处即血所到之处，共同维护人体的正常生理。如果气行有滞，血必因之而涩，气行有阻，血必因之不通，气血运行发生不同程度的障碍，则不同程度的疼痛即随之而生。故《素问·举痛论》中说："脉不通则气因之。"

（五）血脉虚涩引发疼痛

血液里含有人体需要的营养物质，由于气的推动通过经脉的分布运行到全身各个部位，进行供给、滋养的生理活动，因此人体内必须保持血液充沛。如《灵枢·本藏》中说："血和则经脉流行，营复阴阳，筋骨劲强，关节清利矣。""和"就是指血液所保持的正常的量，既不多更不能少。一般说来，"血多"的情况是少见的，多见的是"血少"，也就是血液亏虚。血液亏虚，不仅不足以维持各个组织的营养，就是血脉自身的营养需求亦难以维持，从而产生血脉虚涩的情况。血脉虚是血量的减少，血脉涩是脉道自身缺少血液营养的反映。从脉象的变化来看，"涩脉"就是属于血虚的脉象。血液虚少不能营养组织，组织便将因营养的缺乏而发生疼痛。如《素问·举痛论》中说："脉泣则血虚，血虚则痛。其腧注于心，故相引而痛。"意思就是说，如果血液过分的缺少，影响到心亦会发生牵引性疼痛，临床所见肝痛、胃痛、心痛便有不少是属于这种性质的。

（六）阳衰阴竭引发疼痛

这里的"阴"主要指"精血"，"阳"主要指心、肾中的"元阳"。精血和元阳是维持生理机能的基础，表现在心脏方面的即为"心血"与"心阳"，表现在肾脏方面的即为"肾精"与"肾阳"。为了表达"血"和"精"两种物质在维持生理机能方面的重要作用，习惯上往往称之为"心阴"或"肾阴"，以与"心阳"或"肾阳"相适应。在中医学古籍文献中有的把心阴、肾阴统叫作"元阴"，心阳、肾阳统叫作"元阳"。元阴、元阳两个方面，经常要保持对立的统一，要维系相对的平衡，任何一方发生了偏盛、偏衰的变化，都会发生不同程度的病变，如果两方病变都到了衰竭的程度，而出现疼痛，无论在哪个部位，这种疼痛都是比较剧烈的。如《素问·举痛论》中说："厥逆上泄，阴气竭，阳气未入，故卒然痛死不知人，气复反则生矣。""疼痛"遽至"死"，不到阴竭阳衰的程度是不会有这样严重的后果的。当然，阴竭阳衰也是可以救治的，只要救治及时，便"气复反则生"。

《素问·举痛论》中阐述疼痛的病变共计十二条，归纳起来不外上述的六个方面，其病因主要是因于"寒"，在这十二条中仅有一条是因于"热"。寒痛多见，热痛少见，这是符合临床实际的。唯"寒"尚有虚、实的区分，虚寒者是阳气虚衰的表现，属于实证的则包括外感、内伤的寒湿邪气。但是，引发疼痛的因素并不只是限于"寒"和"热"，他如风、湿、燥、痰、虫、食，以及情志变化等，都可以引发疼痛。

于此可以明确一个问题：无论什么部位发生疼痛，其病灶总与经脉有关；无论什么原因引发疼痛，其病变总在于气、血方面。

二、疼痛辨治

（一）疼痛辨证

1. 分部位辨疼痛

头部疼痛：前额疼痛属阳明，后脑及项疼痛属太阳，头两侧疼痛属少阳，颠顶疼痛属厥阴。

胸腹部疼痛：疼痛于胸膈以上为上焦，属心、肺；疼痛于脐以上为中焦，属脾、胃；疼痛于脐以下为下焦，属肝、肾、大肠、小肠、膀胱；疼痛于左右两胁属肝、胆。

背部疼痛：疼痛于肩背部属心、肺，疼痛于腰部属肾。

四肢疼痛：疼痛于两腋属肝；疼痛于两肘属心、肺；疼痛于两髀属脾，疼痛于两膝属肾，疼痛于四肢外侧属三阳经，疼痛于四肢内侧属三阴经。

2. 因虚实辨疼痛

无论上、中、下三焦的疼痛，因于食滞、寒滞、气滞的最多，亦有因于虫、热、痰、血者。但凡属暴发性的疼痛，往往于食滞、寒滞、气滞为多见；凡渐发性的疼痛，则多见于因虫、因热、因痰、因血者。无论是哪一种疼痛，只要见其有"积滞"或"气逆"症状的，多是实证；没有"积滞"和"气逆"症状的，便多是虚证。

为了要进一步明确其为虚、为实之辨，还需要从以下九个方面仔细地观察：痛而胀闭者多实，不胀不闭者多虚；拒按者多实，喜按者多虚；喜寒者多实，喜热者多虚；饱则甚者多实，饥则甚者多虚；脉实气粗者多实，脉虚气少者多虚；新病年壮者多实，久病年衰者多虚；痛剧而坚、定而不移者多实，痛徐而缓、莫得其处者多虚；痛在脏腑而有物、有滞者多实，痛在胸胁而牵连腰背者无胀、无滞者多虚；补而不效者多实，攻而加剧者多虚。这九种分辨的方法，虽不能说是绝对的，但确是临证时必须要注意的一些重要方面。

3. 审寒热辨疼痛

不论何种疼痛，因于"寒"者十常八九，因于"热"者十仅二三。其所以然者，寒主收引、主凝滞，无论其为有形的寒邪，或为无形的虚寒，都容易使经脉发生蜷缩、绌急、稽滞、牵引、拘挛等病变，均足以妨碍血气的运行而致疼痛。尤其是阳气亏损的虚寒病变，不是血液虚少不足以营养经脉，便是阳气衰微不足以温煦经脉，两种情况都足以招致发生疼痛。凡寒邪盛者，往往出现气逆、胀满、强直、身重、拒按、不思食、舌苔白滑、脉来弦紧有力等诸症。凡属虚寒者，则每见恶寒、倦怠、悠悠戚戚、气短、喜暖、喜按、时作时止、遇冷加剧、舌淡苔薄、脉来沉细无力等诸症。因于热盛的疼痛，则多有恶热喜冷、口渴思饮、烦躁不宁、大便燥结、小便短赤、苔黄少津、脉来弦数、痛而不可近等症，总是由于热邪燔气灼血的缘故。这种病变虽不是太多，毕竟是存在的，甚至可以说，在某些地区、某种气候、某种环境等条件下，也不是太少见的。总之，因于寒的，必有寒的脉症可凭；因于虚的，亦有虚的脉症可凭；因于热的，仍然有热的脉症可凭。症与脉参，寒热自判了。

4. 明气血辨疼痛

疼痛的病变主要在气、血两个方面，一般分辨在气分还是在血分，总是依据有形、无形来判断的。凡属疼痛在气分者，多见胀而痛、疼痛时作时止、痛无常处，疼痛发作时则有形可扪而得，疼痛消散时则杳无形迹可见—如正常，这便属于"无形气痛"。凡属疼痛在血分的，多见痛而硬满，疼痛有固定的部位，不往不来不离其处，并呈持续性的疼痛，这便属于"有形血痛"，如食积、痰滞引发的疼痛亦属有形的一类。

5. 诊脉象辨疼痛

疼痛的脉搏反应亦当细心地比较。暴痛之极，每见脉来沉、伏、细、涩，很像极虚的脉象。由于邪气为逆，脉道不畅，脉来异常沉伏，是邪实的反映，所以在"沉伏"之中必然隐隐带着"弦紧"的气象，尤其是在寒邪阻遏阳气的病变时，脉象往往如此，不能因脉象极细、极微，便妄认为虚脱证。总之，暴病痛急，而脉忽见细伏的，多属实邪；久病痛缓，而脉本微弱的，便是虚证。

（二）疼痛论治

1. 寒邪盛于表的治法

疼痛属寒邪盛于表者，治法宜温经散寒以止痛，如用神术散（局方）之治头痛。方用：苍术、藁本、白芷、细辛、羌活、川芎、炙甘草各 3 克，生姜 3 片，葱白 3 寸；水煎热服。

2. 寒邪盛于里的治法

疼痛属寒邪盛于里者，治法宜温中散寒以止痛，如用丁香止痛散之治胃脘剧痛。方用：丁香 15 克，高良姜 60 克，小茴香 45 克，甘草 45 克；共研细末，每服 6 克，不拘时，开水点服。

3. 虚寒疼痛的治法

疼痛属虚寒者，治法宜扶阳温里以止痛，如用济生二至丸之治肾虚腰痛。方用：川附片、肉桂、炒杜仲、补骨脂各 30 克，鹿角霜、鹿角片、酒炙鹿茸、青盐（另研）各 15 克；共为末，酒煮糊丸，如梧桐子大，每服 70 丸，用胡桃肉细嚼，盐汤送下，早晚各服 1 次。

4. 热郁疼痛的治法

疼痛属热郁者，治法宜清热解郁以止痛，如用化肝煎之治肝郁气逆胁痛。方用：青皮、陈皮各 6 克，赤芍 6 克，牡丹皮、山栀子（炒）、泽泻各 4.5 克，土贝母 9 克；水煎，分 2 次服。

5. 气滞疼痛的治法

疼痛属气滞者，治法宜行气导滞以止痛，如用加味瓜蒌薤白半夏汤之治心绞痛。方用：全瓜蒌、薤白各 9 克，半夏 6 克，山楂 12 克，降香 9 克，川芎 6 克，延胡索 9 克，桂枝 9 克，炙甘草 9 克；水煎，分二次热服，临服时冲入米醋一汤匙。

6. 血瘀疼痛的治法

疼痛属血瘀者，治法宜通经活血以止痛，如用趁痛散之治关节痛。方用：乳香、没药各 3 克，桃仁、红花各 6 克，当归、羌活各 9 克，广地龙（酒炒）4.5 克，牛膝（酒洗）12 克，制香附、五灵脂各 9 克，甘草 3 克；共研末，每服 6 克，温酒调服，日服 2 次。

中医治病强调辨证论治，以上仅是举例而言，不能概治疼痛之全，只有做到认真辨证，论治才无偏颇。宋代著名学者王安石解释"痛随利减"时说："治法云诸痛为实，痛随利减，世俗以利为下也。假令痛在表者，实也；痛在里者，实也；痛在血气者，亦实也。故在表者，汗之则愈；在里者，下之则愈；在血气者，散之、行之则愈。岂可以利为下乎？宜作'通'字训，则可。"这个诠释，对疼痛的实证来说，是充分体现了辨证论治精神的，但对疼痛的虚证来说，认识就不够了。所以明代张介宾又进一步说："实者可利，虚者亦可利乎？不当利而利之，则为害不浅。故凡治表虚而痛者，阳不足也，非温经不可；里虚而痛者，阴不足也，非养营不可；上虚而痛者，心脾受伤也，非补中不可；下虚而痛者，脱泄亡阴也，非速救脾肾、温补命门不可。夫以温补而治痛者，古人非不多也，唯近代薛立斋、汪石山辈尤得之。奈何明似丹溪，而亦曰诸痛不可补气，局人意见，岂良法哉！"（《类经·十七卷·疾病类·诸卒痛》）

总之，"痛无补法""痛随利减""通则不痛""痛则不通"等说法，都有一定的道理，但都有片面性，拘泥于此便不符合辨证论治的精神了。

三、疼痛治疗点滴经验

1. 治疗神经性头痛

头为清阳之府，清阳之气受到外感或内伤的干扰，便会发生头痛。故治疗头痛，首先应辨其是外感头痛还是内伤头痛。外感头痛有属于风、寒、暑、湿、燥、火之不同，内伤头痛又分属于气虚、血虚、阴虚、阳虚之异，不同的头痛都有其不同的脉症可以辨识，针对不同病因、病机去其疼痛并不是太困难。

惟临证时，有一种慢性头痛，悠悠戚戚，牵延不愈，或在一侧，或在颠顶，诸如情绪不畅、受风、感寒、甚至天气变化等，都能引起头痛发作，脉来往往沉细微弦，并无任何热象，一派阳气虚损、清阳不足于上呈的表现，西医学往往诊断为"神经性头痛"，余用加味乌星散治疗，每能应手取效。方如下：制川乌、南星、细辛、地龙各3克，菊花6克，冰片0.9克。先煎川乌、南星、细辛、地龙四味，菊花最后加入稍煎即成，分2次服，冰片另研极细，分做两份，临服时冲入，服后略休息，头痛即止。全方的主要作用是：升清阳，化浊气，入脑通络。

2. 治疗心绞痛

心前区绞痛而不重，又叫作"心胸痛"，属于中医"胸痹"范畴；心前区剧烈的绞痛，则叫作"真心痛"。胸痹只是气滞而不流畅；真心痛则为心阳衰竭的表现。两种情况统属于西医学所诊断的"冠心病"的范畴，不过前者较轻，后者略重而已。

中医学认为，"心"为阳中之阳脏，血之所以能循环不息，并不是血液本身的作用，而是由"心阳"为之推动来完成的，这是"心主血脉"理论的重要内容，因而心阳的作用便在心脏中占有主要地位，心阳的盛衰直接影响着血液循环的正常与否。所以若阳气滞而不畅，便会引发胸痹；若阳气衰竭，便将出现真心痛。

根据上述理论认识，余制成参七散一方，用于胸痹与真心痛的治疗，都能取得控制疼痛的显效。方如下：白人参15克，三七9克，川附片9克，川郁金12克，山楂9克，五灵脂9克，肉桂6克，降香9克，乳香3克，炙甘草15克。共研末，每服6克，米醋或温热黄酒送服。全方的主要作用即在扶助心阳，畅通血行，从而控制疼痛。

3. 治疗虚寒性胃痛

胃痛，寒热虚实均有之，但以虚寒证最为多见，亦较为难治。胃为多气多血之腑，又为水谷之海，只有胃中气血和调，才能消磨水谷，蒸化精微，而为气血之源，以维持胃中多气多血的正常生理。如果这种正常生理得不到维持，发生气亏血少，或者气虚而滞等病变，引发胃脘疼痛，总宜增进胃的消磨功能，开辟气血生化之源，才可能从根本上消除胃痛的发生。

经过多年的摸索，余制成驱寇饮一方，控制虚寒性胃痛取得了较好的疗效。方如下：炒山楂12克，炒白芍9克，陈皮9克，荆芥3克，柴胡6克，炒肉蔻3克，制香附9克，清半夏9克，五灵脂9克，乳香3克，白茯苓9克，伏龙肝6克。水煎服，服时滴入米醋五六滴。全方的组成，即在增进胃消磨功能的基础上，辅以调和气血之品。

4. 治疗血虚肝逆胁痛

人体两侧胁部统为肝胆经脉所在。凡因外感而引起胁痛，多责于少阳胆经，常兼见口苦、呕逆、往来寒热等表现；内伤胁痛，则多责于肝经，常为肝亢气逆或肝郁气滞所导致。肝的功能既主藏血，又以疏泄生发之气为正常生理的表现之一，故从生理言，肝藏血正常，则有助于肝气的疏泄，肝疏泄正常亦能使其更好的藏血。因此肝脏发生病变，最多见的不是血不足以养肝而致肝气亢逆，便是肝气郁滞使血不能很好地归藏，有一于此都足以使两胁或偏侧发生疼痛。

余于这种胁痛用双解散颇具卓效。方如下：川芎4.5克，枳实9克，生甘草6克，片姜黄9克，桂心3克，川郁金12克，五灵脂9克，炒赤芍18克，金铃子9克，延胡索9克。水煎服。全方的主要作用是活血以养肝、舒肝以藏血，肝血能谧藏，肝气得疏泄，疼痛的病变便从根本上得到了治疗。所谓"双解"，既有益于肝气肝血，又无分于左胁右胁也。

5. 治疗虚证腰痛

腰为肾之府，尽管腰痛有因寒、因湿、因热、因气种种的不同，而少阴肾衰、阳虚不足，是导致诸因腰痛的主要病机，故虚证腰痛，十常八九。凡属虚证腰痛，面色往往显得发青、发白，甚至出现面色黧黑；脉搏亦多见沉细微弱，形体呈虚弱象，有的稍多行动或站立便感觉不能支持；有的觉得特别疲倦无力，活动量稍大就不能忍耐；有的腰痛而发沉，阴雨天气更是腰痛难忍。

上述这些临床表现统统是由于肾阳亏损造成的，余治疗总以温补肾阳为主，从而控制疼痛，方用加味青娥丸效果较好。方如下：破故纸12克，炒杜仲9克，胡桃肉30克，小茴香9克，穿山甲6克，制川乌12克，鹿角片9克，乳香3克，细辛3克。水煎，少入许青盐化开，热服。青娥丸是温养肾阳的方剂，适当地辅佐一些温通辛窜之品，能敷布阳气，即或有寒湿诸邪，亦毫无顾忌，故疗效比单用青娥丸要好。

6. 治疗关节痛

"关节痛"属中医"痹症"范畴。《素问·痹论》中说："风寒湿三气杂至，合而为痹也。""痹"义与"闭"同，意思是说，风、寒、湿诸邪着于人体，血气为邪所闭，不能通畅无阻，于是发为疼痛诸症。如果是风邪重者，大小关节呈游走性疼痛，叫作"行痹"；如果是寒邪重者，关节呈现固定性疼痛，叫作"痛痹"；如果是湿邪重者，则肢体关节出现沉重和麻木感，有时亦疼痛，叫作"着痹"。这是临床最为多见的三种关节痛。

风邪宜散，治疗行痹用羌活胜湿汤之类；寒邪宜温，治疗痛痹，用五积散之类：湿邪宜渗，治疗着痹，可用真武汤之类。这是一般治痹症的三大法，其中总不离辛散、温通之药，因为无论为何种邪气闭着，大都由于阳气先衰，邪气乘之而为痛。如果能在消散邪气的同时，着重温经行阳，更能取得较好的疗效。

余因特制三消饮子如下：生川乌12克（先煎至不麻口为度），北细辛6克，苍术9克，独活9克，牛膝9克，全当归12克，穿山龙30克，千年健30克，追地风30克，威灵仙18克，乳香、没药各3克。水煎，热服，服时可滴入白酒数滴。全方的作用是温经行阳为主，辅以祛风、散寒、渗湿之品，故名"三消"。凡属无热象的关节疼痛，用之均有显效。

以上"疼痛病机"部分，可供大家作理论研究时参考，"疼痛辨治"部分，只是举例说明，并不能概括疼痛辨治的全部，"疼痛治疗点滴经验"部分，是余之治疗经验，仅供临床参考使用。

略谈色脉诊

（1976年）

中医学的望、闻、问、切四诊，本是综合应用不可分割的，唯重点则在"望色"和"切脉"。如《素问·脉要精微论》中说："切脉动静而视精明，察五色，观五脏有余不足，六腑强弱，形之盛衰，以此参伍，决死生之分。"所谓"参伍"，是指"望色"与"切脉"的配合应用，这样才能对疾病进行较全面的诊察。

《素问·五藏生成》中强调说："夫脉之大、小、滑、涩、浮、沉，可以指别；五脏之象，可以类推；五脏相音，可以意识；五色微诊，可以目察。能合脉色，可以万全。"这里尽管把望诊、闻诊、切诊都提到了，但最后的结论还是说"能合脉色，可以万全"。古人把"色"与"脉"的关系，看作是"根"与"叶"的关系，根生则叶茂，根死则叶枯。《灵枢·邪气藏府病形》中说："夫色脉与尺之相应也，如桴鼓影响之相应也，不得相失也，此亦本末枝叶之出候也。……色青者，其脉弦也；赤者，其脉钩也；黄者，其脉代也；白者，其脉毛；黑者，其脉石。见其色而不得其脉，反得其相胜之脉，则死矣；得其相生之脉，则病已矣。"

结合临床来看，病、色、脉是相应的，也就是一致的。如肝病，色青，脉弦，即本病、本色、本脉；肝病色青，脉来浮大，为燥热灼肝，便是反得其相胜（金）之脉；肝病色青，脉来沉小而滑，则为相生（水）之脉。其他各脏的病、色、脉，准此类推，这是有一定的临床意义的。尤其是《素问·脉要精微论》中说："有故病，五脏发动，因伤脉色，各何以知其久暴至之病乎？岐伯曰：……征其脉小色不夺者，新病也；征其脉不夺其色夺者，此久病也；征其脉与五色俱夺者，此久病也；征其脉与五色俱不夺者，新病也。"这就是说，若病变轻浅者，"脉"有反映而"色"少有反映；若病变深重，脉、色均有所反映。这在临床上是常见的现象，如《素问·移精变气论》中说："理色脉而通神明……治之要极，无失色脉。"如此强调色、脉，或者有一些夸大，但其中肯定是有不少宝贵的经验是值得去体验的。

在《灵枢》《素问》中记载"望色"与"切脉"的内容之所以那样的丰富，长时期来广大群众把诊病叫作"看病""瞧病""看脉"，都说明了望色、切脉的普及程度，兹就这两个问题，分别谈谈个人的点滴体会。

一、色　诊

"望色"列于四诊之首，《难经·六十一难》以神、圣、工、巧分四诊，竟推崇"望色"为最高明的诊法，文中说："望而知之谓之神"，并为之解释说："望而知之者，望见其五色以知其病。"

（一）五色诊

据"五色"以观察病变，《灵枢·五色》中总结的经验是："审察泽夭，谓之良工。沉浊为内，浮泽为外，黄赤为风（《素问·举痛论》《素问·皮部论》均以黄赤为"热"），青黑为痛，白为寒，黄而膏润为脓，赤甚者为血，痛甚为挛，寒甚为皮不仁。五色各见其部，察其浮沉，以知浅深；察其泽夭，以观成败；察其散抟，以知远近；视色上下，以知病处；积神于心，以知往今。故相气不微，不知是非，属意勿去，勿知新故。色明不粗，沉夭为甚；不明不泽，其病不甚。其色散，驹驹然未有聚，其病散而气痛，聚未成也。……以五色命脏，青为肝、赤为心、白为肺、黄为脾、黑为肾。"

此段文献归纳出三点认识：一是，五色各主不同病变的性质；二是，望色应观察其浮、沉、泽、夭、抟、散、新、故的变化；三是，五色分主五脏。

这些在临床上都是有一定现实意义的。历史上记载有几个较生动的望色诊病的故事，用色诊的理论来衡量都是比较可信的。

如《史记·扁鹊仓公列传》："扁鹊过齐，齐桓侯客之。入朝见，曰：君有疾在腠理，不治将深。桓侯曰：寡人无疾。扁鹊出，桓侯谓左右曰：医之好利也，欲以不疾者为功。后五日，扁鹊复见，曰：君有疾在血脉，不治恐深。桓侯曰：寡人无疾。扁鹊出，桓侯不悦。后五日，扁鹊复见，曰：君有疾在肠胃间，不治将深。桓侯不应。扁鹊出，桓侯不悦。后五日，扁鹊复见，望见桓侯而退走，桓侯使人问其故。扁鹊曰：疾之居腠理也，汤熨之所及也；在血脉，针石之所及也；其在肠胃，酒醪之所及也；其在骨髓，虽司命无奈之何。今在骨髓，臣是以无请也。后五日，桓侯体病，使人召扁鹊，扁鹊已逃去，桓侯遂死。"

扁鹊究竟如何看出齐桓侯的病情由浅入深、由表及里直至不治的，不得而知，但中医学文献中确有类似的"望色"方法的记载。《灵枢·卫气失常》中云："何以知皮肉气血筋骨之病也？伯高曰：色起两眉薄泽者，病在皮；唇色青黄赤白黑者，病在肌肉；营气濡然者，病在血脉；目色青黄赤白黑者，病在筋；耳焦枯如受尘垢，病在骨。"

不仅此也，即扁鹊分析齐桓侯病情的理论依据，与《素问·缪刺论》所云亦甚符合。《素问·缪刺论》中说："夫邪之客于形也，必先舍于皮毛；留而不去，入舍于孙脉；留而不去，入舍于络脉；留而不去，入舍于经脉；内连五脏，散于肠胃，阴阳俱感，五脏乃伤。此邪之从皮毛而入，极于五脏之次也。"

至扁鹊的论治，又与《素问·阴阳应象大论》所载如出一辙。《素问·阴阳应象大论》中云："善治者治皮毛，其次治肌肤，其次治筋脉，其次治六腑，其次治五脏，治五脏者，半死半生也。"准是以观，扁鹊的望色辨证论治并非神秘不可知。

《史记·扁鹊仓公列传》又云："齐丞相舍人奴从朝入宫，臣意见之食闺门外，望其色有病气。臣意即告宦者平。平好为脉，学臣意所，臣意即示之舍人奴病，告之曰：此伤脾气，当至春鬲塞不通，不能食饮，法至夏泄血死。宦者平即往告相曰：君之舍人奴有病，病重，死期有日。相君曰：卿何以知之？曰：君朝时入宫，君之舍人奴尽食闺门外，平与仓公立，即示平曰：

病如是者死。相即召舍人奴而谓之曰：公奴有病不？舍人曰：奴无病，身无痛者。至春果病，至四月，泄血死。所以知奴病者，脾气周乘五脏，伤部而交，故伤脾之色也，望之杀然黄，察之如死青之兹。……所以至春死病者，胃气黄，黄者土气也，土不胜木，故至春死。"

临床所见，凡脾胃衰极，久病血败，面色多见黄而青黑，为脾伤湿盛侵入血中所致。通常以"面黄"色之深浅辨血之厚薄，"面黄"色之明暗辨血之死活。所谓"杀然黄"即黄兼青黑之色，"杀"音同"帅"，衰败之义。《素问·五藏生成》中说："色见青如草兹者死，黄如枳实者死。"考《尔雅·释器》中云"蓐谓之兹"，"草兹"即草席。以"草兹"形容青色，即青而带枯死草之色，所谓"死青之兹"正是这样的含义。《备急千金要方》中亦说："病人面黄目青者，不死。青如草兹，死。"看来望色的经验，曾得到过长时期实践的检验。

《史记·扁鹊仓公列传》中还记载："臣意望见王后弟宋建，告曰：君有病，往四五日，君腰胁痛不可俯仰，又不得小溲，不亟治，病即入濡肾。……所以知建病者，臣意见其色，太阳色干，肾部上及界腰以下者枯四分所，故以往四五日知其发也。""太阳"指面部的膀胱部位，在鼻准下"人中"两旁，即《灵枢·五色》所说的"面王（鼻准）以下者，膀胱子处"。"肾部"在膀胱部的下方，即两口角和下唇下方，即《灵枢·五色》篇所说的"挟大肠者，肾也"。"膀胱部"与"肾部"之色均已干枯，其为气虚津涸可知，肾气虚则腰痛，膀胱津涸则不得小溲，皆为病变之所常见者也。

晋皇甫谧之《甲乙经·序》中云："仲景见侍中王仲宣，时年二十余，谓曰：君有病，四十当眉落，眉落半年而死，令服五石汤可免。仲宣嫌其言忤，受汤勿服。居三日，见仲宣谓曰：服汤否？仲宣曰：已服。仲景曰：色候固非服汤之诊，君何轻命也？仲宣犹不信。后二十年，果眉落一百八十七日而死，终如其言。"无病而死，或病愈而猝死，在望色方面是有征候的。《灵枢·五色》中说："大气入于脏腑者，不病而卒死。……何以知之？黄帝曰：赤色出两颧，大如母指者，病虽小愈，必卒死。黑色出于庭，大如母指，必不病而卒死。"据此，则王仲宣之死，当亦"赤色出两颧""黑色出于庭"之属。至于"眉落"不属于"大风"即属于"胆绝"。如《素问·长刺节论》中云："病大风，骨节重，须眉堕。"王叔和于《脉经》亦说："胆绝……眉为之倾。"则仲景预言王仲宣眉落而死，亦不能认为全属虚妄。人体内在脏腑气血的运行正常与否，都会通过体表的神、色、形、态等各个方面反映出来，因此通过对体表神、色、形、态的观察，可以了解到人体内脏腑气血的生理和病理的变化。

《素问·五藏生成》和《素问·脉要精微论》中所论五色的"常""变""生""死"最有临床意义，足资参考。如《素问·五藏生成》中说："色见青如草兹者死，黄如枳实者死，黑如炲者死，赤如衃血者死，白如枯骨者死，此五色之见死也。青如翠羽者生，赤如鸡冠者生，黄如蟹腹者生，白如豕膏者生，黑如乌羽者生，此五色之见生也。生于心，如以缟裹朱；生于肺，如以缟裹红；生于肝，如以缟裹绀；生于脾，如以缟裹栝蒌实；生于肾，如以缟裹紫，此五脏所生之外荣也。"又如《素问·脉要精微论》中说："夫精明五色者，气之华也。赤欲如帛裹朱，不欲如赭；白欲如鹅羽，不欲如盐；青欲如苍璧之泽，不欲如蓝；黄欲如罗裹雄黄，不欲如黄土；黑欲如重漆色，不欲如地苍。五色精微象见矣，其寿不久也。"

大凡望五色，总以明亮、润泽为准。"明亮"属阳，多为气充的表现；"润泽"属阴，多为血足的表现。故凡气血两伤者，无论其为何色，均必因之而沉滞、晦浊。所谓"草兹""枳实""炲""衃血""枯骨"是对色泽沉滞晦浊的描述。如果气血充沛，无论其为何色，势必明亮、润泽，所谓"翠羽""鸡冠""蟹腹""豕膏""乌羽"，是色泽明亮润泽的象征。但是，明亮润泽太过而完全暴露于外，也不能算是正常之色泽，是脏气亢盛的病变之象。正常的五色，应该是待其王时而始荣于外，是禀胃气而隐隐出现于皮毛之间，故云"如缟裹"，即光泽朦胧，虽有形影，究不璨然，这才是气血无伤、阴阳和调、五脏之气无偏胜的常色。若五脏之色，不见其朦胧徒见其暴露，不见其明亮徒见其沉浊，不见其润泽徒见其枯槁，即"如赭""如盐""如蓝""如黄土""如地苍"，便为沉浊枯槁的夭色，是脏腑、气血、阴阳衰败的死色。

（二）头面色诊

望色的部位集中在人的面部，所以《灵枢·五色》中记载有脏腑分布于面的详细部位，《素问·刺热论》中又略有补充。"面部"为什么能成为人体脏腑气血病变的反映点，目前还缺乏说明的资料，兹据《灵枢》《素问》中相关行于头面部的经脉、络脉、经筋、气化等的记载，各以"部"从类列如下。

1. 头部（包括额、颅、项）

五脏：心、肾、肺、脾之络，均会于耳中，上络左角；肾筋，结于枕骨；肝脉上出额，与督脉会于巅。

六腑：胃脉会于耳中，上络左角；胃脉过客主人，循发际至额颅；胃正脉颊颥（目眶下方）；胃别脉上络头项；大肠筋上左角络头；膀胱脉上额交巅、下项；膀胱筋上头；胆脉上抵头角；胆筋上额角交巅上，左络于右；三焦脉过客主人前；三焦正脉别于巅；三焦经上乘颔，结于角颒（面下端生须处与上腭相合）。

奇经：督脉上额交巅上，入络脑，还出别下项；营气上巅下项，合足太阳，其支别者，上额循巅下项中，循脊入骶，是督脉也。

2. 面部（包括颧、颐、颊、颐、颔、曲颊、牙车）

五脏：心其华在面；心正脉出于面；肝脉支者从目系下颊里。

六腑：胃阳明之脉荣于面；胃正脉上颊颥；胃筋合于颒（颊间骨）；胃筋支者从颊结于耳前；胃脉循颐后下廉，下大迎、循颊车；胆正脉散于面（颐、口角之后、腮之下）；胆脉抵于口；胆筋结于颒；胆脉下经颊车；胆筋下走颔；膀胱筋上头下颜；膀胱脉入颒遍齿；膀胱筋结于颒；大肠脉入颒遍齿；大肠筋结于颒；大肠脉贯颊；大肠筋下右颔，其支者上颊；大肠别脉上曲颊；小肠脉别颊上颥，斜络于颧；小肠脉上颊；小肠筋下结于颔；三焦脉至颥；三焦脉下颊又交颊；三焦筋支者当曲颊，入系舌本，其支者上曲牙。

奇经（附营气）：任脉循面；任脉上颐；跷脉入颒；营气出颥。

3. 目部（包括目系、内眦、锐眦、上胞、下胞）

五脏：心别脉属目系；心正脉合目内眦；肝脉连目系。

六腑：膀胱脉正属目本，名曰眼系；膀胱脉起目锐眦；太阳结于命门，命门者目也；膀胱筋支者为目上纲；胃正脉系目系；胃脉上至目内眦；胃筋为目下纲；胃、小肠筋急，口目为僻，眦急不能卒视；胆正脉系目系；胆脉起目锐眦，至锐眦后，其支者别锐眦；胆筋结于目眦，为外维；小肠脉过目锐眦，至目内眦；小肠筋属目外眦；三焦脉至目锐眦；三焦筋属目外眦。

奇经（附营卫）：任脉上颐循面入目（系两目之下中央）；督脉别络起于目内眦；阴跷之脉合太阳、阳跷而上行，至目内眦，故目中赤痛，从内眦始，取之阴跷；营气注目内眦；卫气平旦出于目，目者宗脉所聚也。

4. 耳部（包括耳前后、耳上下角、耳中）

五脏：心、肝、脾、肺之络，皆会于耳中；心包络正脉出耳后。

六腑：胃脉上耳前，阳明脉结于颃大，颃大者，钳耳也（钳，耳颊之间）；胃络会于耳中；胃筋结于耳前；胃中空，则宗脉虚，故耳鸣；大肠别脉，其别者入耳，合于宗脉，耳者，宗脉之所聚也；小肠脉入耳中；小肠筋结于耳后完骨，其支者入耳中，直者出耳上；膀胱脉支者从巅至耳上角；膀胱筋结于完骨；三焦脉系耳后，上出耳上角，入耳中，出走耳前；三焦筋循耳前；胆脉下耳后，其支者从耳后入耳中，出走耳前；少阳结于窗笼，窗笼者，耳中也；胆筋循耳后。

精液：精脱者，耳聋；液脱者，耳数鸣。

5. 鼻部（包括鼻柱、鼻准、鼻孔）

六腑：胃脉起于鼻，交颏中，旁纳太阳之脉，下循鼻外；胃筋结于鼻；大肠脉夹鼻孔；小肠脉抵鼻；膀胱筋结于鼻。

6. 口部（包括人中、唇、承浆、上下齿、舌）

五脏：脾气绝，人中满；太阴结于太仓，故脾气绝，唇反；脾脉连舌本，散舌下；脾正脉贯舌中；脾气绝，舌萎；肾气绝，齿长而垢；肾脉夹舌本；肾正脉系舌本；肝脉环唇内，故肝气绝唇青；厥阴结于玉英；肝气绝，舌卷；心别脉系舌本；少阴结于廉泉。

六腑：大肠脉交人中，左之右，右之左；大肠脉入下齿中；大肠脉入颃，遍齿；大肠脉夹口；胃、小肠筋急，则口目为僻；胃脉夹口环唇；胃正脉出于口；胃筋夹口，寒则引颊移口，热则缓纵不收；胃脉交承浆；胃脉入上齿中；三焦络有邪，口干；三焦筋系舌本；三焦络有邪，舌卷；膀胱脉入颃，遍齿；膀胱脉夹舌本；膀胱筋支者，入结舌本。

奇经：任脉环唇。

7. 咽喉部

五脏：脾脉夹咽；脾正脉结于咽；肺正脉循喉咙；心正脉走喉咙；心包络正脉循喉咙；肝脉循喉咙之后，上入颃颡；肾脉循喉咙；肾络有邪，咽痛不可纳食。

六腑：胃脉循喉咙；胃别脉合诸经之气下络喉嗌；胃正脉上循咽；大肠正脉循喉咙；小肠脉循咽；三焦络有邪，喉痹；膀胱脉循咽喉；胆正脉夹咽。

奇经（附营气）：任脉至咽喉；营气注肺，上循喉咙，入颃颡之后，究于畜门。

从以上材料初步的类分来看，五脏、六腑、气血、精液等都通过经脉、络脉、经筋、气化等作用而分布于头面各个部位，说明望头面气色来诊断体内的病理变化是有其物质基础的，很有深入研究的必要。现在临床上一般常用的望色部位比较粗略。如：额心、鼻脾、颐肾、左颊肝、右颊肺；又面色皆属于心，两目四维皆属于肝，两颊皆属于肺，唇四白皆属于脾，两颧及两耳轮皆属于肾，颊车皆属大肠，舌下、两窍皆属胆，又属肾；目分五脏者，以目虽主肝而出于脑，脑受五脏之精也；舌分五脏者，舌虽主心而本于胃，胃为脏腑之海也。凡此高下左右、旁见侧出，统为脏腑气化之所流注，而反映于面部者，但亦大多与经脉、络脉、经筋之走注有关，而不容忽视也。

二、脉　诊

"脉诊"是用切脉获取脉象信息来分析病证的方法，在《灵枢》《素问》《难经》等文献中记载了相关的丰富内容并进行了归纳，提出脏腑平脉变脉、四季平脉变脉、六气影响的脉象、痼疾宿疾脉象、新病久病脉象、胃气脉、伏疾脉，以及脉象变化与疾病关系等知识，这些知识在临床辨证时都具有指导意义。之后，张仲景通过实践，在《伤寒》《金匮要略》两书中亦总结出104 种脉象。到了王叔和著《脉经》，提取出了 24 种脉素，即：浮、芤、洪、滑、数、促、弦、紧、沉、伏、革、实、微、涩、细、软、弱、虚、散、缓、迟、结、代、动。至于由这些脉素组合出的脉象难以数计，实无从谈起，今仅提出对几种脉象的个别体会，供相互切磋。

（一）浮脉非皆表证

《伤寒论》中说："脉浮者，病在表。"以后诸家脉书，都以"主表"为浮脉的首要解释。但在《金匮要略》中却又说："病人脉浮者在前，其病在表；浮者在后，其病在里，腰痛、背强、不能行，必短气而极也。"所谓"前""后"，一般注家都是以"寸""尺"来诠释，这就是说"浮脉"出现在寸、尺部位的不同，所反映的病证也大不相同了。因此，我认为"浮脉主表"应给以新的解释。

浮脉者，轻取即得也。即脉搏出现在肌表部位，因此所谓"浮脉主表"仅指脉搏出现的部位而言，至于究竟是表证、里证、外感、内伤，必须以其所兼之脉象来定性，如"浮缓""浮紧""浮迟""浮数"等，并还需结合其所表现出的症状体征来加以分析。如《伤寒论·辨太阳病脉证并治》中说："心下痞，按之濡，其脉关上浮者，大黄黄连泻心汤主之。"又《伤寒论·辨阳明病脉证并治》中说："阳明病……若脉浮发热，渴欲饮水，小便不利者，猪苓汤主之。"《金匮要略·血痹虚劳病脉证并治》中说："男子面色薄者，主渴及亡血，卒喘悸，脉浮者，里虚也。"又《金匮要略·黄疸病脉证并治》中说："尺脉浮，为伤肾。"上述这些"浮"脉，都不属于表证的范围。

诚如《景岳全书·脉神章》所说："虽曰浮为在表，然真正风寒外感者，脉反不浮，但其紧数而略兼浮者，便是表邪，其证必发热无汗，或身有酸疼，是其候也。若浮而兼缓，则非表邪矣。大都浮而有力有神者，为阳有余，阳有余则火必随之，或痰见于中，或气壅于上，可类推也。若浮而无力空豁者，为阴不足，阴不足则水亏之候，或血不营心，或精不化气，中虚可知矣。若以此等为表证，则害莫大矣。"张景岳这番议论，是有临证经验为依据的。脉之所以"浮"，其机理多是由气多升而不降，往往是上实下虚、阳强阴弱的反映。如《金匮要略》所说的"短气而极"，正是阴虚而阳不吸附、气逼于上而不纳之故。

"浮"固属阳脉，但有"阴实"而拒阳于外和"阴虚"而阳越于外的区分。阴实者，寒盛于内，治宜重用温散，或导其水，或攻其食，或行其瘀血凝痰，力开结塞，略加清肃，以助其浮阳的内含，如"白通加猪胆汁汤"（葱白、干姜、附子、人尿、猪胆汁）之类证。阴虚者，阴力薄弱，不能吸附阳气，宜温润填补精血，略佐辛热，从阴中透出阳和，接纳阳气归根，如"桂附八味丸"之类证。

尝治一壮年农民，连续四日发热无汗，照常出勤，未曾休息，也不服药，第五日疲惫不支，始来就诊。病人肌肤悗热，肺气迫塞呼吸喘促，脉象则趯趯于皮肤极数，略按即无，舌苔薄而少津，但不渴，断为津枯而阴阳不交之候。当即疏方：党参六钱、川附片三钱、麦门冬六钱、五味子一钱、炙甘草三钱、干地黄五钱、细辛一钱。服药两次后，次晨天明即汗出热退，脉即不数，重按亦应指分明，唯阵阵自汗，微恶寒，脉象仍浮，再用桂枝加附子汤一剂而愈。方即参附汤、生脉散加味而成，以温养元阳，资生津液，只用少许细辛以透阴达阳。病本为外感，但因其过于劳累，又不及时服药，以致邪热内灼，出现阴阳两竭之证，假使徒见其"脉浮"而用汗法，将难逆料其演变了。

因此，我的体会是："浮"脉是指脉搏出现在表分部位，须察其"浮"中的兼象，结合病症表现，才能断其属于寒、热、虚、实何证，不当认为浮脉即是表病或表病仅见浮脉。

（二）弦脉非皆病脉

弦脉有两大特点，一是劲急而稳重，一是张力较大，所谓"端直如弦"是也。一般说来弦脉多为邪气盛的病脉，正如《景岳全书·脉神章》所说："弦脉为血气不和，为气逆，为邪胜，为肝强，为脾弱，为寒热，为痰饮，为宿食，为积聚，为胀满，为虚劳，为疼痛，为拘急，为疟痢，为疝痹，为胸胁痛。"在临床上，凡风寒外感、痰血聚积、情思郁结、肝阳亢逆、阴邪弥漫等病变，都可以见到不同程度的弦脉。其所以然者，多是由于阴阳不和、相互格拒所致，因此弦脉常多见于实证。如张璐在《诊宗三昧》中说："迨夫伤寒坏病，弦脉居多，虚劳内伤，弦常过半，所以南阳为六残贼之首推也。"以致后来在许多医籍中竟有"弦为百病之忌脉"之说；张景岳亦谓"诸病见此总非吉"。

如上所述，是否就可以概"弦脉"之全貌呢？这不一定。例如《金匮要略·呕吐哕下利病脉证治》中说："脉弦者，虚也。胃气无余，朝食暮吐，变为胃反。寒在于上，医反下之，今脉反弦，故名曰虚。""朝食暮吐""暮食朝吐"，这是脾肾元阳大虚之候。所谓"寒在于上"之"寒"亦是虚寒，并非实有寒邪。故尤在泾在《金匮要略心典》中解释说："故其弦，非阴寒外加之弦，而为胃虚生寒之弦矣，胃虚且寒，阳气无余，则朝食暮吐，而变为胃反也。读此知数脉、弦脉均有虚候，曰热曰寒，盖浅之乎言脉者耳。""尤在泾"的意见是值得我们在临床上作参考的。

弦脉不仅有实、有虚，而且还不都是病脉，也有反映"正气"的时候。如《伤寒论·辨阳明病脉证并治》中说："伤寒若吐、若下后，不解，不大便五六日，上至十余日，日晡所发潮热，不恶寒，独语如见鬼状。若剧者，发则不认人，循衣摸床，惕而不安，微喘直视，脉弦者生，涩者死。"伤寒病经过若吐、若下的治疗，是必出现津液大伤之候，而"脉弦""脉涩"何以便有生死之别呢？汪琥在《伤寒论辨证广注》中解释说："弦、涩皆阴脉，脉弦者为阴未绝，犹带长养，故可生；脉涩者为阴绝，已成涸竭，以故云死。"汪琥的解释是根据成无己在《注解伤寒论》中所论来的，颇有道理。喻嘉言在解释《金匮要略》"下利，脉反弦，发热、身汗者，自愈"条文时亦说："谓久利邪气深入阴分，脉当沉、弱、微、涩，忽然而转见弦，是少阳生发之气发见生机，宛然指下。"（《读医随笔》）

可见"弦脉"的确是会出现在正气回复的时候，这种正气回复象征生发之机，凡反映生机而出现的"弦脉"一般多见于以下几种情况。开始脉来潋潋浮泛、空而无根，待到肾气归元，脉体变得厚实时其脉带有"弦"象；开始脉来沉弱无力、萎靡不振，待到肝脾气旺，脉势变得强壮时，其脉象见"弦"；开始脉来十分涣散、模糊不清，待到阳回气聚，脉形变得坚敛时，脉象见"弦"；开始脉来细数无神、起伏不明，待到阳回气充，脉势变得畅大、起落齐切，其脉有"弦"象。这几种"弦脉"都是由空而渐实、由衰而渐振、由散而渐聚、由晦而渐显，有从坏的方面逐渐向好的方面转化的态势，所以其本质反映的是邪退正复的病势。当然，毕竟还是处于阴阳初复的阶段，正气尚只能充于经脉之中，使脉象变得挺亘而有力，还没有达到正气洋溢于经脉之外，使脉势变得条畅温润而有余，即富有胃气的平脉气象，所以仍称之为"弦"。

余曾治一中学教员王某，长期低烧，做尽一切检查，原因仍不明，久治不愈，最后我用"温阳益气"的方法治愈。在患病期间，其脉始终呈微细之象，先后服当归补血汤加附子、白薇40余剂，补中益气汤加附片20余剂，顽固的低烧才得以平伏，脉象亦变得有力了。他有个知医的亲戚，谓其脉"弦"

任启松 医学全集

为病退脉未退，终属可虑，余再为之诊视，确实脉象起落齐切相当坚敛，称之为"弦脉"是不错的。我告诉病人，这是阳气逐渐内充的表现，用不着杞国无事忧天倾。这是1972年的事，现在此人仍在中学做教员，身体既很好，工作亦顺利。

在临床上我还体会到，久病之人脉来弦紧有力者，多为真气内遏而有根的反映，见之尺脉者更是如此，病势比较严重。寸脉、关脉，或结、或陷，而尺脉充长弦实而起伏有力者，常为根本尚未动摇之象，这是因为真气不能充达于上，必然要蓄积于下的缘故。当然，"久病尺脉忌弦"之说也是有道理的，但忌的是"孤硬"的弦脉，不是忌"长实"的弦脉，"孤硬"为无胃气所以当忌，"长实"是有胃气所以不当忌。

《素问·平人气象论》中说："春胃微弦曰平，弦多胃少曰肝病，但弦无胃曰死。"这几句话对诊切"弦脉"很重要。"弦脉"既有反映病邪的一面，又有反映正气的一面，如何得以真切地辨认呢？除了结合病变表现来分析外，从脉象本身来讲尚需辨有胃气无胃气、胃气多胃气少等气象，这是关键所在。

（三）濡脉与弱脉的分辨

"濡脉"的"濡"字，其音义都同"软"，读成"儒"音是错误的。王叔和《脉经》中的24脉里就直接称"软脉"，只是在夹注中有一"软"作"濡"。成无己在《注解伤寒论·辨脉法》的释音中说得更明白，在释"血主濡之"的"濡"字时说："汝朱切，润也。"释同一篇的"阳脉浮大而濡"的"濡"字时说："音软，柔也。"因此，对"濡脉"必须准确音释，才能彰显其意。

濡脉虚软少力，在指下的触觉如絮浮水面，轻手乍来，重手乍去，是属浮部的脉象。濡脉既不像虚脉那样虚大无力，也不像微脉那样微细如丝，更不像弱脉那样沉细软弱。

濡脉与弱脉的分辨：首先是从浮、沉来体会，濡脉是在浮部出现，弱脉是在沉部出现，须按之乃得；其次是从脉体、脉势来体会，濡脉泡松如絮，弱脉沉细少力。虽然濡脉、弱脉究竟还是有所区别，但在有的脉书中濡、弱不分，无论从脉之体象，还是从脉之主病，都混为一谈，笼统以虚弱之脉视之，这是不切合临床实际的。兹就个人经验所得，略为比较如下。

第一，从主病方面来辨。"濡脉"多为湿邪盛的反映，而"弱脉"每见于气虚的患者；正因为"濡脉"主湿邪，所以凡患肢体困倦、肌肤浮肿，以及疮疡癣疥等，脉来多濡；正如《读医随笔》所说："按如泥浆者，湿兼热也。"则知"濡脉"偏主于邪实；"弱脉"主气虚，凡患呼吸气短、不耐劳作，以及自汗、盗汗、泄利注下者，脉来多弱，以其气衰不鼓也，则知弱脉偏于正气不足。

第二，从病机方面来辨。"濡脉"主湿邪，湿盛便能滞气，所以脉来指下虚浮而软；"弱脉"主气虚，虚能生寒，虽脉来沉细，不必见软；如果濡脉虚浮而不显其太弱，必是湿中夹热，浊气上逆之征；弱脉沉细而不显得太软，必是虚中夹寒，寒主引急之故。也有濡脉、弱脉同时并见的情况：濡甚于弱者，每见于湿邪深入肝脾而肺胃气郁之证，其临床表现症见胸膈痞满、肢节酸痿等；弱甚于濡者，每见于心肾真阳内怯而脾肺气虚之证，其临床表现症见饮食不化、腹痛时泄等。但亦不排除阴虚而伤湿者，脉可以见到沉濡；气虚而伤风者，脉还可以见到浮弱。千变万化，必须细审。

第三，从论治大法来辨。湿盛而脉濡者，应以芳香为主，佐以甘温，芳香所以化其湿，甘温所以益其气，湿之盛者每缘于气虚也；气虚而脉弱者，应以甘温为主，芳香佐之，甘温所以益其气，芳香所以醒其脾，气之虚者总以温中为要也。脉濡而不太弱，略加苦寒，清其所夹之热；脉弱而不太软，再入辛温，化其内兼之寒；濡脉、弱脉并见的虚实夹杂之证往往如此疗治。

关于发热

（1976 年）

一、发热病机

发热，指热之表现于肌表者。热生于火，火本于气之有余，即丹溪"气有余便是火"之义。因此，火热之发，皆由气之变也。《医碥》中云：其理不外"气乖"与"气郁"二端。"气乖"是指阴阳之气出现盛衰偏差,"气郁"是指阴阳之气郁结不疏。

(一)气乖致热

1. 阳亢发热

《素问·阴阳应象大论》中说:"阳胜则身热。"即为阳气之亢盛而发热,或因于浓酒厚味的酝酿,或因于炎热邪气而触发,或因于五志之火的亢暴。《医碥》中载:症可见烦渴、燥结、小便赤涩、六脉洪数。治宜寒凉。

2. 阴虚发热

阴虚多为肾水虚,火性上炎而外现,则焚灼而为热,凡色欲损精、泻利亡阴、燥热伤液,皆能致之。其关键在"水"(肾)虚,与阳盛而阴不亏者迥异。得水以制之,则水火既济而安谧。《医碥》中载:症可见口干、体瘦、食少、懒倦、头痛时作时止、遗精、盗汗、骨蒸肉烁、唇红、颧赤、咳嗽痰血,久成痨瘵。治宜甘润之剂,滋水以制火。

血虚发热,亦属此类,或由吐衄便血、或由产后崩漏所致。《医碥》中载:症可见烦躁、面目青黑、渴饮不止,证类白虎,唯脉浮大而重按全无为其异。治宜滋阴补血。

3. 阳虚发热

阳虚即肾火虚,阳虚之所以发热,则以虚而有寒,寒在内而格阳于外,使阳集于肌表,既未外越而脱,又未入内而潜,被阻绝于外故而发热,如《医碥》中云:"为无根之虚焰。"《医碥》中载:症可见烦躁、欲坐卧泥水中、面赤如微酣、或两颧浅红游移不定(与实热之满面通红有别)、渴不欲饮、或索而不饮、或饮而不咽、肌表虽盛热重按或久按之反不甚热或反觉凉意、两足多冷、小便清白、下利清谷、脉沉细、或浮数无力按之欲散。多见于平素阳虚阴盛,外寒一中,阴邪遂张,真阳因之失守。宜用温热之剂,驱其寒而纳其阳。

（二）气郁致热

1. 风寒郁热

阳气自内达外，喜畅达而恶遏闭。若风寒外袭，阴寒邪气闭固腠理，则阳气不宣，郁而发热，为表阳受郁之证。《医碥》中载：症可见头痛、项强、恶寒、体痛、无汗、脉浮紧。治宜解肌发表。

2. 食滞郁热

饮食停滞中脘，则脾胃之阳气被其遏抑而不能宣通，亦郁而发热，为里阳受郁之证。《医碥》中载：症可见头痛、发热，有如外感但身不痛，恶食欲吐、嗳腐吞酸、脘腹饱闷或胀痛、脉滑大甚或沉伏。治宜消导。

3. 痰饮郁热

痰饮所在之处气机阻滞，郁而成热，理同食滞郁热。《医碥》中载：症可见恶风、自汗，似外感但头不痛、项不强，或头痛而重作止无常，胸膈不快、恶心、气上冲、目下如灰色或烟黑、脉弦滑。治宜除痰。

4. 瘀血郁热

瘀血郁热理同痰饮郁热。《医碥》中载：症可见小便利、大便黑，小腹、脐或胸胁急结按之痛，或两足厥冷，或吐血、鼻衄，不渴，即渴亦嗽水不咽，脉涩，见疮毒者则脉弦数、恶寒、饮食如常而有痛处。治宜行血。

5. 水湿郁热

水湿由外感者，理同风寒郁热；水湿由内伤者，理同痰饮郁热。《医碥》中载：症可见身重或肿痛不可转侧、骨节掣痛屈伸不利、汗出、恶风不欲去衣、头如裹、声如从瓮中出、脉迟缓。治宜利湿。

6. 肝气郁热

肝不疏泄，郁而不宣，相火结而不散，久滞成热。《医碥》中载：症可见胸胁胀痛、善太息、面青、或嗳气、或飧泄、情志抑郁、脉沉弦。治宜舒肝解郁。

7. 脾气郁热

中气衰微不能运行，或滞于中或陷于下而郁滞成热。常由劳倦气散，思虑气结，饥饿气馁诸因所致。《医碥》中载：症可见怠惰、嗜卧、行动喘乏、四肢困倦者，多为劳倦、饥馁所伤；自言自语不知首尾者，为思虑所伤；夜分即热，天明暂缓者，多见于初郁未久之病；昼夜不解者，为郁久热甚；日出则热剧，天阴夜凉则缓者，为郁热气耗；五心烦热，甚则肌肉、筋骨如烧者，为中焦郁热下陷于肝肾是也。

凡此脾气郁热，《素问·调经论》谓为"阴虚发热"，"阴"乃"内"字之义。东垣谓为"阳虚发热"，此"阳"即指"气"而言，与阳衰发热大有区分。脾气郁热病在中焦之气，阳衰发热病在下焦之火；脾气郁热是内外皆热而无寒，阳衰发热为内寒而外热；脾气郁热则阳气下陷，阳衰发热则上热下寒；脾气郁热则纯属中虚，阳衰发热为格阳戴阳。故脾气郁热的治法但宜培补中气。

二、发热辨治

（一）辨脏腑论治发热

1. 热在肺心辨治

凡病在心、肺之热，其热之特点为：手轻扪之似觉热重，重按之反不甚热，以其均在表分也。

肺热者，热在于皮毛，申酉时颇著。《医碥》中载：症多见咳嗽、喘息、白睛赤、烦渴。审其轻重，而用泻白散、凉膈散、白虎汤、清金丸（黄芩研末，粥丸）之类，泻其在气分或血分之火。

心热者，热在于血脉，日中时颇著。《医碥》中载：症多见烦心、掌中热、小便赤。可酌用黄连泻心汤、导赤散、朱砂安神丸、清凉饮子（黄芩、黄连、薄荷、玄参、当归、芍药、甘草）之类。

2. 热在肝肾辨治

热发于肝肾，其热之特点为：轻按之多不觉其热，若重按至筋骨之分则热甚蒸手，以其出于下焦之里也。

肝热者，热在筋膜，位于肌肉之下骨之上，寅卯时颇著。《医碥》中载：症可见胸胁满闷、四肢困乏、易怒善惊、筋痿不用。酌用泻青丸（当归、胆草、羌活、川芎、栀子、大黄、防风），柴胡饮子（黄芩、甘草、大黄、赤芍、柴胡、沙参、当归），当归芦荟丸，左金丸之类。

肾热者，热在于骨，亥子时颇甚。《医碥》中载：症可见骨蒸、酥酥然如虫蚀、困热不任、安于床笫。宜滋肾丸、六味地黄丸之类。

3. 热在脾胃辨治

热自脾胃而发，热见于肌肉，其热之特点为：轻扪重按均不觉其热，唯用不轻不重之势审之，其热自显，入夜尤甚。

《医碥》中载：脾热者，症可见怠惰嗜卧、四肢不收、无气以动。审其属实，则用泻黄散（防风、藿香、山栀、石膏、甘草），调胃承气汤；审其属虚，则用人参黄芪散（党参、桔梗、秦艽、鳖甲、茯苓、知母、半夏、桑白皮、紫菀、柴胡、黄芪），补中益气汤之类。

《医碥》中载：胃热者，症可见消谷善饥、脐以上皮热、大便秘结、烦渴。宜酌用白虎汤、三承气汤、防风通圣散之类。

（二）辨阴阳气血论治发热

1. 昼热夜静辨治

昼为阳，热亦属阳，阳邪实者遇阳而愈旺也。至阴之虚者，亦畏热而恶阳，故亦如此。

2. 昼静夜热辨治

夜为阴，热属阳，阳热邪气陷于阴分，郁而不能散也。阴之虚者，邪热陷入其中，益伤其阴，此为正虚挟邪之候。

3. 昼夜俱热辨治

昼夜俱热而烦躁者，是重阳无阴，当亟泻其阳，峻补其阴。

4. 昼热辨治

昼热者，多在气分，宜泻气中之火，如柴胡饮子、白虎汤之类。

5. 夜热辨治

夜热者，多在血分，宜泻血中之火，如地骨皮散（地骨皮、茯苓、甘草、柴胡、半夏、沙参、知母），清凉饮子之类。

（三）辨真假虚实论治发热

1. 真热辨治

真热症见：发热、恶寒、脉数有力按之更实、烦躁、口渴、大便燥、小便赤涩、或利臭积、语声壮厉、热不欲近衣。如属表实，则宜发散；如属里实，则宜通泄。

2. 假热辨治

假热症见：发热恶寒而足必不热、脉大而虚按之微弱、身虽炽热而不躁不渴、或见虚狂躁渴而不能引饮、发过顷之即止、终不能声高骂詈。

3. 实热辨治

《医碥》载实热症见：热暴发不止、血肉充盛、皮毛荣润、善饥能食、口苦干燥、大便难、脉滑数洪盛。宜随表里之轻重而清理之。

4. 虚热辨治

《医碥》载虚热症见：发热久久不止、骨痿肉燥、筋缓血枯、皮粗毛槁、气短、不能食、脉虚数无力。

（四）潮热辨证论治

所谓潮热者，《医碥中》云："有作有止，如潮水之来，不失其期，一日一发。"火热既为脏腑病气之所化，各脏腑势必随其各所主之旺时而潮，如心热潮于"午"，肾热潮于"子"之类。亦有虚实之分。

1. 气盛潮热辨治

气盛潮热者，如《医碥》所载：潮热而伴有大便结涩、喜冷畏热、心下愊然、睡卧不安。宜凉膈散、大柴胡汤等泻之。

2. 气虚潮热辨治

气虚潮热者，如《医碥》所载：潮热而伴有胃气消乏、精神憔悴、饮食减少、日渐赢瘦，病虽暂去而五心常有余热。宜逍遥散、小柴胡汤加减。

3. 血虚潮热辨治

血虚潮热者，如《医碥》所载：每至夜微热，或五心烦热，晨起动作如常，为阴不济阳之象。可朝服逍遥散，晚服六味地黄丸、当归补血汤之类。

4. 痰饮潮热辨治

痰饮潮热者，如《医碥》所载：潮热，证似虚而胸膈痞满、背心痛。宜导痰汤。

5. 宿食潮热辨治

宿食潮热者，如《医碥》所载：暮发潮热，腹满、厌食、恶心、脉滑。宜枳术导滞丸（黄芩、茯苓、白术、黄连、泽泻、枳实、神曲、大黄）。

6. 病后潮热辨治

如《医碥》所载：病后欠调理者也可见潮热，宜八珍汤调理。

三、发热分型

（一）外感发热

1. 表证发热

外感风寒发热：其病变属于气郁发热之一，即风寒邪气郁于肌表所致。

外感风热发热：其病变属于气乖发热之一，即风热邪气蒸灼于表，卫气乖戾使然。

外感暑湿发热：病变与外感风热同。

2. 半表半里发热

其病变先气郁而后气乖使然。

3. 里证发热

热在气分发热：其病变为气乖之阳亢发热。

热入营血发热：其病变颇同于气乖之血虚发热。

湿热蕴结发热：其病变属于气郁之水湿郁而发热。

（二）内伤发热

肝郁发热：即气郁病变之肝气郁热。

血瘀发热：即气郁病变之瘀血郁热。

积滞发热：属气郁病变之食滞郁热。

阴虚发热：属气乖病变之一。

气虚发热：属气郁病变之脾气郁热。

关于头痛

（1976 年）

一、头痛病机

头为精明之府，以其为髓海之所在而以脑为主。凡眼、耳、口、鼻诸器官之用，无不属之于脑，故以"精明"称之。头中之脑，所以能发挥精明的作用，是因诸经之阳气、肝肾之精血均上输于头以溉于脑，脑既得阳气之温煦，又得精血之濡养，便得以主持眼、耳、口、鼻诸器官的不同作用，以维持其精明之常。

足三阳经脉都径上于头。《灵枢·经脉》中云："膀胱足太阳之脉，起于目内眦，上额交巅……从巅入络脑。""胆足少阳之脉，起于目锐眦，上抵头角，下耳后……入耳中。""胃足阳明之脉，起于鼻，交颇中……循颊车，上耳前……循发际，至额颅。"所有阳气、精血之上于头，无不有赖于三阳经脉为之运输。如果这些脉络发生病变，势必发生头痛。如《素问·举痛论》中说："脉寒则缩蜷，缩蜷则脉绌急，绌急则外引小络，故卒然而痛。"这是头痛之发生于脉络蜷急者。

人体的经脉可以运行气血，头上的经脉亦不例外。气之与血，如影随形，气行血行，气止血止，气血通畅则维持生理的正常，如果头之气血运行发生了某种程度的障碍，则将产生不同程度的头痛。《素问·举痛论》中说："脉不通则气因之。"这是头痛之发生于气血不通者。

阳气、精血并上于头，且能维持相对的平衡，则头脑清爽而不病，如果阳气与精血两者发生偏盛偏衰的病变，竟演变而为寒热不和的状态，阳盛则热、阴盛则寒，即将因之而头痛。《素问·举痛论》中说："寒气客于经脉之中，与炅气相搏则脉满，满则痛而不可按也。"此头痛之发生于寒热不和者。

阳气和精血既然要不断地上供于头、脑，以维持其精明的生理作用，如果阳气或精血都到了衰竭的程度，不足以维持头、脑的营养，势必要发生头痛。故《素问·举痛论》中说："阴气竭，阳气未入，故卒然而痛。"所谓阴气即包括精和血，此头痛之发生于阳衰阴竭者。

太阳为多血少气之经，阳明为多气多血之经，厥阴为藏血之经，此三经脉均上通于头，血液即随之上营于头，说明头、脑是需要大量血液来濡养的。如果血液虚少，诸经之血不足以濡养头脑，头必因之而痛。如《素问·举痛论》中说："脉涩则血虚，血虚则痛。"此头痛之发生于血脉虚涩者。

以上说明，头痛的病变虽然多种，而其发生病变之所，主要涉及布于头、脑之经脉，经脉乃气血循行之所，故当其发生病变之后必影响到气、血两个方面，疼痛因之而生。

二、头痛辨治

诊断头痛首先要从新、久、表、里四个方面来分析。新病头痛，总以感受邪气为多见；久病头痛，往往是由于正气的虚损。辨治新病头痛之大要：新病头痛因于表邪者，常为风寒外袭于经，治宜疏散，最忌清降；新病头痛因于里邪者，每见三阳之火炽于内，治宜清降，最忌升散。辨久病头痛之大要：久病头痛，则或发、或愈，病变多端，或因表虚微感则发，或因阳胜微热则发，或因水亏于下虚火乘之则发，或因阳虚于上阴寒乘之则发。要之，新病头痛应着重从邪气方面考虑，而久病头痛应主要从正气方面考虑；当然，新病头痛亦可见虚象，久病头痛亦可有实证，这更要凭脉因症详为分辨了。

凡属太阳经头痛，多痛在颠顶及两额角，或连及项背强直，伴有恶风寒，脉多浮紧；少阳经头痛，多痛在头两侧，可痛及耳前发际，伴有往来寒热，脉多弦细；阳明经头痛，多痛在前额，甚连及目、齿，伴有发热、汗出而不恶寒，脉多浮大有力；太阴经头痛，痛而发胀、发沉，或伴有身重、腹痛，脉多沉缓，多为湿浊邪气冲逆于上所致；少阴经头痛，多伴有足寒、气逆，脉多沉细，为阳虚阴盛所致；厥阴经头痛，痛在颠顶，可兼及项，或伴有吐痰沫、厥冷，脉多浮弦。其中太阴、少阴之经脉均不上于头，故头痛无一定之部位，唯从湿盛与阳虚的病变察之。既辨知其为某经所属，便当各选其引经之药，佐其方治。如太阳经头痛，用羌活、桂枝、防风；少阳经头痛，用柴胡、黄芩；阳明经头痛，用升麻、葛根、白芷、石膏；太阴经头痛，用苍术、半夏、南星；少阴经头痛，用附子、细辛；厥阴经头痛，用吴萸、白芍之类。

其次，尤当分析头痛的致病之因。凡因风者，每见痛而抽掣，伴有恶风、自汗，可用消风散（荆芥、防风、羌活、川芎、僵蚕、蝉蜕、藿香、党参、厚朴、茯苓、陈皮、甘草）。因于热者，又名"热厥头痛"，头痛而恶热，即使在严寒季节犹喜风凉，则痛稍止，略偏温暖痛必更甚，盖由积热所致，伴有心烦、口干、脉数，宜清上泻火汤（羌活、知母、黄芩、黄芪、黄柏、防风、升麻、柴胡、藁本、黄连、生地、甘草、川芎、荆芥穗、蔓荆子、苍术、当归、细辛、红花）。因于寒者，则脉绌急而痛甚，伴有恶寒、战栗，宜芎辛汤（川芎、细辛、白芷、生姜、甘草、茶芽）。因于暑邪，头痛兼晕，伴有恶热、自汗，脉多虚，宜香薷饮（香薷、厚朴、扁豆、黄连）。因于湿邪，则头痛兼重，天阴转甚，或四肢亦兼疼重，宜羌活胜湿汤（羌活、独活、川芎、蔓荆子、防风、藁本、甘草）。因于痰盛，则头痛昏重，甚者头痛如裂，伴有眩晕欲吐，宜半夏白术天麻汤（半夏、白术、天麻、苍术、党参、黄芪、泽泻、陈皮、神曲、麦芽、干姜、黄柏）。因于伤食，必胸中痞满、嗳腐吞酸，宜保和丸（神曲、山楂、麦芽、连翘、茯苓、半夏、陈皮、莱菔子）。因于气虚者，其痛多在清晨，头常沉沉，遇阴寒则甚，过劳尤甚，伴有耳鸣、倦怠，脉多微细，宜补中益气汤（黄芪、党参、升麻、柴胡、白术、当归、陈皮）。因于血虚者，痛连鱼尾（眉尖后，近发际处），痛虽不甚，而终日惺惺，呈抽引性痛，日暮尤著，脉沉来细数，宜四物汤加党参、细辛、蔓荆子。因于气逆者，痛而呕吐，伴有胸胁满胀，常为肝气不舒上冲于脑使然，宜沉香降气散（沉香、甘草、砂仁、香附子）。以上除因于六淫之邪外，痰盛、伤食、气虚、血虚、气逆诸端，总属于内伤。

头痛久而不愈，则为头风，常见有以下诸证。厥逆头痛：下焦元阳虚损，阴寒邪气深入于脑，头痛连及齿龈，宜羌活附子汤（羌活、附子、麻黄、黄芪、防风、苍术、升麻、白芷、甘草、僵蚕、黄柏），亦可用麻附细辛汤。偏左头痛：多属血虚有火，或因风热外袭，痛而头面浮肿，宜用荆桑芎归汤（川芎、当归、荆芥、薄荷、桑叶）。偏右头痛：多属气虚痰热，或因风湿侵袭，见于肥人或素体痰盛，宜用苍术、半夏、细辛；见于瘦人或素体多热，宜用黄芩、羚羊角，俱于清空膏（羌活、防风、柴胡、川芎、甘草、黄芩、黄连）方加减用之。左右移痛：左痛忽移于右，右痛忽移于左，乃风火击动其痰湿之气使然，宜选奇汤（羌活、防风、黄芩、甘草、生姜）送礞石滚痰丸（礞石、黄芩、大黄、沉香）。眉棱骨痛：因眉骨为目系之所过，上抵于脑，若诸阳经挟外邪，郁成风热之毒上攻于头脑，下注于目睛，遂从目系过眉骨，相并而痛也，证有虚实之分；虚者见光明即发，宜选奇汤加当归、白芍，实则眼不可闭，昼静夜剧，宜选奇汤加葱白、豆豉，风盛加葛根，火盛加石膏。

三、头痛分型

（一）外感头痛

风寒头痛：病机为寒邪伤表。
风热头痛：病机为热邪伤表。
风湿头痛：病机为外湿引动内湿。

（二）内伤头痛

肝阳头痛：病机为阴虚阳亢。
寒滞头痛：病机为阳虚阴盛。
气虚头痛：病机为阳气虚衰。
血虚头痛：病机为阴血虚少。
痰浊头痛：病机为痰湿阻滞。
肾虚头痛：病机为肾精或肾阳虚损。
血瘀头痛：病机为血瘀经阻。

关于眩晕

（1976 年）

一、眩晕病机

目视物发黑，为眩；目视物旋转，为晕。眩、晕往往同时存在，或兼而有之，所以一般都并称"眩晕"。不过有的眩多于晕，有的晕多于眩，而不是绝对的均等。

眩晕既为目病，便应了解目的生理和病变。《灵枢·大惑论》中说："五脏六腑之精气皆上注于目，而为之精。精之窠为眼，骨之精为瞳子，筋之精为黑眼，血之精为络，其窠气之精为白眼，肌肉之精为约束。裹撷筋、骨、血、气之精而与脉并为系，上属于脑，后出于项中。故邪中于项，因逢其身之虚，其入深，则随眼系以入于脑，入于脑则脑转，脑转则引目系急，目系急则目眩以转矣。邪中其精，其精所中，不相比也，则精散，精散则视歧，视歧见两物。目者，五脏六腑之精也，营卫魂魄之所常营也，神气之所生也。故神劳则魂魄散、志意乱，是故瞳子黑眼法于阴，白眼赤脉法于阳也。故阴阳合传而精明也。目者，心之使也，心者，神之舍也，故神分精乱而不转。卒然见非常之处，精神魂魄，散不相得，故曰惑也。"

这段文字就目的生理提出两点认识：首先指出目虽在头，而五脏六腑的精气皆注于目，故五脏在目中各有所属，而共同维持其精明的作用；其次指出，正因目位于头，目系内连于脑而与脑相通。同时对目的病变亦提出两点分析：第一，目的精明作用，是五脏六腑精气上营于目的结果，如果脏腑发生病变，精气不能上营，眩、惑、视歧等病变势必随之而发生；第二，目系上于脑，出于项，如果正气内虚，邪从项入，势必侵及目系，而出现"目眩以转"的病变。据此可知，眩晕的病理变化，总的说来仍不外邪实、正虚两端。

正气先虚，风、寒、暑、湿、燥、火诸邪乘虚而入直侵目系，尤其是邪气中于三阳经脉或厥阴经脉，即可上及于脑，再犯目系，则目系拘急而眩晕以生，此属于邪气之自外而入者。痰湿内盛，滞于中而逆于上，秽浊之邪干扰清阳，脑与目系均失其精明之用，眩晕亦因之而作；亦有因风而肆虐，或挟火以上炎，风湿痰火，运荡不宁，则目系失其安谧，眩晕亦由是而作。此虽内生，究属于有形之邪气。寒热不时，血脉瘀而宿积，以致诸经之脉不能上通于目，或血郁于上，脑与目系失其输溉之用，遂目眩而脑转者有之。以上为眩晕的邪实病变。

阳气虚损，不足以温煦诸经，于是循三阳经脉而归于脑者日以少，或者肾家不能纳气归元而逆奔于上，清阳受扰，神志不宁，此为眩晕之由于气虚者。阴精亏损，津不足以生髓滋液，血不足以濡脉养营，髓海日以枯，目系日以急，精血虚少，不足以维系精明之用，尤其是每见于伤津脱血之后，此乃眩晕之由于血虚者。情志不节，或喜怒之无常，或忧郁而不舒，五脏所藏之志，失其定谧，造成《灵枢·大惑论》所谓"神分精乱而不转，散不相得"的局面，势必脑转目眩，此眩晕之由于情志不节者。以上为眩晕的正虚病变。

二、眩晕辨治

据上病机所述，对眩晕的分析，唯有虚、实两类，虚有阴、阳、上、下之分，实有痰、涎、风、火之辨。

（一）虚证眩晕辨治

1. 阳虚眩晕辨治

阳虚眩晕，多由饥饱、劳倦、大吐大下、汗多亡阳而来，头为清阳之府，如阳气不足于上，清府空虚者，宜用四君子汤、补中益气汤之类，以升举其清阳。其状有晨起眩晕，须臾即定，日以为常者；有头面喜暖，手按之晕即渐定者。总宜用参、芪之类以大补清阳。如属下元亏损者，还以桂附八味丸、右归丸（大熟地、山药、山萸肉、枸杞、菟丝、杜仲、鹿角胶、当归、附子、肉桂）等以峻补元阳为是。

2. 阴虚眩晕辨治

阴虚眩晕，房劳过度、妇人产后、金创失血过多者常有之，总缘于髓海之不足。如日晡眩晕，得卧稍可者，尤为阴虚之明征。宜用六味地黄丸、四物汤之类，以补肝肾之阴。

3.气虚眩晕辨治

气虚眩晕，抬头则物转，眼常黑花，如见物飞动或歧视。宜用秘旨正元丹加鹿茸治疗。方为：白人参三两（用附子一两煮汁收入，去附子），黄芪一两五钱（用川芎一两，酒煮收入，去川芎），山药一两（用干姜三钱煮汁收入，去干姜），白术二两（用陈皮五钱煮汁收入，去陈皮），甘草一两半（用乌药一两煮汁收入，去乌药），茯苓二两（用玉桂六钱，酒煮汁收入、晒干，勿见火，去玉桂；除茯苓外，余均用文武火缓缓焙干，杵为散。或用鹿茸一味，每服五钱，酒煎去滓，入麝香少许；盖鹿之为物，头上清阳最足，故以之治阳虚眩晕，常有捷效。

（二）实证眩晕辨治

眩晕而属于风淫盛者，则有虚风与风火之不同。虚风之眩晕，宜补虚以熄风；风火之眩晕，宜清火以熄风。熄风之品固多，对于眩晕，则以天麻、钩藤、菊花三品最良。

眩晕而属于火证者，当辨其在营分、在气分、为实火、为虚火的不同。在营分，宜用逍遥散加丹皮、栀子，以两清内外之热；在气分，宜用戊己丸（黄连、吴萸、白芍）以泻火平肝；为实火，宜用泻心汤（大黄、黄连、黄芩）折其炎上之势；为虚火，宜用甘露饮（生地、熟地、天冬、麦冬、石斛、茵陈、黄芩、枳壳、甘草、枇杷叶）平其化燥之机。

眩晕而属于痰证者，更当别为脾痰、热痰、风痰、寒痰、湿痰、痰盛气虚、痰盛气实等诸证而辨治。眩晕而食少气乏、胸膈不利，脾痰也，宜半夏白术天麻汤（黄柏、干姜、泽泻、天麻、黄芪、党参、苍术、神曲、白术、橘红、麦芽、茯苓、生姜、半夏曲）。眩晕而气逆呕吐，热痰也，宜二陈汤加黄芩、栀子。眩晕而头重不举，身如在舟车上，风痰也，眩晕而心下温温，头面喜得暖者，寒痰也，均宜用青州白丸子（生白附子、生天南星、生半夏、生川乌）。眩晕而身重、头沉，湿痰也，宜甘草干姜茯苓白术汤。眩晕属痰盛而气虚者，宜六君子汤加姜汁、竹沥以澄其源；眩晕属气实于上者，第见头重脚轻者，宜用黑锡丹（黑铅、硫黄、沉香、附子、胡芦巴、阳起石、破故纸、茴香、肉豆蔻、金铃子、木香、肉桂）以重坠之。

总之，眩晕一症，实证、虚证均可见于临床，多为下虚而上实，下虚不外气与血，上实不外风、火、痰，下虚是本，上实是标，必须以治本为主，辅以治标。

三、眩晕分型

肝阳偏盛眩晕：属于风火病变，基本属实证。

肾虚眩晕：属于阴虚与阳虚的病变。

心脾两虚眩晕：属于气血虚损的病变。

痰湿阻隔眩晕：即痰湿内盛的病变。

关于遗精

（1976 年）

分析遗精的病变表现，以辨有梦、无梦、湿热三者最是关键。

一、梦而遗精

梦而遗精者又称梦遗，其病变责于心，心血虚损、心火妄动而心神不安是其病机。临床所常见者有以下四种情况。

寐而多梦，梦则人事纷繁不可究诘，白昼亦时或心悸不安，此为心气不足、神志失宁之候；宜用茯神汤（茯神、远志、枣仁、石菖蒲、党参、茯苓、黄连、生地、当归、炙甘草、莲子）以安神定志。

年壮精气满溢，无任何虚损症状，只是常常梦遗，此为心火不宁之候；以清心丸（黄柏一两，冰片一钱，同研匀，蜜丸，分作十丸，每服浓煎麦冬汤送二丸）泻火宁心最妙。

思欲不遂，郁滞既久，以致梦遗者，乃郁火扰精之故；宜先用四七汤（半夏、厚朴、茯苓、紫苏、生姜、大枣）兼青州白丸子开其郁，继用导赤散（生地、木通、生甘草梢、竹叶）大剂煎服，以泻其郁火；最忌投止涩之方，用之则愈涩愈遗。

用心过度，形成劳损，以致心气虚，不能摄持肾精而梦遗者；用远志丸（远志、茯苓、茯神、党参、龙齿、石菖蒲，蜜丸，辰砂为衣）以益气安神。

二、无梦遗精

无梦而遗的病变责于肾，肾本为藏精之脏，其所以能藏皆赖肾气为之摄持，气虚不摄，精自遗矣。肾精又叫肾水，水中之火即是肾阳，所以温煦肾精者。如果肾阳亢盛，不能谧藏于肾水之中，即所谓"相火妄动"而走泄阴精，精亦自遗矣。临床常见者有以下四种情况。

阴虚火亢，手足心灼热，甚或入夜潮热而泄精者；宜用三才封髓丹（天冬、生地、白人参、黄柏、砂仁、生甘草）及大补阴丸（生地黄、知母、黄柏、龟板），以峻补真阴，并泻阴中伏火。

肾气虚损，精关不固，无任何热象，无梦而遗者；宜用桑螵蛸散（桑螵蛸、党参、茯苓、龙骨、龟板、石菖蒲、远志、当归），金锁固精丸（芡实、莲须、龙骨、潼蒺藜、牡蛎、莲子粉，糊丸），水陆二仙丹（金樱子、芡实）之类，以固气涩精。

形神怯弱、心悸、气短、睡熟即遗，精气两虚神志失守也；宜用真珠粉丸（黄柏、蛤粉、真珠，滴水为丸）合定志丸（茯苓、茯神、党参、菖蒲、远志）以益气安神。

色欲太过，下元虚惫，以致不寐而滑精者；宜荆公妙香散（党参、黄芪、远志、茯苓、茯神、桔梗、辰砂、麝香、木香、甘草）以提气摄精。

三、湿热遗精

湿热下注，扰动精府而遗精者，其病变多责于小肠、膀胱，此两腑与肾最为接近，表里相通，故每当两腑湿热郁盛之际，必邻及于肾，而使精遗。临床常见者有以下两种情况。

湿热下盛者，症见小便黄赤、阴部潮湿、时或烦热、遗精或有梦或无梦；宜用二黄散（黄柏、黄连、茯苓、泽泻、草薢）以清热渗湿。

脾胃湿热太盛，流伏阴中，脉滑、苔厚而梦遗者；宜用加味苍白二陈汤（苍术、白术、半夏、陈皮、茯苓、甘草、黄柏、升麻）以升清降浊，使脾胃健运，则湿热除，而遗精自止。《证治准绳·杂病》引叶天士云："遗滑之证，予累见人多作肾虚，而用补涩之药无效，殊不知此因脾胃湿热所乘。"盖肾虽藏精，其来源则本于脾胃饮食之所化生而输于肾，若脾胃受伤，湿热内郁，中气浊而不清，则所输皆浊气邪火，故尔扰动精府，使精自遗。

总之，精之化生来源在脾胃，精之收藏则在肾，而精之主持多在心。大抵有梦而遗者轻，昼觉与无梦而遗者重；湿热下注而遗者轻，形神虚怯而遗者重。治遗之法，以安神定志为要，固精涩泄之方次之。

关于厥逆

（1976 年）

一、厥逆病机

卒然昏冒不省人事，叫作厥，或者称厥逆。厥者，尽也；逆者，乱也。即气血败乱的意思。大凡厥的发作，往往手足先要出现寒热、麻痹等症状，继则突然仆倒、手足冰冷、面色苍白不泽、昏迷不知、牙关紧闭，甚至六脉沉伏，很像中风，只是喉中少有痰声，亦不见搐搦。

一般说来，下焦元阳素虚者，多见寒厥，发则肢冷、脉沉微数无力；阴精素虚者，多见热厥，发则先有热症，畏热喜冷、烦躁、便秘、脉沉滑而数。足三阳经脉起于足趾之端，足三阴经脉聚于足心之下。

若阴精虚而阳热胜，阳乘阴位，故热厥常从足下始，而阴虚之病，足心亦多热也；若阳气虚而阴寒胜，阳不胜阴，故寒厥常起于足五趾而上行于膝，即阳虚之病，亦四肢多不温也。

再从脏腑病变言之，厥逆之来，一由于肾，一由于肝。

《素问·脉解》中说："内夺而厥，则为喑俳，此肾虚也。"肾主藏精，精即真阴，而真阳亦在其中。肾经的络脉上挟舌本，阳火喜升浮，必借阴精以涵吸之，若内夺其精，则阳气失其依附，升浮于上，涎随气逆，填舌络，故舌喑不能言；阳气既升浮于上，下焦存留的阳气则无多，故足俳不能行。

又《素问·生气通天论》中说："阳气者，大怒则形气绝，而血菀于上，使人薄厥。"这就是发于肝的厥逆，肝主风，性喜升散，肝的经脉循喉咙之后上至颠顶。精血足则肝阳有所依附，虽大怒亦不至于薄厥；如果精血衰少失于涵蓄，肝阳木自易动，怒则勃然上逆，通身之气血亦随之而逆行，势必猝然昏倒而无所知。

厥逆的病变虽较复杂，但以寒、热、肝、肾四个方面已足以盖之。

二、厥逆辨治

临床上常见的厥逆有气厥、血厥、痰厥等。

（一）气厥辨治

气厥分虚、实两类。

气虚厥逆者：形气索然、色青、脉弱、肢体微冷，基本属于寒厥范畴；宜用回阳急救汤（党参、茯苓、白术、炙草、半夏、陈皮、肉桂、川附片、干姜、五味子、麝香）以大补元气。

气实厥逆者：形气愤然、卒倒肢冷、口无涎沫、脉沉弦或伏，一般又叫作中气；宜用四磨饮（党参、槟榔、乌药、沉香），乌药顺气汤（乌药、麻黄、陈皮、僵蚕、干姜、川芎、枳壳、桔梗、白芷、甘草）之类，以顺气调肝。

（二）血厥辨治

血厥分血逆、血脱两种。

血逆厥逆者：因经行、产后适有恚怒而见者，以血从气逆也；宜用加味六郁汤（香附、茯苓、陈皮、半夏、川芎、山栀、苍术、砂仁、沉香、木香、青皮、赤芍、丹皮）以调其气，气行则血亦行矣。

血脱厥逆者：大吐、大崩，或产后恶露过多不止，则气随血散，猝仆无知；宜先掐人中穴，或烧醋炭以收其气，急服独参汤大剂，此为益气摄血之法，只要气不尽脱，必能渐苏。

（三）痰厥辨治

不因恚怒，忽然气闷、痰鸣、吐涎、肢冷、脉沉滑；宜用导痰汤（半夏、陈皮、茯苓、甘草、胆南星、枳实）。凡见厥逆卒倒，昏不知人，痰涎壅塞者，不论何种，皆可用姜汁、竹沥调苏合香丸（苏合香、木香、犀角、白术、丁香、沉香、香附、安息香、麝香、薰陆香）以灌之；如口噤，抉开灌之；如口抉不开，用南星末入冰片等分，每用脱脂棉蘸末揩大齿左右二三十遍，其口自开，这就是开关散；也可用通关散（细辛、皂角）吹入鼻中，得嚏则苏，然后辨证论治，庶无治误。

临床点滴

（1977 年）

一、舒肝平议

肝之性，喜升而恶降，喜散而恶敛。如《素问·藏气法时论》中云："肝苦急，急食甘以缓之；肝欲散，急食辛以散之；用辛补之，酸泻之。"肝气的升散与否，对其他脏腑是会有一定影响的。李东垣在解释《素问·六节藏象论》之"凡十一脏取决于胆"时说："胆者少阳春升之气，春气升则万化安，故胆气春升，则余脏从之，胆气不升，则飧泄肠澼，不一而起矣。"（《脾胃论·脾胃虚实传变论》）

因"胆在肝之短叶间"（语出《难经·四十二难》），故肝属木，胆亦属木，并以胆为阳木，肝为阴木，所谓"胆气春升"，亦即"木气春升"，亦即"肝气春升"，故以"十一脏取决于胆"诠释为"十一脏取决于肝"亦无不可。也就是说，凡脏腑十二经之气化，都必借肝胆的气化以鼓舞之，才能维持正常生理，气机调畅而不病。据临床所见，凡病之气结、血凝、痰饮、胕肿、臌胀、痉厥、癫狂、积聚、痞满、眩晕、呕吐、哕呃、咳嗽、哮喘、血痹、虚损等等，都和肝气不舒畅是分不开的，有的是因为肝气虚而力不能舒，有的是因为肝气郁而力不得舒。积之既久，则气停血滞、水邪泛溢、火势内灼种种病变都由之而生了。不仅如此，还见到劳倦太过致伤中气的，忧思不节致伤神志的，以及内伤饮食，外感寒湿，以致脾肺受困的，都于肝有密切的联系。所以凡治暴病痼疾，往往都要考虑到肝的问题，而兼用和肝的方法。所谓和肝，就是要伸其郁，开其结，或行气、或活血、或疏痰，兼升、兼降，肝气既和，则三焦之气得理。

和肝的方法对于许多疾病的治疗都是适用的，如果专讲平肝，不管何病，惯用苦凉清降之方药，这样与其说是平肝，毋宁说是伐肝了。殊不知肝气的特性是愈郁愈逆，若将其疏泄之气横逆于内，其属实者便将暴而上冲，其属虚者亦将折而下陷，其发病变均可现横悍逼迫之势，殆不可收拾。只有顺其性而舒之，才自然地相化于无有。所以李东垣在重视脾胃的同时，十分注意疏运肝木，他常用的药品为防风、羌活、川芎、白芷等辛散之品，他认为即如陈皮、厚朴一类的药都不宜滥用，以防泄气，这其中是有一定道理的。朱丹溪原本是以善用苦寒药知名的，但他却很注重开郁之法，常用之药总不外香附、川芎、白芷、半夏之类，这也很值得我们深思。于此可知前人所谓平肝之法，其主旨是用芳香鼓舞舒以平之，而不是概用白芍、枳壳一类的寒降。当然，对肝气盛者还是要泄的，只是不要一概用泄罢了。

在临床上，能善于用调肝方法的人，治疗其他杂病亦易于措手。正如《素问·至真要大论》中所说："疏气令调。"这话不仅对治肝病有指导意义，对治疗其他脏腑的病同样有指导意义。李东垣之讲胃气，刘河间之讲玄府，朱丹溪之讲开郁，叶天士之讲通络，都具有舒肝的学术思想在其中。无锡的王泰林治肝病之经验颇多，兹就《西溪书屋夜话录》所辑存者，抄录于文后，以供大家参考。

肝气、肝风、肝火，三者同出而异名，其中侮脾乘胃、冲心犯肺、挟寒挟痰、本虚标实种种不同，故肝病最杂，而治法最广。

（一）肝气治法

治肝气常见之法有疏肝理气、疏肝通络、柔肝、缓肝、培土泄木、泄肝和胃、泄肝、抑肝等。

疏肝理气：肝气自郁本经，两胁气胀或痛者，宜疏肝理气；药用香附、郁金、苏梗、青皮、橘叶之属；兼寒加吴萸，兼热加丹皮、山栀，兼痰加半夏、茯苓。

疏肝通络：如疏肝不应，营气痹窒，络脉瘀阻，宜疏肝兼通血络；药用旋覆、新绛、归须、桃仁、泽兰叶等。

柔肝：如肝气胀甚，疏之更甚者，当柔肝；药用当归、杞子、柏子仁、牛膝之属；兼热加天冬、生地，兼寒加苁蓉、肉桂。

缓肝：如肝气甚而中气虚者，当缓肝；药用炙草、白芍、大枣、橘饼、淮小麦之属。

培土泄木：如肝气乘脾，脘腹胀痛者，当培土泄木；药用六君子汤加吴萸、白芍、木香之属。

泄肝和胃：如肝气乘胃，脘痛呕酸者，当泄肝和胃，药用二陈加左金丸或白蔻、金铃子之属。

泄肝：如肝气上冲于心，热厥心痛，宜泄肝；药用金铃、延胡、吴萸、川连之属；兼寒加椒、桂，寒热俱见者仍入川连、白芍；盖苦、辛、酸三者，为泄肝之主法也。

抑肝：肝气上冲于肺，猝得胁痛，暴上气而喘，宜抑肝；药用吴萸汁炒桑皮、苏梗、杏仁、橘红之属。

（二）肝风治法

肝风一证虽多上冒颠顶，亦能旁走四肢。上冒者，阳亢居多；旁走者，血虚为多。然内风多从火出，气有余，便是火。治肝风常用之法有熄风和阳、熄风潜阳、培土宁风、养肝、暖土以御风寒等。

熄风和阳：即凉肝，如肝风初起，头目、眩晕，用熄风和阳法；药用羚羊角、丹皮、甘菊、双钩、决明、白蒺藜之属。

熄风潜阳：如熄风和阳不效，当以熄风潜阳；药用如牡蛎、生地、女贞子、元参、白芍、菊花、阿胶等，即滋肝是也。

培土宁风：肝气上逆，中虚纳少，宜滋阳明泄厥阴；药用如人参、甘草、麦冬、白芍、甘菊、玉竹，亦即缓肝法。

养肝：如肝风走于四肢，经络牵掣或麻者，宜养血熄风；药用生地、归身、杞子、牛膝、天麻、制首乌、三角胡麻之属。

暖土以御风寒：如《金匮要略》近效白术附子汤，治风虚头重眩苦极，不欲食味，此非治肝，实补中也。

（三）肝火治法

肝火燔灼游行于三焦，一身上下内外皆能为病，难以枚举，如目红、颧赤、痉厥、狂躁、淋闭、疮疡、善饥、烦渴、呕吐、不寐、上下血溢皆是。治肝火常用之法有清肝、泻肝、清金制木、泻子、补母、化肝、温肝等。

清肝：药用羚羊角、丹皮、山栀、黄芩、竹叶、连翘、夏枯草之属。

泻肝：药用龙胆泻肝汤、泻青丸、当归龙荟丸之类。

清金制木：肝火上炎，清之不已，当制肝，乃清金以制木火之亢逆也；药用沙参、麦冬、石斛、枇杷叶、天冬、玉竹石决明之属。

泻子：如肝火实者，可兼泻心；药用生甘草、黄连之属。

补母：如水亏而肝火盛，清之不应，当益肾水；药用六味丸、大补阴丸之类，亦乙癸同源之义也。

化肝：景岳治郁怒伤肝，气逆动火，症见烦热、胁痛、胀满、动血等，宜化肝；药用青皮、陈皮、丹皮、山栀、芍药、泽泻、土贝母，方名化肝煎，是清化肝经之郁火也。

温肝：如肝有寒，呕酸上气，宜温肝；药用肉桂、吴萸、蜀椒之属；如兼中虚胃寒加人参、干姜，即大建中汤法也。

（四）治肝之补敛镇三法

治肝之补敛镇三法，即补肝、镇肝、敛肝。补肝药用制首乌、菟丝子、杞子、枣仁、萸肉、芝麻、沙苑蒺藜之属；镇肝药用如石决明、牡蛎、龙骨、龙齿、金箔、青铅、代赭石、磁石之类；敛肝药用如乌梅、白芍、木瓜之属。

此三法无论肝气、肝风、肝火，相其机宜皆可用。

（五）治肝之平疏搜三法

治肝之平、疏、搜三法，即平肝、疏肝、搜肝。平肝药用金铃子、蒺藜、橘叶之属；疏肝即木郁则达之之意，药用逍遥散，又疏肝即肝欲散之意，急食辛以散之；搜肝即搜风一法，凡人必先有内风而后外风，亦有外风引动内风者，故治肝风中每多配用搜风之药，如天麻、羌活、独活、薄荷、蔓荆子、防风、荆芥、僵蚕、蝉蜕、白附子之属。

（六）补肝四法用药

补肝之法，常用有补肝阴、补肝阳、补肝血、补肝气之四法。补肝阴药用地黄、白芍、乌梅之属；补肝阳药用肉桂、川椒、苁蓉之属；补肝血药用当归、川断、牛膝、川芎之属；补肝气药用天麻、白术、菊花、生姜、细辛、杜仲、羊肝之属。

二、病邪须有出路

张子和治病常变化于汗、吐、下三法之间，体现其"给病邪以出路"的学术思想。他说："夫病之一物，非人身素有之也，或自外而入，或由内而生，皆邪气也。邪气加诸身，速攻之可也，速去之可也，揽而留之，何也？虽愚夫愚妇皆知其不可也。……今之医者曰：当先固其元气，元气实，邪自去。……夫邪之中人，轻则传久而自尽，颇甚则传久而难已，更甚则暴死。若先论固其元气，以补剂补之，真气未胜，而邪气已交驰横鹜而不可制矣。唯脉脱下虚，无邪无积之人，始可议补，其余有邪积之人而议补者，皆鲧湮洪水之徒也。今予论汗、吐、下三法，先论攻其邪，邪去而元气自复也。"（《儒门事亲·汗吐下三法该尽治病诠》）只要有病邪存在，便得使病邪完全撤去，张子和在这一点上是很有见解的。

当然，给病邪以出路是否局限于汗、吐、下三法呢？这又不然。张子和在这个问题上已做了明确的解释："予之三法，能兼众法，用药之时，有按有跻，有揾有导……如引涎、漉涎、嚏气、追泪，凡上行者，皆吐法也。灸、蒸、熏、渫、洗、熨、烙、针刺、砭射、导引、按摩，凡解表者，皆汗法也。催生、下乳、磨积、逐水、破经、泄气，凡下行者，皆下法也。此余之法所以该众法也。"（《儒门事亲·汗吐下三法该尽治病诠》）这就是说，针对不同的病邪，应给以不同的出路。

《素问·阴阳应象大论》中说："因其轻而扬之，因其重而减之……其高者因而越之，其下者引而竭之，中满者泻之于内，其有邪者渍形以为汗，其在皮者汗而发之，其慓悍者按而收之，其实者散而泻之……血实宜决之。"又《素问·至真要大论》中说："坚者削之，客者除之……结者散之，留者攻之……上之、下之、摩之、浴之、薄之、劫之、开之、发之，适事为故。……微者调之，其次平之，盛者夺之，汗之、下之，寒热温凉，衰之以属，随其攸利。"所以属表实证才能发表，使病邪从汗而解；里实证才能攻里，使病邪从泻而解。

余曾治疗一水气病，患者全身浮肿，医生一再以真武汤与五苓散合用，浮肿总是不能消退。余诊其脉，脉象沉细而弦，时有微恶风寒的症状，舌苔薄白，知其为阳气郁于表而不能宣发之风水，即用麻黄附子汤原方（麻黄四钱、附子三钱、炙甘草二钱），连服两剂，汗出而水肿全消。因阳郁于表，只宜温补合辛散，不得合淡渗也。

另治一痰饮患者，经久服用术附汤已上百剂，不但饮邪不减，反而日渐浮肿。经人介绍来求诊。余诊得其脉沉弦有力、舌干少津，经长期专益脾肾之阳，阳气鼓激痰水四溢，过在补而不泄，遂投以五苓散重剂（桂枝三钱、猪苓一两、茯苓一两、泽泻五钱、白术三钱），藉其苦降淡渗之性，以导水邪外出，经服4剂后，小便通利，浮肿尽消。

以上两例同为浮肿，前证是给病邪的出路不当，应用辛散而误用淡渗，后证是补而不泄，不给病邪以出路，两种不当的治疗造成不效的结果。

吴又可治病亦颇注意给病邪以出路的问题。他说："热不能自成其热，皆由邪在胃家，阻碍其正气，郁而不通，火亦留止，积火成热。但知火与热，不知因邪而为火热。智者必投承气，逐去其邪，气行火泄，而热自已。若概用寒凉，何异扬汤止沸。每见今医……每遇热甚，反指大黄能泻而损元气，黄连清热，且不伤元气，更无下泄之患，且使病家无有疑虑，守此以为良法。……盖不知黄连苦而性涩，寒而气燥，与大黄均为寒药，大黄走而不守，黄连守而不走，一燥一润，一通一塞，相去甚远。且疫邪首尾以通行为治，若用黄连，反招闭塞之害，邪毒何由以泄？病根何由以拔？"（《温疫论·妄投寒凉药论》）

吴氏认为黄连性寒不泄，只能制热不能泄实，若内有实邪，必资大黄以泄之；若畏大黄之峻而徒以黄连清之，反将热邪遏住内伏益深，攻治益难。这些认识是很有道理的，凡治病总宜给病邪以出路。应下出者，不泻之不得下；应外出者，不散之不得外。但确见有治温热病者，只习用寒清而怕用寒泄；治寒湿病者，只习用温补而怕用温通。是吴氏之说，足发人深思也。

冠心病的中医诊治

（1977 年）

一、从中医学理论认识冠心病

冠心病，即西医学"冠状动脉粥样硬化性心脏病"的简称，它主要包括心绞痛、心肌梗塞、心肌硬化等疾病。中医学中虽无冠状动脉的认识，但从历代古籍文献的记载中可知，中医学对心脏病的病变极为重视。《灵枢·邪客》中以心为"五脏六腑之大主"。《灵枢·邪客》中说："少阴，心脉也……其脏坚固，邪弗能容也，容之则心伤，心伤则神去，神去则死。"意思是说，心脏一般不容易病，病则便是严重的。兹就心绞痛、心肌梗塞、心肌硬化等三种病症，介绍中医学的诊治方法。

（一）中医学对心绞痛的认识

心绞痛典型的发作，为心前区突发性疼痛，多于劳动、或兴奋、或受寒、或饱食后发生，痛位于胸骨上段或中段之后，亦可能波及整个心前区，并可放射至肩、上肢、颈或背部，尤以左肩或上肢由前臂内侧直达小指或无名指者较为多见。疼痛性质虽因人而异，但总以压榨窒息性或闷胀性为特点，多伴有濒死的恐惧感，这些临床表现在中医学属于"心痛"范畴。

《圣济总录·心痛统论》中说："心痛诸候……有寒气卒客于脏腑，发卒痛者；有阳虚阴厥，痛引喉者；有心背相引，善瘛伛偻者；有腹胀归于心而痛甚者；有急痛如针锥所刺者；有其色苍苍，终日不得太息者；有卧则从心间痛，动作愈甚者；有发作积聚，往来上下，痛有休止者；或因于饮食，或从于外风，中脏既虚，邪气客之，痞而不散，宜通而塞，故为痛也。"此所描述的心痛发作情况与今日临床所见基本是符合的。手少阴心经的循行路线为：上肺，挟咽，出腋下，循臂内下肘，入掌内后廉，循小指内出其端。因而心痛往往会延及胸、肋、肩、臂、肘、指等处。如《素问·藏气法时论》说："心病者，胸中痛，胁支满，胁下痛，膺背肩胛间痛，两臂内痛。"《灵枢·经脉》亦云："心所生病者，目黄，胁痛，臑臂内后廉痛，厥，掌中热痛。"

至于疼痛多见于左侧的嗜发性，中医学认为：左为阴，左属血，阴血中的生发之气均由左而升，故心、肝、血等相关的脉象都通过左手的寸、关部来诊候。于此则心、肝有病往往首先影响左半经脉的道理便可以理解了。现将中医文献（源自《素问》《灵枢》《圣济总录》）对心痛的记载，与今心绞痛的临床表现两相对勘，列表如下。

心痛文献与临床记述比较表

比较项	心绞痛临床表述	文献关于心痛的表述
发病	突然发生疼痛	发卒痛
	劳动或兴奋时发	动作愈甚
	受寒或饱食后发	邪气客之或因于饮食
疼痛部位	胸骨上段或中段之后，心前区	心间痛，胸中痛
	放射至肩上肢、颈或背，前臂内侧	胁下痛，膺背肩胛间痛，两臂内痛
	直达小指与环指	掌中热痛
疼痛性质	压榨性痛	如针锥刺痛
	窒息性痛	痛不得太息
	闷胀性痛	痞塞胀痛

（二）中医学对心肌梗塞的认识

心肌梗塞的疼痛常在休息时发生，痛的程度较心绞痛剧烈而持久，并多伴有冷汗、烦躁不安，甚则休克；症见患者面色苍白、皮肤湿冷、大汗淋漓、脉搏细而快、血压下降，竟至昏厥；进而心力衰竭，呼吸困难、喘咳、呕恶，甚或咯血等。凡此诸症比心绞痛更加严重，中医学称作"真心痛"。《灵枢·厥病》中说："真心痛，手足青至节，心痛甚，旦发夕死，夕发旦死。"何梦瑶在《医碥》中进一步发挥说："邪伤其脏而痛者，谓之真心痛。其证卒然大痛，咬牙噤口，舌青气冷，汗出不休，面黑，手足青过节，冷如冰，旦发夕死，夕发旦死。"所谓"夕死""旦死"，多属于因剧烈疼痛而引发的休克，与《素问·举痛论》"卒然痛死不知人，气复反则生矣"的"痛死"同义。心痛而至手足清冷、气冷如冰、汗出不休、面黑等，纯为血压下降，心力衰竭的表现。所谓"心痛甚""卒然大痛"，都不是一般的心绞痛可比，痛甚因而休克假死，其为心肌梗塞殆无疑义。

（三）中医学对心肌硬化的认识

心肌硬化的临床表现以心律失常与心力衰竭为主。而心律失常又以过早搏动、心房颤动、房室及心室的传导阻滞为多见，阵发性心动过速亦常见不鲜。这些临床表现皆属于中医学"心悸"或"怔忡"的范畴。《伤寒明理论》中说："悸，心忪也，筑筑惕惕然动，怔怔忪忪，不能自安者是矣。"《证治准绳》中亦说："悸即怔忡也，怔忡者，本无所惊，自心动而不宁。"尤其是严用和的《济生方》谓："怔忡者，心血不足也。"与西医学所知道的冠状动脉粥样硬化，使心肌的血液供应不足，心肌纤维发生营养障碍与萎缩，以致结缔组织增生所引起的病理等，亦甚吻合。

于此可见，中医学对冠心病的认识，是以临床表现为依据，而建立了"心痛""真心痛""心悸怔忡"之说。

二、中医学对心脏生理病理的认识

中医学的藏象学说认为，心的生理功能最主要的有三个方面：主阳气、主血脉、主神志。

首先是"心主阳气"说。《素问·六节藏象论》中说："心……为阳中之太阳，通于夏气。"《素问·金匮真言论》中亦说："阳中之阳，心也。"所谓"夏气""太阳""阳中之阳"都是指心中存在着一种阳热之气，相当于今之"能量"说，所以古人都用"火"来表述之，认为"心属火"（见《素问·金匮真言论》王冰注），"心为火脏"（见《素问·阴阳应象大论》王冰注）。这种具有火热性质的阳气，要保持一定的量才能维持心的生理功能，诸如血液循环、脾胃运化、肾阳温煦等，都不能缺少心之阳气。所以《素问·四气调神大论》说："太阳不长，心气内洞。""太阳"即指心中之阳气，"内洞"即空虚之意，这句话是说心中阳气衰竭。

其次是"心主血脉"说。中医学很早就发现了血液是流行于经脉之中的，如《素问·脉要精微论》中说："脉者，血之府也。"《灵枢·经水》中说："经脉者，受血而营之。"经脉分布于全身，通过血液的循环，把各种营养物质输送到身体的各个部位，以营养之。如《灵枢·本藏》中说："经脉者，所以行血气而营阴阳，濡筋骨，利关节者也"。血液之所以能循环，则有赖于心阳的推动，故《素问·痿论》中说："心主身之血脉。"又《素问·六节藏象论》中说："心者……其充在血脉。"且心脏主持血脉循环的功能是无休止的，正如《素问·举痛论》中说："经脉流行不止，环周不休。"心之所以能主持血脉，全有赖于所储备的阳气，因而才有气为血帅、气行血行、气止血止之说。

三是"心主神志"说。"神志"即指人的精神意识和思维活动，现代生理学认为人的思维活动是大脑的功能，即是大脑对外界客观事物的反映，但中医学则认为主神志者心也。如《灵枢·邪客》中说："心者，精神之所舍也。"又《灵枢·本神》中说："任物者谓之心。"也就是说，能担任反映客观事物这种功能活动的是心。这一认识，几千年来亦普遍流传于其他领域，故心思、心想、心愿、心意、心情、心念等成为人们的习惯用语。中医学还认为，心所营运的血液，为神志活动提供了物质基础，故《灵枢·本神》中说："心藏脉，脉舍神。""脉"就是血脉、血液，可见"心主神志"的功能，与营运血液的作用是分不开的。因此，心所营运的血脉充盈，则神志清晰，思考敏捷，精神旺盛；如果心血不足，常可导致失眠、多梦、健忘等心神的病变；如果热邪入血，扰乱心神，还可见到昏迷不醒等症状。这些认识都是可以从临床上得到验证的。

总之，心要具有充分的阳气才能营运血脉，也要有足够的血脉才能蕴蓄阳气、安谧神志；亦只有宁静的神志，才能较好地支配阳气和血脉的正常生理功能。两个方面是互为作用、密切关联、不可分割的。如果某一方面发生病变，即将互为影响，并随其直接、间接影响程度之不同，引发不同的疾病。以冠心病而论，心阳虚损或心气不足，是导致发病的主要方面。正如《金匮要略·胸痹心痛短气病脉证治》中所说："夫脉当取太过不及，阳微阴弦，即胸痹而痛，所以然者，责其极虚也。今阳虚，知在上焦，所以胸痹心痛者，以其阴弦故也。""阴弦"是指寒邪气盛而言，"阳微"是指阳气虚少而言，阴邪盛是由阳气虚造成的，阳气虚是因，阴邪盛是果。如《诸病源候论·胸痹候》中说："寒气客于五脏六腑，因虚而发。"又《诸病源候论·心痛候》中说："若诸阳气虚，少阴之经气逆，谓之阳虚阴厥，亦令心痛。"

据临床所见，心之阳虚、心之阴盛各有两种不同的情况。心阳虚之轻者，只是心气不足而已，症见有气短、疲乏、脉细等表现；心阳虚之甚者，则常见肢冷、汗出、面色苍白、呼吸困难、脉沉细微弱等表现，可参考心力衰竭阶段的临床表现。心阴盛之轻者，症见心痛不甚而悠悠戚戚、懒言懒动、胸痞不舒等表现，属于虚寒而已；心阴盛之甚者，或见气滞血瘀，或见痰涎壅塞，或见胸腹胀满、疼痛颇剧，皆为有形之邪所聚的证候。轻者为虚，重者为实，不可不辨。

心既主阳气又主血脉，心阳有亏，或导致心血虚损，或导致血行不畅，或导致气血阻滞，有一于此，均可使心痛发作，或出现心悸、怔忡。正如《证治准绳》中所说："血因邪泣，在络而不行者痛，血因邪胜而虚者亦痛。"虞天民在《医学正传》中亦谓："有真心痛者，大寒触犯心君，又曰污血冲心。""血因邪泣（同涩）"而痛者，属于血滞；"邪胜而虚"痛者，属于血虚；"污血冲心"而痛者，属于血瘀。临床时均各有其见症。

神志既存在于阴血之中，血滞、血虚、血瘀任何一种病变都可以引起神志不安，甚至因而导致神志反常者亦有之，尤其是当邪热入于血分时更是这样。反之，神志先病，而渐影响及心的阳气或心之阴血病变，亦屡见不鲜。如《证治准绳》中说："夫心统性情，始由怵惕思虑则伤神，神伤，脏乃应而心虚矣。心虚则邪干之，故手心主包络受其邪而痛也。"《诸病源候论》中亦说："思虑烦多则损心，心虚故邪乘之，邪积而不去，则时害饮食，心里愊愊如满，蕴蕴而痛，是谓之心痹。"临床上经常见到由于情绪波动而引发本病者实不为少数，相反，因患者情绪较好而促使本病好转者亦不少见。

三、冠心病的辨证论治

由于心的功能首先是主阳气，其次是主血脉，因而发生病变，亦首先表现于心阳亏虚方面，其次才是心之血脉有所损害。有了这一概念，对于冠心病的治疗才会做到胸有成竹。我在临床上尝用"益气扶阳，养血和营，宣痹涤饮，通窍宁神"十六字诀来概括冠心病治疗之大法，至于具体的辨证运用略如下述。

（一）冠心病之心气不足证的辨治

冠心病之心气不足证，其症见心痛、胸闷、气短、乏力、易倦、心悸、自汗、食欲不振、脉沉细、舌淡、苔薄等。气不足则血行缓，血行缓弱不足以供养于心，则心痛、心悸、胸闷、脉细、舌淡等症随之而见；气虚不足以充实心机，则气短、乏力、易倦、自汗、食欲不振等症亦相继出现。

心气不足之心痛虽不剧烈，但悠悠戚戚，发作频繁，并易于感冒，宜用益气宣痹法治疗。方如下：黄芪六钱、党参五钱、桂心三钱、白芍三钱、炙甘草三钱、生姜二钱、薤白三钱、川芎三钱、三七粉三分、大枣五枚。此方由黄芪五物汤加味而成。黄芪五物汤本为治血痹之方，组方的旨意主用黄芪以益气，桂心、白芍以和营，佐生姜、大枣以宣发其气，达到气充血不滞而痹以除的目的；今再加党参助黄芪以益气，加川芎、三七助桂心、白芍以通营，加薤白助生姜、大枣以宣痹，气充营和，痹着的病变自当好转。

（二）冠心病阳虚阴厥证的辨治

冠心病之阳虚阴厥证，症见心痛、短气、汗出、肢冷、面色苍白，甚至昏厥、舌淡、苔白、脉沉细或脉虚数无力或脉见结代。此为心阳衰竭，不能内煦于脏，则心作剧痛；不能温及四肢，则汗出、肢冷，不能上供养于头面，则面色白而昏厥；不能鼓动血行，则脉见沉细、结代或虚数无力。因而对本证的治疗，应以扶阳救厥为急务。

阳虚阴厥之心痛难忍时，宜用乌头赤石脂丸方加减。方如下：制川乌三钱、川椒一钱（炒去油）、干姜三钱、川附片五钱、生龙骨四钱、制乳香一钱、制没药一钱、五灵脂三钱。方用干姜、附子以扶阳，川乌、川椒以救厥，阳扶则心力可增，厥救则阴霾自散，再配乳没、五灵脂以通营止痛，加生龙骨者，以其涩津、固脱、安神之用更强也。

如病人已进入昏厥，自当急送苏合香丸，以回阳苏厥。如临时买不到丸药，可配苏合香五分、细辛一钱、丁香二钱、冰片一分、白檀香三钱、荜茇一钱、白人参一钱半，煎成，趁热急饲。

如病人汗出不止、四肢厥冷、脉息微弱至极，宜防其虚脱，急用参附龙牡汤加味。方如下：白人参五钱、川附片五钱、龙骨五钱、牡蛎五钱、麦冬二钱、五味子三钱。加入麦冬、五味，即是生脉散，人参、附片所以回阳，生脉所以救阴，龙骨、牡蛎所以固脱，实为标本兼顾阴阳两救之方。

（三）冠心病营阴失养证的辨治

冠心病营阴失养证，症见心痛、胸闷、心悸、四肢麻、烦躁、口干、舌质红、脉细数。营血虚少，不足以养心，则痛悸频作；不足以营运于四肢，则发麻；不足以养神，则烦躁不安；不足以上承，则口干、舌红。宜用养营通络之法。

方如下：桂心三钱、当归三钱、白芍三钱、沙参五钱、干地黄四钱、地龙二钱、丹参六钱、川郁金三钱、鸡血藤一两、炙甘草五钱。方由人参养营汤去黄芪、白术、茯苓加地龙、丹参、郁金、鸡血藤而成。所去者，营虚当慎用温燥、淡渗之品，所加者，皆以其有通络之功用也。

如有心动过速，或心房颤动等心律失常的表现，则宜用养血安神法。方如下：炒枣仁二钱、茯神四钱、炒知母四钱、川芎二钱、炙甘草五钱、柏子仁三钱、龙骨五钱、牡蛎五钱、炙远志三钱。方由酸枣仁汤加味而成，原方本以酸苦涌泄之功，益真阴，除虚烦，而神志得安；今再加柏子仁、龙骨、牡蛎、炙远志，旨在倍其养心安神之力也。

（四）冠心病阴虚阳亢证的辨治

冠心病阴虚阳亢证，症见心痛、胸闷、烦躁不安、易于激动、头痛、头晕、肢麻、面赤、烦热、口干、舌质红或紫暗、苔薄黄、脉多细弦有力。营阴虚损，不能维持对心的濡养，则刺痛而胸闷；阴虚不能涵阳，阳失其养，则亢逆而成炎上的火热邪气，则心痛、面赤、烦热、口干、舌红、苔黄诸症随之而起，这时患者的血压亦往往升高；血少而神不安，故烦躁易激动；血少而脉失营，故肢麻而脉弦急。宜用益阴制阳之法。

方如下：炒知母四钱、细生地六钱、炒玉竹六钱、泽泻三钱、茯苓三钱、牡丹皮四钱、苦丁茶三钱、降香三钱、丹参六钱、槐花三钱。方由知柏地黄汤化裁而成，地黄、玉竹、知母所以益阴之虚，丹皮、苦丁茶、槐花所以制阳之亢，茯苓、泽泻所以导心阳下行以归于肾，复用降香、丹参以辅益阴之品，通营活络，恢复其制阳安神的功用。

（五）冠心病气滞血瘀证的辨治

冠心病气滞血瘀证，症见心刺痛、胸满、气短，烦躁不安，多为阵发性，舌质紫暗、苔略厚、脉弦。气滞与血瘀，往往是互为因果的，由于气滞不畅，常导致血行受阻而瘀蓄，虽血愈蓄气行愈滞，但毕竟仍以气滞为血瘀的先导，血瘀则刺痛，气滞则胸满，气血的运行出现障碍，气不足以养心则气短，血不足以养神则神志不安、烦躁不宁，宜用行气化瘀之法。

方如下：元胡索三钱、金铃子三钱、丹参六钱、檀香三钱、砂仁钱半、制香附三钱、川郁金四钱、荜茇三钱、五灵脂三钱、三七粉四分。方由金铃子散及丹参饮加味而成，加香附、荜茇配金铃子散以行气导滞，加五灵脂、三七粉、郁金配丹参饮以活血化瘀。滞行瘀消，诸症自当缓解。

（六）冠心病痰饮阻塞证的辨治

冠心病痰饮阻塞证，症见心痛、气短、胸部憋闷痞塞不舒、咳嗽吐痰，甚或喘息、痰声辘辘，舌淡、苔厚腻、脉沉滑有力。痰饮之所以阻塞，皆由脾肾之阳虚，不能蒸发和散布水津，滞留日久渐变而为痰饮；既成痰饮之后，阳气仍不能克制之，于是痰浊水饮，弥漫于胸廓，侵及心脏，阻梗其气血的运行，于是心痛、气短、胸闷、痞满诸症相继出现；痰饮上干，肺气不能肃降，便咳喘、咯痰频仍发作。宜用导滞祛痰法。

方如下：全栝蒌五钱、薤白三钱、清半夏三钱、化橘红三钱、天南星三钱、茯苓四钱、生姜三钱、川芎三钱、桂枝二钱、茅苍术三钱。此为栝蒌薤白半夏汤、苓桂术甘汤、二陈汤等的复方，二陈汤所以健胃去痰，苓桂术甘汤所以温肾祛饮，不用陈皮而用橘红，不用白术而用苍术，旨在倍其燥湿蠲饮的作用，栝蒌薤白半夏汤伍以川芎主要在通阳宣痹，以回护心之功能。

以上仅是从常见的几种冠心病证候述其辨治大略如此，其中最关键的总以扶阳通营为先务，虽属一得之见，究于临床上有其一定的现实意义。

<hr>

临证随笔

（原载《吉林中医药》1981 年第 1 期）

一、中风的辨治

中风病（现代医学每诊为脑血栓形成，或脑栓塞，或脑溢血，或面神经麻痹等），为较难治的风、痨、臌、膈四大病之一。从《金匮要略》提出"邪在于络，肌肤不仁；邪在于经，即重不胜；邪入于腑，即不识人；邪入于脏，舌即难言，口吐涎"以后，所有论中风的，无不以中经、中络、中腑、中脏来辨治。至于致病之因究属阴、阳、虚、实，则少有论及。凡大秦艽汤、排风汤、八风汤、续命汤诸方，统为治中风之方，亦不辨其性味之合宜与否。讲到病机：刘河间认为火；李东垣认为气虚；朱丹溪认为湿热生痰。所用方都不离小续命汤的范围，对于阴阳虚实的分辨亦较粗略。到王节斋写了《明医杂著》，其中才畅发阴虚之论，到了叶天士才讲究阴虚之治，一洗以前惯用辛燥诸方的偏向。但对于阳虚一层，还是考虑得不够。张仲景《金匮要略·中风历节病》篇中，仅有 65、66、67、68 四条探讨中风病的脉证，其中主要的仅有 66、68 两条。66 条提出"寸口脉浮而紧，紧则为寒，浮则为虚"，并说到喎僻不遂，肌肤不仁，舌即难言，口吐涎，不识人等症状，应属于阳虚的寒证；68 条提出"寸口脉迟而缓，迟则为寒，缓则为虚，营缓则为亡血，卫缓则为中风"，并说到"邪气中经，则身痒而隐疹，心气不足，邪气入中，则胸满而短气"等，应属于阴虚的挟热证。前人所称邪盛为真中风，其所指之证，多属于 66 条的阳虚挟寒；其所称正虚为类中风，所指之证，当属于 68 条的阴虚生燥。个人认为：阴虚与阳虚，实为中风辨证的两大关键。至于什么真中、类中的区分，这在辨证上没有多大意义。因为两证的根本原因，都是由于正气大虚，转运之权无以自主，若猝为时令升降敛散之气所影响，便将不能适应，而引起中风的发作。

在辨识阴虚和阳虚两大证中，尤当分辨阳虚有阴盛，有阴不盛的；阴虚证有阳盛，有阳不盛的。阴盛者，症见寒冷，应治以重热；阴不盛者，症见寒燥，应治以温润；阳盛者，症见燥热，应治以凉润；阳不盛者，症见虚燥，亦应治以温润。大抵治疗阳虚，药取其气，气重在辛；治疗阴虚，药取其味，味重在酸。而总须重佐之活血。因为阳虚血必凝，不活血无以拨其机；阴虚血必滞，不活血无以通经气。这是中风病的最吃紧处。

余尝制豨莶至阳汤，以治中风的阳虚证，方药为：九制豨莶草 50 克、黄芪 15 克、天南星 10 克、白附子 10 克、川附片 10 克、川芎 5 克、红花 5 克、细辛 2.5 克、防风 10 克、牛膝 10 克、僵蚕 5 克、苏木 10 克。

凡阳虚证多见突然口眼歪斜，皮肤麻木，言语失利，口角流涎，半身不遂，甚至卒然昏仆，不省人事，目合口张，汗出肢凉，呼吸微弱等。方以九制豨莶合芪附汤扶先天之阳气为主，再以细辛领天南星、白附子、防风、僵蚕行气分以熄风；川芎引红花、苏木、牛膝行血分以熄风，则三阴三阳诸经气血调畅。试举一病例如下。

严某，男，56 岁，农民，住山西曲沃县史村公社。就诊日期为 1975 年 11 月 9 日。先患头晕，继即突然昏仆，不省人事，牙关紧急，面白唇暗，口角流涎，左半身瘫痪，四肢不温，口眼歪斜，曾在县医院救治，牙关松动，仍呈半昏迷状态，两侧瞳孔大小不等，对光反射减弱，诊断为脑出血（内囊出血）。邀余会诊，诊其脉浮细而弦，舌淡苔薄，阳虚诸证颇著而又偏于左半身，遂断为元阳虚损，盛阴闭塞清窍之候。先处以辛温开窍法，用细辛 5 克，煎汤化开苏合香丸 5 克，灌服，三小时内灌服两次，下午三点钟左右，逐渐清醒，并有饿感。继用豨莶至阳汤，加重川附片为 15 克，红花为 10 克，连续进本方十一剂，两星期左右，基本恢复正常，惟行动时左侧尚有沉滞感而已。

又制豨莶至阴汤，用以治疗中风的阴虚证，方药为：制豨莶 50 克、干地黄 15 克、盐知母 20 克、当归 15 克、枸杞子 15 克、炒赤芍 29 克、龟板 10 克、牛膝 10 克、甘菊花 15 克、郁金 15 克、丹参 15 克、黄柏 5 克。

凡阴虚多见头晕耳鸣，目眩少寐，突然舌强言謇，口眼歪斜，半身不遂，两手握固，肢体强直，时或抽搐，面赤身热，烦躁不宁，甚则也呈突然昏迷状态，言语失利，尿闭便秘等。可用豨莶草合大补阴丸以滋养肾脏亏损之阴精为主，并以当归、枸杞、牛膝温养阴经外泄之气，赤芍、郁金、丹参、甘菊花以活血平肝，庶几阴精复，阳气固，火以宁，风以熄矣。仍举治验一例，以资佐证。

陈某，男，50 岁，某中学教员，1973 年 2 月 4 日初诊，二十天前，睡醒后，翻动即觉手足不灵活，勉强从右侧翻过，再想翻回来就不行了，旋即口歪斜，说话费劲，发音不清，手足左半正常，右半身呈弛缓性瘫痪，经铁道医院诊断为脑血栓形成，住院半月，疗效不显。嘱其服中药治疗。诊得脉弦细而数，舌质红，苔薄少津，胸闷心烦，咽干思饮，小便色深。断为阴虚热亢，内风暗动，经脉血滞之候。方用豨莶至阴汤，减当归为 5 克，去黄柏，加连翘、栀子、花粉各 15 克。服三剂，烦热退，语言清，口角歪斜也有改善，是心经之热已退，而经筋中所滞之血热，尚未清彻也。复于方中去连翘、栀子，加橘络 10 克、广地龙 5 克，连进七剂，瘫痪全愈，惟舌质尚红，脉仍弦细，阴虚尚待继续滋养。改用六味地黄丸，续服十剂，完全康复。

二、舒肝评议

肝性喜升而恶降，喜散而恶敛。所以《素问·藏气法时论》说："肝苦急，急食甘以缓之；肝欲散，急食辛以散之；用辛补之，酸泻之。"肝气的升散与否，对其他脏腑都有一定的影响。李东垣在解释《六节藏象论》的"凡十一脏，取决于胆也"时说："胆者，少阳春升之气，春气升则万化安。故胆气春升，则余脏从之。胆气不升，则飧泻肠澼不一而起矣。"（《脾胃论·脾胃虚实传变论》）

因"胆在肝之短叶间"，故肝属木，胆亦属木，并以胆为阳木，肝为阴木，所谓胆气春升，亦即木气春升，亦即肝气春升，故以"十一脏取决于胆"，说成十一脏取决于肝亦无不可。也就是说凡脏腑十二经之气化，都必藉肝胆的气化以鼓舞之，才能生理正常、调畅而不病。据临床所见，凡病之气结、血凝、痰饮、浮肿、膹胀、痉厥、癫狂、积聚、痞满、眩晕、呕吐、哕呃、咳嗽、哮喘、血痹、虚损等等，都和肝气的不能舒畅有关。有的是因为肝气虚，无力不能舒；有的是因为肝气郁，有力不得舒；积之既久，则气停血滞郁而化火，脾不运化水湿内停，各种病变由之而生。此外，劳倦太过，致伤中气的；忧思不节，致伤神志的；以及内伤饮食，外感寒湿，以致脾肺受困的，都与肝密切相关。所以凡治暴病痼疾，往往都要考虑到肝的问题，而兼用和肝之法。所谓和肝，就是要伸其郁，开其结，或行气，或化血，或疏痰，兼升兼降诸法。肝气既和，则三焦之气得理，对于许多疾病的治疗，都有一定的帮助。如果专讲平肝，不管任何疾病，惯用苦凉清降的方药，这样与其说是平肝，毋宁说是伐肝了。

肝气的特性是愈郁愈逆，其属实者，便将暴而上冲；其属虚者，亦将折而下陷；其发为病变，都可以出现一种横悍逼迫之势，殆不可收拾。只有顺其性而舒之，才自然地气化于无病。所以李东垣在着重讲脾胃的同时，十分注意疏达肝木。他常用的药品为防风、羌活、川芎、白芷等辛散之品。陈皮、厚朴一类的药，他以为不宜滥用，以防泄气，这其中是有一定的道理的。朱丹溪也很注意开郁，常用之药，总不外香附、川芎、白芷、半夏之类，这也很值得我们的深思。由此可知前人所谓平肝之法，主要是芳香鼓舞，舒以平之，而不是概用白芍、龙牡一类的寒降。当然，肝气盛的，还得用泄，只是不要一概用泄就是了。

善用调肝之法者，治疗其他杂病，亦易于措手。《素问·至真要大论》说："疏其血气，令其调达。"这话不仅对治肝有指导意义，对治疗其他脏腑的病，同样有指导意义。就是李东垣之讲胃气、刘河间之讲玄府、朱丹溪之讲开郁、叶天士之讲通络，都寓舒肝其中。

三、病邪须有出路

张子和治病，总是变化于汗、吐、下三法之间，这就是给病邪以出路的道理。他说："夫病之一物，非人身素有之也，或自外而入，或由内而生，皆邪气也。邪气加诸身，速攻之可也，速去之可也，揽而留之，虽愚夫愚妇皆知其不可也。今之医者曰：当先固其元气，元气实，邪自去。夫邪之中人轻则传久而自尽，颇甚则传久而难已，更甚则暴死。若先论固其元气，以补剂补之，真气未胜，而邪气已交驰横鹜而不可制矣。惟脉脱下虚，无邪无积之人，始可议补，其余有邪积之人而议补者，皆鲧湮洪水之徒也。今予论汗、吐、下三法，先去其邪，邪去而元气自复也。"（《儒门事亲·汗吐下三法该尽治病诠》）

只要有病邪存在，便得使病邪完全撤去，张子和在这一点上是很有见解的。当然给病邪的去路，是否局限于汗、吐、下三法，这又不然，张子和在这个问题上已做了明确的解释。他说："予之三法，能兼众法，用药之时，有按有跷，有揃有导，如引涎、漉涎、嚏气、追泪，凡上行者皆吐法也。灸、蒸、熏、渫、洗、熨、烙、针刺、砭射、导引、按摩，凡解表者，皆汗法也。催生、下乳、磨积、逐水、破经、泄气，凡下行者，皆下法也。此余之法所以该众法也。"（同上）

不同的病邪给以不同的出路。《素问·阴阳应象大论》说："因其轻而扬之，因其重而减之，因其高而越之，其下者引而竭之，中满者泻之于内，其有邪者渍形以为汗，其在皮者汗而发之，其慓悍者按而收之，其实者散而泻之，血实宜决之。"

又《至真要大论》说："坚者削之，客者除之，劳者温之，结者散之，留者攻之……上之下之，摩之浴之，薄之劫之，开之发之，适事为故……""微者调之，其次平之，盛者夺之，汗者下之。寒热温凉，衰之以属，随其攸利。"所以表实证应发表，使病邪从汗而解。里实证应攻里，使病邪从泻而解。曾治疗一水气病，全身浮肿，医生一再以真武汤与五苓散合用予服，浮肿始终未消。诊其脉沉细弦，时有微恶风寒，舌苔薄白。知其为阳气郁于表，不能宣发的风水证。即用麻黄附子汤：麻黄 20 克、附子 15 克、炙甘草 10 克，连服两剂，汗出而肿消。阳郁于表，只宜温补合辛散，不得合淡渗。

另治一痰饮患者，服用术附汤已上百剂，不但饮邪不减，反而日渐浮肿。诊其脉沉弦有力，舌干少津，经长期专益脾肾之阳，阳气鼓激痰水四溢，过在补而不泄。遂投以五苓散重剂：桂枝 15 克、猪苓 15 克、茯苓 50 克、泽泻 25 克、白术 15 克，藉其苦降淡渗之性，以导水邪外出。经服四剂后，小便通利，浮肿尽消。

同样的浮肿，却是两个不同的结果。前一证是给病邪的出路不当，该用辛散，而错用淡渗；后一证是补而不泄，不给病邪以出路所造成。

吴又可治病，亦颇注意给病邪以出路。他说："……热不能自成其热，皆由邪在胃家，阻碍正气，郁而不通，火亦留止，积火成热。但知火与热，不知因邪而为火热。智者必投承气，逐去其邪，气行火泄，而热自已。若概用寒凉，何异扬汤止沸，每见今医好用黄连解毒汤……每遇热甚，反指大黄能泄，而损元气，黄连清热，且不伤元气，更无下泄之患，且得病家无有疑虑，守此以为良法……盖不知黄连苦而性滞，寒而气燥，与大黄均为寒药，大黄走而不守，黄连守而不走，一燥一润，一通一塞，相去甚远。且疫邪首尾以通行为治，若用黄连，反招闭塞之害，邪毒何由以泄？病根何由以拔？"（《温疫论·妄投寒凉药论》）

吴氏以为黄连性寒不泄，只能制热，若内有实邪，必资大黄以泄之。若畏大黄之峻，而徒以黄连清之，反将热邪遏阻，内伏益深，攻治益难，这是很有道理的。凡治病总宜使邪有出路，应下的，不泄之不得下，应出的，不散之不得出。

中国医学的治疗方法

（写作时间不详，据手稿整理）

中国古代医学家既认为机体是内外环境相互关联的完整的统一体，所以他们认为外在环境发生了变化，人体内在的机能也会发生变化，来和它相适应，这样就是健康人体的表现；如不能适应时，便会发生疾病。所以他们便提出了造成疾病的因子，有下列几个方面。

（1）一年四季里，天空的气候总不外乎是风、寒、暑、湿、燥、火六种不同的变化，这几种不同变化的气候，是人体遭致疾病的外在因子。

（2）人们常常发生各种不同的情志，如喜、怒、悲、忧、恐、思、惊等，都足以影响各个脏器的功能，而发生疾病，这是属于内在的因子。

（3）虫兽伤害、刀创跌仆等所遭致的疾病，称为不内外因，它的意义，即是说这种因子既不属于内在的，也不属于外在的，而是第三种。

除这三个主要的方面而外，便是饮食的关系了，中国有句很流行的话"病从口入"，就是说明了这个问题。

至于诊察疾病，是用望、闻、问、切四种方法来进行的，在古代统称做"四诊"。望，相当于现代的视诊，主要是观察病人的肤色、表情、肥瘦、眼目、毛发、舌苔等。闻，是医生用听觉听察病人的声音变化。问，是探问病人的痛苦，藉以了解病症发生和发展的时序，以辨认症候的类型，其重点如寒热、汗、疼痛、大小便、饮食等等情况。切，就是诊脉，是四种诊断方法中较重要的一个；最古老的诊脉，是诊颈动脉、手动脉、足动脉三处，现代一般只诊察两手的桡骨动脉。诊脉的目的，主要是从脉搏的节律、频率、弹力、振幅各方面来了瞭全身疾病的变化。脉象的种类有数十种之多，最常用的有浮、沉、迟、数、细、大、滑、涩、紧、缓十种。

通过上述四种方法的诊断，要把疾病辨识成下述几种不同的类型。

（1）表证：代表病理的生理机能活动于机体表面的证候群，常见于外因疾病。

（2）里证：代表生理机能在机体内部（主要指脏器）发生紊乱的证候群，常见于内因疾病，或由外因疾病的转属。

（3）寒证：代表临床病理现象反映着机体机能的衰退和消极时的证候群。

（4）热证：代表临床症状表现机体生理机能亢奋时的证候群。

（5）虚证：代表机体反应力衰弱的证候群。

（6）实证：代表在疾病发展过程中，机体对病因刺激的外观性、应答性活动，并呈持续而强盛的证候群。

这六种类型，表证、热证、实证，又统属于阳性类型；里证、寒证、虚证，统属于阴性类型。这阴阳两大类型，在古代统叫作"八纲"。这八纲在临床上又经常是复合出现的，例如表证中有表热、表实、表寒、表虚；里证中亦有里热、里实、里寒、里虚；寒证中又有表寒、里寒、虚寒、实寒；热证中亦有表热、里热、虚热、实热等等的区分。因而这种辨证方法，是极其细致而复杂的。

证候辨识清楚了，便可以根据辨证的结论来确定治疗法则，略分八种。

（1）汗法：适用于表证。

（2）和法：即调和之意，适用于表里两证均有，但均不剧烈，而病情又在发展的时期。

（3）下法：即泻下之意，适用于胃以下的里实证。

（4）消法：即消散之意，适用于实证。

（5）吐法：即催吐之意，适用于胃以上的实证。

（6）清法：即清凉解热，适用于热证。

（7）温法：即温暖之意，适用于寒证。

（8）补法：即补养之意，适用于虚证。

以上八种治疗法则，亦简称做"八法"。根据这八法，便可以斟酌施用不同的治疗手段了。治疗手段亦是多样的，一般最常用的约有下列几种。

（1）汤液：即药物经加水煎煮而成水药，这种方法的应用面最为广泛，不管什么证候都适用。

（2）针灸：针和灸是两种形式的治疗技术。针，是用金属制成的细针，在人体上选择好一定的穴位，进行深浅不同的刺激，这叫作针刺疗法，一般用于阳性证最好。灸，是用菊科植物艾的叶制成细绒后，再做成上尖下平像宝塔状的小柱子，下面垫一层薄薄的生姜横切片，安置在体表一定的穴位上，用火从艾柱尖端燃烧起来，逐渐下燃到生姜片，热力便透进皮肤层，而发生治疗作用，这叫作艾灸疗法，一般用于阴性证最好。

（3）膏药：分内治、外治两种。又叫作薄贴。将配制好的方药，加入香油、松香、黄丹、蜡一类的赋形剂，熬炼而成。治外科病贴在疮伤患处，治内科病便须同针灸一样，贴熨在适合的经穴上，如治风湿一类的病，效果最好。

（4）导引：相当于现代的"体育疗法"。行之简便而效果颇佳的，为"易筋经"的十二动作，凡头、颈、胸、腹、肩、腰、背、股、手、肘、膝、足各部以及内脏等都得到了合理的运动，这种导引方法，有病能治病，无病能健身。

（5）嗅剂：即将气味较浓厚的药，配合成方，再研成粉末，通过鼻孔的嗅觉而发生治疗作用；也有将药物燃烧，嗅入鼻道而发生治疗作用。治头上的病，用这方法较好。

（6）热熏：即将药物煮成药汤，乘热气盛大的时候，病人的患部或全身置热气上熏蒸。一般用于风冷湿气病较好。

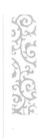

序言评语

序　言

赠周复生君再版《药业指南》序

（原载《广东医药旬刊》1943 年第 2 卷第 5、6 期合刊）

老友复生周君《药业指南》之作，成于民国三十年，时余经商留渝，偶或过从，得见其稿。周君谓余曰：中医界之出版物，已足汗牛充栋，举凡评注伤寒，疏义内难，辨证方脉，无不各竭其努力之能事，独于国药之改良征伪，无一计及，人弃我取，遂得孜孜以成此书。余聆雅言，即知周君之精审，独有造诣，非芸芸所可企及者。心窃仪之，即欲有序。嗣因浮梁上下，颖未脱而周君之书已付梓传，岁不我与。忽忽两更寒暑，周君之书竟风行告罄，而再版又将出以问世矣，友谊关切，得卒无一言乎。夫药为医生之武器，无药即不可治病，药不良尤不足以疗疾，药伪杂而医生不自知，是犹军队中混入间谍而不闻，枪弹朽坏而不检，偶尔临阵，其贻害岂可胜道。上古神农岐伯，知医识药，医药一龛，取效辙验。汉唐而后，医药诀别，医者知名而不识物，药入射利之手，则惟利是图，而不辨质，影冒代替，不一而足。于是医所立方，每因药劣而罔效，病人未察，责医不及药，长兹以往，害将胡底。有清之季，医生药生共掌御药房药品，以供御用，其组织为我国所创见，并有关于吾国药业文献，略述梗概，以飨同道。御药房隶属于内务府，始设于顺治十年，房中计设太医院合药医生二名，合太监帖式领催听事碾药苏拉六十七名；康熙时增设听事碾药苏拉三十名，合内副管领帖式库掌领催共八十四名；雍正复增设召募合药医生六名，管领下合药医生四名，听事碾药苏拉四名，共十四名；乾嘉之际，遽增至八十八名；宣统摄政虽短，而御药房之医药生，竟增至九十余人。陈列药品，计达三百四十余种，与《本草纲目》所载相距虽远，较诸民间药房所存几尽有之，鸦片述其治痢有特效，御药房陈之，惟民间药房不敢有，金鸡肋康熙时虽已传入中土，以其非国产，故不列入，当时排斥西药之精神，可见一般。新著药品不能保存者，用时于一定处所领用，如红枣、荔枝、白果、青梨之属，取自掌仪司；兔、雀之属，取自都虞司；桃、柳、槐、桑之属，取自奏宸苑；油、胆、猪胰之属，取自饭房；丁香油之属，取自武英殿；沉香、陆安茶之属，取自广储司；牛乳之属，取自庆丰司；人乳、黄白蜡、糖、酒之属，取自掌关防管理内管领事务处。修品各种丸散膏丹，俱令太医院委派医官会共本处官员监视修合，所需药料，令太医院医官详审验视，择其佳者，交送应用。新到药品，俱由合药医生验看称收，分别存记。每三月一次支领药味，每年进呈赍册仅有咀片用存数目。其修合炮制各种药味之器皿，除粗磁乳钵之外，其中贵重者为金银制，如二成色金乳钵一件连杵，银五谷露甑重二百七十两，连盖头及银锅重一百两，连盖二号银锅重七十两，头号银乳钵重七十两，连盖二号银乳钵重十四两，连盖靶银碗重二十六两，银杓重九两，又一杓重八两，大银漏子重五两，二号银漏子重三两五钱，小号银漏子二，各重二两五钱，均由广储司磁库收藏。是此组织健全，修合如法，珍集广类，配备精当，设置完善之中国药业，惜其仅供一人之享用，苟扩而充之，设为民众之标准药局，于中国药业改进前途，岂非一大关键。乃革鼎而还，一蹶不振，混杂滋深，弊端百出，政府漠视之，一任商贾糊涂，医生漠视之，不倡导而改革。幸周君之书，及时而出矣，登高一呼，风从万里，愿与举中国药业同人共展读之。

民国三十二年七月十四日任应秋写于江津医室

为沈仲圭《肺肾胃病研讨集》作按

（1947 年）

肺痨病浅说应秋按

肺病之疗养法有五，曰安静心身，以制止发热及病势之进行；曰致意饮食之营养，以图增进体力；曰转地疗养，脱离家庭之烦琐，常变更其新鲜环境；曰轻症无热时，宜做适度运动，以增加食欲，使精神爽快，睡眠酣适；曰行日光浴，人工太阳灯照射等，以使身体强壮。

要之，皆宜由医生指导监督行之，庶几无过，盖肺病之疗效固莫胜于养者，养之而不得其宜，失之尤也。

肺病患者之饮食问题应秋按

肺病迄无特效疗法，今日为世界所公认者，亦惟食养疗法之一端耳，愿读者注意及之。

吐血警语应秋按

大量吐血之原因，多从空洞内小动脉瘤破裂而起，但亦有因肺组织内较大之血管被蚀而断裂之故。至吐血之诱因，如过劳、如剧咳、如精神兴奋等，均足致之。判断吐血之消长，与体温热度最有关系，若咯血前后无热，或虽有热而迅速退去，则必有止血恢复之望。恢复以后，出血灶周围之肺组织多梗塞，若发热增高或持续时，可断有周围重起感染而正在蔓延，故虽血止而病果亦恶。或竟使新病灶软化融合成为空洞，而再度吐血不已也。

肺痨咯血者可运动乎应秋按

肺痨至于咯血，不但应当绝对平卧休息，尤宜静养心神，不劳心、不烦躁，终日平心静气，方足有为。

遗精浅说应秋按

余不幸以医闻于时，凡医家、病家以问题相难者，屡屡矣！以"遗精"问题相难者尤屡屡矣！则余与尤学周君亦颇具同感，当时余对诸诘难者于题前解答两问题，大都认为满意，甚至因此解答而愈病者有之。兹节录于此，以按沈先生之文。

第一，遗精是病乎？甲曰：一月二三次，应是正常范围所许；乙曰：一星期二次亦为正常范围所许。余曰：皆非也，遗精后转觉通身轻快者，虽次数多亦正常；遗精后陷入颓闷者，虽次数少亦不得为正常，病与非病之分惟待乎人体之反应以判断之。

第二，遗精危险乎？余曰：精虫与液体之损失，无所谓也。若精神与神经之影响，自当别论；或者因输精管之松弛，小便时常常带出精虫，而其人不自知，一无所觉一无所苦；或者因前列腺肥大，入厕时有液体从尿道流出，遂自以为白昼遗精，神魂不定，因之百病丛生，其实流出之液体中不必有精虫于其中，是知精虫之损失，并无危及生命之忧，而精神之不安，实有破坏健美之虞，虽然前列腺肥大等，自亦非正常，有诊治之必要，惟毋以"见怪不怪，其怪自败"为格言而忽略一切。

遗精之自然疗法应秋按

所述自然疗法，均一一确切合行，惟其中有两句术语应为说明之。"相火之炽"者，生殖器神经之虚性亢奋也，"折火"即镇静之也；"肾阴之虚"者，生殖器神经衰弱之谓也，"填补"即强壮之也。著者为行文方便，用之如此，非有他义。

阳痿概说应秋按

"阳痿"二字，或有书为"阳萎"者，咸以为阳具不举之代名词，惟医学上之意义初不止此。盖一合格之阳具必具备下列四条件：能坚举；有相当之交媾时间；能射精；精虫能致孕。四能者，如缺其一，皆名之曰"阳痿"也。所谓"阳具不举"或举而不坚，不过四者中之一而已。

自张竞生以半小时为合格时间之谬说见于报端后，不少男子惴惴以早泄为虑。岂知交媾时间原非刻版者，有时长、有时短，或者万分性急，望门而流涕者有之。只是偶来一遭，下不为例，亦无所谓也。

且规定某种工作效能时，时间不过为单位之一，除时间外，应有其他单位参加其间，如"秒""分""克"制是也，以秒为时间单位，以分（即"生的米突"，法文 Centimètre 的音译，即"公分"）为距离单位，以"克"为重量单位，如一秒钟能高举一克重之物品一分，便是极良好之工作效能规定。徒言若干分钟之交媾，只有时间单位，而无其他单位，将何以窥测其工作效能乎？今之不正常之隐忧于"阳痿"者众也，故反复说明如此。

沈先生末段附记二，是极妙文章，宜仔细读之。

答徐君问手淫治法应秋按

徐某某之手淫症，但能做到沈先生所示之"甲"项，已足奏效。若就幼儿之手淫症言之，则多见于白痴、痴呆、精神病及其他神经质之小儿，且有素质之关系。疥癣、湿疹、毛虫等皮肤病，蛲虫、便秘、包茎等，亦足为其诱因。其疗法仍以精神疗法为第一外，尤应归责于健康教育及注意一般之卫生。

神经衰弱之预防应秋按

《大学》中云："所谓修身在正其心者，身有所忿懥则不得其正，有所恐惧则不得其正，有所好乐则不得其正，有所忧患则不得其正。"是知生活不舒适可以致病，思虑不正尤易毁灭健康也。今之患神经衰弱者，多半由思虑不正而来。故"正思虑"为预防神经衰弱病之第一着。

神经衰弱病之摄生简规应秋按

患神经衰弱者，固应如此，即身体健康者，亦不可不如此也。

常习性失眠之经验治法应秋按

良法效方，均由经验得来，一片婆心，溢于纸面。

神经性胃痛应秋按

本症以不定之间隔，上腹起发作状剧痛，经过若干时后，再移行于无痛之间歇时，此实交感神经丛之神经痛也。这种疼痛极不规则，与食事无关系，当发作时宜温暖患部，或局部用平流电疗及胃洗涤，均有效。一般之所谓"肝胃气痛"者，理可会而义不可通，理之可会者，意其指"胃"为病灶，"肝"即神经，"气"乃状其痛之移动状也。

便秘之经验治法应秋按

每日开水冲服适量之泻盐甚佳。又生萝卜捣取汁，桔梗四钱、玄明粉一钱，煎成淡茶汁，入食盐少许，日频服，其效尤著。

黄柿疗痔血应秋按

未熟之"柿"实含有多量鞣酸，若既成熟者则惟糖质重耳，用以达"疗"之目的者，生者为贵，用以作食养者必选其透熟为宜。

落花生之研究应秋按

"落花生"本非我产，檀萃《滇海虞衡志》云："落花生为南果中第一，其资于民用者最广，宋元间与棉花、蕃瓜、红薯之类，粤估从海上诸国得其种归种之，呼"棉花"曰"吉贝"、"红薯"曰"地瓜"、"落花生"曰"地豆"。《滇》曰"落花松"，其成分中之脂肪，据沈先生之记载为38.6%，而朱萧氏则为42%至50%。

要之，"落花生"之于药物，应属于缓和药之脂肪类，以其含脂肪油特多故也。凡脂肪类药物，有保护皮肤之作用，应用于皮肤裂开、表皮剥脱、浅表性溃疡等，《药性考》称为"滋燥清火"者是；脂肪类复有缓和外来之刺激，防止细菌毒物之侵入，《药性考》称为"下痰干咳"者是；于脂腺分泌减少而干燥时，脂肪可使其柔软，并增加其弹力性，《药性考》称为"醒脾滑肠"者是；至其所含之甲类维生素，则不如牛奶果、胡萝卜、清明菜、马兰头、包包菜、白苋菜等远甚。

牛乳琐谈应秋按

"牛乳"之营养价值，沈先生言之详也。惟老年人仍不宜多饮牛乳，盖年老者钙素已多，易使脉管硬化。婴儿饮用牛乳固佳，但其所含蛋白质较人乳为多，不易消化，能用水冲淡，再加乳糖、奶油，俾其成分与人乳相近，则得之也。

至鉴别牛乳之法，已如沈先生所述。惟最好之鉴别法尚有二：常备一比重表（牛乳的比重是指 15℃时牛乳的重量与 15℃时水的重量之比），牛乳之比重平均自 1.03 至 1.033，若搀入水分者，其比重仅在 1.00 左右，此其一；又经搀入米汁之牛乳，可用碘酒以试验之，若乳变蓝色，即其有搀假之确证，此其二。若初接到送来之牛乳，见其瓶底有污垢小粒沉淀者，即为陈久有细菌之证明，决不宜饮用，纵消毒亦无益。

牛乳入药，于陶弘景已有记载，惟不甚珍视耳！

酒在医学上之评价应秋按

酒之营养价值，经晚近米氏之动物饲养实验，酒于动物体中，其所含之能力约四分之三可被利用，即酒于动物生理之热能可给率，约为 75% 是也。若原酿酒类中，如葡萄酒、绍兴酒等，皆含有相当 B 类维生素，至蒸馏类酒，如大曲酒、汾酒者，则不然。故饮酒以饮原酿酒类为佳。每日饮酒一二杯而不及乱，必能提高体中氮素与脂肪之蓄积，且有增高食物化消率之功效，固无疑也。

《仲圭医论汇选》序

（原载《华西医药杂志》1947 年第 1 卷第 11、12 期合刊）

序人之文而不誉者，其人不欲序之也，编人之文而无评者，不必其人编之也。译人之文而不奖饰者，其人亦必不欲评之也。然则，编文必评也，评文序必誉也，誉人者必以腴词，腴人者，君子所不为也。予既受沈君之文而读之，复承其意而编辑之，复本其文之志而按证之，编按既竟，复不能已于言而序之，则予之将腴于沈君者必也。然沈君固不欲取腴于人者也。予受其命，承其意，编其文，序其端，将何以为之言乎！为予设想者，必大为予窘也。予乃不然。夫文以载道也，不深于道而文焉，艺焉而已。圣贤者深于道者也，六经之文，所以载道也。为天地立心，为生民立极，为万世开太平也。必如是而后可以谓之文焉，第以文辞为能，而不深于道，虽奔放如迁固，高古如柳韩，沉着纵肆如欧苏，亦不免周濂溪艺焉之讥，尚得谓之文哉！若沈君仲圭论医之文，固载于道欤。许叔微曰："医之道大矣哉，可以养生，可以全身，可以尽年，可以利天下来世。"则医之道与六经之道无二致也。或曰：医学科学，名之曰道，不亦惑乎！予曰，非也。古有言曰：形而上者谓之道，形而下者谓之器，科学固为道而非器也，如庄子庖丁解牛之所谓技也而近于道，科学之能发生应用，固道也而近于技者，何惑之有焉，况沈君之于医道，精且勤也。君有言曰："余以多病之身，复日事读书著述不已。"可以知矣。予与君交不足三年，得抵掌谈者，仅二三次，然其议论，博约有度，未经意者，不轻举以语人。或告予曰：沈君精于小品者也，今读其汇选论文，凡九十余篇，固皆修短有度，然其所议所论，直道如矢，沉着之气，出入纸面，大块文章，不过是也。若量文以体而曰小品，则陋室铭，归去来辞，春夜宴桃李园赋，亦皆曰小品乎！则以小品衡沈君者，非知沈君者也。君是编于民国二十五年曾由王慎轩氏编入王氏医学丛书中，录梓以传，馨且久也。今春予过陪都，沈君出是编仅存之一卷以授予，属予重为编次，并分别按证之，以便单独版行，予受之不辞，如君所属，辑成今本。其与壬刻本略有出入处，予既白于沈君也，不复为读者告。

民国三十六年丁亥岁春三月古七门郡任应秋序

应秋小品

（1947 年）

江津任应秋君为余选编《仲圭医论汇选》，并逐篇增附评语，补其阙略，正其失讹，披阅之下，自叹勿如！该稿因故未能即付剞劂，恐日久散佚，爰将任君评语附载于此，并代题其端曰《应秋小品》。

丁亥五月仲圭记

关于《本草经集注》

有史可考之著作本草第一人，固当推陶弘景氏。然陶氏著本草之首成功者，厥为《本草经集注》，而非《名医别录》，盖其所集注者，皆为药种之形态、采纳之时季，以及处方之材料，多半发前人所未发者。《名医别录》仅增进别品三百六十五而已！乃今之述本草者，多言《别录》而不及《集注》，揆诸"文史"体例，似未尽合。

关于睡眠

人于每晚 8 小时睡眠中，约须变换姿势 35 次，每隔 5 分钟或 10 分钟即变更一次。盖人体之筋肉组织既非一种，入睡时若以一种姿势即欲周身筋肉均得以休息，殆为不可能之事。故某一种姿势入睡略久，筋肉即为疲倦，人便于梦中转身，俾疲倦之筋肉得以弛松。如其移动之次数过多，则知其休息未能充足，如病痛、饥饿、过饱等是；次数过少，则仅获得部分之休息，醒来时亦无舒适之感，疲乏、昏沉多有是等现象。故"寝不尸"，实为健康者之睡眠现象也。

关于皮肤保健

皮肤凡包藏 20 万条脂肪腺，保持其表面不致干燥，年老人之脂肪退减故甚恶寒，盖脂肪不传热故也。滋润皮肤之惟一适当方法，厥为时常浣涤消化系统，不致疾病足矣。舍此他求任何"霜"品，亦不能使其皮肤之毛孔缩小而得光泽。然则，洗桃花反不如食桃花矣。

关于临床审证处方

临床审证要认得确，处方配药要投得准，毋为一切所限制，这便是有天大功夫、天大本领。今之医者则不然，徒竞竞于时师俗尚之辩，药有春夏之忌，方严今古之分，而于审症功夫则万分疏忽，竟至一辈子用不到"麻""桂""石膏"等有之，呜呼！是所谓时师也。

关于卫生之道

陈果夫先生云："欲减少疾病，势非从教育与预防着手不可，所以卫生之道，比医药尤为重要。"陈氏饱经疾患，故于医药卫生，均得其精义。沈先生亦素多病，故于卫生之知识亦最为丰富。然卫生之道亦夥矣，沈先生今谈其曾经实验者，则非仅为纸上之文字，实言之可行者也，愿读者省诸。

关于消夏饮品

凡当夏日，消化能力无不锐减，故饮料中过冷、过多、过浓，均有所忌。沈先生安排诸品，既无上列诸弊，又爽适可口，诚夏季佳料也。

关于大枣的用量

"大枣"用"枚"，古今应无伸缩。仲景用"大枣"多为十二枚，今人只用二三枚，似嫌其过轻。且仲景时之"两"，只当今日之"二钱九分九厘"或"三钱五厘八毫"，今用分量，普通仍在二三钱至六七钱之间，相当于仲景用二两左右。仲景用量，仅在二两、三两、四两之间，相差于今人用量，约重一倍，则吾人大枣之用量，可减少其一半，准于六枚之间，其庶几得之矣。

关于茶的保健作用

"茶素"具有两大作用，一曰收敛，一曰沉淀。其收敛之作用，已如沈先生所言。若茶汤泡成之后，其水中之一切杂质及病菌，亦无不为之沉淀。据最近医学家之研究，伤寒、霍乱及赤痢等病菌，于茶汁中不过数分钟即失去生活力，则《圣济总录》等记载，自是由经验得来。德国人类食物研究所之报告云：一玻璃杯的茶，可以增助工作效能百分之十。则沈先生之谓提神、兴奋等作用，均属至当。"茶"除如沈先生所述之成分而外，复含有维他命A、C、D 三种，英植物学家 Banks 作世界航海旅行时，因船员多患坏血病，而我国茶叶中之维他命遂由此发现，美国 Prog,L.maiier 谓：日常生活上维他命之摄取最便者，莫过于茶。丁著《食物新本草》，仅言"茶为神经之补剂"，沈先生亦未言及维他命者，以当时茶中尚无发现也。

沈先生言饮茶时间为上午九时、下午四时。英国人饮茶，则纯在下午三时至五时半，及时而无茶饮，必如守法人与最要好之女友失约而尤难忍受。报载，当第二次大战，英国兵于比利时边境，与敌人苦战三昼夜而后攻克一小村庄，其时适为下午四五钟许，其进入村庄之第一件事，即为遍索茶叶、茶壶，饱饮红茶之后，再续向敌人追击。

白居易睡后茶兴诗曰："此处置绳床，傍边洗茶器。"颜真卿月夜啜茶联句曰："泛花邀坐客，代饮引清言。"李德裕忆茗芽诗曰："谷中春日暖，渐忆啜茶英。"元稹一言至七言诗曰："夜后邀陪明月，晨前命对朝霞。"可见是古人饮茶，自朝至暮随时可饮，殊无定时，乘兴而为之之事也。

吾国产茶，以浙为最，盖浙省山地多于平原，产量既丰，品质尤良，全省七十七县市中，产茶县占六十有二，多者凡达十万担，少者数千或数百担，战前全盛时期，浙茶出口数额达三十万担，占全省出口总值百分之三十一，战时茶叶出口以浙省居全国第一位，全省年产毛茶连内销茶在内不下五十万担以上。茶地面积约 150 万亩，茶农约占 500 万人，然浙省之茶农，于战时所受敌人之破坏既大，胜利以后，依旧困于饥饿线上，不得政府之救济。沈先生浙人也，且生于以产"龙井"著之杭湖茶区，故略述如上，得无咤余为好事之徒欤。

关于疳积

肠寄生虫病，仅为中医学"疳"之一种。"疳"，应为血液之病，如因白血病而脾质硬固，谓之"脾疳"，小儿疳积病亦此类；牙龈浮烂之坏血症，谓之"牙疳"，或曰"走马疳"；与贫血病大同小异之患者，皮肤苍白带黄，面部浮肿，心悸亢进，呼吸不调，且时觉头痛者，为血液中缺少红血轮之病，名曰"疳黄"。沈先生之谓"疳"即肠寄生虫病者，即食物艰于消化，面色灰白，由营养不良或有肠寄生虫而发之幼儿贫血症也，俗呼之曰"疳积"。

关于咳嗽

咳嗽为支气管炎症之一种表现，其病变为脑之咳嗽中枢，不必强指肺也。荆芥有减退组织细胞之气化机能，为消炎药；桔梗镇咳祛痰；甘草和缓痉挛；陈皮是祛痰清凉品；紫菀缓和镇静；白前、百部镇咳消炎。凡此七品，无一药不是祛痰、镇咳、消炎者，的是止咳专方，然其义不过尔尔，若必涉之"金火刚燥"之妙道，则相去远矣。

关于神经衰弱

脑弱，中医古籍中无此名词，应为神经衰弱之简称。盖神经衰弱症大别之有二：一即脑髓性神经衰弱，一即脊髓性神经衰弱也。前者之症状，为头重、头痛、健忘、不眠、读书不能理解、感情剧变、恐惧、便秘、食欲缺损等，且无力操作于精神界之作业；后者之症状，晨起即觉疲乏，又往往下肢有异常感觉，荐骨部疼痛，杨君即前症状之具体而微也。"兔脑丸"经沈先生之订正后，愈克尽其滋养之妙用，好方！好方！

关于痢疾

古人所称赤痢、血痢者，多半为细菌性赤痢，上例三方，均极合用。若白头翁汤，余亦经验不少，惟必加入苦参子其效方速，盖苦参子于细菌性赤痢，实具特效也。

关于承气汤

大承气汤，芒硝三合、大黄四两，重下剂也；小承气汤，大黄四两，而无芒硝，轻下剂也；调胃承气汤，大黄四两、芒硝五合，分量似反较大承气汤为重，但不惟无枳实等之助理攻下药，反重用甘草二两之和缓药，所谓"调"也，"承"也，即缓下之义也。沈先生之标准施用，极有见地。

关于下法与通经

因服泻下药而奏通经之效者，多属于峻下药，如沈先生之举"下瘀血汤"（大黄三两、桃仁二十个、蛋虫二十枚）近是。峻下药服后之生理作用，除亢进肠之蠕动外，兼刺激而发炎症，甚至使近旁之器质引起充血现象。然则峻下药之能通经者，即卵巢、子宫内黏膜受刺激而发生炎症，所得之卵巢分泌液与黏液及静脉郁血渗漏之血液也。

关于以冰煎药

以"冰"煎药之故事出李时珍。以冰煎药，以水煎药，理无二致，时亦自知之，其论冰曰："冰者，太阴之精，水极似土，变柔为刚，所谓物极反兼化也。"其意若曰：土是固体，冰亦固体（水至于极冷凝结而为冰），故曰"似土"；冰既为固体，遇热即溶为水，故曰"反兼化"，"兼化"即谓水能结冰，冰又化水之意。

然则，时珍赞杨介为"活机之士"何也？宋徽宗患胃炎消化不良症，已服"理中丸"而未效，非不效也，病重而药力轻也；后服"理中丸"而效，非冰也，病渐轻而药力加重也。杨介明知为"一剂知，二剂愈"之故，偏假托于用"冰"之巧，以悦于上，藉博上之信心，非圆活而投机之份子为何？故"活机"二字，实贬之，非誉之也。

关于湿温与肠窒扶斯

余云岫曰："余鬻医沪上十有余年，凡遇旧医方案定为温邪者，取其血验之，多是肠窒扶斯。不但此也，肺炎、流行性感冒等病，旧医方案皆指为温，然皆有菌，皆能传染，彼此互证，可以实验而知，安得谓旧医之温，非热性传染病乎？"又曰："温热之为病，风温之外，又有湿热，亦名湿温，证象复杂，包含多种之病，断非一种病名所能笼络。"余说极是。

盖《难经》仅存湿温之名，而无湿温之症。自余杭（指章太炎）倡湿温为肠窒扶斯之说后，苏浙医和之者众。然薛生白固苏产也，亦为治温病之大家，其论湿温病第4条曰："三四日即口噤，四肢牵引拘急，甚则角弓反张。"此纯为破伤风、疯犬病、脑脊髓膜炎一类症候，其得谓为肠窒扶斯乎？第43条曰"舌根白，舌尖红"，固为肠窒扶斯之三角舌也；第23条曰："温热病十余日，腹时痛，时圊血。"固为肠窒扶斯之肠出血也；第41条曰："温热内滞太阴，郁久而为滞下，其症胸痞腹痛，下坠窘迫，脓血稠黏，里急后重。"此纯为痢疾之症，其得谓为肠窒扶斯乎？可知湿温之说，亦如伤寒有五之说，范围极大，抑且漫无准则，故以湿温当肠窒扶斯，实乏有力之根据。此理余曾同潘国贤言之，沈先生余亦曾道及，今按本文，特重述之，惟其所论治法程序，固足资后之来者也。

关于霍乱

霍乱菌毒，有麻痹腹部神经作用，故真性霍乱多不腹痛。近人多持此理，谓中国之有真性霍乱，约始于1817年，前此者皆非真霍乱也。

然《素问》曰"太阴所至，为中满，霍乱吐下"，并未言"腹痛"也。又巢氏《诸病源候论》之"霍乱心腹胀满候""霍乱下利不止候""霍乱欲死候""霍乱呕哕候""霍乱烦渴候""霍乱心烦候""霍乱干呕候"等，皆不言"腹痛"，是吾国古时之有"真性霍乱"殊无疑义。且急性胃肠炎多无"腓肠肌挛痛痉挛之症"，而古人述霍乱一再言"转筋""筋急""结筋"等，急性胃肠炎，无有不吐或利者，而巢氏《诸病源候论》竟有不吐、不利之"干性霍乱"记载，是谓"中国古无真霍乱"之说殊非定论。若谓古人言

"腹痛"者而非真霍乱，或谓古人"真霍乱"与"急性胃肠炎"无甚区分，含混其词，则或可通也。

关于胃炎

"胃炎"于中医籍中多括于"呕吐"，"肠炎"多括于"下利"。见其呕吐之急剧者，名其为有热，即急性胃炎也；见其呕吐之持续者，名其为有寒，即慢性胃炎也。见其下利之急剧者，名其为"伤食"，即急性肠炎也；见其下利之持续者，名其为有寒，即慢性肠炎也。是皆前人无解剖病理之依据，仅从见症而立病名也。是篇所述小儿五症，均为一般小儿最易罹致之消化器疾患，说理处方，简而当、约而精，非博学者不足以反而约也，可为小儿科专章读。

关于古方新知

用古方而取其效，汇新知以张其功，于是古方之价值日增，新知之有助于古义者日益信，能把握住这番功夫，惟沈先生是捷足先登者。

关于沈先生肺结核验方及痢疾验方

昔吴"季札"观乐于鲁，至韶里之舞，曰：观止矣，若有他乐，吾不敢请矣。今余读沈先生肺结核验方及痢疾验方亦云。（圭按：肺结核验方及痢疾验方均已编入拙作《中医经验处方集》，系中西医学图书社出版）

《医药汇刊》序

（原载《华西医药杂志》1947年第2卷第4、5期合刊）

类书之作，汇乎尚矣！药正四术，诗存三经，书有六体之殊，易有十翼之作，是皆类书之制也。《管子·戒篇》曰"泽其四经"，泽训汇，即汇类成书之谓。中国医学之有类书，略始于宋，宋政和间，廷臣奉敕，搜古今秘笈，无有钜细，修纂成二百卷巨帙，名曰《圣济总录》，凡运气针灸，符禁服饵，七方十剂，三因六淫之说，无不备选。元杜思敬所编《济生拔萃》十八种，不仅为中国医学类书之冠，亦为元季一代丛书之选，以其选辑既精，而汇列也甚当也。元江瓘撰之《名医类案》，鄂尔泰撰之《医宗金鉴》，端木缙撰之《医学汇纂指南》，皆为中医学汇书之最著者。夫汇类同义，《易》曰："拔茅茹，以其汇，征吉。"《疏》曰："以其汇者，汇类也，以类相从。"汇其散佚之文字，从其类而辑之成帙，以广流传，则佚者张，坠者扬，诚为不朽之功业也。李莼客氏曰："士大夫有志于古，而稍有力者，无不网罗散逸，卤拾丛残，几于无隐之不搜，无微之不续，而其事遂为天壤间学问之所系，流风善政，嘉言懿行，攘迹异闻，皆得以考见其略，而后之人，即其所聚之书，他门类别，各因其才质之所近以得其学之所归，于是丛书之功，在天下为最巨。"夫类书为丛书之渐，丛书集各门专书而成，故丛杂而卷帙浩繁，丛书为某一类文字之精选，故荟萃纯一而卷帙无多，旨则一而功无二也。中国著录及存目之医书，汗牛充栋，可弗言也。而数十年来医报药志所发表之各类文章，见仁见智，各具匠心，得有心人从而分汇选辑，汇编成卷，单独流行，因为今日中国医学最急之图，而为启迪后来者之阶也。西安市中医师公会刊行医药汇刊，李棣如君驰书属予一言，予不文，复未得见其汇刊之文，故略书类书之例如此，不敷衍，无腴辞，李君其首肯乎？京兆医会诸君子其首肯乎？

民国三十六年春王月任应秋于古蜀七门郡

《外科十三方考》序

（原载《华西医药杂志》1948年第3卷第1、2、3期合刊）

中医精内科，西医精外科，医者、非医者皆言之也。中医之用，在乎药效，西医如是其评论也；中医之核，厥惟秘方，国人尝作如是观也。试合三者之说而衡度之，其皆有至理乎，余曰否否。梁任公亡于刲肾，胡景翼死于割疗，则西药之外科术有时而穷；内托补托，败毒扫毒，审汗吐下温清和而慎用之，治效每获神奇，则中医何逊于外科也。药之奏效必出于医法之观察，非贸然所可幸致，承认药效而否定医法，非知者之言也。矜秘方为神奇，必而不宣，口口相衍，手手延误，每秘其衍误而不自知，犹竞竞为怀实者，不知天下之凡几也。故余之立论，医学无论中西内外，各有其长短得失，医法之可通者，其药效必捷，秘方之致延误者，何用夸其白雪为哉。张觉人医师，精内外科，愈病不以奇炫，治学惟恐弗胜，虽起众生而不欲以名闻于世，已富藏二酉，尚穷搜奇篇而恐或失，隐于医之笃学士也。三十五年四月，余等创办华西医药杂志，君自沪上寄以外科十三方考正稿，属予刊载，读之，深赞其为难得之作。盖十三方既为时下业外科者之环璧，而各有其方，各自为法，各自其是，居之不疑，迄无考正之者，惟觉人医师展转求之，终得孤本抄本校而正之，公诸医人，不以独善为能。则今后人得是册，广其法而用之，无衍无误，不秘不奇，病人医人，皆得其惠。中医精内科，西医精外科之说，可以寝矣，信药不信医之说，可以折服矣，秘方由此广济，鲁鱼得以识别，觉人医师，其为大医王佛，其为大医王乎。

民国三十七年四月周复生任应秋合序于重庆华西医药杂志社

《中医病理学》序

（原载《华西医药杂志》1948 年第 3 卷第 4、5、6 期合刊）

病理学者，以说明诸般疾病之原理通则者也。统赅五学科，曰临床病理学，曰病理原因学，曰病理解剖学，曰病理化学，曰试验病理学。备是数者而精之，斯足以知病之性质，而于治疗之应付，庶可完全无缺也。临床病理学，亦称病理证候学，凡根据临床实验，以研究疾病之症状者属之，如吾人之利用"望、闻、问、切"四诊，力求视察而为之判断者是也。病理原因学，于古代蒙昧之际，已能据其日常所经验而知之，如暴饮暴食之为胃肠病原因，气候不时之为感冒病原因，皆是也。病理解剖学，实因于观察判断之有穷时而起，萌于希腊隆盛时之解剖动物，而渐至实际解剖人体，惟病理解剖学发达之初，仅凭耳眼检视脏器之变化，嗣因显微镜出，凡肉眼所不能及之微细变化，亦得以研究之。故病理解剖学中，复含有病理组织学焉。夫人体有病变，生活机能从而变化时，组织之化学成分，亦必因而变化，研习是种变化之学科者，是曰病理化学。择与人类最近之高等动物，随意使其发现疾病，直接视察其状态变化；或病原之有疑者，注入动物，检索其发起之症状及变化，确定病源之性质者，是曰试验病理学。所以穷其病理机转实相之究竟者也。然则，病理学非易易言也，五缺其一，且不为备，其可守一家言而自欺乎。

中医初无病理学之名，惟《内经》具体而微，苟能善逢其源，匪独可以测知古人于病理认识之程度，抑且可适于今日之应用者。《素问·五藏生成》篇曰："夫脉之大小滑涩浮沉，可以指别；五脏之象，可以类推；五脏相音，可以意识；五色微诊，可以目察。能合脉色，可以万全。"是即临床病理学之发凡。《素问·异法方宜论》曰："医之治病也，一病而治各不同，皆愈何也？岐伯对曰：地势使然也。……圣人杂合以治，各得其所宜，故治所以异而病皆愈者。得病之情，知治之大体也。"其中言异时、异地、异衣食、异起居，各异其病因之理甚详，以入于今日病理原因学，仍不失其矩范。《灵枢·经水》篇曰："若夫八尺之士，皮肉在此，外可度量切循而得之。其死可解剖而视之，其脏之坚脆，腑之大小，谷之多少，脉之长短，血之清浊，气之多少，十二经之多血少气，与其少血多气，与其皆多血气，与其皆少血气，皆有大数。"其于考求身体实质变化，以明症状由来之精神，当不亚于Vesalius诸氏。孰谓中医之无病理解剖学哉。病理化学，古人固无其称谓，然如《素问·生气通天论》诸篇所论，如何湿热不攘，则大筋软、小筋弛长；如何大怒则形体绝而血菀于上；如何饱食则筋脉横解肠澼为痔，其意亦为研究生活机转之变化，及组织等之变化。虽未至于精，而雏形实具也。以高等动物而为病症证明之试验病理学，古人固未如今日用科学方法而为之实验，惟于有其演绎与归纳之臆度，而渐次成为应用者。如谓虎胫虽死而矻立不仆，故治脚胫无力，鹿为淫兽，而有填精补髓之效。李时珍曰："牛之黄、狗之宝、马之墨、鹿之玉、犀之通天、兽之鲊答皆物之病，而人以为宝，人灵于物，而犹不免此病，况物乎。人之淋病有沙石者，非兽之鲊答乎，人之病癖有心似金石者，非狗之宝乎，此皆囿于物而不能化者，故禽鸟有生卵如石者焉。"李氏之言，于义虽有所误会，而用人与物互相作证明，其寓病理试验之意，未可过非。要之，古人有治病理学之精神，仅缺之科学方法耳，吾人生于今日而治中国医学，即当扩古人治学之精神而充之，复用科学方法而实行之。余等为此言者，意只在此，非欲强为附会而言闭天下人之耳目焉。

姜君春华中医病理学之作，已先余等之意而为发凡，知必有新于中医学者之耳目矣，整理中国医籍，已于此树立新矩蘉矣。远道属为序言，书感如此，于姜君无所誉，所望于中医界今后之作者则甚切，姜君先立帜矣，吾辈其尾随之。

民国三十七年六月周复生任应秋合序于重庆华西医药杂志社

《子午流注说难》序

（1957 年 4 月）

针刺之道：古者粗守形，上守神。今言针者，守形且不易得，遑言守神哉！《灵枢·小针解》云："粗守形者，守刺法也；上守神者，守人之血气有余不足。"可补泻也。刺法《灵枢》言之綦详，非卒读无以知其原。概举之约有四端，曰穴法，曰开阖，曰迎随，曰飞经走注。穴法，则子午流注为最。

子为阳，午为阴。言：人身十二经脉，阴阳之气，各流行贯注诸穴而无已时也。十二经脉，手足三阴经，各得五穴；手足三阳经，各得六穴；以应五行井荥输经合也（六腑各多一原穴）。经言：所出为井，所溜为荥，所注为输，所行为经，所入为合。手不过肘，足不过膝。阳干三十六穴，阴干三十穴，共成六十六穴是也。开阖虽为急病所不拘，而为缓病所必守。法以天干戊土，起甲逆行。甲丙戊庚壬为阳，乙丁己辛癸为阴。阳井金，阴井木，每日十二时，小周于身；十日，大周于身；展转流注，阴阳错落。相生相合者为开，则刺之。相克者为阖，则不刺。

盖值生我、我生及相合者，乃气血生旺之时，故可辨虚实刺之。克我我克及阖闭时，则气血衰绝，非气行未至，即气行已过，刺之妄引邪气，坏乱真气，故当知慎。迎随，迎其气之方盛而夺之。泻法也，《素问》云：泻必用方。方者，以气方盛也，以月方满也，以日方温也，以身方定也。以息方吸而内针，乃复候方吸而转针，乃复候方呼而徐引针。故曰泻必用方其气而行焉。补必用员，员者，行也。行者移也，刺必中其荥，复以吸排针也，此亘古不易法也。

若合以子午，则左为阳，右为阴。从子至午，男子阳进阴退，针者内转为泻，外转为补。从午至子，则阳退阴进，针者外转为泻，内转为补。女子反之。飞经走注，经虽不载，亦不外于子午迎随之道。凡言九者，即子阳也。凡言六者，即午阴也。阴日则泻六补九，阳日则泻九补六是也。经言，知为针者信其左，不知为针者信其右。

当刺之时，必先以手压按所针荥输之处，切而散之，爪而下之，弹而弩之，扪而循之，动而伸之，推而按之，通而取之，摇而出之。外引其门，以闭其神。凡此四端，足以质今之持针者，殊不易遘。惟余老友棹仙吴丈，信之笃，而行之久，言之挚而操之卓越。观其说难之作，信知，余言之非虚誉。

乙未冬，丈奉邀出席北京全国政协会。会毕，献子午流注环周图，于毛泽东主席。盖活人之心，切于活国也。主席受而嘉之，浮以大白。记者彰其事于报端，丈之"子午针法"，遂闻于国中矣。驰书请益者，绎络不绝。而丈忙于诊务，未目暇作答，无已，乃作《子午说难》以公诸天下。然丈勤于立德，而疏于立言，执笔者再，停搁者再。春秋已易，未尽其功。

今春，余告丈曰，喁喁望"说难"者，盈天下。盖屏去诊务而早成其事乎？丈曰：可。遂来学校，与余面席共事，期月竟成，得以告慰天下之喁喁望者矣！丈欣然曰：针灸之道，斯发凡尔。登堂入室，非尽解《灵枢》无以偿其志。古之注《灵枢》如史崧、马莳、张志聪、汪讱庵、黄元御等，文非不善也，理非不娴也，惜均不长于针刺、灸焫。

凡经络、经穴、开阖、迎随，走注诸理，不能尽其隐曲，吾垂老矣，当黾勉成之，余拜曰谨诺。丈之志，尚矣！余当执弟子礼，助成之天之志士，得无企子望乎，斯役也。其门下卢亚新君，为之绘图记书；周余生君，为之补证验案。三子者，各能承丈之业而嗣之。日中月明，酒熟茶香，联句讲学，谆谆不倦。齿牙余论，获教匪鲜。即丈不仅为余之畏友，亦终身之良师也。是为序。

一九五七年四月教弟任应秋拜撰于重庆市中医进修学校

《骨伤药物学》发凡

——张乐天先生著《骨伤药物学》代序

（此文大约写于 20 世纪 50 年代）

夫骨伤学者，医事之首基也。据地质学家言，当旧石器时代之人类，已能制石斧，为其生活保障之工具，至新石器时代，则石刀、石枪、石箭、石针、石叉、石凿、石臼无不备，穴居野处，朝夕与毒蛇猛兽斗，均惟此石器是赖，偶有残伤，便涂裹包扎，为之治疗，而开药伤疗法之先河；且其生活简陋，野居成习，虽烈日严霜无所忌，惟斗争掠夺创折颇多，故人类之有医学，外治实先导于内治，骨伤尤先导乎外科也。洎夫周秦，医则有疡医之科，病则有折疡（王安石注：折疡，折骨也。）、腕跌之称，药则有膏药之治，骨伤之学，于此蔚见大观矣！骨伤药物之治，亦于此肇其成规矣！若崔实撰《政论》，竟有"续骨膏"之明文记载，《神农本草》尤备记骨科药物之用，至赵宋之正骨，有明之接骨，《医宗金鉴》之八法，皆瞠乎其后。非余所欲考据者，试检《本经》列而述之。

"玉泉"，柔筋、强骨、长肌肉，辉石类之软玉；"矾石"，坚筋骨齿，硫酸矾石；"扁青"，折跌、痈肿、金疮不治，石类之一；"天门冬"，强骨髓、杀三虫，百合科属；"甘草"，强筋骨、长肌肉、金创、解毒，山草类荳科属；"干地黄"，折跌、绝筋、伤中、填肌肉，玄参科属；"菟丝子"，续绝伤，旋覆花科属；"女萎"，跌筋结肉，毛茛科线莲属；"防葵"，坚骨髓，伞形科属；"独活"，金创止痛，伞形科属；"龙胆"，续绝伤，龙胆科属；"巴戟天"，强筋骨，茜草科属；"芎䓖"，筋挛、缓急、金创，伞形科属；"络石"，死肌、痈伤，夹竹桃科属；"黄芪"，久败创、排脓、止痛，荳科属；"续断"，金疮、痈、伤折跌、续筋骨，唇形科属；"营实"，痈疽、恶创、结肉、跌筋，蔷薇科属；"王不留行"，金创、止血、逐痛、出刺，石竹科属；"青蘘"，坚筋骨，胡麻科属；"槐实"，补绝伤，荳科属；"枸杞"，坚筋骨，茄科属；"干漆"，绝伤、续筋骨，漆树科漆树之液；"蔓荆"，实筋、骨间拘挛，马鞭草科属；"杜仲"，坚筋骨，大戟科属；"蜜蜡"，续绝伤、金创，蜜蜂腹部轮节处之分泌物；"牡蛎"，强骨节，瓣鳃类中单柱类之蛎壳；"葡萄"，筋骨湿痹，葡萄科葡萄属。上《上经》二十七种。

"栝蒌根"，续绝伤，葫芦科属；"当归"，诸恶创疡、金创，伞形科属；"蠡实"，坚筋骨，鸢尾科属；"淫羊藿"，阴痿、绝伤，小檗科属；"草薢"，强骨节，百合科属；"蛴螬"，痹气、破折，地蚕科属；"蛞蝓"，跌筋、脱肛，软体动物复足类；"葱实"，金创创败，百合科属。上《中经》八种。

"戎盐"，坚筋骨，卤石类盐属；"附子"，金创不能行步，毛茛科属；"天雄"，金创、强筋骨，毛茛科属；"陆英"，骨间诸痹，忍冬科接骨木属；"蜀椒"，逐骨节皮肤死肌，芸香科山椒类；"石南"，利筋骨，石南科属；"药根实"，续绝伤，百合科属。上《下经》七种。

《本经》凡载药365科，而治疗骨伤者居42，植物类凡34，动物类凡4，矿物类凡4，一般金创用者尚不计其中，则知骨伤药物于周秦之际，已灿然大备矣。

虽然，药物如此齐备，而骨伤之治疗反晦于今日者何也？曰"医"与"药"脱节而不相系耳。今之医者，百不一识药，虽或知其名称，知其成分，知其药效，而未能识其品物之基本状态，其生植如何不得而知也，采取如何不得而知也，炮制如何不得而知也，贮藏如何不得而知也，仅孔氏所谓"识草木鸟兽之名"耳！如"续断"，世知其为骨伤要药也，而言人人殊。陶弘景曰："按《桐居药录》云，续断生蔓延，叶细，茎如荏大，根本黄白有汁，七月八月采根，今皆用茎叶节节断，皮黄皱状如鸡脚者，又呼为桑上寄生。时人又有接骨树，高丈余许，叶似蒴藋，皮主金疮。广州又有续断藤，一名诺藤，断其茎，以器承取汁饮，疗虚损绝伤，用沐头，长发，折枝插地即生，恐皆非真，李当之云是虎蓟。"苏恭曰："所在山谷皆有，今俗用者，叶似苎而茎方，根如大蓟，黄白色，陶说非也。"苏颂曰："续断即是马蓟，与小蓟叶相似，但大于小蓟尔！叶似旁翁菜而小厚，两边有刺刺人，其花紫色……而市之货者，亦有数种，少能辨其粗良，医人但以节节断、皮黄皱者为真。"雷曰："凡使勿用草茅根，缘真相似，若误服，令人筋软。"李时珍曰："续断之说不一，桐君云是蔓生，叶似荏，汪并言是虎蓟，日华子言是大蓟，一名山牛蒡，苏恭、苏颂皆言叶似苎麻，根似大蓟，而《名医别录》复出大小蓟条，颇难依据，但自汉以来，皆以大蓟为续断，相承久矣！究其实则二苏所云，似与桐君相符，当以为正。今人所用，以川中来，色赤而瘦，折之有烟尘起者为良焉。"

今世所售者，皆"大蓟根"耳，医者亦不复探其究竟也。至若品质之良否，更不暇择也，善哉！陶弘景之言曰："众医睹不识药，惟听市人，市人又不辨究，皆委诸采送之家；采送之家，传习治拙，真伪好恶并皆莫测，所以有钟乳酢煮令白，细辛水渍使直，黄芪蜜蒸为甜，当归酒洒取润，螵蛸胶着于桑枝，吴公朱足令赤。诸有此等，皆非事实，世用既久，转以成法，非复可改，末如之何。又依方分药，不量剥治，如远志、牡丹，裁不收半，地黄、门冬，三分耗一。凡去皮除心之属，分两皆不复相应，病家唯依此用，不知更称。不得咎医人之浅拙也。"

吾畏友张子乐天，毕生治骨伤学，得以名闻于士大夫者有三：虽折骨粉碎，不施刀锯，患者得保全其肢体，一也；无论折骨轻重，悉施以我国药物内服外疗，不承息于舶来品，二也；凡所用内外药品之修治，皆不假手于人，自鉴别以至配合精制，都亲为操作，故施无不效，三也。三者具，治骨伤之能事尽矣。

张子尝谓余曰：吾治骨伤药，皆不出本草之动植矿物也，调剂处方，亦不外膏、丹、丸、散、露、酒、胶、油而已，惟吾于药物之采集鉴别，则其时间、空间、性能、生理等，无不先有其严格之认识，再予以合度之修治也，故治无不效，岂有他哉！

今张子著骨伤学之研究，将先成其骨伤药物学，属予序之，余故书发凡云。

《医古文教研文荟》序

（写作时间不详，据手稿整理）

"医古文"是中医教学中的一门新兴学科，新中国成立以前无有也。惟在中医学的发展长河中，医学与文学是密不可分的，可以说凡医学之有成者，无不娴于文学。亦只有具有较高文学修养的人，才可能精通中医学。晋之皇甫谧，是历史学家、大文学家，从事医学研究，著成《黄帝针灸甲乙经》

十二卷，驰名于世，远在其《帝王世纪》等著作之上。就近代人而言，黄以周、廖季平、章太炎等，皆为我国著名之经学家及文学家，略事涉猎医学，皆各有成就。尤其是廖季平的《六译馆医书》五十种，远非一般医家所可企及。而医家中的费伯雄、曹颖甫、谢利恒、陈无咎、恽铁樵等，亦无不精通文学，故其发为议论，则医文并茂、理邃词华，读之颇能引人入胜。所以"中国医学"与"中国文学"虽属两事，但确是血肉相联的两事。而且要想学好医学，必须首先学好文学，只有学好文学，才能给学好医学打下基础。多年来的事实证明，我这个观点，是有一定的道理的。

所以我于1962年写给卫生部对修订中医学院教学计划的几点意见中，便强调中医学院的学生必须要突破文字关，建议加强医古文课程的讲授，既要讲一般的古文，尤要从医籍中选出较好的文章来讲。故"医古文"这门学科的名称不仅不宜改变，而且它在中医学教育中还具有特殊的重要意义。

中医学典籍中确实有不少很高明的文章，最典型的莫如《黄帝内经》。周学海《内经评文》自序云："《素问》《灵枢》，医之祖也，即文之祖也。其义理法度，传于邃古，非秦汉诸子之所能臆度也。其精神格力，比于六经，非秦汉诸子之所攀拟也。且夫脏腑脉络，阴阳运气，曲折微渺，至难摹绘，而两经英词风发，浩然沛然，析及毫芒，昭于日月，是神于医而雄于文者，秦汉之际，未闻其人。况秦汉文多奇崛，是书宽平正大，不动声色，而天地万物已在涵盖之中，糟粕精华，尽入微言之内。故常以为此三代之盛涵养有道之士之所为作也。"

尽管周氏评文的方法，有似茅鹿门、储同人之评《左氏传》《战国策》，是比较陈旧的。但《素问》《灵枢》两书中的好文章，确非唐宋诸家所可比拟，而两书的医学内容，又是中医学基础理论之所从出。学习《内经》的目的固然是在汲取其医学理论的知识，不过毕竟是秦汉以前的文字，教师不仅要运用训诂、音韵、校雠、文法种种手段来讲解，而且还要透过医学知识进行分析，才可使学者能听懂、能吸收、能掌握，也就是由文学而入于医学。因此，对教医古文教师的要求，是比教一般古文的要高，既要精于文理，又要通于医学，必须二者俱备才能胜任愉快。所以，我说医古文是一门新兴学科，其"新"就表现在这里。

对于"医古文"这门新兴学科的教学，在建国初期是存在相当大的难度的，二十多年来，经过全国二十二所中医学院医古文教师的共同努力，终于闯过难关，总结出经验获得成绩，奠定了医古文学科的教学基础。但为了促进医古文教学的不断提高，医古文科研工作的逐步开展，各中医学院医古文教学的经验实有做进一步相互交流的必要。《诗经·小雅·鹤鸣》云："他山之石，可以攻玉。"盖科学之发展，无不有赖于各学科的互为砥砺，共同提高也。

为了达到上述的目的，中华全国中医学会医古文研究会与湖南中医学分会，特编辑《医古文教研文荟》一书，执笔者皆为全国中医学院从事医古文教学的优秀教师，汇集论文近百篇，大体可分为"古文教案""医经教案""教学工作研讨""文言知识在医文中的运用"四类。每篇文章，都是通过各个教师在教学实践工作中多次讨论、反复推敲，由感性到理性不断升华而成，其中甘苦备尝的经验是非常宝贵的。通过《文荟》的交流，则人之所长正足以补我之所短；一隅之发，适足以启反三之思。医古文的教学和科研工作，均将由此而日新又新，"更上一层楼"矣。

予近有述怀句云："乏术乏人难后继，中医中药总先忧。"目前中医药学后继乏术问题的严重性，远甚于乏人。其所以乏术，即在于一般的文学基础均甚薄弱，对医学钻研，缺乏深入的本领，特别是阅读经典著作尤为困难。要认真解决乏术的问题，势不得不从打好文学基础做起。只有打好了比较坚实的文学基础，才容易进入医学之门而升堂入室，打开这一伟大的医学宝库。因之予于《医古文教研文荟》之编成，有厚望焉。

《经方应用》序

1979 年

"经方"之说有二：曰经验方，曰经论方。《汉书·艺文志》所载"经方"十一家，皆属于"经验方"。自仲景著《伤寒论》立方 113，《金匮方论》纪方 226 首，徐大椿谓"古圣治病方法其可考者，惟此两书，真所谓经方之祖"，称仲景方为"经方"，则"经论方"也。

惟近人陈无咎创云："经方有二：一遵六经而治方，如《伤寒论》方是；

一循经而治方，如《宣明论方》是。下此者，非经方也。"所谓"循经制方"，指遵循《内经》病机立方之旨意所制方药而言。但迄未闻有以"经方"称《宣明论》方者。张元素于太阳病制"九味羌活汤"，少阳病制"一物黄连泻心汤"，厥阴病制"正阳散"，亦未闻有以"经方"称之者。则义乌陈氏徒为一家之言耳，究非学术公论。第医学日趋昌明以后，"经验方"不多为后人所重视，"循经制方"之说，亦是孤高之鸣而已。惟仲景"经论方"仍为众所乐道，故王琦诸君集之成书，以广其传焉。

近代两经方家，江阴曹家达，巴蜀吴棹仙，与余皆笃师友之谊，皆亲见其运用"经论方"之神奇，亦各有录验传于世，然皆一人之验也。今王琦诸君《经方应用》之辑，则扩而充之，凡前人医案之所记载，当代书刊之所报道，以及耳闻目睹者，悉按方类列，并为之解说，欲读者既能掌握经论方之应用，更能理解应用经论方取效之所以然，由是而知经论方之应用于多种病证可以取效，应用于多个病人亦可以取效者，不仅在于有其丰富之临证经验，尤在于必须完全理解"经论方"组合之原理所在，斯能应用而无穷矣。

王琦等辑书既成，属弁一言，固辞不获，爰就"经方"之义及其成书之旨揭而出之，是为序。时己未季夏也。

任应秋时年六十有六于北京中医学院

《中医字典》序

（1979 年）

中国文化，总是通过中国文字记录下来的，因此无论学习任何一门文化或知识，首先要懂得中国文字，起码要能够正确地认识中国文字，才基本具备了学习的条件。学习中医学亦丝毫不得例外。明缪希雍有云："凡为医师，当先读书，凡欲读书，当先识字。字者，文之始也。不识文字，宁解文理？文理不通，动成窒碍。虽诗书满目，于神不染，触途成滞，何由省入？譬诸面墙，亦同木偶，望其拯生民之疾苦，顾不难哉！"（《本草经疏·卷一》）

文字之学，汉代称为"小学"，意思是在家塾、党庠（即古代的小学校）

的时期，就应把文字学习好。我们今天的大学毕业生，对本专业书籍的许多字音、字义，不能正其音读者比比皆是，这是与学历很不相称的。

《吴医汇讲·卷六》中载刘九畴《辨医书音义》一篇，略谓："《伤寒》书有'噫气不除'句，今人以'噫'字读作'依'字声者居多。因《四书》注'噫，心不平声也'，但此噫气，由中气不和，胃气上逆，与'心不平声'义不合。考《字典》音于介切，应读'隘'字之去声为是。《脉诀》二十八脉内有濡脉，注云：'与烂绵相似'，今人读作'如'字声者居多，然非濡滞之义。考《字典》'濡'字有而、因、如、柔、奭五音，《庄子》有'濡弱谦下为表'句，与'奭'字之义颇合，则此'濡脉'，宜读'奭脉'为是。痹者，闭而不通之谓也，《字典》兵糜切，音秘，今人多念作'避'字声者非。""噫气不除"的"噫"，见《伤寒论》第 161 条，是"旋覆花汤证"的见症之一，所以刘氏作如上解释，是正确的。"濡脉"的"濡"，不仅叔和在《脉经》明白指出"软一作濡"，"软""奭"字同，在成注《伤寒论》中，"血主濡之"的"濡"音"如"，"濡脉"的"濡"音"奭"，可惜我们竟毫不区分，概读成"如"声。"痹"字不仅如刘九畴所说音读得不准确，一般还写成"痹"字，这就更错远了。痹，《广韵》府移切，音卑，鸟名，此外无他义，而且《字汇》已明确指出，"与痿痹字不同"；痹，《集韵》必至切，音界，《正字通》引《内经》曰："风寒湿三气杂至，合而为痹。"这是完全不能混为一谈的。

一个字的音义弄错了，不仅会错误地理解内容，闹出笑话，甚至还可能发生医疗事故。

《冷庐医话》中云："近世医者能读《内经》鲜矣。……治脚疔引'膏粱之变，足生大丁'，以为确证，不知足者能也，非专指足而言。"王冰在注《素问·生气通天论》时，同样做出了这样的错误解释，甚至我怀疑这位治脚疔的大夫，就是受到王冰的错误解释而来的。

《金台纪闻》中载："金华戴元礼，国初名医，常被召至南京，见一医家，迎求溢户，酬应不闲，元礼意必深于术者，因注目焉。按方发剂，皆无它异，退而怪之，日往观焉。偶一人求药者，既去，追而告之曰：'临煎时，下锡一块。'麾之去。元礼始大异之，念无以锡入煎剂法，叩之，答曰：'是古方尔'。元礼求得其书，乃饧字耳，元礼急为正之。呜呼！不辨饧锡而医者，

卷十二　医论文集

序言评语

世胡可以弗谨哉？""錫"误为"锡"，一字之差，严重的可以造成铅中毒，真是差之毫厘谬以千里。如果学中医学而不读书，读书而不认字，其后果是难以设想的。所以元和陆懋修著《内经难字音义》的"略例"中说："杜诗读书难字过，即渊明不求甚解之意，其借书卷适情遣兴者，固无不可。若医家言，则一字一病，一字一治法，学者每苦《内经》有难字，置而弗读，则所失多矣。"

识字有困难，确实是学习中医学的拦路虎，学习古典著作的难度尤大。要想有效地解决这个问题，除了努力学习包括文字学在内的古汉语而外，只有求助于工具书的运用了。河南中医学院编辑的《中医字典》，就是为了帮助大家解决这个问题。它具有两大特色：首先是汇集了3000个在中医书籍中经常见到的疑难字，这些字是从200多部医书中挑选出来的，足供一般学习者的应用；其次是每一字的多种音义，都是从中医学的角度来加以注释的，切合中医学专业的需要。陆懋修的《内经难字音义》，只限于《灵枢》《素问》两书，字数不过800。这本字典参考的中医书籍在200部以上，字数则三倍之，其有助于中医学的学习，不言而可知了。

要之，工欲善其事，必先利其器，无论做什么学问，工具书是必不可少的。我国的工具书本来就不多，中医学的工具书尤为奇缺。《中医字典》是一部学习中医学最基本的工具书，非常适合当前的需要，故我对本书的梓行而忻忻无已。

《家庭中医顾问》序

（1980年）

"子舆"氏之言曰："老吾老以及人之老，幼吾幼以及人之幼。"这对医学科学的普及而言，也是具有现实意义的，特别是中医药知识的普及尤其如此，因为中医学两千多年来一直对中华民族的繁衍昌盛，做出了伟大的贡献。

普及中医药知识，使其继续更好地服务于人类，历代医家中重视这一工作的颇不乏人。如葛洪的《肘后备急方》、元希声的《行要备急方》、孙用和的《传家秘宝》、无名氏的《混俗顺生录》《治病须知》、温大明的《隐居助道方服药须知》、郑笔峰的《卫生杂典》、薛己的《家居医录》、岳甫嘉的《家居慎疾良方》等，都是具有代表性的中医药知识普及读物。甚至可以说，人们对中医药信赖之深，与普及读物的流传是分不开的。

李庚序刘昉的《幼幼新书》时云：“使天下之为父兄者，举无子弟之戚，少有所养，老有所终。家藏此书，交相授受，庆源无穷，其为利顾不博哉！”又《四库全书总目提要》题张子和书云：“其曰《儒门事亲》者，则以为惟儒者能明其理，而事亲者当知医也。”所谓“家藏此书，庆源无穷”“事亲者当知医”，无非是博医药之利于广大民众，泽绵后世。马有度同志之编写《家庭中医顾问》，其目的亦在于此。

所以作者在“前面的话”中写到：“本书主要以城乡一般家庭为对象，介绍中医药常识，解答家庭生活中经常碰到的中医药问题，并对保健防病的简易治疗提供一些具体的方法，所以取名为《家庭中医顾问》。”“家庭”是构成社会的基本单位，将中医药知识普及到每一个家庭，使家庭成员都能保持一定的健康水平，则子舆氏“老吾老以及人之老，幼吾幼以及人之幼”的政见，便可以通过这本《家庭中医顾问》的普及而实现了。

同时亦因本书的刊行，使中医药的一般知识不断为广大群众所了解和掌握，便大大增强了中医药这门科学的力量，这对于建设一个现代化的社会主义强国，以及努力发掘中医药学这个伟大宝库，都是十分有利的。因此，我认为马有度同志编写的《家庭中医顾问》是一件很有意义的工作，可以称得起是中医药知识普及工作的热心家。

当本书出版之际，特弁此数言，以为举国的家庭寿。

《咳嗽之辨证论治》序

（1980 年）

“咳嗽”是一个症状，不是一个疾病。最轻的病如伤风感冒，往往出现咳嗽，最重的病如虚损劳瘵，亦往往会出现咳嗽。说明"咳嗽"是一个常见的症状，更说明招致咳嗽的病因、病机是相当复杂的。惟其如此，所以历来的医家都认为"咳嗽"是个难于治疗的病症。

《素问·欬论》在提出"五脏六腑皆令人欬，非独肺也"之后，并分别叙述了五脏咳、六腑咳，脏腑互为影响的咳嗽，以及外感于寒、内伤于饮的咳嗽等，可以说已经比较全面地揭示了对咳嗽辨证的理论基础，而且用于临床还是极其有指导意义的。

但是，五脏六腑之咳和外感内伤之咳，又是互为联系而不可分割的。外感之咳，其重点在肺，以皮毛与上焦、气分都由肺脏所主，而肺为娇脏，位居至高，为清虚之器，一物不容，秋毫无犯，斯足以维系其宣发和肃降的生理功能。如果六淫之邪自外而入，肺则首当其冲，不独火热刑金可以使之气逆而为咳，即使风冷金寒亦足造成饮聚而为嗽，肺邪不解他经亦病，外邪伤肺的传变大致如此。

内伤之嗽，每每由七情、饥饱所伤，或者开始微嗽而渐以甚，或者先因久病而后见嗽。本来七情或饮食劳倦诸病不一定遽见咳嗽，以其病变尚浅仅局限在本脏还没有上干于肺的缘故。一旦脏气受伤，五志之火烁肺，病变及于上焦，咳嗽势必因之而见；或兼夜热喉干，或见颧红形瘦，脉必虚微弦数，治之尤难。内伤咳嗽，主要的病变在肾，以肾为肺之子，水涸金乃枯，子能令母虚也，故于治肺的同时必当以补肾为主。正如叶香岩所谓：劳损咳嗽，必以滋阴，庶肺气得充，嗽可渐愈。盖肾为元精之本，肺为元气之主也。

要之，咳嗽一症，凡五脏之气分受伤，病每自上而下，由肺、由脾以及于肾；五脏的精分亏损，病每自下而上，由肾、由脾以及于肺；肺脾肾俱病，精气两虚，木失所养则亢而不柔，火失所济则炎而向上，肝心亦从之而病。所以劳损咳嗽最不易治，以其病在根本，颇难为力。故欲治上者，不在乎上而在乎下；欲治下者，不在乎下而在乎上；知气中有精，精中有气，斯可以言虚损咳嗽之治。

唐君步祺，集其所学所验，成《咳嗽之辨证论治》一书以示予，见其亦以"外感""内伤"为治咳嗽之两大门类，而内伤一类，又以虚损分治，与予之论有所合，实亦得治咳嗽之机要。细观其处方用药，既有祖述，亦有化裁，不泥不杂，允执厥中，确是一本论治"咳嗽"的佳作。

任应秋序于北京中医学院

《内科证治》序

（1981 年）

"内科证治"，顾名思义，即关于内科疾病的辨证论治。所以进忠同志在本书的开宗明义第一章，便将辨证论治在临床上具体运用的方法做了重点叙述，并于每一系统的各个疾病都提出辨证要点，本书之重在辨证论治即此可见。

"辨证论治"是中医学的精髓，中医临床之所以取得很好疗效，可以说完全是辨证论治的结果。有人说：中医辨证，西医辨病。这不完全正确。"辨证"，就是辨识病之证，而不是辨其他的证。所以仲景著《伤寒论》必言"辨太阳病脉证并治法""辨阳明病脉证并治法"等，他在《金匮要略方论》里，同样是"病脉证治"并提的。说明"辨证"就是要辨识某个疾病的证候。"辨证"的目的在于认识疾病、治疗疾病。所辨之"证"，就是抓住了疾病内在的病变本质，并不存在只辨"证"而不辨"病"的问题。

不过，"疾病"的概念，中西医学是截然不同的。现代医学所称的"病"，大多数取决于病原体，如结核病、钩虫病之类；或者是就某种特殊病变的病灶而命名，如心肌炎、肺气肿之类；或者是就生理上的某种改变而命名，如糖尿病、脂肪肝之类。一句话，现代医学的"病"，必取决于物理诊断和实验诊断等，虽较具体，但局限性却是很大。

中医学的病名，或从病因的性质而命名，如伤风、伤暑之类；或以突出的症状而命名，如腹泻、吐血之类；或以病机的所在而命名，如肝气不舒、胃气不和之类。虽比较抽象，但却是从整体出发的，局限性比较小。因此，中西医学所诊断的疾病，多数是对应不起来的。即如中西医学都有"伤寒病"，都有"痢疾病"，都有"疟疾病"，病名虽相同，两者的概念是大不相同的，不能混为一谈。我们治疗一些经过现代医学确诊的疾病，如肝炎、肾炎、支气管哮喘、再生性不良型贫血等，并不依据现代医学的诊断，只按照中医学辨证的理论和方法，经过分析，抓住最主要的脉症，辨识其为某种性质的证候，针对证候进行论治，往往能取得较满意的疗效。相反，如果仅以现代医学的诊断为凭据，中医学反而无从立法治疗了。

例如"再生性不良型贫血"，其血象表现为红细胞、白细胞、血红素、血小板皆示显著的减少，而无再生现象，甚至完全不见有核红细胞、多染性红细胞、嗜碱性点彩等。中医学可以用什么方药针对着这种血液变化来进行治疗呢？不能。还是只有依据患者临床表现出的四肢厥冷、盗汗、消瘦、面色白、唇干、舌淡嫩、消化不良、脉细弱无力、睡眠不佳等一系列的精气两虚证候，为之益气养精，如"归脾汤""补中益气汤"合"六味丸"之类，反而可以取得较好的疗效。这就是中医学辨证论治的关键所在，也就是本书作者朱进忠同志在内科范围内取得丰富的治疗经验的关键所在。

由此看来，中医治病，不论是已明确诊断的疾病和未明确诊断的疾病，"辨证"始终是主要的、是根本的，放弃了"辨证"，就谈不到"论治"了。证候辨得不够准确，疗效必然不会很好。"辨证"之所以能够指导"论治"，就在于根据患者的体质及其所表现的种种症状体征，经过综合分析，辨知其为表、里、寒、热、虚、实中的某种证候，这个"证候"足以反映机体病变的实质，抓住了病变的实质，当然就有依据来立法论治了。

《医学源流论·知病必先知症论》云："凡一病必有数症，有病同症异者，有症同病异者，有症与病相因者，有症与病不相因者，盖合之则曰病，分之则曰症。……同此一症，因不同，用药亦异，变化无穷。……每症究其缘由，详其情状，辨其异同，审其真伪，然后遍考方书本草，详求治法，一遇其症，应手辄愈。不知者以为神奇，其实古圣皆有成法也。"徐大椿所说的"症"，即是临床表现的症状、体征，而不是"证候"。所谓"辨其异同，审其真伪"，这接近于所辨的证候了。

中医学辨证，是从若干复杂症状、体征（包括脉象、舌苔等）中，经过仔细分析，辨识其为某某"证"。症状体征虽然复杂，但还是有规律可循的，总不外六淫、七情、脏腑、经络、气血几个方面的变化，根据这些变化，从而探索其在表在里、为寒为热、属虚属实、是真是假，证候的真相必然就大白了。因此说，从复杂的症状体征辨识而为何证候，这是辨证的关键，无论治疗已明确诊断的疾病或未明确诊断的疾病，中医学都是如此没有例外。

特别值得一提的是，中医学的辨证方法具有两大特点。首先要明确辨证的主要任务不是直接去寻找疾病的物质实体与掌握人体的器质性病变所在，而是要了解人患病时出现的各项功能上的变化，根据这些变化来掌握疾病的本质。其次是由于辨证研究的对象是活的作为整体的人体，所以中医学所把握的是疾病对人体整体造成的影响。如辨证中很重要的寒、热、虚、实等证候，就是整体性功能病变的反应。

中医学在几千年的发展中，形成了八纲辨证、气血津液辨证、脏腑辨证、六经辨证、卫气营血辨证、三焦辨证等多种辨证的方法，用来说明每一组症状群的本质和病理变化，以确定和某种治疗方法的关系。这些辨证方法，实际是在直观的基础上反映了人体病变的若干规律，能够从不同方面确定疾病在整体中的位置、变化趋势，以及与其他方面的关系。也就是说，辨证的目的是为了找出病人机体的整体调节系统中究竟是哪一方面遭到损害，需要采取何种整体治疗的措施。

诸种辨证方法是相互为用、各就其特点而相互联系的。例如表里、寒热、虚实的辨证，如果不落实到气血津液、脏腑经络上来，就还是抽象的，不能说明具体的病机病理。当我们根据气血津液、脏腑经络的生理功能被破坏的情况，进一步用表里、寒热、虚实的特殊性来说明时，我们对疾病的认识就初步达到了"多样性的统一"。

一般内科杂病做到"脏腑辨证"就可以了，但对于外感热病应用"脏腑辨证"还嫌不够，因外感病的前期少有涉及脏腑，而是首先影响经脉，具有由表及里地传变等一些更为复杂的特点，所以还要选用"六经辨证""卫气营血辨证""三焦辨证"等方法，才有可能充分反映外感热病的特殊本质。三焦辨证、六经辨证、卫气营血辨证，都是从脏腑辨证发展出来的，它们囊括了脏腑经络、气血津液辨证的基本内容，同时注意到外感病邪由浅入深侵害人体的层次，并从这一角度，说明不同层次的特点及其传变关系。"六经辨证"，主要用来辨析风寒外感热病，也包括部分温病内容；"卫气营血辨证"，以初起即以热邪为主的温病为主要对象；"三焦辨证"，可多用于湿热病。这三种辨证方法，较之"脏腑辨证"内容更丰富、具体而各具特殊性。虽然如此，"八纲辨证"毕竟是所有辨证的总纲，没有它，任何一种辨证方法都无法进行得彻底。所以掌握各种辨证方法，应以掌握"八纲辨证"为基础。这一精神，在进忠同志所写的《内科证治》一书中充分体现出来了。

进忠同志家学渊源，薪传有自，为北京中医学院首届毕业生，又尝从并州李翰卿先生游，既挟诸家之所长，并以之融汇于中医学辨证论治这一理论体系之中，宜其20余年来，在临床上左右逢源、桴鼓取效，竟能汇成这一洋洋巨著，故乐为疏发其义，以弁诸首。

任应秋行年六十有七辛酉仲夏于北京

《老年病学》序

（1981 年）

老年病学，在 20 世纪初叶才开始冒头，50 年代以后才形成一门学科。有人问：老年病学的发展为什么这样迟缓？据说主要是因为，20 世纪以前人类的平均寿命增长得很缓慢，只有在 20 世纪，由于社会生产力的发展、财富的增加，以及医学科学的发展，使人类能预防和治疗许多疾病，因而在一些国家中的平均寿命延长的很长，六七十岁的老年人日益增多，这样就出现许多新的课题要求医学来解决，"老年医学"就在客观的需要下逐渐形成。

我国向来是老年人较多的国家。《尚书》中曰"五福，一曰寿"，《礼记·月令》有"享寿星于南郊"的规定，又《祭义》中说："天子巡狩诸侯，待于境，先见百年者。"这些文献，姑不备录，而有确实年龄和姓名老年人的记载，亦俯拾皆是。《开元遗事》中记载："太原人于伯龙，年一百二十八岁，精爽不昧，其子已卒，两孙随之，各年七八十。"《事文类聚》中记载："南阳有菊水，水甘而芳，居民三十余家饮其水皆寿，或至百二三十岁。蜀青城山老人村，有见五世孙者。"《洞微志》中记载："杨遹举年八十一，其叔父皆年一百二十余，又见其祖，自称曰宋卿，年一百九十五。洛阳有老人曰党翁者，寿一百七八十余。"《周史》中记载："五代王仁裕家，远祖母二百余岁。"

特别值得一提的是唐代会昌五年（845）三月二十四日，在白乐天家里举行"香山九老会"，座中胡杲年89、吉皎年86、郑据年84、刘贡和卢贞均年82、张浑年74、白居易亦年74，所以《乐天诗》中有"七人五百七十岁，拖紫纡朱垂白鬓"的名句。而与会的狄兼谟与卢贞（与前卢贞同姓名）以其年未70，故没有把他两个记入诗中。

又杜祁公题《睢阳五老图》诗句云："五人四百有余岁，俱称分曹与挂冠。"其中毕世长94岁、王焕90岁、朱贯88岁、冯平87岁、杜衍80岁。又文彦博参加的耆英会，计富弼79岁、文潞公77岁、席汝言77岁、王尚恭76岁、赵丙75岁、刘几75岁、冯行己75岁、楚建中73岁、张问70岁、王拱辰71岁、王谨言72岁、张焘70岁、司马光64岁。所以文彦博诗的结尾云："当年尚齿尤多幸，十二人中第二人"，因他的年龄仅次于富弼。

当然，不曾记载于文献的高年人，要比这多得数不清。正因为如此，所以司马迁叙述秦越人说："过雒阳，闻周人爱老人，即为耳目痹医。"看来，秦越人可以说是我国研究老年医学最早的一个。而《素问》的前三篇，可以说是研究老年学比较集中的珍贵文献。

研究老年医学的目的，就是为了人们能健康地延长寿命。人体器官的衰老过程，大约从19岁就开始了，如何及时地控制人体器官的退化，使其不按照原来的退化过程而衰老，这是对老年医学的基本要求。

《素问·上古天真论》中云："上古之人，春秋皆度百岁，而动作不衰。今时之人，年半百而动作皆衰者，时世异耶？人将失之耶？"这一问题的提出，就是为要解决如何防衰老的问题。据现在老年医学专家的研究，保持年轻的秘诀基本上归纳为三个方面：符合卫生的饮食、体育活动、热爱生活和自己所做的一切。而《素问·上古天真论》中提倡："食饮有节""美其食，任其服"，反对"以酒为浆，以妄为常"，这是讲求饮食的卫生；论中还提倡"形劳而不倦""不妄作劳"，反对"起居无节"，这是倡导适当的体力活动；论中还说"气从以顺，各从其欲，皆得所愿""适嗜欲于世俗之间，无恚嗔之心，行不欲离于世，举不欲观于俗，外不劳形于事，内无思想之患，以恬愉为务，以自得为功"，这就是热爱生活和工作，而不患得患失。由此看来，现代专家们所总结的，《素问》里早已提出，而且是在 2000 多年前提出的，这就很值得发人深省。

至于老年医学服务的对象，主要是 60 岁以上的老年人。由于老年人长时期以来，受到体内外各种不良的刺激和毒素，由于长时间的积蓄于体内，加之祖辈遗传因素等的影响，逐渐地使体内的某些或全部的组织器官萎缩、退化，或不正常地亢进，最后终于形成血液循环系统、代谢系统病变、骨和关节、肿瘤等疾病多发。尽管老年人有这些多发病，但中医学能抓住老年人的一些特点进行辨治，在临床上亦能取得比较良好的效果。

如宋代陈直所撰的《养老奉亲书》中说："高年之人，形羸气弱，理自当然。其有丈夫女子，年逾七十，面色红润，形气康强……非真阳血海气壮也……此皆虚阳气所助也。"正因为老年人一般都是真虚假实，所以临证时应特别注意。他还说："老弱之人，若汗之则阳气泄，吐之则胃气逆，泻之则元气脱，立致不虞。"这些都是抓住了老年病人体质的特点，必须认真对待，不能孟浪。朱丹溪在《养老论》亦谓："人生至六十七十以后，精血俱耗……阴不足以配阳，孤阳几欲飞越。……夫老人内虚脾弱；阴亏性急，内虚胃热，则易饥而思食，脾弱难化，则食已而再饱，阴虚难降，则气郁而成痰。至于视听言动，皆成废懒，百不如意，怒火易炽。"

总之，老年人阴阳两虚，易于气郁，易于火炽，易于成痰，都是屡验不爽的，临床时不管于任何疾病，都要从这几个方面多加考虑，不能一般对待。这是中医学辨证论治中，因人施治的一个重要方面。

杨维益同志多年来从事老年医学的研究，今竟搜集古今中外资料，写成具有系统的专书，其中对祖国医学在老年学方面的研究阐述尤精。这不仅证明其治老年医学这门科学之勤，抑且对老年医学科学的发展起到了进一步的推动作用。

予年已六十有七，应进入老年人的行列，当三复此书，从饮食、起居、工作各个方面尽量注意，使我各个器官的衰老过程得到推迟，保持"形体不敝，精神不散"的健康情况，把我所有智慧，完全贡献给祖国四个现代化的建设。

《北京中医学院首届中医专业研究生论文汇编》序

（1981 年）

研究生学制的设置，是仿欧美的教育制度而来的。我国早在晋唐时期设有太学、国子学，亦分专业培养，属于当时的高等教育，颇与现在研究生学制类似。建立和健全高等学校的研究生培养教育，是为国家培养高级专门人才的根本措施，有利于鼓励人们的学术进取心，有利于提高我国的学术水平与教育质量。

从 1981 年 1 月起，我国将实行三级学位制，即大学本科毕业可授"学士"，研究生第一阶段毕业可授"硕士"，研究生第二阶段毕业可授"博士"。"研究生"学制的建立，足以反映高等教育各个阶段所达到的不同学术水平，是评价学术水平的一种尺度，也可以作为衡量高等教育质量的一种标志。相信研究生这个教育制度能认真执行下去，并不断改进培养方法，对于促进我国专门人才的成长，加速我国社会主义现代化建设的进程，是大有裨益的。

至于说在中医学教育范围内设置研究生教育，可说是有史以来的第一次，说明党和国家对中医教育事业是十分重视的。北京中医学院 1978 年招收第一届研究生，计"中医基础""内经""伤寒""金匮""温病""各家学说""中药""方剂" 8 个专业，共 29 人，通过两年的专业培养教育，已于 1980 年经过考试及格和论文答辩毕业了，这是中医学界很值得庆贺的一件大喜事。因为我国开始有了第一批具有比较高水平的中医理论骨干，他们是整理研究中医学理论的第一支生力军。他们认真学习了几部经典著作，并广泛浏览了各家名著，基本掌握了中医学的治学方法，具备发掘整理中医学理论的能力。从他们所著的论文和考试的成绩来看，完全可以说明这一点。

这本"论文汇编"，包括：中医基础专业 4 篇、内经专业 3 篇、伤寒论专业 4 篇、金匮专业 3 篇、温病专业 4 篇、各家学说专业 3 篇、中药专业 3 篇、方剂专业 5 篇。各专业所完成的论文，对其所探讨的主题，都能各就其确切的论据，有观点、有分析地进行阐述。从医疗实践的角度来看，各个专业所畅发的内容都具有一定的现实意义。因此，这 29 篇论文的汇编，可以作为北京中医学院首届 29 名中医研究生学习成绩的汇报。

当然，这一成绩的取得是来之不易的，我们应当珍视这一成绩，并以此为基础，把培养研究生的工作和方法不断总结提高，为国家培养出更多、更高水平的中医学专业人才。

中医各家学说专业的教学力量尤为薄弱，培养研究生的经验仍处于摸索阶段，成绩无多，教训不少，亦只有很好地总结本专业的经验教训，切切实实地从改进教学方法方面多下功夫，使今后能更好地挑起培养研究生的重担。

我虽年事日衰，而心力犹健，失之东隅，收之桑榆，愿以有生之年，对研究生的培养工作，竭尽绵薄，黾勉为之，做出应有的贡献。

《中医体质学说》序

（1982 年）

依据天赋体质的差别，对人群进行分类，中医学可说是最早的，而且具有现实意义。《灵枢·通天》首先按人秉阴阳气之多寡，将体质分做五大类型，曰太阴之人、曰少阴之人、曰太阳之人、曰少阳之人、曰阴阳和平之人。这样对体质分类的依据，是古人通过多年由表及里细致地观察和分析，逐渐总结出来的。文中指出：太阴之人，黮黮然黑色，念然下意，临临然长大，腘然未偻，乃多阴而无阳，其阴血浊，其卫气涩；少阴之人，清然窃然，行而似伏，多阴少阳，血易脱，气易败；太阳之人，轩轩储储，反身折腘，多阳而少阴；少阳之人，立则好仰，行则好摇，两臂两肘，常出于背，多阳少阴，经小而络大，血在中而气外；阴阳和平之人，委委然，随随然，颙颙然，愉愉然，暶暶然，豆豆然，其阴阳之气和，血脉调。说明观察人体的形态、活动，进而及于内在阴阳气血盛衰的分析，是分类体质类型的主要依据。这种以表知里的方法，正如《灵枢·外揣》所说："昭昭之明不可蔽，其不可蔽，不失阴阳也。"也就是说，掌握了阴阳这一方法论，体内的阴阳盛衰，便可以从形态观察出来，它是无从掩蔽的。

为什么中医学一定要分析人的体质呢？主要还是为辨证论治服务，因体质不同，虽同一病因，而病变各异，病证悬殊，立法施治亦大不相同。如《灵枢·五变》指出：肉不坚，腠理疎，则善病风；五脏皆柔弱者，善病消瘅；小骨弱肉者，善病寒热；粗理而肉不坚者，善病痹。亦正由于人的体质有阴阳多寡之不同，治疗亦大有区别。《灵枢·通天》提出：治太阴之人"不之疾泻，不能移之"；治少阴之人"必审调之"；治太阳之人"无脱其阴，而泻其阳"；治少阳之人"实阴而虚阳"；治阴阳和平之人，则"谨诊其阴阳，视其邪正，安其容仪，审有余不足"。

古希腊医学家希波克拉底（公元前 460 —公元前 337）依据人体内各种液体的不同比率，将气质分成 4 种类型（多血质、胆汁质、郁抑质、黏液质），对心理学的发展产生过巨大影响。中医学和希波克拉底都用天赋生理特质确定体质类型，包含着唯物主义合理因素，因为根据现代心理学，"气质"一般是指高级神经系统的活动特点，先天因素起很大作用。而中医学更以朴素辩证法为指导，从分析阴阳矛盾说明体质差异和不同体质类型之间的关系，在这一点上又超出了希波克拉底。

尤其值得一提的是，中医学出于诊疗学的需要，力图根据自然界的阴阳五行规律对人的天赋体质进行分类，在医学科学发展上是一个创造，对于进一步深入研究人体具有开拓和启发意义。

这本《中医体质学说》的作者，在《灵枢》有关体质分类诸篇的基础上，结合新的知识以及临床实践，进行了较系统的分析，并强调异病之所以同治，同病之所以异治，虽云决定于"证"，但就"证"的本质而言，仍关系于"体质"之有所不同。这些见解，无论于体质学说之研究，于临床辨证论治的运用，都是很有意义的。

爰弁数言于其端，略述予之所见如此。

《疾病·病症之汉方处方》序

（1982 年）

宋代大医学家，白沙许叔微曾著《类证普济本事方》十卷，于每一疾病，选列多证用方。如中风病，以"珍珠丸"治肝虚内风，以"独活汤"养正驱风，以"星附散"治风邪中腑等。方治之后，系以验案。并于自序中说："漫集已试之方，及所得新意，录以传远，题为《普济本事方》。孟棨有《本事诗》，杨元素有《本事曲》，皆有当时事实，庶几观者见其曲折也。"也就是说，许学士并不是一般地罗列方药，而是通过大量的临床实践，有医疗事实可为凭证。

今矢数道明、矢数圭堂父子所著《疾病·病症之汉方处方》，与叔微所著书如出一辙，亦以疾病分门，各从其所见之证分别系以汉方及古今验案。这样，有疾病、有辨证、有方治、有验案，是一部出于富有经验的临床医学家之手，而又系统性较强的汉方辨证治疗学。

矢数道明先生是日本当代汉方医折衷学派的大师，1980年我访问东京，以及1981年他来访问北京时，都曾抵掌快谈，知道他对仲景方、后世方都有极深的造诣。书中60病症所列，汇古今方一炉而冶，辨证确而选方准，宜其疗效显著，竟不胫而驰也久矣。

"古方"与"今方"，多年来是有争论的。崇古方者，谓仲景方历"万世不能出其范围"；倡今方者，谓"古方新病，甚不相宜"。其实，选方治病，只须有"善"与"不善"之分，不必要严"古"与"今"之别。用后世方而善者，其效辄如桴鼓；用仲景方而不善者，亦何益于治？所以尽管朱震亨是摒斥《和剂局方》的，但他只是斥责不善操局方的人，而不是排除局方本身。徐大椿本来是崇尚仲景方的，但他也还是说："古之方何其严，今之方何其易，其间亦有奇巧之法，用药之妙，未必不能补古人之所未及，可备参考者。"

故用方之道，既不在于今古，亦不在于多少，而在于运用的善与不善。要想用方而善，首先在于知方。正如张介宾所说："第法有善不善，人有知不知，必善于知方者，斯可以执方，亦可以不执方。能执方能不执方者，非随时之人不能也。此方之所以不可废者，正欲以启发其人耳。"

所谓"知方"，就是要了解到每一方的组成，是如何据证以立法，又是如何依法以制方的。只有深刻了解制方之法，以及适应之证，才可以恰如其分地掌握运用，取得良好效果。徐大椿亦曾说："欲用古方，必先审病者所患之证，悉与古方所陈列之症皆合，更检方中所用之药，无一不与所现之症相合，然后施用。否则，必须加减。无可加减，则另择一方。断不可道听途说，闻某方可治某病，不论其因之异同，症之出入，而贸然施治。虽所用悉本于古方，而害益大矣。"

只有真正了解到制方之法和适方之证，才可达到用方既善且效的境界。今矢数先生父子就 60 病症所选用诸方，既合乎证，又深得其法。如其用于感冒病者，实证则"葛根汤"，虚证则"桂枝汤"；胃肠素虚者"香苏散"，胃弛缓而停水者"五苓散"；缠绵不愈而寒热往来者"小柴胡汤"；流行性感冒亦辨其为寒为热，属阳属阴，而分别用"麻黄汤""升麻葛根汤""柴葛解肌汤"（与陶华方异）"小青龙汤""麦门冬汤"。其他病症，亦莫不如此。可见矢数先生知方的工夫首在辨证，法随证立，方依法用，用之辄灵。观其各方证所系诸验案，便足以说明这一点。因此，我对矢数先生这一著作，不能以方书看待，拟径称之为《汉方辨证治疗学》，未识先生首肯否？

壬戌初春，张问渠同志持本书的译稿来索序，展读既尽，略抒所获如上。

《伤寒名案选新注》序

（1982 年）

熊寥笙同志所著《伤寒名案选新注》一书，选列许叔微、李东垣、李士材、张隐庵、叶天士、吴鞠通、马元仪、曹颖甫等数十名家的伤寒方证治验，其中既有以伤寒名者，亦有以温热、杂病名者，足见著者不曾为"伤寒方乃伤寒家所用"之说所囿，非有理论素养，而又富于临床经验者，不克臻此。《临证指南》的缺点，即在多而不精，故不足以言于选学。

各案的注解，亦无肤泛语，而是立论有据，能析其微。如释桂枝汤之君药桂枝，能宣通心阳，加强发汗作用，是对《素问》"心布于表""心为汗"之义的阐发。又注桂枝汤吴鞠通案说："识得温病清，方辨得伤寒明。"这与持"温热伤寒枘凿不合"之论者，更具深意。又注烧裈散案阴阳易证说："病与先易，即变易之谓，非谓以不病之人易其人之病也。"不老于临床经历，不可能做此肯定语。

以上说明著者学验俱富，精而且深。因此，我认为本书选案甚精，注解义深，对于中医理论的发扬，做出了一定的贡献。

《伤寒论》英译本序

（1982 年 7 月）

《伤寒论》为我国后汉时期张仲景（150—219）所著，流传 1000 多年了，很受中外医学家的珍视。特别是从宋元（960—1364）以后，渐推崇仲景为圣人，明代（1368—1643）以后又尊称《伤寒论》为"经"，其中的方剂为"经方"。凡研究和运用《伤寒论》方的，在我国竟形成"经方派"，在日本则为"古方派"。大约从南宋（1144）成无己开始注解《伤寒论》直到现在，中外注解《伤寒论》的，初步统计在 1000 家以上。

《伤寒论》为什么会受到历代医学家的重视呢？因为《伤寒论》是中医学讲究"辨证论治"而自成理论体系的经典著作。尽管叫作"伤寒"，好像是讨论外感风寒的病证，实际的内容并不局限于外感病，而是一部对诸种疾病辨证论治的专著。由于书中对疾病的分析和讨论，理法方药兼备，并探索出了"辨证论治"可以遵循的规律，用之于内外感伤等一切疾病均行之而有效，这是大家所公认的。所以清代大医家陆九芝说："《伤寒论》无问全不全，苟能用其法以治今人病，即此亦已足矣；后学能识病，全赖此书。"

我国的西医前辈阮其煜说："中医仲景《伤寒论》一书，医理明显，本末兼赅，直可为内科各症之基础书，能熟读此书，方得为中医内科之有根柢者。"日本人和田启十郎说："仲景氏《伤寒论》，本名《伤寒卒病论》，其治法施于诸种疾病，无不应验如神。窃恐古时所谓'卒病论'，即'杂病论'之意也，且即仲景氏之本意。其书虽不过述伤寒一种，然其记载之诊候治则，以至一切药方用法，殆用之于万病无不适当，则虽谓之一切疾病治法之规矩准绳可也。"

《伤寒论》的真正价值，从以上中医学家、西医学家、中国人、外国人的评论中，便完全可以理解了。《伤寒论》的版本在我国通行的有两种：一是成无己的注解本，一是宋刊治平（1065）本。前者以明代嘉靖年间汪济明的刻本较好，后者有明代赵开美的复宋本，一般都是选用后一种版本为多。罗希文同志这次的英译，是以中医研究院的语译本为蓝本的，而这个语译本也是根据复宋本来的。

《伤寒论》的外文译本在亚洲有多种，如日本文、朝鲜文本等，英文译本余未之见。罗希文同志为社会科学院研究生，娴于英语，以其父为老中医，故亦研读《伤寒论》有年，便挟其所长而译之，使仲景之学能播于海外，这是很有意义的工作。

首都医院史济昭同志本为西医专家，又曾系统学习过中医学，对《伤寒论》的研究尤有心得，可谓中西医学、中英文字，两兼其美者，又从而校正润色之，使这部以"辨证论治"为特点的中医学经典著作，得以广泛流传于英语世界，这对于东西方医学文化的交流，将是很有裨益的。

《刘寿山骨伤经验集》序

（1982 年 7 月 16 日）

尝读《神农本草经》，载药 365，具疗骨伤功用者 42，如"菟丝""续断""干漆""蜜蜡""干地黄""栝蒌根""药实根"等，皆能愈折跌、续绝伤。可见中医学对骨伤的治疗，远在周秦之际，便已取得较丰富的经验。到了元代，随着医学分科的发展，正骨兼金镞已成为专科，如危亦林的《世医得效方》中，于"正骨金镞"篇记叙四肢及脊椎骨折、脱臼和跌打损伤的整复手法，甚至先麻醉而后手术，说明这时的骨伤科学已经有了相当的成就。以后薛己的《正体类要》、《医宗金鉴》中的《正骨心法》、钱松溪的《伤科补要》、俞星阶的《伤科捷径》相继问世，或以手法称奇，或以药功见著。于此，骨伤之学则斐然可观矣。

第"伤筋"与"折骨"，皆为有形之疾患，最急切之图，莫如及时恢复其伤损，而后以药力促其痊可，故精于此道者，无不重视手法的运用。诚如《正骨心法》所云："夫手法者，谓以两手安置所伤之筋骨，使仍复于旧也。……必素知其体相，识其部位，一旦临证，机触于外，巧生于内，手随心转，法从手出。或拽之离而复合，或推之就而复位，或正其斜，或完其阙。则骨之截断、碎断、斜断，筋之弛纵、拳挛、翻转、离合，虽在肉里，以手扪之，自悉其情，法之所施，使患者不知其苦，方称为手法也。"简言之，操手法之精巧者，术后即能愈其多半，无待于药石。因手为血肉之体，只要心灵手巧，可由一己之卷舒。高下急徐、轻重开合，曲尽宛转运用之妙，则断者续，碎者合，斜者正，拘者舒，血气通畅，筋骨得以完全康复，远胜单凭器械加以拘制者多多。

寿山刘老操骨伤科数十年，特别以手法取效而闻名遐迩，尝持"七分手法三分药"之说。他对接骨、上骱、治筋各备八法：推、拿、续、整、接、掐、把、托，接骨法也；提、端、捺、正、屈、挺、扣、捏，上骱法也；戳、拔、捻、捋、归、合、顺、散，治筋法也。较之《医宗金鉴》的八法，则大有发展与提高。他在运用手法时，稳准敏捷，用力均匀，刚柔相济，动作连贯，诚所谓得之于心而应之于手者。

筋骨的损伤，恒多以外科目之，刘老独强调中医学的整体观点，谓伤虽自于外，病已及于内，伤虽在于筋骨，病已及于血气。故治外伤，当明内损，治疗筋骨，当虑气血。每临一证，既要辨患者之为青年、老年或妇女，亦要知其为脑力或体力劳动者。因为，青年的气血充盈，老年则气血渐衰，妇女犹有经产的特殊生理；劳脑者多缺乏锻炼，劳力者形体恒坚实。故其受伤也，必因其体质之不同而各有所异。或气滞而血凝，或气虚而血瘀，或气亏而血少，或血虚而气滞，必随其虚实之所在，而轻重疾徐其手法。就药物治疗而言，一般又常有其共性，如在早期，宜活血去瘀，以通畅其血脉；中期宜和营顺气，以调理其气机；后期宜强壮筋骨，以促进其康复。伤筋者，当审其对骨骼之有无影响；折骨者，应察其所属筋膜之是否扭戾。于此不难看出刘老于骨伤学的造诣是不平凡的，既有整体观，又有辩证法，既有独特的临床经验，又有坚实的理论基础，外科不离于内科，心法尤优于手法。

刘老的治骨伤学，凡历 60 余年，不仅肱经三折，毕竟丹成九转，故学与验俱丰，而获得卓越的成就。当 19 岁时，即从文佩亭先生游，佩亭受学于桂香五，均曾供奉于清廷上驷院，武术锻炼的功夫极深。故刘老虽年逾 80，而身轻步健如中年人。其临证手法之所以宛转自如，都是和他毕生坚持锻炼分不开的。所以他无论教学生、对患者，都要求习导引，练功夫。从患者言，足以增强体力，促进损伤的修复；就医者言，体魄健壮，是提高手法运用不可少的基础。

刘老已去世两年多了，所幸他的骨伤学有了传人，经奚达、孙树椿等同志进行系统地整理，终于把他的理论和经验编成专集，使中医骨伤学更能广泛地流传，日益发扬光大，刘老亦因之可以不朽云。

《中医书目提要》序

（1983 年）

书籍之有目录，略始于汉代刘向、刘歆奉诏校书所撰的《七略别录》。医书之有目录，大约亦开始于这个时候。因汉成帝诏诸臣校书时，大体上的分工是：兵书则步兵校尉任宏，术数则太史令尹咸，方技则侍医李柱国，刘向则校经传诸子诗赋。医药书属于"方技"类，所以由侍医李柱国来校，故谓医药书目始于李柱国亦无不可。

目录书一般分为三类：第一类，部类之后有小序，书名之下有提要；第二类，有小序而无提要；第三类，小序提要均无，只著书名。三种情况比较，当然以第一类为最好，《四库全书总目提要》是这一类的代表作。医书目录居于《四库提要》的第 103、104、105 共三卷，属于子部的第 13、14、15，分别名为"医家类一""医家类二""医家类存目"。其类叙云："儒之门户分于宋，医之门户分于金元。观元好问《伤寒会要》序，知河间之学与易水之学争；观戴良作《朱震亨传》，知丹溪之学与宣和局方之学争也。然儒有定理，而医无定法，病情万变，难守一宗，故今所叙录，兼众说焉。明制定医院十三科，颇为繁碎，而诸家所著，往往以一书兼数科，分隶为难，今通以时代为次。《汉志》医经、经方二家后，有房中、神仙二家，后人误读为一，故服饵导引，歧途颇杂，今悉删除。《周礼》有兽医，《隋志》载《治马经》等九家，杂列医书间，今从其例，附录此门，而退置于末简，贵人贱物之义也。太素脉法，不关治疗，今别入术数家，兹不著录。"

这就是部类的"小序"，着墨无多，却说明了五个问题：一兼录众说，不限于一家之言；二以时代为序，不按照学科分列；三删除服饵等杂说；四附录兽医书目；五太素脉法书移入术数类。姑无论其分目的方法是否正确，但它分目的指导思想却是极明白地概括于 200 余字之中，不愧是出自名家手笔。

　　四明曹炳章先生编辑《中国医学大成》，亦仿《四库提要》之例，总叙有要旨，分类有解题，书目有提要，从目录学的体例而言，是比较完善的。惜其内容不甚精当，如总叙的要旨云："尝考中国医学自神农尝百草以疗民疾，黄帝作《内经》而创医学，厥后代有传人，唐宋以前，本属一系，递至金元，始有门户之分。观夫元好问《伤寒会要》序，知有河间之学与易水之学争；读戴良作《朱震亨传》，知有丹溪之学与宣和局方之学争。因诸家之争，而医道大明。考医学原无定法，病情万变，难守一宗。惟多读医书，足资考证，而医术乃有所依据。今兹汇集汉唐迄于明清，百数十家之医籍，择其最有价值者，辑为三百六十五种，分为十有三集，以医话、医史殿其后，别为外集，举其大要如左。"字数与《四库类叙》相仿，而内容除袭取其一段陈言而外，分类的指导思想、具体方法，全没有说明，于后之学者无甚裨益。特别是他的分类解题，多作肤泛语。如"医经类"云："凡中国医学之源，谓之医经，为治医者所必读，故列为第一。"这样苟简，比之《汉书·艺文志》所叙医经七家逊色多多。各书目下的提要，如《灵枢经》《甲乙经》等，皆依傍《四库》，绝无新义。若《难经本义》，《四库》于作者的行事、时代、学术，以及书中的主要内容，均叙述得相当精审，而《医学大成》反见其徒作蔓词，无扼要语。故以两书相较，形则似而神则非，甚矣，书目提要之不易作矣如此。

　　但"书目提要"却又是治学入门必备的工具书，诚如张文襄所云："泛滥无归，终身无得，得门而入，事半功倍。或经、或史、或词章、或经济、或天算、地舆。经治何经，史治何史，经济是何条，因类以求，各有专注。至于经注，孰为师授之古学，孰为无本之俗学。史传孰为有法，孰为失体，孰为详密，孰为疏舛。词章孰为正宗，孰为旁门，尤宜抉择分析，方不致误用聪明。此事宜有师承，然师承岂易得，书即师也。今为诸君指一良师，将《四库全书总目提要》读一过，即略知学术门径矣。"这实在是深知治学甘苦之言，必明此义，然后才懂得"目录书"的作用，关系于治学最大。

　　治文学、经学、史学、哲学、子学、词章学、经济学固然是如此，治中医学又何独不然。何况治中医学的目录书本来就很少，只是在公私藏书目录中占一个小角落。宋代郑樵《通志》其中的《艺文略》所著录的医家类书籍，分子目 26，算是医书较细分类的开始；明殷仲春编的《医藏书目》，是现存最早的一部专门医书目录，但它只是属于上述的第三种，仅有分目而无提要；他如日人丹波元胤的《医籍考》、冈西为人的《宋以前医籍考》、无锡周青云的《四部总录医药编》，只是序跋及读书志等文献的汇集而已。真正起到提要作用的，只有《四库全书总目提要》的医家类97部著录书、94部存目书，这样有限的书目工具书，远远不能适应当前的需要。因此，中医学之应编写《书目提要》，是十分迫切的一件事。

惟《书目提要》的编写，看之容易做之实难。正如章学诚所说："非深明于道术精微，群言得失之故者，不足与此。后世部次甲乙，纪录经史者，代有其人，而求能阐大义，条别学术异同，使人由委溯源，以想见坟籍之初者，千百之中，不十一焉。"的确，写出一部书的提要，阐明书中之大义，条析其主要的学术思想，使人读之后便能得其要领、概其大略，以及作者的平生行事、时代背景、学术观点，都有要而不烦的介绍，这样的"提要"才能起到入门指导的作用。

孙继芬、庄树范等20位同志，从余学习各家学说之后，感到自《黄帝内经》以下，各学派医家著述如林，馆藏图书在万种以上，如此浩瀚的书海，急需要有一部能继《四库总目》之后的《中医书目提要》。我虽有过这样的打算，但至今没有提到工作日程上来。所以诸同志的倡议，我是十分赞赏的，并鼓励他（她）们勤奋为之。

一年的时间过去了，包括500部医书的《中医书目提要》终于编成了。假使一人来做，非十年不为功。举20人之而为之，一年竟毕其事，说明集体的力量是伟大的。书既成，索余为序，谨就所知目录书之微义，以及医学目录书之应注意诸端，略述如是，以为诸君续编二集三集之参考焉。

任应秋时年六十有九

《名老中医之路》第三辑序

（1983年）

王太仆序其所注《素问》云："将升岱岳，非径奚为；欲诣扶桑，无舟莫适。

乃精勤博访，而并有其人，历十二年，方臻理要，询谋得失，深遂夙心。"这是他自述撰注《素问》的艰苦过程，却给我们学习中医学一个很好的启示。医学书籍之多，真如耸立云霄的"岱岳"，医学知识之广，亦似远隔重洋的"扶桑"，可以说读之不完、学之不尽。但古语云："书山有路勤为径，学海无涯苦作舟。"这一"勤"字便是升岱岳之径，这一"苦"字就是诣扶桑之舟了。

所谓"勤"，就是勤奋；所谓"苦"，就是要有吃苦的精神。如果说学习中医学有什么捷径、窍门的话，我看这"勤""苦"二字就可谓诀窍了。好比做庄稼，要收获就要耕耘，要丰收就要勤耕耘。学业的精陋、学识的多寡，与辛勤劳动是成正比的。韩文公说"业精于勤荒于嬉"，就是这个道理。

古今的大医学家，所以取得了那样辉煌的成就，正是他们辛勤劳动的结果。晋代的皇甫士安，既是大文学家，又是大医学家，谁知他在20岁以前，东游西逛、无所事事，人称他为"痴呆"，婶母任氏的教诲深深地打动了他的心，遽然树立起远大志向而发奋读书，边种田劳动、边读书学习，手不释卷地遍览诸子百家，终于在文学、史学、医学几个方面，都写下了不朽的名著。古人是如此，今人丝毫亦不能例外。

我看了《名老中医之路》第一辑，二十多位当代的名老中医，可说没有一位不曾在"勤""苦"二字上下功夫的。特别是这第三辑中的施今墨、肖龙友、孔伯华、汪逢春、程门雪、章次公、徐小圃、陆瘦燕、李斯炽、吴棹仙、黄文东、赵锡武诸先生，或为前辈，或为故交，我都知之较深，有的还与之朝夕相处过一段时间。他们都如《进学解》中所说："口不绝吟于六艺之文，手不停披于百家之编；纪事者必提其要，纂言者必钩其玄；贪多务得，细大不捐；焚膏油以继晷，恒兀兀以穷年。"吴棹仙就是其中的一个，只是他不是吟的"六艺之文"，而是《灵枢》《素问》《难经》《伤寒论》等经典著作就是了，这是很值得我们认真学习的榜样。

徐大椿曾经提出"医非人人可学论"，他说："医之为道，乃古圣人所以泄天地之秘，夺造化之权，以救人之死。其理精妙入神，非聪明敏哲之人不可学也。黄帝、神农、越人、仲景之书，文词古奥，搜罗广远，非渊博通达之人不可学也。凡病之情，传变在于顷刻，真伪一时难辨，一或执滞，生死立判，非虚怀灵变之人，不可学也。病名以千计，病症以万计，脏腑经络，内服外治，方药之书，数年不能尽其说，非勤读善记之人不可学也。又《内经》

以后，支分派别，人自为师，不无偏驳，更有怪僻之论，鄙俚之说，纷陈错立，淆惑百端，一或误信，终身不返，非精鉴确识之人不可学也。故为此道者，必具过人之资，通人之识，又能屏去俗事，专心数年，更得师之传授，方能与古圣人之心潜通默契。"大椿此论有其正确的一面，如谓医学理论是相当精深的，古典著作亦是比较难读的，医学书籍浩如烟海是一时读不完的，古往今来，各家各派、学说各异，孰是孰非是应当加以鉴别的。这些是每个学习中医学的人都会面临着的现实。所谓"聪明敏哲""渊博通达""虚怀灵变""勤读善记""精鉴确识"这些本领，却不是天生就会有的，但是人人都可以通过学习逐渐培养得来。这需要具备两个条件，第一是要有勤奋刻苦的决心，第二是要有科学头脑，也就是要善于运用逻辑思维和唯物辩证法，自然就会具"过人之资，通人之识"。只要具备了这两个条件，我认为"医"是人人可学的。

亦正如怀抱奇所说："炎帝之于百草，尝而后知；轩辕之于经络，问而始悉。所谓上穷天纪，下极地理，中知人事，使非有以穷之极之，而能知之哉。后此名流递出，无不根究理道，参物类而尽性命，而后以术鸣当时，名垂奕祀。况下此者，智不及古人，而不穷搜博览，罕所见于中，辄以人命自司，其不偾溃者，几希。"说明虽如炎帝、轩辕之圣，亦不是生而知之，而是"尝"而知之，"问"而知之，甚至还须"穷""极"而知之。用今天的话来说，仍是"勤"和"苦"的工夫。

惟其说："况下此者，智不及古人"，则不免过于自卑了。爱迪生是美国农民的儿子，少小时功课不好，曾被退学，斥为"低能儿"；达尔文在少年时，老师亦认为他是"平庸的孩子"。后来他们都成为大科学家、大发明家。就是皇甫谧，当他在游荡的时候，亦何尝智及古人呢？"智"，应该是属于勤劳刻苦的人所有，并无古今之分，已经过去了的古人甚多，亦何尝都有成就呢？

于此，我体会到"名老中医之路"也就是勤苦之路，希望后之来者，能循着名老中医勤苦之路勇往直前，像王太仆那样"精勤博访"，狠下二三十年的苦工夫，其成就肯定是后来者居上，这是敢断言的。

"勤"的对立面是"惰"，"苦"的对立面是"逸"。如果说"勤"是升岱岳之径，"苦"是诣扶桑之舟，那么"惰"和"逸"便是升岱岳的拦路虎，诣扶桑中的暗礁石了。有些青年人在治中医学的道路上或作或辍，一曝十寒，不能大步前进，多是为"惰"字所阻，为"逸"字所拦，此外就难于找出其他的原因了。

孙思邈说："世有愚者，读方三年，便谓天下无病可治；及治病三年，乃知天下无方可用。故学者必须博极医源，精勤不倦，不得道听途说，而言医道已了，深自误哉！"有志青年应当趁着年富力强、精力充沛的时候，多向名老中医学习，以"勤"为径，以"苦"为舟，努力向中医学文化高峰攀登，向中医学知识海洋进发，认真学好具有我国民族特色和独特理论体系的中医学，为极大地提高我们中华民族的中医学文化水平贡献力量，做出成绩来！

《山东中医学院学报》编辑室诸同志辑《名老中医之路》第三集既成，属余为序言以弁其首，略抒拙见如此，并寄殷切的希望于后之来者。

《本草纲目附方分类选编》序

（1983 年）

"方"之与"药"，是难以区分而又必须区分的。或谓单味为"药"，复之即为"方"，但独味药而名方者正复不少。我则认为，泛知药味之一般功用者，无论其缀拾多少，只能称之为"药"。反之，虽药仅一味，而是在治则指导之下施治于某证者，皆得谓之"方"，"甘草汤""独参汤"之类是也。如《本经》谓"云母"，主治死肌、中风寒热，除邪气、安五脏、益子精、明目，此言药也；而《千金方》调饮"云母粉"方寸匕，治积年不愈之赤白久痢，此乃"方"也，盖"云母"甘平性升，色白入肺，为助气解邪之品，久痢伤气，肺无力以御之者，用之辄效，具有"补可扶弱""下者举之"之义。故一"云母"也，在《本经》则为"药"，在《千金》则为"方"。

徐大椿云："方之与药，似合而实离也。得天地之气，成一物之性，各有功能，可以变易血气，以除疾病，此药之力也。然草木之性，与人殊体，入人肠胃，何以能如人之所欲，以致其效？圣人为之制方以调剂之，或用以专攻，或用以兼治，或相辅者，或相反者，或相用者，或相制者。故方之既成，能使药各全其性，亦能使药各失其性。操纵之法，有大权焉，此方之妙也。"
此论仅提出单味为"药"、复味成"方"，这只是"药"与"方"区别的一个方面，而不能作为全面的区分，已如上述。但大椿说："操纵之法，有大权焉，此方之妙也。"这才是"方"与"药"区分很关重要的一方面。即不管药味的多少，用一定之法以御之，而为施治之用者，斯得称之为"方"。"方"与"药"之义大别如此。

惟用"方"是用"药"的提高和发展。只知药物的一般功效，而无制方之法以操纵之，则药力有时而穷；能御制方之法，则药皆为我用，变化无极。故中医药发展数千年以来，药物毕竟是有限的，而方剂的数字实难以统计，就是这个道理。做医生要掌握药性，固然是基本的，若必期用之而效，则非熟练于制方之法，用方之妙，难以济临床应用之穷，故"知方"尤重于"知药"，此余一得之见也。

自本草学的兴起，早在梁陶弘景撰《本草经集注》，便已开始搜集验方以说明药性，以后唐苏敬之《新修本草》、宋唐慎微之《证类本草》等，均逐渐征引方剂入药。至明李时珍撰《本草纲目》，各药皆有"附方"一目，而为其药效之佐证，全书共搜集大小方剂达11000余首，其网罗之富，为本草诸书之冠。盖"药"固为"方"之基础，而"方"更足以广药效之用，治本草学诸家之所以勤于集效方者，旨在斯乎。

第《纲目》选集医方虽夥，都是为说明药物的效用而设，颇不便于临床医学家的应用。故自清季以还，便有蔡烈先将《纲目》附方一一辑出，分列于105病症中，名曰《本草万方针线》；后又有曹绳彦者，在蔡书的基础上进行补充整理，分病症107门以概括之，更名《本草纲目万方类编》。两书立意固有可取处，但其所分门类不尽与临床合，仍不能充分发挥方药的效用。

陕西省中医研究院有鉴于此，以现代临床学之内、外、妇、儿、五官等五科为纲，各科胪列其常见及应有之病症为目，所有诸方分别依次植入于相应的科目中，这样按科目以检病，据病症以索方，无论医者、患者均便于检得，则诸方之用必日益宏矣。

负责编辑诸同志，为了核实诸方内容有无错讹，曾进行了大量的校雠工作，除一般常见的书籍不计外，其中有不常见的典籍达120余种，经与全国各大图书馆联系查阅，凡"方名""主治""药味""制法""用量"

等，均经逐一勘定，发现有出入的地方，或予改正、或予注明，务必期其校正而后已。有的方药疗效不尽确切，甚至属于封建迷信者，竟汰之而不用，故曰《选编》。这一工作，看来很简单，做起来是一件极不容易的事。我对陕西中医研究院参加本书编辑的诸位同志的这种严肃认真态度，是十分钦敬的。

书既成，李庚韶同志来嘱余为序，既不能辞谢，又不能泛作腴词，乃抒发"方""药"之义，及其选编本书的效益，略为读者告云尔。

《医用古汉语基础》序

（1984年）

远在汉代，文字训诂之学称为"小学"。意思是，8岁入小学即当学习文字、训诂等知识，作为一生治学的起步。乃今日的大学生，多不解文字、训诂为何事。1979年我在某学院做学习《黄帝内经》的报告，研究生亦不理解什么叫"小学"，像这样治古汉语最基本的知识一无所知，宜其不能阅读《黄帝内经》矣。

今罗荣汉君以所著《医用古汉语基础》相示，其内容主要是系统地讨论"汉字""词汇""词法"，实为治小学最基本的知识，称之为"基础"是恰当的。但又非泛论古汉语字和词一般的含义，而是结合中医学的运用来进行分析的，故复以"医用"二字弁其首。

中医学的书籍当在万种以上，都是用古汉语记录下来的，特别是《灵枢》《素问》《本草经》《难经》《伤寒论》《金匮要略》等经典著作，悉为秦汉以上之文字，如不具备古汉语基础，是不得其门而入的。即唐宋以后诸医家的著作，若毫无文字、训诂知识，又缺乏汉唐注疏之学，读起来同样是有困难的。故我认为《医用古汉语基础》，实为当前学习中医学很有帮助的工具书，称之为"医用小学"，亦无不可。

清代汉学大师戴震曾说："经之至者道也，所以明道者词也，所以成词者字也，由字以通其词，由词以通其道，必有渐。求所谓字，考诸篆书，得许氏《说文解字》，三年知其节目，渐睹古圣人制作本始。又疑许氏于故训未能尽，从友人假《十三经注疏》读之，则知一字之义，当贯群经，本六书，然后为定。"（《戴震文集·卷九·与是仲明论学书》）学习中医学古典著作，同样需要"由字以通其词，由词以通其道"。

但要使人人都能通过《说文解字》《十三经注疏》的学习来达到通字、通词，实为不大可能之事。罗君有见及此，竟能穷多年的心力，以"贯群经，本六书"的精神，写出这样一本书来，确是为学习中医学的同志们开辟了一条治古汉语的捷径。

清人阮元说："圣贤之道存于经，经非诂不明。汉人之诂，去圣贤为尤近。譬之越人语言，吴人能辨之，楚人则否。高曾之容体，祖父及见之，云仍则否。盖远者见闻终不若近者之实也。元少时为学，自宋人始，由宋而求唐、求晋魏、求汉，乃愈得其实。尝病古人之诂散而难稽也，于督学浙江时，聚诸生于西湖孤山之麓，成《经籍纂诂》百有八卷。"（揅经室二集·卷七·西湖诂经精舍记》）。古汉语的"字"和"词"在《经传》中确是散而难稽的，故阮云台说明其编纂《经籍纂诂》的主旨如此。中医学典籍中关于古汉语的"字"和"词"的解释，尤为薄浅而乏根底。除杨上善、王冰少数大医学家外，往往于文字、训诂、音韵之学，失之疏陋，故多不能得其实，以视清人之治汉学，何止霄壤之别。《经籍纂诂》的成书，尽管已经过去将近200年了，但是还不失为我们今天学习古典文献必备的工具书，因为它具备两个特点：一是搜罗完备，二是吸收了当时的学术水平。试以"诊"字为例："诊，视也，《广雅·释诂》一，又《一切经音义》九引《字林》。诊，候也，《一切经音义》二引《三苍》，又《后汉·郭玉传》注。诊，候视也，《后汉·南蛮西南夷传》注。诊，占也，《史记·扁鹊仓公传》'特以诊脉为名耳'，《索隐》引司马彪。诊，验也，《汉书·董贤传》集注。诊，候脉也，《列子·力命》'诊其所疾'《释文》。"以上为正编。"诊，《说文》：'诊，视也。从言，声。诊，视验，谓视其脉及色候也。《汉书·艺文志》'原一以知政'注。诊，谓可言之证。《素问·风论》'愿闻其诊'注。"以上补遗。

在中医学的典籍注疏以及工具书里，还见不到像这样丰富的材料搜集。今罗君之成此书，则系从学习中医学的需要着眼，特就"汉字""词汇""词法"三个方面系统地予以介绍，其中贯穿了"解字""释词""音韵""训诂""修辞"等治古汉语最基本的知识。而且绝大部分都从中医学典籍中征引例证来作解释。这样于古汉语的知识既条贯，又切合于学习中医学的实际运用，事半功倍，莫逾于此。

孙思邈曾说：凡欲为大医，须涉猎群书，读五经、三史、诸子。其意思还是在于学医学必须从古汉语打好基础。本书列举的字、词，无一不从经、史、诸子中来，则读者可省却遍阅五经、三史、诸子之劳，而有关医学常见的字、词尽在其中，同样显示出阮氏《纂诂》的工具作用。

余已老耄，中医学未能深研，经史诸子尤其荒芜，罗君书成，属予为序，谨述浅识如此，虽未足以叙罗君之书，惟广大治中医学者，将由此而为升堂入室之阶，实为大幸云。

任应秋时年七十

《内经与临证》序

1984 年 10 月 1 日

《黄帝内经》（简称《内经》）是中国医药学的理论渊薮，历代医家皆奉为圭臬。两千余年来，凡学有成就的医家，无不通晓《内经》。历代医学教育，也都以《内经》为学医陛阶，及至今日，仍为中医大学必修课程。但是，由于它不仅涉及人体生理、病理、诊法、论治，并且广泛联系天文、地理、生物、数学、哲学，内容宏富，义旨高深；而此书成于战国至西汉时期，语言文字乃至分析问题的方法，与后世不同，披会不易，施用亦难。故自秦越人著《难经》阐发《内经》微旨之后，注释《内经》者，代有其人，时贤新著，日有问世。

杨智孚同志为新中国培养的第一代高级中医师，深思好学，誉在人口，近年结合教学、临床工作体会，著成《内经与临证》一书，问序于余。该书针对目前学中医者恒以"《内经》难读"为苦之情况，选出常见证候 19 种，从病因、病机、症状、临床意义、治法等方面，用简洁通俗的文字进行系统阐述。每项均以经文为依据，分别做出提要、词解、小结，便于初学者阅读与理解。又用讨论的形式，重点阐述作者的体会与心得，条分缕析而无割裂之感及断章取义之弊。书中讨论 19 个病证分为 298 个证型，但运用了《内经》阴阳五行、脏腑经络、诊法、病机、论治、制方、摄生、运气等各方面理论，全书朴实无华，深入浅出，反复读之，其趣益深，洵为学习《内经》之较佳参考著作。余卧病经年，不亲笔砚，草草数语，以寄此情云尔。

《读医一得集》前言

（此文大约写于 20 世纪 80 年代初，据手稿整理）

最近，我读了今年《中国青年》第 18 期，上有聂荣臻同志勉励青年努力学习的一段谈话。他说："学什么？从书本学，从实践中学。实践是很重要的，书本里学的知识要拿到实践中去验证，才能变死知识为活知识，才能发展前人的知识，开拓知识的新领域。但是书本的学习也是很必要的，有些同志片面地认为，多读书就是脱离实际，认为读书没有用处，这是不对的。人的知识，不可能都是自己直接实践得来的，要吸收中外古今对我们有用的知识。书本上的知识，是前人经验的总结，也是从实践中来的，应该好好学习。我们对前人的知识，既要发展，也要继承，只有在掌握前人知识、经验的基础上，推陈出新，我们才能有新的创造。"这话很有道理，值得我们书绅自励。

在中医行业中，一向存在着重视临证经验而忽视书本知识的偏向，片面地认为经验是活的书本是死的，活经验的作用大，读死书没有多大用处，所以有人说"读过王叔和，不如见证多"。其实，是这些人没有认识到，书本上的知识同样是活的经验的积累。如张仲景才智超人，尚还"勤求古训"，而博采《素问》《九卷》《阴阳大论》《八十一难经》《胎胪》《药录》等古典医籍；孙思邈认为，要做一个较高明的医生，必须谙《素问》《甲乙》《黄帝针经》《明堂》《流注》《本草》《药对》及张仲景、王叔和、阮河南、范东阳、张苗、靳邵等诸部经方，同时他对不甚读书的医生还提出了严厉的批评，他说："世有愚者，读书三年，便谓天下无病不治，及治病三年，乃知天下无方可用。故学者必须博极医源，精勤不倦，不得道听途说，而言医道已了，深自误也。"可见要想学成一位较高明的医生，善于读书确是一件首要的事，而且还要痛下工夫刻苦地读，如果仅是一般的涉猎，仍难期其有成。

祖国医学的书籍可谓"汗牛充栋"，初学未知选择，未免对之望洋。徐洄溪曾说："一切道术，必有本源，未有目不睹汉唐之书，徒记时尚之药数种，而可为医者。""徒记时尚之药数种"，肯定是不足以为医的；而读医籍的关键，却又不在汉唐以前或汉唐以后，而是要读有用的书。

读中医书籍要分步骤地读，要有要领地读，要有系统地读，要有选择地读；要读得精，要读得细，要读得深，要读得透；要活读，不要读死了。读书非难，其秘诀不过如此。为了帮助大家更好地阅读祖国医学典籍，在本刊将分期发表我选读各医籍的一得之见，备供参考云。

评　　语

评《小儿推拿疗法新编》

（原载《新中医药》1957 年第 12 期）

无论中国医学或希腊医学，用推拿方法治病，都是很早的。在较早的时期，都称作"按摩"，而不叫推拿。推拿与按摩，只是同一性类的互词，同样是具体手术中几个不同的手法名称，即按法、摩法、推法、拿法。《汉书·艺文志》载有《黄帝岐伯按摩》十卷，今虽佚而不存，可见这一医术，仍是祖国医学组成部分之一，仍是从黄帝岐伯时代流传下来的。

推拿疗法，确是一种极简单而有效的治疗方法。如先把两手掌心摩擦发热，趁热熨两眼，每次二十遍，使人不生障翳，明目去风。又如以手中指在鼻梁两边揩数十遍，至鼻部内外均有热感为止，能起到清金润肺的作用。随时用手摩耳轮不拘遍数，可以补肾气，防聋聩。前一个手术叫"灌溉中岳"；后一个手术叫"修葺城郭"。像这样轻便的手法，可以获得巨大的效果，不仅我国修持家行之有效，即在日本、朝鲜两个国家，亦颇盛行。以此说明祖国医学中的推拿疗法，是很有价值、很值得学习的一种医疗方法。

最近江苏人民出版社出版一本《小儿推拿疗法新编》小册子，是由江静波先生编著的，这本小册子，从推拿疗法的发展概况，一直写到临床治疗，文笔轻松，精简扼要地把推拿实际运用的方法介绍出来了，稍具医学知识的，一看便懂，是这本小册子很大的特点。因于这一特点，可能使人们不太注意的推拿疗法，起到一定的推广作用。此外，这本小册子还有三点是写得比较成功的。

1. 开首一篇"小儿推拿疗法发展略史"，文字虽不算太长，作者却竭尽可能把推拿的发展轮廓，很清楚地叙述出来了，在目前许多写中国医学史的同志，都很少有写到这部分的，诚如樊天徒先生在这本小册子序里说的，"填补了医史的空白"。

2. 在叙述各种手法方面，都首先摆出较好的文献记载后，再由编著者予以深入浅出的说明，这样既有论据，又很通俗，从继承前人的经验来说，是颇费匠心的。

3. 推拿疗法，在现存的十多种书中，无论手法（尤其是复合手法）和选用经穴方面，还是相当复杂的，但编者却能运用相当纯熟的技巧，不繁不简地把常用而行之有效的，都在这本小册子里具备了。

但是，这本小册子，不是说毫无缺点的。例如中医治病无论何种方法，都脱离不了整体观念，可惜这书中却很少提到。如编者在述"操作前之准备及注意事项"一篇里，提到了用葱姜水的问题，据我所知道的，推外感病用葱姜水是适合的，推内伤病便不适宜了。又推拿对患儿的年龄大小、体质强弱、疾病新久等，都很有关系。一般说来，病重体强的推数宜多，病轻体弱的推数宜少；在配穴方面，亦有主次之分，主穴推数宜多，次穴推数宜少。就手法而论，除臂掌两部，可以自下而上外，其他总以自上而下为宜。推的次第，亦以先头面、次胸、次背、次手掌正面、次手掌反面、次臂部正面、次臂部反面、次腿部、次足部，斯为正法，这些书里也没有谈到，也就是说，这本小册子在总的精神原则方面，指导性不强，希望编者在再版时能够补入这部分，便是完璧了。

评阅马王堆帛书《医经方》初稿上的意见

（1975 年 9 月 9 日）

马王堆汉墓帛书《医经方》初稿上，已粗读两遍，复原和注释工作，都很有水平。汉代帛书和竹简所书写的文字，都是从秦代的小篆蜕化而成，带有二分篆体、八分隶体，如果正规的写，一般都易于认识，但出土的书写文字，往往都写得不规矩，甚至由于书写人的水平关系，乱写错写，层出不穷，马王堆出土的竹简和帛书，亦复如此，因此，复原和注释的工作，都是比较吃力的。现在我只身来稷山，没有任何参考书籍，凭我主观所及、略书所见如下，以后回到北京，准备再下一点功夫。

一、关于"说明"

第 2 页第 1 行"脉"字，不必这样"温"写后再来（脉）括弧说明，因这是我们的语言。

文中方括弧[ ]、圆括弧( )，以及□的运用方法，应该在说明中交待清楚。

六种书的次序在说明中交待清楚就行了，但我认为第二种《十一脉灸经》仍以接排在甲本之后为顺。

二、关于正文

9 页 2 行"潼外踝娄中"的"潼"字，显然是错的，应交待。

12 页 13 行"大眦旁"，眦是眼角，不可能在少腹。

216 行"唇反人盈"，据《灵枢·经脉》篇应为"人中盈"，脱"中"字。

25 页倒数 3 行"财益药"，应为"则益药"，以形相似而误。

31 页 5 行"潜去其宰"，按全书体例，"潜"字应作"浚"。以音相近而讹。"宰"字后应加（滓）。

55 页倒数 6 行"倏倏"，应为"（倏倏）"。

61 页倒数 6 行"庶"，应为"庶（庵）"。

61页倒数7行"蜀叔（菽）"，应为"蜀（黑）叔（菽）"，因159条中亦有黑菽。

71页8行"□盅"，应为"□盅（蛊）"。

他如"薪夷"应为"薪（辛）夷"，诸如此类的还有，应统一起来。正文中应有不少空白，似应尽量补充。

三、关于简注

7页第12注"热汗出——发热、汗出"，建议删去，因26页倒数3行有"寒汗出"，热汗、寒汗，是古医书的习用语，它是阳虚、阴虚的两种不同症状，注了反而画蛇添足。

7页第14注"腹街"，不甚恰当。《灵枢·卫气》篇"请言气街：胸气有街，腹气有街、头气有街、胫气有街……气在腹者，止于背腧，与冲脉于脐左右之动脉者。"故注家皆以为是肓腧、天枢等穴，请考虑。

15页第2注第3注"是动所生"，均引张隐庵注，以内外分，《难经·二十二难》以气血分，均不足以说服人。不如从张介宾说，动，变也，动常而为病也。至于所生，就是生病的意思，所以帛书为"所产"。《灵枢·经脉》篇，在肺则曰"是主肺所生病所"。在大肠则曰"是主津液所生病所"。在胃则曰"是主血所生病所"。在脾则曰"是主脾所生病所"。总之，十二经的"所生"二字之前均有主词，如肺、血、津、脾之类，没有理由将前面的主词去掉，把"是动"和"所生"对立起来做文字游戏，这是《难经》开的大玩笑，我们何必受其愚弄呢？

20页第2注头不畏寒的道理，出《灵枢·邪气藏府病形》篇，不必引《难经》。

75页第13注"祝"，即咒字。

76页第24注"令"，《说文》："善也。"

77页第30注"伤痉"，只要"是一种项背强直、牙关紧急为主的疾病"一句就行了。

77页第34注"浚"，音峻，取出的意思，浚取其汁，即过滤取出其汁。

81页第96注该条有"人禹步三"句，禹步，是古代道士"作法步魁罡"，一种舞蹈的姿势，虽然这种迷信要批判，但应补入。

89 页第 262 注"胸养"，疑是"钩肠"二字，因痔核分类中有一种"钩肠痔"，胸与钩形近，养与肠音近，故误。

90 页第 297 注"人泥"，泥，疑"垢"字之误。

93 页第 402 注，该条几个"齐"字应解释。

四、其　　他

建议本书付印时，仿《孙膑兵法》将全部帛书影印出来，供广大读者参考，因而可能使有些难于解决的问题得到解决。至于已经释出来的原文，仍应按文字的连续性为起止，便于观览。

于山西稷山

评阅《医林改错评注》稿本的意见

（1976 年）

你们对王清任所持的基本观点，我是同意的。我在 1955 年写的《中国医学史略》，1958 年写的《通俗中国医学史话》，都肯定了他，只是没有突出"评法"的精神，这一点是应该向你们学习的。

"王清任和他的《医林改错》"一文，基本是好的，只是照顾语法的问题，对个别字句写出我的意见，谨供参考。惟关于"对天花病因的正确认识"一小段，建议删去，理由见印稿第 5 页。因为比王氏还早、认识要正确得多的，实大有人在。

《评注》，基本是写得较好的，不过，脏腑的"评"，要比方论的"评"写得好，好在言之有据，少作浮泛语。当然也有存在不足之处。例如：

"气血合脉说"里"气管行气，气行则动；血管盛血，静而不动……"一段，是相当错误的，但在评语里既不表态，还说"气管指小动脉，血管指小静脉"，难道小静脉，就"静而不动"吗？这就容易使人误会。

至于下卷的评语，失之太略。例如：

"半身不遂论"，共有十二段，仅写了一个总的评语，绝大多数的内容都没有提到，这样就失之空泛。如果有优点，没有尽到发扬的能事；如果有缺点，亦没有尽到评语的职责。因此，建议按原有小标题分别写评语。

王清任的方药部分，只是进行了经验的总结，却没有做到把经验提高到理论这一步，也就是没有把感性认识提高到理性认识这一步。尽管今天用不着这样的指标来要求王清任，但我们却有通过实践把它提高到理论上来的责任。即如头发脱落一症，气虚、血虚、风热、血热、虫病等，都可能成为它的原因，为什么只言血瘀呢？既指明由于血瘀，它应出现哪些血瘀的症状呢？如果说"无病脱发，亦（亦字不通，应作便字）是血瘀，这是不足以说服人的，亦是不符合辨证论治精神的。我在临床上治妇女干血痨的脱发，确曾用过"通窍活血汤"，并取得一些疗效，当时选用这方的凭据，就是由于患者有"肌肤甲错，舌质发紫"的瘀血症状。但是 21 页最末一段评语"关于瘀血的辨别"一段，只是把王清任所提出的主治各症重复一遍，究竟如何辨别，一点亦没有提到，反而说："如按一般辨证规律久治无效时，就应考虑从活血化瘀的途径探索。"这和王清任说的"无病脱发、亦是血瘀"，是同意语，不足以使人信服。其他各方的评语，我同样有这一意见。

汪昂《本草备要》卷三"辛夷"条云："吾乡金正希先生尝语余曰：人之记性，皆在脑中，小儿善忘者，脑未满也；老人健忘者，脑渐空也。凡人外见一物，必有一形影留于脑中。昂按：今人每记忆往事，必闭目上瞪而思索之，此即凝神于脑之意也。不经先生道破，人皆习恶而不察矣。"据此，脑的功用，绝不是王清任的发明，只是他引用前人之说而已。

清道光年间广东新会人陈定泰著《医谈传真》二卷，他是根据西洋传入的解剖图以及王清任的《医林改错》互参而成，他以动脉管为荣总管，静脉管为卫总管，与你们所说，是否有些出入，请参考。

有些不必加注的虚字和词语，是否可以酌减一些，如：是、的确、虚、干涉、止、渊源……之类。

明王肯堂《证治准绳·痘疹渊源》云："痘疹之发，显系天行时气，厘市村落，互相传染，轻则俱轻，重则俱重，虽有异于众者，十之一二而已，岂可概谓胎毒哉！"是王肯堂早已否定痘为胎毒说，建议"王清任和他的《医林改错》"一文 3 页第三自然段删去。

013 页⑧注"金正希"缺,查金正希字子骏,安徽休宁人,生于明万历二十六年(1598),死于弘光之年(1645),死谥文毅忠节,著有《尚志堂集》。

013 页⑤注"性理"缺,撷作如下补入:性理,即性理学,即古人讲性命义理之学,简称理学,因它倡于宋朝,故又叫宋学,基本是属于形而上学的范畴。

评阅《温疫论评注》稿本的意见

(1976 年 3 月 1 日)

《温疫论评注》油印稿本上下册,辗转由北京寄来。因我正在山西稷山县开门办学,工作忙乱,兼之年力日衰,只好抽看一小部分,略抒浅见,聊以报命。

《温疫论》是一部好书,经你们本着"批儒评法"的精神,加以评注,更觉焕发出它的光彩,这是你们遵照"推陈出新""古为今用"的指示努力工作,从而得出的丰硕成果。因而我对你们这"评注"本是赞赏的,你们的努力是很值得我学习的。

下面有几点小小的意见,谨提供给你们参考,可能并没有什么参考价值。

一、评注体例的安排,分原文、注释、按语三个部分,这个顺序是恰当的,为了突出评注的精神,建议原文部分,不必标出"原文"二字,只是用大号字排就行了。"按语"改用"评"。假使原文用三号字排,评用四号字,注释用五号字,这样就较醒目。

二、正如你们所说,《温疫论》的版本是较多的。为了要使它更好地为工农兵服务,是否在校勘方面再下些功夫,做到择善而从,不善而改。例如《原病》一篇,其中许多句子,刘本都不如乔本好,试做比较如下:

刘本   乔本

若其年气来之疠   若其年疫气充斥

阳气因而屈曲	阳气为邪所遏
画然而愈	霍然而愈
所有之汗止，得卫气渐通	所有之汗止得卫气暂通
至于伏邪动作	至于伏邪发作

两相比较，便知刘本不如乔本通俗易懂，不妨径予改正，只是勘注说明就是了。

三、疠气说，并非吴氏首次提出，在《素问·六元正纪大论》中数次见，如："其病温疠大行，远近咸若。""疠大至，民善暴死。""民乃疠，温病乃作。"但吴氏却在这基础上有了整理提高的功绩，甚至他在临床实践中还有所发挥，因而必须给予恰当的评论。

四、个别注释，请再加斟酌。如："疫"字的注释，不必从吴氏"徭役之役，众人均等"之说，徭役在封建社会，决不是众人均等，而是只限于卑贱人家，如陈涉、吴广之流。说"人人有份，众人均等"是不符合阶级社会的事实的，因此，以"役"释"疫"那段注文，删去为好。《说文》说："疫，民皆疾也。"这个解释，反而简单明了。

岁运，即主岁的运气。即《素问·六微旨大论》说："土运之岁……火运之岁……金运之岁……木运之岁……水运之岁"之类。多寡，即有余和不足，《素问·六元正纪大论》说："运非有余，非不足，是谓正岁。"多为有余、寡为不足。第八页岁运的解释，似不符合古代原意。

四肢厥逆，应该是手冷至肘，足冷至膝的阳衰症状。

协热下利，见《伤寒论·太阳篇下》，是里寒挟表热而下利的变证，故成无己注本"协"作"挟"，足以证明。

五、"前言"是写得很好的，但建议请做以下几处的润色：

尊经逆流影响医学领域，和"非通仁不能为医"谬论阻碍医学发展，都得用当时医学界的历史事实来说明，才更有说服力。

最后一句应考虑，这里所说之天，不是指日月星辰之天。吴氏自在《杂气论》开首说："日月星辰，天之有象可睹。"日月星辰，正是客观存在自然界的天体，这是唯物观，而不同于唯心论上帝居住的人格化的天，这里反把客观存在的天否定了，请斟酌。

"他敢于触动'圣经'",这"圣经"何所指？

最末一段，应结合评注《温疫论》如何更好地服务于社会主义建设，畅发几句。

陆九芝批"大不妥"，是对论中某篇某误批的，应说确切一些。

文中所引证，都请加注。

标点不一致。

以上不成熟的意见五条，可能毫无是处，有失下问之望。

稷山

审"试论祖国医学理论体系的科学性"的意见

（1976 年 10 月）

"试论祖国医学理论体系的科学性"一文已阅读了，对我启发很大，并提出以下几点，谨供参考。

1. 以现代控制论及信息论的观点来说明祖国医学的理论是属于研究动态体系的理论，很有见地。因医学的对象是人的活体，而祖国医学又十分强调"动"。《素问·六微旨大论》说："成败倚伏生乎动，动而不已，则变作矣。"如何动呢？首先表现于"升降出入"方面，所以它又说："出入废则神机化灭，升降息则气立孤危。故非出入，则无以生、长、壮、老、已；非升降，则无以生、长、化、收、藏。是以升降出入，无器不有。"其次是表现于"承化生制"方面，故《素问·六微旨大论》又说："亢而害，承乃制。制则生化，外列盛衰；害则败乱，生化大病……夫物之生，从于化；物之极，由乎变。变化之相搏，成败之所由。"升降出入动态，多见于阴阳学说中；承制生化动态，则概括于五行学说中。总而言之，这都属于祖国医学对人体动态总的认识。因此，建议你能应用控制论及信息论来充分地阐发它，当前很有必要。

2. 祖国医学的阴阳五行说，应与儒家的阴阳五行说区分开。因儒家用阴阳五行说以解释社会伦理、意识形态等上层建筑，不言而知其是唯心的。祖国医学的阴阳五行说，是用以分析人体脏腑生理、病理的内在动态，与管子、韩非、王安石、王夫之等法家，用阴阳五行以说明物质世界，是一致的。

3. 由于祖国医学的指导思想，基本是属于朴素的唯物辩证法，在历史发展过程中，必然会渗入一些唯心的或形而上学的东西。所以我们必须按照毛主席"剔除其封建性的糟粕，吸收其民主性的精华"的教导，加以"去粗取精，去伪存真"的整理。

审"汉方分两"的意见

（1977 年 3 月）

"汉方分两"一文共五个部分，后三部分写得较好，根据文献和不断出土的文物，进行古今衡量的换算，颇有参考价值。

前两部分比较薄弱，有的论点是难于成立的，例如：

第 3 页说："考武德四年铸开元通宝，径八分重二铢四絫，积十钱为一两，自此始有钱名。"谓钱始于唐。惟查顾炎武《日知录》云："唐武德时铸开元通宝，重二铢四絫，积十钱重一两。所谓二铢四絫者，今一钱之重也，后世以其繁而难晓，故代以钱字。"这明明说"代以钱字"是后世的事，非始于唐。复查《千金方》《外台秘要》药量均不用钱，惟《圣济总录》《和济局方》中才有少数以钱计量的，则钱实自宋始，非始于唐。

第 5 至第 13 页用大量篇幅，谓《伤寒论》中桂枝麻黄各半汤、桂枝二麻黄一汤、桂枝二越婢一汤、五苓散、柴胡加芒硝汤、麻黄升麻汤等六方用铢计量，都是《医宗金鉴》折算篡改的，不是仲景原定的剂量。《伤寒论》的流传本有三：一为治平刻宋本，今已不见，只能见到明赵开美的复刻宋本；二为从日本抄回的《金匮玉函经》；三是金成无己注解本。经查对《医宗金鉴》所载六方用铢的计量，与三本丝毫不爽，怎能说是由它篡改的呢？而作者所称之《复刊宋本伤寒论》，虽未得见，肯定决非宋本之归，而真是后人篡改的。

第 3 页还说："殊不知汉代虽有用铢计量的秤，但非用药之秤。"这一点亦值得重新考虑。作者认为《伤寒论》113方，仅有6方以铢计量，便认为非用药之秤，那么，马王堆出土的帛书《五十二病方》共450方，其中仅有二方用两计量，其余概以升、斗、寸、尺、颗、撮等计量。又武威汉简30多方中，仅有六方以两计量，其余概以分（份）计，是否便可以肯定以两计量的，也不是汉代用药的秤呢？

第1页说"《伤寒杂病论》……晋代王叔和加以整编成书三十卷"。这样说，好像仲景并未成书，而是由王叔和整编成书。传本《伤寒论》都是十卷，只有浏阳刘世祯假证神授的《古本伤寒杂病论》，因他强合仲景自序"为伤寒杂病论合十六卷"的数字，便改为十六卷，至于三十卷本的伤寒论，遍查各《艺文志》《经籍志》概未得见。

本文纯属考据性质，建议作者略加修订，可在史学文物一类的杂志发表。

审"发热初探"的意见

（1977年7月24日）

"发热初探"一文，在三大题目之下，联系的面，至为广泛，据我所见，从来论发热的内容，都没有如此充实的，因此，这篇文章是很可贵的。

不过，第一大题与第三大题，似乎又有分别，又没有分别，即以急性发热为例第一题中已言之，第三题中又言之，只是在第三题中所谈的临床上更为具体而已，但从布局说来，有了第三题中的内容，第一题所谈的意义就不大了。

全篇文字，联系临床表现较多，分析不同的病机较少，例如午后发热，虚证实证都有，其中必有不同的病机存在。

全篇内容，铺得很宽、很全面，如果能再加一些归纳的工夫，使读后能由博返约，能对发热的辨证，有一个最基本的概念，就更好一些，不然，颇有些嫌其分散。

审"《辞海》医学分册祖国医学部分"的意见

（1978 年 2 月 6 日）

一

《辞海》这类工具书，最基本的要求，每一词必须指明其出处，否则就失去了最起码的工具作用，例如：

"治则"，出于《素问·移精变气论》。

"治病求本"，语出《素问·阴阳应象大论》。

"治未病"，见《素问·四气调神大论》。

"诊法"，见于《素问·脉要精微论》。

"同病异治"两见于《素问·病能论》和《五常政大论》。

……

总之，词必有来源，是否明确指出来源，这是衡量辞书水平的重要条件之一。

二

批判要恰当。"阴阳"和"素问"条，都说它有"天人合一"的唯心论，这是不太妥当的。"天人合一"之说，原出于董仲舒，并非来自医家。从"天人合一"本身来讲，其中并不存在朴素的阴阳说。就《素问》中的主要观点来说，它是人与天地并言的。如：

"天覆地载，万物悉备，莫贵于人，人以天地之气生，四时之法成。"（《素问·宝命全形论》）

"人之所以参天地。"（《灵枢·经水》）

"人与天地相参。"（《素问·欬论》）

"且夫人者，天地之镇也，其不可不参乎。"（《灵枢·玉版》）

人与天地并列，而且以人为主体，这天地人，都属于自然世界的范围，与董仲舒以天人对立，已经神秘化和人格化的天，毫无共同之处，因此说，

"天人合一唯心论"这顶帽子，不能拿来戴到中医头上。

三

对于历史人物的评论，必须从历史唯物主义的观点，给以恰当的评价，公正的评价，不能有所轻重。例如：

皇甫谧条，说："他鼓吹孔丘之教，散布安贫乐道的谬论，以维护剥削阶级的统治。"

孙思邈条，则说："在医学上有较大贡献。"

两相比较，孙思邈曾说：

"不读五经，不知有仁义之道。"（《千金要方·论大医习业》）

"人行阳德，人自报之；人行阴德，鬼神报之。人行阳恶，人自报之；人行阴恶，鬼神害之。"（《大医精诚》）

"天有刑德，人有爱憎。"（《论治病略例》）

在《甲乙经》里，肯定见不到这些内容，是责皇甫谧何其严？责孙思邈何其宽呢？将谓不是求责《甲乙经》，而是针对皇甫氏《帝王世纪》《高士传》《列女传》等著作来批评的，但以上都是辑佚书，《帝王世纪》尚不失为珍贵史料，《列女传》根本不可靠，今所能见者，仅刘向与解缙二本耳。

四

有些词语，是在历史发展过程中产生的，这是很自然的，不能离开历史来苛求。例如：

"君臣佐使"词条说："是封建名称，现已废除不用。"其实这在《素问·至真要大论》早已作了新的解释，"主病之谓君，佐君之谓臣，应臣之谓使，非上中下三品之谓也。"因此，中医界现在还是广泛的在用这词，因为它具有新的含义，说"废除不用"，是不符合现实的。不仅此也，"君主之官""君火""相火"等，也还在运用，将来究竟如何废掉，可能还要经过一段发展过程。

又如："儒医"词条说："封建社会中宣扬儒家思想而行医者，儒医主

7034

要为封建统治者和地主阶级效劳。"照这样说来，不是儒医，是否便是为劳动人民服务的医生呢？谁是儒医，谁不是儒医，又怎样划分呢？其实邵辅序《儒门事亲》说："医家奥旨，非儒不能明。"

徐大椿亦说："以通儒毕世不能工之事，乃以全无文理之人欲顷刻而能之，宜道之所以日丧，而枉死者遍天下也。"

看来，一般所谓儒医，无非就是指文化水平较高的医生，儒医，无非是与"全无文理之人"相对而言，这样解释，是比较符合它本来的含义的。所谓"秀才学医，笼内捉鸡"，也就是说文化水平高，学起医来就容易。不必硬要拉上"宣扬儒家思想"等问题。儒家就是儒家，医家就是医家，古代向来是分开的，不能把儒医与儒家混为一谈，必须肃清被"四人帮"歪曲了的"批儒评法"的流毒。

五

明显的错误，必须纠正。如"朱肱"条说：

"朱奉议编著《伤寒百问》《类证活人书》。

仅这两句话，就有两大错误。第一、《类证活人书》，并非朱肱所著，是民间无求子所著，是治杂病的书，并非研究《伤寒论》的作品，刊于吴勉学《医统正脉》中，可以查看。第二、朱肱著的《伤寒百问》与《活人书》，是一回事，不是两部书。朱肱著书时，本名《无求子伤寒百问方》，大观中武夷张蒇校刊的时候，始更名为《南阳活人书》，是以发明仲景《伤寒论》为主体的著作，两者不容混淆。

他如"五运六气"条，天干的"己"是对的，偏改作"巳"，就不对了。地支的"巳"，误写作"己"，是错的，偏又不曾改。

张子和与麻知几是同一时期的人，而且他俩的关系很好，可说是介于师友之间的情谊。刘祁《归潜志》说：

"麻知几九畴与之善，使子和论说其术，因为文之。"

李濂《医史》亦说：

"张子和……于是退而与麻知几、常仲明辈，日游溪水之上，讲明奥义，辨析玄理，遂以平日见闻，及尝试之效，辑为一书，名之曰《儒门事亲》。"

都足以证明他俩是一个时期的，但"儒门事亲"条竟说："金张子和著，元麻知几、常仲明等辑。"这显然是错误的。

六

尚待慎重考虑的几个问题：

"王叔和"条，不加考证地便指高平为今山东巨野，似嫌粗率，建议须进一步查对地方志，再作最后决定。

"伤寒论"条说："历代医家整理、诠述、注释者，多至百余家。"当代注解《伤寒论》的也不止百余家，历代注《伤寒论》的，虽五百余家亦不足以概其数字。

"医林改错"条，片面地作了百分之百的肯定，其中确存在不少的错误，丝毫不提，这不是正确对待的方法，请考虑！

"张石顽"条，只说他著《伤寒绪论》，而不提《伤寒缵论》，实际《伤寒缵论》是主要的，《伤寒绪论》是次要的。他说：

"合为缵绪二论，缵者，祖仲景之文，绪者，理诸家之纷纭而清仕之。"

这就清楚地看出它的主次了。

审"祖国医学关于肿瘤的论述"的意见

（1978 年 8 月 14 日）

"祖国医学关于肿瘤的论述"一文，基本不够成熟，谨提两点意见如下：

一、论点欠准确。殷墟甲骨有"瘤"字，就说"早在殷周时代，古人对肿瘤就有所发现"。这是不能成立的。因《说文》疒部"瘤"下云："肿也"。刘熙《释名》亦谓："瘤，流也，血流聚所生瘤肿。"意思就是因血流聚而成肿。是瘤的古义即"肿"。遽指为即现在的肿瘤（tumour），尚乏证据。又把《周礼》的"疡医"，说成是"治疗肿瘤一类疾病的医生"，好象就是肿瘤专家似的，尤其不妥。因《周礼·天官冢宰》明白地指出"疡医掌肿疡、溃疡、金疮、折疡之祝药，劀杀之齐。"到确是个外科大夫，而不是"肿瘤专家"。

二、资料有错误。关于"病名"中所引用的资料，不少是错误的。即以"（一）肺积（息贲）"为例：息贲这病，首见于《灵枢经》的《经筋》《本藏》两篇，再见于《素问·阴阳别论》，所言症状，均不具体。惟《难经·五十六难》才较明白地说："肺之积名曰息贲，在右胁下，覆大如杯，久不已，令人洒淅恶寒，喘咳发肺壅。"这些症状是否与今日所见的肺癌一致呢？是应首先考虑的。至引《内经》"大骨枯槁，大肉陷下，胸中气满，喘息不便，内痛引肩项，身热脱肉破䐃（引文误作"困"）。"出自《素问·玉机真藏论》，是讲肝病发展影响到肺的危笃症状，并不是指的"息贲"，怎能混为一谈呢？又引"大肉已脱，九候虽调犹死是也"两句，出《素问·三部九候论》，"大肉"应作"形肉"，无"是也"二字，这是讲一般形气已败的病况，既不指心肝脾肺肾，更与息贲毫无关系。

以下的错误还不少，不再例举了。因此，这篇稿件没有选用的价值。

审"略谈《金匮要略》对各种病症的鉴别诊断"的意见

（1978 年 9 月 2 日）

"略谈《金匮要略》对各种病症的鉴别诊断"一文，作者的用意甚好，这类的文章写好了，对于阅读古典著作是很有启发作用的。不过文中某些论点，不无可商之处，试举其前面两条为例。

《金匮要略》有呕吐两条：

"夫呕家有痈脓，不可治呕，脓尽自愈。"

所谓"呕家"，是指素有呕病的患者，仲景书中的疮家、衄家、亡血家等，与此同一意义。素患呕吐，今又出现痈脓，按《内经》标本之说，先病为本，后病为标，旧病为本，新病为标，痈脓既是新病、急病、便当用"急则治标"之法，曹颖甫主张用排脓散之类，使其脓尽自愈。而作者却谓"痈脓是其本病，呕吐只是标证"，因患者在未发现痈脓以前，便在不止一次地呕吐，所以才叫作呕家，怎能说成是因痈脓而致的呕吐的标症的？作者还说："呕家应该考虑到内有痈脓。"这说法亦未必符合临证事实。造成呕吐的原因很多，外感内伤、寒热虚实，都可以出现、何以对痈脓独"应该考虑"呢？本条亦见于《伤寒论·厥阴篇》，《医宗金鉴》对这条的解释说："心烦而呕者，内热之呕也；渴而饮水呕者，停水之呕也；今呕而有脓者，此必内有痈脓。"可见欲知其是何因，必须凭其脉症的客观反应而后定，并不是凭主观应不应该考虑的问题。

又如：

"病人欲吐者，不可下之。"

作者谓"邪在上而下之，是谓逆其病机"，这是对的。但又说本条"主要指因感受外邪致呕而言"（其实是欲呕），则又未必尽然。出现欲吐症状的原因亦很多，诸如胃寒、宿食、停饮等，又何必仅限于外邪呢？《素问·阴阳应象大论》说"其高者因而越之"，也就是因势利导的治法，这是"欲吐不可下"的指导思想所在。究竟应如何治疗，须经过严格的辨证，才可能做出立法施治的判断。

因此，建议作者应做适当地加工，使之真正能达到有助于鉴别诊断的作用。

评阅《黄帝内经概论》稿本的意见

（1978 年 12 月 3 日）

《黄帝内经概论》稿本，较多地引用一些"书目提要"一类的资料，对于研究《内经》成书及其演变的沿革方面，有一定的参考价值。

这本书似乎还没有编写完成，如前言五条，极其粗率，其中第三条提出"此书以结合中西医为主"，但查遍全书，并没有这一内容，更谈不上"为主"。

又如第一章绪论，仅草草列出几条提纲，并无具体内容，从其提纲所列的四条来看，基本是与后面有关章节是重复的。如第七章的内容与前面有关章节也是重复。

至其所运用的资料，也有欠真实之处，如第三章节（四）说《素问·灵兰秘典论》的中正之官，是出于曹魏以后，其实在司马迁《史记》的《陈涉世家》里便已有"陈王以朱房为中正"之说，何曾是曹魏才开始呢？

其他有的论点亦难于立足，如：

第二章第一节说："为什么医书单独和黄帝发生关系？"提出这问题的本身就是一大问题，因古书名黄帝的太多了，何只医学一家呢？即以《汉书·艺文志》所载的书目中，就有十三家十九种书用黄帝名书的。即以文中所引《淮南子·修务训》"世俗人多尊古而贱今，故为道者必托之于神农黄帝而后能入说"的说法，正足以证明这是当时的普遍现象，何独只是医家呢？

第六章第十一节（一）说："《黄帝内经》所讲五脏的位置是肝在左，肺在右，心在上，肾在下，脾在中"这完全是对《素问·刺禁论》的歪曲，《刺禁论》是从五脏的不同功能来说的，肝主生发之气故曰生，肺主收藏之气故曰藏，心主宣发故曰部，肾藏精治水故曰治，胃主饮食出入故曰市（如市场的流通），脾主运化水谷精微故曰使（即运用），作者把"表里"解为上下，还有可说，把"使"解为"中"，丢掉"胃为之市"句而不谈，这就令人难以理解了。按脏腑功能来解释，从杨上善、王冰起都是这样解释的，请作者参看这些注家吧。

阴阳五行学说，在古代绝不止邹衍一派，像《礼记》的《月令》《管子》的《四时》篇、《吕氏春秋》的十二《纪》以及汉代的《淮南子》《春秋繁露》等都是属于阴阳五行学派的。在哲学上唯物主义固然用阴阳五行的学说来说明世界万物的物质根源，而唯心主义也利用这阴阳五行的骨架给充填上神秘主义的内容。实质上，阴阳五行学说是和古代的自然科学密切关联，这一派哲学和古代的天文学、医学、历法学等自然科学的发展是分不开的。作者毫无分别地竟把儒家子思、孟轲、邹衍、董仲舒、今文、古文之争等等往《内经》里凑，只能起到歪曲的作用。

《内经》本身的学术思想体系，只能是脏腑、经络、病机、诊法、辨证、治则等一套，它在阐发这些内容和理论时，运用了当时朴素的具有唯物辩证因素的阴阳五行说，绝不能说阴阳五行是祖国医学的理论体系。

第七章第四节（甲）"医学专门化"条说："阴阳的配合在医学上，例如六腑（与外面相通）属阳，五脏在内（不与外相通）属阴"，《内经》明明说："五气入鼻，藏于心肺"，明明说耳为肾之窍，目为肝之窍，鼻为肺之窍等，如何不与外相通呢？证明作者对《内经》的了解是较肤浅的。

总之，这本书稿从学术的观点，运用资料的准确性，以及全书的结构等均有不少尚待斟酌的地方。

审"温病概论"的意见

（1979 年 7 月）

一、解说不清楚。既言温病有明显的季节性，究竟温病好发于什么季节呢？没有说清楚。同时又提出"春应温而反寒，夏应热而反凉，秋应凉而反热，冬应寒而反温，邪气侵入人体，均应发生不同的温病。"既是一年四季都有，还说得上什么季节呢？而且这几句话是来源于王叔和的《伤寒例》，原文是这样的："是以辛苦之人，春夏多温热病，皆由冬时触寒所致，非时行之气也。凡时行者，春时应暖而复大寒，夏时应大热而反大凉，秋时应凉而反大热，冬时应寒而反大温，此非其时而有其气，是以一岁之中，长幼之病，多相似者，此则时行之气也。"这段文字很清楚地说明两个问题，第一这是说的时行之气，第二明确指出由冬时触寒所致的温病，不属于时行之气。作者引此来解释温病的季节性，无异于张冠李戴。

作者还说："温病与伤寒，既有相似之处，又有不同之点。"不同之点提出了三项，但相似之处，却没有半句话，这亦可以说是交待不清楚。

二、论据显然有错误。作者谓"诚如王叔和所说，大则流毒天下，次则一方、一乡、一家。"王叔和所著书，不外撰述《仲景伤寒论》和《脉经》，查两书中均无此语，不知何所根据。作者还说："正如病机十九条所说的诸痉项强，皆属于风。"十九条中有"诸痉项强，皆属于湿"之语，亦有"诸暴强直，皆属于风"之语，独不见有"诸痉项强，皆属于风"之文，请作者再加查证。

三、文中措词不妥之处尤多，比较明显的，都用红铅笔划了，不一一提出来，

特别是第十一页 "微汗者是周身渍渍有汗" 一语,以物浸入水中才叫渍,如何能用以形容微汗呢?《伤寒论》形容微汗是用 "漐漐" 一词,桂枝汤煮服法云: "遍身漐漐微似有汗者益佳" 是也。请看字书的解释吧,《说文》段注: "渍,浸渍也。"《集韵》: "漐漐,小雨不辍也。"

总之,本文还不太成熟。

评阅《中医内科临证方集》稿本的意见

（1980 年 8 月 5 日）

蔡厦生同志所编《中医内科临证方集》,粗看一遍,我认为是很好的。因他以病证门类为纲,结合临床较紧,便于一般中医以及西学中的大夫使用,是一本实用书。阅读之后,谨提出几点浅见,藉供作者参考。

一、作为一部专门类方的方书来看,两千多个方子,还是嫌少了一些。如作者所举丹波元坚所编的《杂病广要》的例子,它并不是一部书,可能它的选方亦不止两千多。他如《医通》《景岳全书》《证治准绳》《杂病源流犀烛》《杂病证治》等,都不是方书,但其选方可能都要比本书多。因而本书既以《方集》为名,所集方的数量不能突破它书,便失去了《方集》的特色。

二、早在仲景之前便有经方十一家的存在,共二百七十四卷。近年来湖南马王堆出土的《五十二病方》亦比仲景要早。何况仲景本人就说他是博采众方而成书,因此方剂决非以仲景为先河。《内经》本不言方,但亦有十三方的存在,这都说明方剂的来源还要早得多。

三、方剂学与方集是两个不同的概念。方剂学在说明制方之后,再以法带方,这都是在讲学理和方法的问题,并不是作方剂分类。方集自然是以所搜集之方进行分类为主,以法分类,以证分类,均各有其长,可以并行不悖。

四、方集,还是属于工具书的范畴,一部好的工具书的特点,主要是便于查阅使用。因此,方名索引是方集里重要内容之一,索引编制的好坏,这里面也可以见功夫的。从编方集的角度来考虑,索引未编,就等于是这部方集的内容没有做完，不能从能否出版来考虑。如果我是出版社，我就愿出做有索引的书，尽管是同一内容，我就不愿出未编索引的，我买书也是这样的心情。

五、方剂出处，最好都能查对原始资料，不得已而以第二手资料为根据时，亦必须注明据某书所引。这个问题在当前一般出版物中都没有认真做好，作为一部专门类方的方集，这个问题必须要摆在重要位置上来。

评阅《黄帝内经类释新编》稿本的意见

(1980 年 8 月 8 日)

用分类的方法对《内经》进行研究，可说从隋代杨上善著《太素》就开始了，以后元代滑寿的《读素问钞》，明代张介宾的《类经》，以及《内经知要》《素灵类纂约注》等，都是属于分类研究的方法，只是有的是全部分类，有的是选择性地分类，略有不同而已。至于具体分类，亦有详有略，如《太素》分为十七类，《读素问钞》分为十一类，《内经要旨》分为十二类，《内经知要》分为八类，《类经》分十一类，略与《读素问钞》同。最少是清人沈又彭的《医经读》，仅分平、病、诊、治四类。分类的详略多寡虽然悬殊，但从分类的总的内容来看，一般都是围绕着阴阳五行、藏象、病机、诊法、治则这五个主要问题来进行分类的。因此，你们所编的《新编》分为基础学、病证学、治疗学、运气学四大类，每一类又分为若干章节，我认为基本上亦是很好的，但是，每一大类的章节安排，还没有完全妥善，尚有做进一步调整的必要。例如：卷一第一章第一节医学的主要观点，包括六项内容，第一项哲学，哲学是研究自然界以及人类社会和人类思考的最一般的规律的一门科学。它所概括的内容是极其广泛的，可以说第一章的题"朴素的唯物辩证法思想"，已经是哲学中的部分内容，哪能在章和节之下，反而列出这样庞大的项目呢？按一般的逻辑形式，只能以大包小，不能以小概大。再看"哲学"项目中所选列的具体内容；第一条是讲阴阳五行总的概念的，第二条是讲望闻问切的，第三条是讲五行化五气的，第四条是讲阴阳运动形式的，第五条是讲认识事物运动规律的……总之，都是可以分别归入阴阳五行、五运六气，诊法各类中去，不能以"哲学"这样一个大题，反而居于第三级的小项目，弄得不伦不类的。

又如把"日醒""夜瞑"，列入第三章第三节生理功能。这也是不甚妥当的。《灵枢·病传》篇的原文是这样的：

"要乎哉问也，昭乎其如日醒，窘乎其如夜瞑，能被而服之，神与俱成，毕将服之，神自得之、生神之理，可著于竹帛，不可传于子孙。……何谓日醒？……明于阴阳，如惑之解，如醉之醒。……何谓夜瞑？……暗乎其无声，漠乎其无形。"

很明显地看出，明于阴阳之理的便叫日醒，即如日之明，如醉之醒。昧于阴阳之理的便叫夜瞑，即如夜之暗，如目之瞑。换言之，日醒夜瞑即明白事理与不明白事的譬词，既无关于生理，也无关于病变。但是，由于你们对这段文字，没注意断句，把下面"折毛发理，正气横倾"一段连接夜瞑一气读下去，解释成为病变了。固然是病变，是言"大气入脏"的病变，亦与夜瞑无关。因此，这不很明显是错误的吗？

又如：前三卷都是按照理论体系的内容具体分类，独第四卷又以两经的篇名来作为各章的题名，又不按照运气的具体内容来分，在一部书里面出现两种绝对不同的形式，这是很少见的，更应该慎重考虑。既以运气学为独立的一卷，说明它的内容是丰富的，怎么反而分不出章节项目来呢？

以上举例说明这书分类存在的问题不小，按已分门类项目来看，还没有成熟，而分类又是这部书的主要形式，所以不能不要郑重一些，以免贻人口实。

至于选列各条原文之后，都列一项"训诂"，大体查看了一遍，都是顺着原文做一些浅近的解释而已。训诂，是研究古代语言文字的专门学科，它包括校勘、注疏、章句、音义、疏证多种内容，再细分一点，它有互训、音训、声训、形训、义训、反训、递训、浑言、析言、引申种种方法。因此，不必要用这样庞大的一个学科名，不如就实际内容标"浅释"二字较妥，因书名既叫"类释"，即既予分类，又加浅释，这样符合实际些。在具体进行浅释的时候，应多看几个注家的解释之后，经过综合分析，择善而从，应以符合实际应用为选择的标准。

你们下了很深的工夫，花了很长的时间，我认为你们心得体会方面的收获是要比编成的这部初稿大得多，希望在这基础上再进行分类的调整、浅释的加工。在未做修改之前，应先拟好一个编辑本书的"凡例"，"凡例"应该包括编辑的目的、分类的原则、浅释的根据和方法，以及有关应该说明的各项。尽管你们在前言的后面提到了一点，但还很不够，不具体。例如原文各条编的号码，我就全看不懂，日醒条下注 0730，夜瞑条下注 0731，这究竟是什么号码，读者很难知道，我还是只有从《灵枢·病传》篇查出来看看。但是，不一定所有读者都知道出自《灵枢·病传》篇。诸如此类，都应在凡例中如实地交代清楚。

前言中某些提法，也还值得做进一步的考虑。如说："一直由实践中反复补充而来，故当属于临床医学。"从实践中来不一定就属于临床医学，又与后面"它已形成一套独特的理论体系"句不相衔接，而且自相矛盾。又说："固历史条件所限，在编写上存在不少问题，如文简意博，字辞古奥，使后人难习。"文简意博，字辞古奥，后人难习，这是事实，但不能说成是编写上存在的问题。又说："诸如同一论点，分述于若干篇内，同一内容，多处简述，相互补充等。最大之瑕，是眉目不清，章法不善。"第一，多处阐述，相互补充，这是优点、不是缺点。第二，《内经》既不是一人写成的，又不是在一个时期写成的，起码经历了好几个朝代，这样就不可能完全避免重复。不从历史角度看问题，轻率指责，必然反映自身的片面性。至于眉目不清、章法不善这类漫无准则的微词，行文时尤应避免。又如："按现代医学体系，分门别类"亦似是而实非。现代医学体系，怎样会有阴阳五行？怎样会有脏腑经络、气血津液、六淫七情等等，即或门类中安排有解剖、生理等，其内容与现代医学亦完全不同。因此"按现代医学体系"的提法是不确切的。谁都知道祖国医学与现代医学是两个不同的医学理论体系，是由两种不同的社会历史时代产生的，各有其不同的特点，故无按现代医学体系分类的必要，亦不可能。

以上意见，谨供参考。

评阅《黄帝内经素问选注》稿本的意见

（1980 年 8 月 12 日）

书名《素问选注》，首先就是要选好的，选精当实用的，同时不能割裂，必须按照原篇组织的自然段来选，一割裂了，便将有悖于原篇的旨意。例如：《上古天真论》全篇由四个自然段组成，篇首至"故半百而衰也"句为第一段，阐述生命的修短，决定于是否讲求卫生之道。至"以其德全不危也"句为第二段，叙述讲求卫生，可以长寿，以及卫生教育的重要性。至"能生子也"句为第三段，阐发肾气关系于男女生长发育的生理。至篇末为第四段，说明不管哪种人，它的健康长寿都是由于讲求卫生之道而获得的。因此，我们要进行选段，不能破坏其全篇的结构，而任意宰割。过于割裂了，往往会失去原书的旨意。本书的选段，在这方面的考虑，似乎有欠周到的地方。

词句注释部分，还须作进一步的推敲。例如：第4页"不时御神"注："不时，即不按时。""时"应作"善"字解，"御"应作"用"字解，即不善于运用精神。又如第9页解释："虚邪，就是不符合本季节气候，应热反冷，应凉反温，便是虚邪。"但在11页引的王冰注，却又谓："邪乘虚入，是谓虚邪。"按照前面的解释，"虚邪"是个名词，按照王冰的注又成动词了，使读者无所适从。又如：第16页"癸是天干之一，古人谓壬癸水。"这两句可以不要，因前面已经解释了"癸者水也"。如果要，便要解说清楚。壬癸在十干中，是配合北方的两个天干，北方属水，故壬癸均属水，但壬为阳干，癸为阴干，故壬为阳水，癸为阴水。不这样解说清楚，读者是无从理解的。举这三个注解例子的意思是，解释不能望文生义，要注意准确性。注解前后要一贯，不能自造矛盾。注解到一定程度，适可而止，要深说，必须说透，否则，便落个繁而不当。

选用两家以上的注解，必须各取其精华，而又互有发明的部分。泛泛而无发明的，宁肯割爱，更不要制造重复。例如：《异法方宜论篇》第8页"毒药"注既引了张介宾的注释，第10页又引了张氏的毒药注文，所引王冰注文中亦谈到毒药，便见到一连串的重复（至谓毒药当理解为峻烈之药，更是臆说），这里面便当下一番删节的工夫才行。

按语一定要中肯，要起到"画龙点睛"的作用，泛泛之词，不如从略。但是，在许多没有按语的段落后面，照例保存"按语：从略"这一形式，著书少见有这样的体例。有就有，没有就没有，何必用这种形式主义呢？

语译，一定要掌握语法、修辞，懂得逻辑，才能够把古代汉语翻译成通畅的现代语文。所以一般规定语译的标准是信、达、雅。信，就是译得可靠，符合原意；达，就是通达、通顺，使人一读便懂；雅，就是流利典雅，通俗而不庸俗。当然，信是最主要的，译而有失原意，反不如不译之为妙。例如《异法方宜论》第15页语译："当地居民嗜食酸味和制成腐烂的鱼肉食品，所以他们的皮肤致密而带红色。"这种译法，就没达到信而达的水准。腐烂的鱼肉怎能食呢？所以张介宾解释，"物之腐者，如豉鲊曲酱之属"，这是正确的，豉鲊曲酱都是经过窨腐、酶腐、酵腐、腐熟等作用而成的，都是可食的，腐烂便不可食了，而且腐烂便不可言制，惟窨、酶、酵、熟种种腐，才是有意识地制造的。一字之译的差别是小的，但意义却是有极大的悬殊。

审"读'我对中医理论研究思想及方法'后的看法"的意见

（1981年7月5日）

本文以太阳年（即回归年）释三阴三阳，以元素周期释五行方位，以变量释术数，构思虽然新颖，但都没有科学论据，难以自成其说。如太阳年，是以太阳自春分点向东行，再回至春分点的时间来立说的，即普通所云地球公转之周期，所以又叫作分至年。而六气的三阴三阳，从主气来说，初之气厥阴风木，是始于前一年的十二月中的大寒节，距离本年二月中的春分，相差两个月，而且是指厥阴风木之气，也就是气候的变化，并非言地球公转之起点。至于所引《灵枢·阴阳系日月》所言三阴三阳合左右足的内容，是以十二月阴阳盛衰之气合于两足三阴三阳经脉之气而言，并非指风木、燥金等之六气，所以张介宾特别在这里加了解释说："非如六气厥阴主风木，阳明主燥金者之谓。"尤与回归年无关。

五行说主要是讲生和胜的关系，并不局限于方位。元素周期的内容我不理解，但我可以肯定元素中必无相生相胜之说，因此，强与之合，是说不明问题的。

术数，在古代多指阴阳五行生克制化之理而言，故《四库提要·术数类》云："术数之兴，多在秦汉以后，要其旨不出乎阴阳五行生克制化，实皆易之支派，传以杂说耳。"文中所引术数，是出于《素问·上古天真论》，是指养生之术而言，作者又合以《素问·六元纪大论》形气多少胜衰之说，并欲以说明数量变化的关系问题，不仅没有说明，反把术数的概念弄糊涂了。

总之，作者提出的三点，都不能自圆其说，若以之作为中医学的基础，更难以成立。当然，姜春华的《看法》，亦是诡辩而已。

审"从《素问玄机原病式》看刘完素对祖国医学的贡献"的意见

（1981 年 7 月）

本文从河间所著《原病式》中突出五个方面的学术成就，有论据，有分析，有自己的观点，是一篇比较成熟的论文。特别是对河间的火热、中风、胃阴三论的分析，极为中肯。如对河间的"六气皆从火化"说，乃指六气皆可从火化而言，即风阳动甚则火炽，燥伤津血则阳亢，湿郁寒闭皆能化热之类，而非谓六气必然化火。指出河间的中风论，力排外风旧说，而创热极生风的新义。这生风的热，多由将息失宜，肾水虚衰，不能制阳，以致心火暴甚而风动，这是中风的根本病机所在，而导致此等病机的发作，又往往以喜、怒、思、悲、恐等情志的急剧变化为其诱因。复以"胃中水谷润泽，不可过与不及"之说，以为河间倡言胃阴论的张本。诸如此类的论据和分析，既阐发了河间的主要学术成就，又具有指导临床的现实意义，是当前发扬河间学术思想和成就具有较充实内容的一篇学术论文。

惟强调河间曾倡舌有窍之说，殊嫌论据不足，河间所言者，谓人体周身皆有玄府而已，他并不曾单独提舌体有窍，若以"领会舌之气液通道就是舌

卷十二 医论文集

序言评语

7047

窍"为说，则筋、骨、齿、肠等无不有窍，亦可谓河间曾倡筋有窍、骨有窍、齿有窍、肠有窍矣。而且舌有气液道通之说，《灵枢》中一再言之，《经脉》篇说："脾足太阴之脉……上膈，挟咽，连舌本，散舌下。""肾足少阴之脉……循喉咙，挟舌本。""手少阴之别……系舌本"。《经别》篇说："足少阴之正……直者系舌本。"《经筋》篇："足太阳之筋……其支者，别入结于舌本"。《卫气》篇："足少阴之……标在背腧与舌下两脉也。"《口问》篇说："少阴气至则啮舌。"等等，这些结系于舌的经脉经筋，即是气液之通道，河间通道的概念，当亦不能外于此。因此，谓河间对舌窍有正确的解释则可，谓河间创舌有窍论则不可。"老年病学的贡献"的"一""二"两个标题，均失之空洞，不能说明问题，宜重新考虑。

评阅马继兴著《中医文献学基础》初稿上册的意见

（1981 年 9 月 17 日）

《中医文献学基础》，主要是从目录学的角度，来探讨中医学古代文献的演变沿革及其存佚错讹概况的专著。目录之学名，早见于汉学，目录之学，略始于宋，它不仅包括考订、校雠、审辨板片诸端，更主要的是能够辨章学术，识得文献的渊源流别。所以作者在第二篇第一章第一节里说："我们从目录学入手，就是为了解中医文献的全面情况提供一把钥匙。"这话是有一定道理的。

从目录学来研究中医学文献的变迁沿革，古来就缺乏专门人才，汉刘向校书，也只好把方技部分委之于侍医李柱国，现在我所知道能作中医文献目录学的，马继兴同志可谓绝无仅有。

《中医文献学基础》上册初稿，包括绪论、中国古代医学文献的范畴、中医文献的源流三部分。第二部分就是中医学的目录学，从书目到资料以及分类的叙述，相当完备，对于作中医学文献整理研究工作的同志很有帮助。正如作者所说，确是一把钥匙，也正如书名所称，确是一个基础。第三部分，尽管是重点地分析几部经典著作，但于典籍的渊源流别既叙述得相当完备；

任应秋 医学全集

并能从各个版本的内容上进行比较分析，这比一般局限于谈目录要深入。如果能从辨章学术方面再下一些工夫，这是一部很有意义的研究中医学文献的好著作。

马继兴同志对中医文献学的研究，数十年来锲而不舍，既掌握了大量的古代医学文献资料，又能按照目录学的要求，写出这样一部专业著作，填充了中医学多年来的空白，是很有意义的，同意晋升为研究员。

审"吴东赐论升降"的意见

（1981 年 10 月 10 日）

文中下列几点有待商榷，如：

"气阳为主"，中医学无"气阳"之说，究竟是指"气"与"阳"，或指"阳气"？

"'中气在脾之上，胃之下，左木右金之际'。从左木右金，可推测东阳所指部位，尚包括胸中，肺气亦在其内。"明明指胃下脾上，怎能包括胸中肺？若以"右金"一语为据，为什么又不据"左木"一语，而包括下焦肝气呢？"左木右金"，应该是指升降而言，如以之指部位，则上中下三焦都包括了，不成其为"中气"了。

引用丹溪"其所以恒于动者，皆相火之为也"一语，与上下文全无关系。

从"而少阳又是中气的枢纽"句起，至"故三阴之出入亦在少阳"句止，共六行，这是讲三阳三阴的表里关系问题，所以它说"三阴之出入"，表里始言出入，上下则言升降，查《素问·六微旨大论》自明，不能混为一谈。

"手少阳三焦经自手走头，足少阳胆经自头走足，两经相火一升一降，但足经又受手经之化，是以下祕肾脏。柴胡能疏通经气，使两火下行。"第一，足经受手经之化，缺乏论据，中医学习惯是足经包括手经，因为足经长、手经短，所以《伤寒论》的六经，都是以足经为代表。第二，既有升降，必然有升已而降和降已而升两个方面，如说足经从手经之化，便下祕于肾，无异乎说只有降、没有升，这是不符合逻辑的。

"方用参、芪、术、草实脾和胃，当归、白芍润泄肝胆为君。"用参、芪、术、草、归、芍六味君药，中医学的处方，向无此制。如果不计算参、芪、术、草，这四味又属于方中的什么药呢？因为下面臣、佐、使药都有了。

从以上几点看来，本文的概念相当地不清楚。

审"历代气学理论对祖国医学发展的影响"的意见

（1981 年 10 月 22 日）

现在有的哲学家认为："《黄帝内经》把我国古代唯物主义推上了一个高峰，构成从荀况、韩非到王充、范缜之间的一个重要发展环节。"（见《哲学研究》1978.7:57）这个提法是有道理的，因为在历史发展中，哲学既可以影响医学，医学亦可以推动哲学，相互影响，互为促进。因此，本文题目似乎有些片面性。

本文第六页说："张载还把气的运动变化（张称之为'气化'）看作是有规律的过程。他说：'由气化，有道之名'"。这好像说气的运动规律是张载发现的，并称之为气化。事实上并非如此，《素问》里早已提出来了。如《素问·六微旨大论》说："气有往复，用有迟速，四者之有，而化而变。"又《气交变大论》说："各从其气化。"这说明是《内经》的气化论影响着后来的张载，而不是张载的发明。

总之，本文对于气的学说，没有从中医学的角度，或者从哲学的角度来说明，某些气的理论是由哲学影响医学，某些又是由医学影响哲学，其中既要解说清楚，更不能颠倒历史。

审"再谈《黄帝内经》与中医学的哲学问题"的意见

（1981 年 10 月 24 日）

本文认为：哲学理论不能代替医学理论，但它却寓于医学理论之中，并指导着医学理论的不断发展。《内经》一书中主要讲的是医学理论，但也存在不少当时的哲学理论，二者是统一在一起的。《内经》中的阴阳五行说，本质上是唯物主义的，惟亦掺杂有小部分唯心论的东西。这些论点都是很好的，完全排除哲学思想，是不符合历史发展规律的，也不是客观的存在事实。

惟原文三页解释《素问·阴阳应象大论》"神明之府"，指神明为精神，这是不正确的。神明，指事物的无穷变化而言。《易·系辞》说："变化不测之谓神。"《素问·五运行大论》也说："天地之动静，神明为之纪。"犹言事物由于阴阳的对立统一，便可以发生无穷的变化。这里不存在什么物质第一、精神第二的问题。

审"养生学是中医学的重要源泉"的意见

（1981 年 10 月 26 日）

按照本文的标题，应该着重讲出养生学如何影响中医学，无论从理论或实践方面讲出养生学如何促进中医学的道理来，这才说得上它是源泉。可惜本文只是谈到养生学如何历史悠久，文献如何，一点没有谈到它如何起到源泉作用的问题，就觉得文不对题了。因此，建议作者首先要改变题目，如改得合适，可向《气功》杂志投稿。

审"各家学说研究中的几个问题"的意见

（1982 年 1 月 15 日）

全文的基本观点，我认为是很好的，惟其摆出的某些问题，感到论证不太充分，举几个例子如下：

一、谓唐容川"西医亦有所长，中医岂无所短""损益乎古今""参酌乎中外""要使善无不备，美无不臻"。这一中西汇通思想，是唐氏学说的核心。其实这只是唐氏在《医经精义》序文中几句美丽的词句而已，而他讲学术的实际内容，并非如此。从唐氏的著述来看，只是以西说来附会中说，并认为西方有的，中国早已有了。如他说："西人算学出于《周髀》，机器流传出于般巧、墨子，医用剖割，亦华元化之流派，不必西人。果宗数子，而其法要不外是。中国人未深考，乃转震而惊之，可叹也夫。大抵西人初创医法，尚多未准，故以试验为衡。中国经数圣试验准确，定出形性气味，丝毫不差，最为精也。盖脏腑皮肉，西人知其层折；经络气化，西人昧其指归。是以用药多未合宜。"这样的思想指导，必然汇而不通，在学术上仍旧是个保守的观点。

二、对刘完素所作的六点结论，总嫌抽象。从《素问玄机原病式》《素问病机气宜保命集》这两部河间的代表作来看，"火热论"确实是河间很突出的论点。评论河间，不能把它降到次要地位去。"六气化火"之说，是河间富有辩证思想的论点，即是说火不就是火，有风化的火、湿化的火、寒化的火、燥化的火，因而火有兼风、寒、燥、湿之不同。这正是河间对火热的辨证。"皆"，无非是对风寒燥湿诸气的概括词，并非指一切病变都由火热。作者六点结论，对河间这一重要的学术发明，似乎尚分析得不够深透。

三、谓"王清任在解剖学方面取得了卓越的贡献，如关于脑的认识，在他之前是比较模糊的，一般多认为记忆在心，王清任则提出记忆在脑不在心，强调灵机记性来源于脑。"这与历史事实不符。明汪切庵《本草备要》"辛夷"条说："吾乡金正希先生尝语余曰：人之记性，皆在脑中，小儿善忘者，脑未满也；老人健忘者，脑渐空也。凡人外见一物，必有一形影留于脑中。昂按：今人每记忆往事，必闭目上瞪而思索之，此即凝神于脑之意也。"是以记忆在脑之说，明代也有认识，王清任不能说没有看过《本草备要》，但在他书中却只字没有提到，我是对此有怀疑的。

诸如此类的问题，作者能从论证方面作些补充和修改，我认为是一篇较好的文章。至于"目前，在中医和中西结合的队伍中，广泛传播着一位科学家对中西医结合的评论……"这些内容以不写进文章中为好。

审"中国第一部医学经典《灵枢》成书时代初探"的意见

（1982年1月17日）

魏尧西同志"中国第一部医学经典《灵枢》成书时代初探"一文的修订稿，你们再次寄来，我又看了一遍，总的印象是，作者搜集资料相当丰富，有些资料是很有价值的。可惜作者在运用资料时，论证的逻辑性不够好，读了以后，使人感到资料堆积而没有说服力。由于我的时间特紧，同样不擅于写这方面的文章，只好略举两例，来表示我的看法。

作者很强调《灵枢·九针十二原》有"养百姓而收租税"一语，便与秦"即收田租，又出口税"相同，便谓《灵枢》成书于秦，但租税并非始于秦，远在《管子·国蓄》便谓："在工商曰租籍，在农曰租税。"《灵枢》所称的租税，有什么具体内容可以肯定是秦的租税，而不是其他时期的租税？如果提不出这类的资料来，是不能自成其说的。

作者谓《灵枢》记录的星度与秦时星度，都引进了"分"的进位制（原文误作"位置"），便证明《灵枢》成书于秦，这亦难于成立。既是说《灵枢》言星度与秦纪录言星度的"分"进位制，都是引进的，而不是《灵枢》从秦记录引进的，何以就能说明《灵枢》成书于秦呢？我体会作者的意思，认为"分"的单位制始于秦，其实不然。1932年在洛阳金村周墓中，掘出铜尺一支，美国人福开森曾写《得周尺记》说："此尺为春秋战国时物，形如木简，一端有孔，可以系组，分寸刻于其侧，惟第一寸有分，其余九寸无之，刻分之寸，且作十一分。"以此说明"分"制在周代就有了，并非始于秦。

他如谓《灵枢·经水》"八尺之士……死可解剖而视之"的士，是"接受秦朝不信鬼神思想"的士，是"可能接受将他的尸体进行解剖"的士。把秦代的士说得比现代的进步人士还要进步，这恐怕不可能是历史事实。太史公的《始皇本纪》一而再地称始皇遣童男童女入海求三神山，使石生等求仙人不死之药，他哪里有一点不信鬼神的气概呢？这怎能说"秦朝不信鬼神"呢？

作者主观地说："《素问》约成于西汉时代。"这未免太武断了，据我所知，截至目前为止还没有任何人做出这样的结论。《素问》曾引用《灵枢》文字，便谓"《灵枢》成于《素问》之前"，"前"到甚么时期？秦代。而作者又称《灵枢》"是中国第一部医学经典"。这无异于说：中医的经典著作是秦以后才有的。但是太史公却说始皇烧书，"所不去者，医药卜筮种树之书"。这明白地告诉我们，秦朝是存在医药书的，准此推论，既有其他医药书先于《灵枢》而存在，怎能称《灵枢》是中国医学的第一部经典呢？谓中国医学经典的第一部始于秦，也就是把中医文献的存在推迟了五六百年，这个问题，可要慎重考虑。

诸如此类的问题，文章中存在不少，值得多加考虑。恕我没有多余时间，略提一二，谨供编辑同志参考。

评《目录学常识》《版本与校勘》

（1982 年 10 月 6 日）

《目录学常识》《版本与校勘》，本属于治古文学的一般基本知识，但作者均能结合中医学专业，比较清楚而扼要地进行叙述，使读者一看而知这是中医学的目录学，是中医学的版本与校勘学，不是肤浅之论。特别是在叙述四部分类时，除子部本有医家类外，作者于经、史、集三部中，在联系中医学方面，都有不同程度的介绍。说明作者于中医学已有相当的修养。又如讲到校勘，作者在"古书错误举例"中，能够切切实实地根据中医古典著作，分别从错简、倒文、伪文、夺文、衍文、误文、误改等方面举出例子，做到了这是中医学的校勘，而不是其他。益足以说明作者于文学医学，都具有左右逢源之概。

评"《黄帝内经》训诂小史"

（1982 年 10 月 9 日）

训诂，是我国传统的研究古代文字词义的学科，也综合分析古书中的语法、修辞等语文现象。它包括故训、校勘、章句、疏证、读破等种种方法，也可以说是阅读古典书籍的必要手段。读中医《灵枢》《素问》这类的经典著作，尤其应该如此。可惜中医界具备这门知识的人太少了。

钱超尘同志所写的"《黄帝内经》训诂小史"，是篇很有价值的学术论文。他从《灵枢·小针解》本身的训诂意义说起，以及张仲景"勤求古训"的提示，以后经过全元起的《训解》，杨上善的《太素》，王太仆的《释文》，林亿的《新校正》，清代顾亭林、段玉裁、王念孙、王引之、江有诰、孙诒让、胡澍、俞樾、于鬯、张文虎诸大家的反复考订，使《内经》中的许多文词古义，得以充分理解，有些错简夺误，亦得以改正。这样历史性的叙述，在中医学界是从来没有过的，特别是对杨上善和王冰的分析，都有相当的深度。如谓杨上善之善据《说文》释词，以及他在解释词义的同时，还常常通过训声释音达到解释词义，也就是把训诂与反切结合在一起，这确是中肯的。至于王冰的注释，除他按照汉人注经方式，以"读为"通假借，以"当为"勘讹文外，并能注意到分析词与词、句与句的内部结构，涉及语法问题，因而使得他的注释更加绵密而细致。王冰确是一个对经学及古注有较深造诣的学者，故文中对他的评价也是很恰当的。

他如"杨上善《明堂》初探"一文，从循经定腧穴，"天地依存"两个方面，来说明《明堂》本身的价值及其与《太素》的关系，内容切切实实，可称得是一篇科学论文。

要之，须于训诂考据以及中医学基础理论具有相当修养的，才能写出这样的论文，难得之才，我弗如也。

评《金匮选读》

（1982 年 10 月 12 日）

李克光同志所写《金匮选读》绪言，以及第一、第九、第十一、第十八诸篇，都是具有相当水平的，特别是绪言，认为全书"以整体观念为指导思想，以脏腑经络学说为理论依据，认为疾病证候的产生，都是整体功能失调，即脏腑经络病理变化的反应"。这不仅将《金匮》全书的基本观点，做了较扼要的概括，而且对于学习中医学的临床学（杂病学）具有指导意义。同时提出《金匮》的治疗方法最主要有以下三个方面：

（一）在治病求本的精神下，重视扶正祛邪的方法。

（二）辨证论治的精神，充分体现于异病同治和同病异治之中。

（三）在发挥成方的作用中，也未尝忽视单味药原有的作用。并谓《伤寒》《金匮》原为一体，由于伤寒是感邪为患，故变化较多；内伤则是本脏自病，故传变较少。因此治伤寒以祛邪为主，祛邪亦即安正；治内伤以扶正为主，扶正亦即祛邪。但伤寒与杂病亦有相同之处，故治疗方法与方剂，也可以相互使用。这些论点都是正确的，如于仲景书没有认真研究，得其三昧，是不能提出这样深刻的体会的。他如在第一篇对治肝顾脾的理解，谓"肝实脾虚，固应补脾，即脾不虚，泻肝时也应顾脾"。第九篇谓"胸痹而痛，是阳微阴弦的本虚标实证，未发作时，重在扶阳治本；发作之后，重在祛邪治标"。第十一篇重视陶弘景称新绛为茜草之说。第十八篇谓"肠痈条，大黄牡丹皮汤，应在'脓未成可下之'句后"。证以服法中"顿服之，有脓当下，如无脓，当下血"。其说可信。从以上诸例看来，作者对于《金匮》确是修养有素，故于说理之中，能结合临床实际进行分析，而使理论更加深化，说明作者于中医学的基础理论和临床实践，都已具有相当高的造诣。

评《素问注释汇粹》

（1982年10月）

《素问注释汇粹》，选注多数是精当的，一部分按语亦较能突出重点。如：《五藏别论》"气口"注，选用薛雪之说，对于"亦太阴"之解释，最为贴切。《移精变气论》"何谓一"注，据张志聪、恽铁樵诸家之说，即人"与天地如一"之义。《汤液醪醴》"孤精于内，气耗于外"注，取张介宾"精中无气，阴中无阳"来说明。"形不可与衣相保"句，诸家中独取高世栻说，"四极急而动中"句用景岳注，都很中肯。《玉版论要》"容色见上下左右"句，取马莳注"孤为逆，虚为从"句，于四注家中，以张介宾注为胜。"搏脉痹躄"句，亦用介宾"搏击于手，邪盛正衰"的解释，均不可移易。《脉要精微》"上盛下盛"句，从丹波"《内经》无分三部寸关尺"之说，强调"知内者，按而纪之"，指"在内五脏之虚实，非重按不能得其真"等等，说明作者对于《内经》诸家注，是有相当修养的。

按语中亦常有发挥，如《五藏别论》中对"魄门亦为五藏使，水谷不得久藏"的阐述，《异法方宜论》中，强调因人、因时、因地制宜的法则，《汤液醪醴论》中，谓病人的精与神对于治疗效果有决定性的影响。《脉要精微论》谓"诊法常以平旦"之说，主要在说明病人必须在安静的情况下，才能反映出较真实的脉象。并谓"有余为精"的精，当作甚解，系指邪气甚。诸如此类，足以说明作者对各篇的内容均有较深刻的体会，故不作肤泛语。

从以上两部分看来，作者对于《内经》的研究，已奠定了比较坚实的基础，故于诸家之说能运用自如，并给以适当的评价。循此前进，对于中医学基础理论的整理提高，是大有作为的。

再评《素问注释汇粹》

（1982 年 10 月）

《素问注释汇粹》，每一篇由解题、选注、按语三部分组成，选注较好，解题次之，按语又次之。如首篇"太冲脉"注用俞樾之说，第二篇"天明则日月不明"句从王冰注，"未央绝灭"句不从王注，而用《离骚》注。"苛疾不起"引《汉书》师古注。第三篇"传精神"句选用尤在泾之说，"起居如惊"句，选用张介宾之说。"俞气化薄"句，诸家皆不从，而自作"传化"解等等，在衡量诸家之说的时候，是下了工夫的。无论选文、选注、选诗、选词，在古人叫作"选学"，对所选的内容没有经过细致的分析，没有较深刻的体会，是选不好的。因而选的内容好坏，完全可以评定选者水平的高下。解题亦简明扼要，令人读后便可识得全篇的大体，但均不出张、马、吴、高之说，与选注相较，所用工夫不如其深。至于每一段末的按语，应该是在各段选注的基础上，加以提炼，使其内容有较高的概括，也就是通过按语能把主题思想表现得更突出，不仅使读者能得其要领，还要引导读者能够有进一步的体会，这样的按语是非常必要的。本书各篇的按语略嫌平平。

评阅新编《金匮》稿本的意见

（写作时间不详，据手稿整理）

《金匮》每篇的内容并不大，条文是否必须调整，可再加考虑，兼以每条均编了号码，必须前后引证讲解时，也有着落，故调整的意义不大。至条文末再注以二版教材的号码，尤无意义。

如果必须调整，建议可用按内容性质分段的形式，如第一篇1、2、3条为一段，属于病因；5、16条为二段、属于病机；6、7、8、9、10、11、12、13为三段，属于诊察；4、14、15、17为四段，属于治则。每段之前植一二三四编号，每段之后可加按语，进行比较分析，其他各篇，以此类推。

由于《金匮》是部古典著作，时久年湮、脱误颇多，某些条文，作必要的校勘，对理解很有帮助。如《痉湿暍篇》17条"渴"下，《千金翼》有"下已"二字，《外台》有"下之"二字，《伤寒论·太阳下篇》"若"下有"其人"二字，《脉经》作"去桂加白术附子汤"，都很有道理。

某些解释还有再加考虑的必要，如：47页说："心气内洞是指心中空旷，无压闷之感"。"心气内洞"一语出自《素问·四气调神大论》"逆夏气则太阳不长，心气内洞"，马蒔解释说："内洞者，空而无气也，《灵枢·五味论》有'辛走气，多食之令人洞心'，正与内洞之义相似。"心为阳中之太阳，太阳不长，心气内虚，这是可理解的，因此，"洞"只能作空虚之义解，也就是心阳虚损，《外台秘要》引《删繁论》作"心气内消"，亦有参考价值。总之内洞是病变，不能理解为"无压闷之感"的生理现象。

同页又如："米醋又名苦酒，其性酸收，利于止痛。"这是难于自圆其说的。因前面已经解释胸背痛是由于"阳虚邪痹，气机不通"，也就是不通则痛之义，既有不通，何以酸收反能止痛？古人亦有遇着这类矛盾的，刘潜江在《本草述》里就这样说："醋之用，类以取其酸收，然主消痈肿，除癥块诸证，酸收者何以能尔？盖《尚书》木曰曲直，曲直作酸，本属阳，阳郁则发，此作酸之义也。"它的意思是说，酸是木之味，木既能曲，也能直，酸味既能收，也能发，也能得似是而非的。其实通过临床来看，不同药物之酸，有不同的作用，米醋、山楂，属于通泄类的酸，五味子、酸枣仁，则属于收敛的酸，临床运用固如此，在《素问》中亦有酸收、酸泄的区分，故《阴阳应象大论》说"酸苦涌泄为阴"，《至真要大论》又说"以酸收之""以酸泻之"。

目前我不能细致地看，粗略地提几点如上，都是极不成熟的，谨提供给主编单位的同志参考。

审"中医实用内科学·淋证篇"的意见

（写作时间不详，据手稿整理）

"淋证"一稿，已粗看一遍，我认为是写得较好的，主要表现在系统性强，而内容又较完备，所叙述的理论都是中医学本身原有的，与现代医学没有牵强附会之处。逻辑性亦较好，故内容虽多，并不见其零散与重复。这些都是写得成功的地方。为了使全文更加完善，提出以下几点建议，藉供参考。

关于标题方面：最前面正中标"提要"二字，并于全文四方加线以范围之，这样比较醒目。"概要"这一标题撤销，"定义"与"沿革"（不必用历史二字）分别提到原"概要"这一级标题来，"范围"这一标题撤销，把内容另行紧接于"沿革"之后就行了。

关于症状、证候、类型的提法：临床表现是症状，经过分辨为阴阳虚实以后，才叫证候，气淋、血淋、劳淋等是类型，症状与证候，千万不能混淆。第十页的"证候分型"尤不妥，只能言"证候分辨"，或者叫"分辨证候"亦行。分型并不是中医学有的，并且现代医学的分型与中医的辨证有本质上的区分，故不要混称。而且症状与证候两个不同的"症"和"证"，亦不要混写。

关于文献出处：必须一一查清，如文中所引的《集验方》，明知是第二手材料，必须注明或引自《外台》、或引自《杂病广要》等。又如所引《河间六书》尤欠妥，必须注明引自《六书》中的某一书才行。其中还有朱丹溪说、王肯堂说、某某说等，都应该一一查清出处。

以上两项如能彻底做到，可以大大提高本书的权威性。像这样上一二百万字的专著，凡书中的人名、方名、书名、药名、病名、术语等都应编索引，从当前来看，一部书有无索引，它的价值是不一样的。

审"试论马王堆汉墓出土的两种帛书《老子》对祖国医学的影响"的意见

（写作时间不详，据手稿整理）

文章名为"试论马王堆汉墓出土的两种帛书《老子》对祖国医学的影响"，但文中所叙述的，全与马王堆汉墓出土的两种帛书无关，所引用的《道德经》内容，也就是一般通行本的《老子》，可说是文不对题。

《内经》作者的学术思想，如言道、言德、言精、言气，以及生五气三等说，肯定与《老子》思想是有一定联系的，但本文在这方面的分析并不深细。至于《老子》"负阴而抱阳"，与《素问》"背为阳，腹为阴"之说又是矛盾的，作者并没有认识到这一点。甚至以《素问·六微旨大论》"亢则害，承乃制"的理论，来解释《老子》"反和复"的道理，也不甚恰切。因为"亢害承制"主要在说明五行生克事物之间相互联系的问题，与《老子》"反复"之义迥别。

审"十二经气血多少之探讨"的意见

（写作时间不详，据手稿整理）

本文立论多臆说而不确切。如谓："胆、胃、大肠、小肠、膀胱、三焦，大体在直观上则见色白血少，故云血少气多。实质脏器心、肝、脾、肺、肾，则见色红血多，故云血多气少。"照此说法，三阴三阳气血多少的问题便已经得到解决了。但《内经》原文，无论在六腑或五脏中，都各有气血多少的问题，并不是这样一刀裁得了的，既不能一刀裁，则腑多气、脏多血之说，便只是个人的臆说而已。

作者谓："本文对《素问》《灵枢》《甲乙经》《太素》诸书所载十二经血气多少之说及其互异之处作了对照分析，认为互异之处可能为各家不同见解，并非尽为传录之误。"诸书互异处，作者仅做了对照，并没有分析，难道"互异之处可能为各家不同见解，并非尽为传录之误"两句话，就是分析吗？太草率了。

作者以多气多血、少血多气、多血少气三项为纲，提出十二经气血多少的统一方案，但作者却忘记了自己"五脏多血，六腑多气"的论点，又把肺、脾、心、肾四脏列入少血多气之经，小肠、膀胱列入多血少气之经，将何以自解呢？

又《灵枢·阴阳二十五人》篇，原文说得很清楚："先立五形金木水火土，别其五色，异其五形之人，而二十五人具矣。"换言之，是讲人具五行，各有盛衰之不同，并不是讲气血多少的，与三阴三阳气血多寡之互异无关，作者又没有从中提出任何有关互异的旁证来，反增蛇足之嫌。

总之，本文的立论和论据都极薄弱，又缺乏逻辑性，没说明任何问题。

审"吴医汇讲"的意见

（写作时间不详，据手稿整理）

本文综概部分，颇嫌其乡学究的气味太浓，如"着眼在'讲'字，方法在一'汇'字"，纯为学究论文的笔调，下面提到许多"讲"字，终于没有把"讲"字的意义讲清楚，所欣赏"征稿启事"一段引文，亦是旧文章中的泛泛套语，了无深义。

分析部分，有的还有一点内容，有的便不中肯，如叶天士的《湿证论治》是第一次在《汇讲》中出现，像这样重要的一篇湿热文献，在分析中没有一句话的具体内容，这就失去了分析的意义。

总之，《吴医汇讲》只不过是当时不定期的医学杂文，重编而已，是可以介论的，但用不着洋洋万言的大文章。建议作者缩写成精简扼要的短文，较为合适。

作者是具有五运六气的基本知识的，可惜在文字表达上，颇有泥古不化之嫌，对运气的一般知识都不能通俗的语言表达出来。例如十天干的阴阳相配为什么便能说明五运的变化？十二地支的阴阳相配为什么便能推衍六气的分司？像这样最起码的知识，在文章里全没有说明，又如不承认运气学说是循环论，而应看成螺旋式的发展，亦没有讲出为什么的道理来，这是无丝毫说服力的。总之看了这篇文章，只是其运气术语的堆积，毫无分析和解说的理性，这种文章，一般读者是看不懂的，因此，在刊物上发表是不适合的。

诊余诗文

诊余诗赋

悼吴汉仙先生诔辞

（原载《华西医药杂志》1948 年第 3 卷第 7、8、9 期合刊）

汉仙先生，医坛名宿也，下笔千言，议论风发。民二十六年余寓居长沙，曾谒请益。穷经释义，咸准绳墨，其启迪后进之心，如恐不及，并以医界之警铎及卫生报下赠。一别十年，重山万里，烽火弥天，音书永阻，不图噩耗之遽闻也。爰缀数言，用申哀感。

繄维汉公，随缘应现；医家龙象，旷世一见；立德立言，足徵文献；博通群书，儒医一贯；至人之言，逾于针砭；有如画工，自判浓淡；柯喻清灵，洁古奇幻；石顽浓摸，天士淡涣；时疫吴杨，伤寒景远；李朱虚痨，思邈杂辨；气化生菌，菌因气变；治菌于气，菌病胥铲；穷经释义，苦心研炼；告于后学，占占不倦；扼要钩元，中外共赞；迫于正气，勇于果断；夷夏之争，警铎斯纂；正误破疑，存仁定宪；医史以存，医理以灿；爱医爱国，此心无间；活国活人，疾声呼唤；老而弥笃，成书立传；痛哭都门，上书力谏；手拨秦灰，续绝一线；观音大悲，地藏大愿；当代维摩，信誓旦旦；我得慈航，同登彼岸；福慧圆成，广其方便；众望所归，龄千禩万。

答成都王渭川老丈

廿年睽隔忽来鸿，惊喜翻疑在梦中。

老守一毡聊自慰，望从千里与谁同。

欣看金榜登群彦，独对兰台失重翁。

最是辋川诗兴好，扬州蜀道句尤工。

（注：王渭川为成都中医学院妇科副教授）

一九七九年元旦全国政协茶会

年衰倍觉隙驹忙，只恨曦和不放长。
用尽三余犹未足，评章九卷费商量。
休惊白发催人老，但愿青年比我强。
举国转移攻四化，会将筋力胜王良。

无　　题

一

有志无坚不可摧，惊天事业在人为。
但教发出光和热，不惜燃烧直至灰。

二

国家四化启宏规，是好男儿有作为。
老骥岂能甘伏枥，奔驰千里不停蹄。

三

医学中西各有偏，定教结合换新颜。
此心耿耿无他愿，矢志闻鸡早着鞭。

一九七九年五月

自警联

一息尚存，此志不容稍懈；

四化艰巨，决心勇往直前。

讲授各家学说课完毕赋七律一首赠七六届全体同学

学派争鸣古迄今，推陈所以促更新。

休将老大夸前辈，可畏从来属后生。

且作园丁勤灌溉，定教诸子共峥嵘。

岐黄旧业翻新貌，历代医家树典型。

一九七九年六月廿八日

日本高森理惠女士从予授各家学说课毕索书赋长句赠之

扶桑东渡远求经，矢志青囊历苦辛。

绛帐无须前后列，随园弟子尽钗裙。

附联语：

专心求本草，奋翮返扶桑。

一九七九年九月

寄赠日本间中喜雄先生

来从东都游，喜谒间中老。

人夸鹤发翁，我羡童颜好。

寝寻灵枢术，考正明堂窍。

三知神且明，一言终其要。

不仅岐黄精，更挟丹青妙。

画物比道玄，波磔似章草。

排律拟少陵，落笔堪绝倒。

三复悼亡诗，一往情深窈。

愿公享龟龄，许我留鸿爪。

中日友情长，海天风浩浩。

一九八〇年十月一日

自注：

寝寻灵枢术，考正明堂窍：先生正研究"奇经"。

三知神且明：《灵枢》云：知一则为工，知二则为神，知三则神且明矣。

一言终其要：《灵枢》云：知其要者，一言而终。

画物比道玄：唐代吴道子，名道玄，工人物画，人称画圣。

波磔似章草：黄伯思《东观余论》："凡草书分波磔者，名章草，非此者，但谓之草。"

迎鉴真大师塑像归国

一

东渡随因结善缘，亦医亦佛亦输班。

拈花遥拜招提寺，迎接金身海外还。

二

云何佛法浩无边，中日深情一水连。

神所凭依惟在德，人民友谊亘千年。

八一年元旦感赋

节序休虚掷，龙钟惜岁更。

穷经尝励己，绝学待传人。

物以终为始，年从旧换新。

鬓毛虽尽白，桃李喜成荫。

辛酉春节诗

辛酉春节女弟葛绮诗来道贺，回忆十年浩劫中同困倒悬不禁感慨久之，爰报以长句：

君比岭梅曾傲雪，我如老柏久经霜。

春回霜雪消融尽，梅愈清香柏益苍。

庆祝 "五一" 先进工作者座谈会感赋

似火榴花血染红，历来多难铸英雄。

当知率马须良骥，堪笑叶公只好龙。

记取十年罹浩劫，艰难五载焕新容。

但教桃李皆成荫，黾勉何辞尽瘁躬。

一九八一年五一节

登黄山慈云寺道中

拽杖寻山趣，朝暾染翠林。

迂回盘磴道，俯仰荡层云。

绮竹撑天碧，流泉彻底清。

慈光寺小住，息定又攀登。

一九八一年五月十二日

芜湖道上书所见

渡口迎朝雨，山头送夕阳。

秧田铺玉绿，麦垅胜金黄。

集市村村富，农家个个忙。

一番新景象，来自不寻常。

一九八一年五月二十六日

我 愿

炎黄绝学赖薪传，我愿心呕血沥干。

莫让流光如逝水，千金一刻买余年。

一九八一年六月十日

挽黄文东

轩岐事业乏传人，我为蒸黎哭失声。

纵有奇方留本事，恨无妙术可回生。

关怀后继情难已，追忆前贤道益尊。

片语慰公聊当祭，鞠躬尽瘁死非轻。

一九八一年七月廿三日

（编者按：黄文东为已故上海中医学院名老中医）

挽栾志仁

有经验，有才华，不愧咸称三折臂；

同工作，同学习，那堪又失一老成。

（编者按：栾志仁为已故针灸界名老中医，是北京广安门联合诊所创办人之一）

赠费城宾州大学席文教授

喜逢重九日，远西来嘉客。

循循儒者风，和颜而悦色。

精勤治汉学，博征且广涉。

赠我以奇书，新译《疑狱集》。

所愧腹笥俭，有目却不识。

幸赖诸弟子，次第为翻译。

始得窥宫墙，升堂渐入室。

我操岐黄术，久已疏翰墨。

亦欲治春秋，奈无太史笔。

既已识荆州，借助他山石。

愿藉一鸿飞，千里如促膝。

以文而会友，屋梁照落月。

赠矢数道明

举世咸珍海上方，都缘东国有扶桑。

从来人命千金价，难得肘肱三折良。

《百话》争传洛纸贵，十全倍觉蜀乌香。

集成浩瀚传薪火，圣道修明孔泽长。

赠藤平健

圣道述南阳，奇书字字香。

君能先入室，我愧后升堂。

并病持高论，交流永不忘。

日中情谊永，远溯汉隋唐。

赠胜田正泰

医学有两歧，略分东与西。

中传黄帝术，日重汉方医。

我愧无长策，君能兼治之。

他山石可借，攻错且相期。

一九八一年十月十五日

间中喜雄属题伏羲画像

古有庖牺氏，一画辟天地。

乾上而坤下，坎离东西位。

巽风与震雷，山艮而泽兑。

八卦相错综，阴阳育万类。

诚哉思邈言，学医当学易。

天人同一理，医理得其义。

间中大医王，笑彼颙琰帝。

握针如擒虎，胆大而心细。

知机守其神，固形以寓气。

仁术及苍生，利天下来世。

一九八一年十月十五日

自注：

笑彼颙琰帝：画端有"嘉庆御览之宝"印。

南阳医圣祠庙貌重新并张仲景研究会成立大典谨制五言古诗廿五韵以志祷祝之忱

仲景医中圣，伤寒发宏论。

上以疗君亲，下以救万姓。

博采众方书，素难为龟镜。

皇皇十六卷，言精而义蕴。

三阳及三阴，平脉以辨证。

三百九七法，足以概诸病。

一百十二方，变化无穷尽。

汉季兵燹多，文献遭蹂躏。

江南秘不宣，思邈抱悠恨，

幸有王叔和，魏晋太医令。

祖述大圣人，殷勤求古训。

遗编赖以传，薪火续余烬。

远被扶桑国，多纪善考证。

矢志崇古方，明辨而笃信。

庚申来南阳，宫墙仰万仞。

乃见庙倾颓，满目荒凉甚。

可钦诸地委，大力为整顿。

鸠工以修葺，祠宇复幽峻。

研究所成立，规模已订定。

绝学赖以彰，循序而渐进。

古义与新知，无一非学问。

继承斯发扬，攀登勤为径。

愿与诸君子，砥砺共驰骋。

振兴中医学，且为万世庆。

一九八一年十一月十七日

南阳医圣祠题联三首

一

绝学赖薪传，宏论咸遵十六卷；
至德无伦比，内经而后第一人。

二

阴阳有三，辨病必须辨证；
医相无二，活国始于活民。

三

东汉好文章，叹惜史公不立传；
南阳传医学，惟有仲景堪圣名。

辛酉年冬月

颂中国医史文献研究所

大哉中医学，上溯自炎黄。

炎帝尝百草，黄帝制明堂。

俞跗与岐伯，皆是大医王。

志在利天下，民族赖以强。

素灵十八卷，至道得光昌。

人与大自然，一体合阴阳。

从之者则寿，逆之者则殃。

名医世代出，一一发灵光。

周有秦越人，脉法能宪章。

汉有张仲景，辨证立八纲。

晋有皇甫谧，针法订綦详。

唐有孙思邈，千金辑要方。

金元诸大家，攻补辨温凉。

温热持高论，叶桂与吴瑭。

典籍千万卷，兰台充栋梁。

乃自欧风渐，中西判低昂。

赖有党政策，继承斯发扬。

鼎足三力量，各自擅其长。

卷帙待整理，疗效待临床。

经验待总结，理论待发皇。

于穆研究所，重任敢担当。

医史与文献，发掘无尽藏。

制订百年计，愚公移山岗。

君不见，

国际掀起中医热，热流遍及五大洋。

君记取，慎勿忘，

世界研究中医热，毋忘中国乃中医之故乡。

寄赠谷美智士

医学肇东方，日中好共商。

九针臻至妙，三折乃称良。

君挟灵枢秘，我传和缓方。

但愿常攻错，情同海水长。

一九八二年一月九日

自励联

人勤春来早；

年老志益坚。

自注：壬戌春节前夕，中共中央国务院举行茶会，李先念副主席讲话中有"人勤春来早"句，即席对以下联，归而书以自励。

再用原韵奉和小林清朴堂老人兼呈矢数道明先生

喜有东邻重汉方，师承远溯自长桑。

岐黄一脉渊源共，学术交流攻错良。

不仅医坛期互励，更从诗屑获奇香。

苏庞契合真堪拟，异国同心谊更长。

一九八二年五月八日

矢数道明先生喜寿颂

宋有文潞公，生当七十七。

诗纪耆英会，尚齿次富弼。

今闻矢数翁，喜寿征文集。

亚洲老人多，日本居第一。

况为大医王，精究活人术。

华佗寿期颐，思邈百四十。

洵如千金言，精诚而习业。

矢数道明氏，不愧为医哲。

茨城山水秀，地灵斯人杰。

早年治西学，药理探其赜。

附子之研究，洋洋两巨册。

继乃治汉方，中西思合璧。

执经一贯堂，师事森道陌。

兄长即师长，闻道矢数格。

古方与今方，折衷无偏失。

行道五十年，百话订五辑，

著作与身等，寿世无穷极。

汉医兴衰史，百十年表列。

继往与开来，俨如太史笔。

集成近世书，瑯环数盈百。

上田代三喜，下浅田宗伯。

上下五百年，医统传正脉。

其中多巨著，言言皆至德。

辱承遥寄赠，藏之灵兰室。

不禁叹观止，异国存孔壁。

炼成金刚身，健行而不息。

经营温知堂，领导东医协。

举国推祭酒，建树著成绩。

汉方庆中兴，医坛称巨擘。

我曾访东京，先生访中国。

中日两友邦，盈盈一水隔。

医药共炎黄，薪传永不灭。

欣逢壬戌岁，南阳秋九月。

嘉宾远道来，医圣祠同谒。

仲景像与碑，宏文最心折。

并游卧龙岗，指点评古迹。

短短数日游，匆匆又话别。

医道与友情，深似海难测。

忽奉征文启，三复心欢悦。

敬制五言颂，聊当华封祝。

永寿享百龄，大齐臻五福。

任应秋撰书恭祝

自注：

一、文潞公，即文彦博，著《五老会诗》诗云："当筵尚齿尤多幸，十二人中第二人。"会中富弼年最长，七十九岁。文潞公时年七十七，故居第二。诗载《潞公集》。富弼字彦国，与文潞公同为宋仁宗朝名宰相，时有"富文"之称。

二、据一九八一年十一月联合国报告。过去二十多年来，亚洲人活到六十岁以上的人数，已增加一亿一千四百万人，日本人的平均寿命最高，为七十点三岁。

三、陌、伯古通。

四、先生临床五十年，著成《汉方治疗百话》，已出版第五集。

五、先生著《汉方略史年表》，概括明治百一十年来变迁史。

六、《近世汉方医学书集成》三集，共一百册。

七、《医圣张仲景画像与医圣汉张仲景先生之碑》为先生在南阳仲景学说学术讨论会上宣读之论文。

吴碧柳先生逝世五十周年祭

少读白屋诗，难忘两父女。

一字一泪零，真情出挚语。

及长识诗人，高洁而行矩。

伤世衰道微，励俗竟自许。

赠我新人谱，复性穷义理。

过从未期年，一病遽不起。

时令初解医，恨无术起死。

吉人天不相，世风日以靡。

巴山几水间，争传白屋体。

雨僧曾语余，诗与人并美。

格律汇中西，绳尺严人己。

而乃寿不永，广陵散绝矣。

沧桑五十年，倏忽如弹指。

余亦两鬓霜，重听兼豁齿。

久客古燕都，抱残守缺耳。

驰书来征文，一惧一以喜。

所喜祀乡贤，宏文叹观止。

所惧腹笥俭，无以报桑梓。

侧身西望白沙黑石之高巅，乔松郁郁护诗史。

一九八二年七月二日

六十九岁生日口占

六十九回春复秋，一年一度一搔头。

称心事业从何说，得意文章匪自谋。

乏术乏人难后继，中医中药总先忧。

传承未解穷薪火，侈口创新缘木求。

答友人论妇产科学兼致大桥一夫先生

扁鹊曾为带下医，养胎十月自高齐。

昝殷经效开新论，思邈荡胞法亦奇。

良甫求全成巨制，瑞章备要辑诸遗。

历来妇产多名著，一技之长即我师。

一九八二年八月十二日

纪念李时珍逝世三百九十周年学术讨论会

神农尝草复传经，品列三才最贵人。

代远年湮多夺误，朱书墨笔亦难分。

濒湖继起千年后，药学从兹一振兴。

纲目宏编留不朽，古今中外仰时珍。

奉题七七级同学毕业纪念册

不作人师作人梯，奋将肩臂当阶墀。

青年攀上高峰去，愿学春蚕吐尽丝。

一九八二年十二月于北京

赠小曾户洋先生

天禄荒芜孰辨章，简编残佚乏刘扬。

得从海外观雠略，皆竟寰中未竟亡。

解索六书皆善本，耐人百读是明堂。

风华正茂真堪羡，治学难如曾户洋。

一九八三年一月十八日

赠丸山敏秋先生

灵兰秘典苦追求，异国新知识敏秋。

千载有心传绝学，几篇宏著具新猷。

五行八素持高论，九卷三坟尽校雠。

年富正堪穷百氏，愿君更上一层楼。

一九八三年一月十八日

赠寺师睦宗

不因谈士慕荆州，捧读文章便渴求。

十月南阳聆教益，三山东国有良俦。

方传业广多雄辩，学阐长沙未肯休。

但愿他山常借助，一年一度一交流。

一九八三年一月二十五日

赠画家刁治民诗

画家刁治民以苏武持节图下赠诗以报之：

一别惊心数十年，远来北国已华颠。

我操济世活人术，君擅倪黄顾绿全。

几度梦魂萦锦里，何时怀药去幽燕。

子卿皓首终归汉，无限乡思笔底传。

一九八三年二月二十三日

书信文稿

本社故董事张茂芹先生事略

——本社同人即以此文敬向张董事致悼

（原载《华西医药杂志》1947 年第 1 卷第 6 期）

君姓张氏，名荣泮，字茂芹，初名普仁，蜀之江津长冲乡人也。至祖考锡荣公，始迁县城七贤街居焉！世营商，凡百余年未尝徙宅。考汝朝公，继王考之志，以公正闻于邻里，原配黎夫人，生荣縠荣耀，皆不禄。继配罗夫人，佛名淑贤，今已七十有六矣，君即罗夫人出，生而灵异，聪明好学。初就读于重庆机房街四川省立第一甲种商业学校，贫困极，不能遂其向学之志，考入聚兴诚银行为练习生，且练习，且读书，凡如财政、经济、法律、会计、医药、佛教诸书，无不博览，练习卒业，即见信于银行主事，得升级职员，服务行中凡三十一年，历任总行总秘书、总稽核，及蓉、渝、万、京、沪各分行经理，现犹任董事兼总行信储部经理职，非其人之诚恒任重，奚足以致之！

君少窘甚，及其有成，则无不以助人为其快事，并深知凡适一事，不得其人则废；凡用一人，不得其能则弱。医弱与废，舍教育莫属，乃创办高级适用商科学校于重庆，先后毕业学子数千人，皆能举其才而适其用，于社会获致优越地位者，大有人在也。君读书至《礼运篇》，尝慕大同之治，而病治之未能也，遂引为己任，创组救济院，次第分设养老、残废、育婴、习艺诸所，无告之民，因此而得所终，得所长，得所养者，不知凡几！复主持重庆市私立平儿院，及流浪儿童救济站，以养以教，其造就于贫困之英才，尤未有艾也。民十六年间，蜀中军阀，割据竞长，亦所谓防区制时也，各县田赋预征，负累无已，民不堪命，君敢以布衣之身，而诤疾苦于当道，果获免吾县预征一年，民困赖以稍苏，县人初未知为君之力也，君亦不欲见知于县人也，求其心之所安而已矣！然君之见重于时人者，亦于此可见矣；抗战军兴，支那内学院迁蜀，君捐地数十亩以建院址，时长院者，为宜黄欧阳竟无氏。氏或刻经，君亦力资之无愠色，故欧阳氏之得交于君，尝如恐失之。君之与人交，喜贫尽其得失，其义足以止之，而其直未尝苟且也，至其与众人接，尤温以庄，不妄与之言，与之言必随其才智所到，不病以其所不为，故君之友，皆惮其严而喜其相与之尽，众人之得君游者，亦皆喜爱，而未尝有失其爱者，其语曰：士生于今，势不足以持世，而游于其间，当如此也。君成事业后，已丰于资，然其生活，必简朴而有规律，不冷食，不多食，不肉食，缓步当车，暖布当帛，数十年不移其志。事于高堂，色养必谨，家人近五十口，君处其间，长幼咸宜，此尤为吾国家世中之所难能者。君有二弟，一荣森，字锦柏，一荣湘，字楚南，皆操银行业，而各有成，配室周德徽女士生丈夫子四，长光枋，降服次兄荣耀为嗣，次光涵，次光熙，次光善，女子子四，长光榆，次光善，字同邑王氏，次光萍，次光蕙，皆曾依序肄业，君以子女众多,教育未可稍弛,而经藉为教育之基,故藏图书甚富,如四部丛刊,百科全书诸巨帙,亦无不备置,尝有"家累频年添几许,四双儿女两船书"之句,凡此皆君之事略,而为世人所乐道者也。

然世人有所忽者,即君晚年于中国医药之有酷嗜也。君之研医,亦萌志锡荣公,当入小学时,公即授以修园六种,故君于仲景学颇有根底,尝于处理事务之暇,为同事或贫病者诊治,治辄愈,有谢以仪者,皆不受,贫且病者,必资以药费,而君亦日益累于此矣!三十四年,本社成立,君当选为董事,与社长周复先生过从甚密,有建议于本社者,亦至详且尽,本年国府还都,君受卫生署之托,主持陪都中医院院长,君接收竣事,即从事经费之扩大征集,其初步计划为四千万元,尝告余曰:盍来渝助我,共襄其事?并出其增设病床,添置器材药料,及研究机构之计划相示,秋方幸陪都中医院之得人也。乃不幸于七月五日于重庆林森路聚兴诚银行宿舍,因屋坎崩坠,压伤足部,卒以流血过多,溘逝于中央医院,年五十有一,其弟锦柏闻耗,经理其后事,尚得其为陪都中医院征集之经费四百万元,呜呼!以君之行治高世,而用止于此,其非命也夫!秋与君好为最久,故不辞而述之。

任应秋紧要启事(1)

(原载《华西医药杂志》1948年第2卷第9、10期合刊)

余此次参加国大竞选,远承海内各方鼎助,力促其成,感何如也!惟以未经国民党中央党部圈定故,复因四川省选举事务所故意将余之候选人名单,分别误发为"应并秋""伍应秋"不等,甚者有二十一至二十三日之选期已过,始将余之候选人名单公布者,似此横逆之来,迫余不能当选必矣!而各方本欲力助之人,亦因此而动摇其意志必矣!惟余之当选与否,决不敢忧乐系之,如不因此拂逆犹幸而中选,则余前所宣言之三项主张,必矢志以赴,毋怠毋荒,以报各方推爱之意,而不徒饰为头上之草标。今既不幸而不中选矣,亦必坚守岗位,以余之主张,尽量献于当选诸公,督其代言代行,尤必益自埋头整作,如编辑中医教材也,主持公正言论也,规划建设事项也,务期从事中国医药学术之实地建树，亦吾蜀先哲苏子瞻先生之所谓："胜固足欣，败亦可喜"也。至省选所之何以有此明显错误，此纯为竞选人之道德问题，余雅不欲诉诸法律，而自狭其竞选之真义，虽经此挫折，而余之选票，得各方至好之函示，统计亦在八千票以上。是各方惠我助我之高谊，弥足珍贵而没齿不敢忘也。肃此布意，并申谢忱，诸维公鉴。

任应秋拜启

任应秋紧要启事（2）

（原载《华西医药杂志》1948年第3卷第1、2、3期合刊）

应秋客岁从事国民大会代表竞选，深荷国内同志纷纷惠予选票，得以多票当选，乃中央以应秋为国民党党员，未经中央先为提名，系以签署方式，自由参加竞选，故由蒋总统一再电谕，务以党纪为重，强迫退让予民社党郑邦达君，应秋为尊重国内同志惠予选票之选举权计，一再向中央抗议，决不退让，继复由各地惠票之同志，分别径行代电中央，为应秋声援，如此隆情盛意，盛胡可宣：今中央已俯顺舆情，认定应秋之多票当选有效，已由邱键同志及全联会秘书长覃勤两先生代应秋已领得当选证书及证章，现正向国民大会办事处，补行办理报到手续中，只以于大会期间，未克出席，代表国内外同志发言，引以为歉。然当大会未闭幕，退让问题未解决时，应秋会向陈、赖、丁、林、柳、丁、吴七代表提出书面建议，用供提案之参考，聊尽千虑一得之愚也，至应秋此次竞选之原委始末已撰就总报告，将印成专册，分别奉寄各地同志，届时敬希指正为荷。此启。

三十七年六月三日

覆简一束

（原载《新中医药》1954 年第 5 卷第 6 期）

张天雪、张家全、陈继炎、李英方、杨俊容、盛利、郑书雄、苏广兴、谈均骅、杨先明、山琥仁同志：

你们的信都由本刊编辑同志转给我了，只是我远住在西南的重庆，而你们的信又是一次汇给我的，因而对个别先来函的同志在时间上有些羁延，这是我应该致歉的。又因为我的工作时间关系，不能分别作答，仅将你们的意见，分为四个类别，张天雪同志为第一类，张家全、陈继炎、李英方、杨俊容、盛利、谈均骅、杨先明、山琥仁八位同志为第二类，郑书雄第三类，苏广兴第四类，兹即按照上述分类解答如下。

一

人体的毳毛过盛的繁殖，这叫作"毛发过多症"，原来人体的毛发分做毳毛和硬毛两种，硬毛更别为长毛及短毛。如发、须、腋毛、胸毛、阴毛都属长毛；而眉、睫、鼻毛、耳毛都是短毛，被覆在其他皮肤面的，都叫作毳毛。

手干和足干上所生的毛，一般都是毳毛，所以不很显著，而你手足干上的毳毛，都变成硬毛类的长毛了，所以也应为毛发过多症。这是什么原因呢？今天的病理学还很少说明，起码我是没有看到很多这类的文献。假使以它的生理来推测，恐仍是毛球（即毛根末端的膨大部分）下的结缔组织、血管、神经、乳头等特别发达，营养异性的原故。一般体力劳动人民的手足干，多和你有类似的情况发生，脑力劳动的男性体力健康者亦比较多。但是它除了如你所说的不很美观而外，对身体并无任何妨害。如中医所说："毛发为血之余"，毛发的繁殖，就象征着你身体的健康，"气血"的充沛。

对这"毛发过多症"的治疗，我并无经验，只是为了要答复你的要求，文献上有这样两个方剂，你可以试用：①蚌壳研细成粉，同鳖鱼的油脂和匀，用手连根拔去毛发（拔时须消毒严密，提防感染），即行涂上。②生盘蟹油脂，拔去毛发后，涂上。这两个方剂，都载在唐朝的《外台秘要》方书第三十二卷，并说：涂了永不复生，这部方书在中医文献中是很有价值的，而药力亦平和，不会有其他副作用，特介绍给你试试。

最后我建议你找一位皮肤科专家或较好设备的医院进行仔细的诊断和检查，看你的内分泌方面是否有问题，如果检查出是内分泌的关系，便可进行激素（黄体素或卵巢素）治疗，更可以从根本上解决了。

二

神经衰弱症，是属于精神性的神经病，它的一般症状是这样的：

1. 精神症状：主要为一种强迫观念，不必要的多忧多疑。因而常呈显以下情况：①精神不安状态：容易兴奋和愤怒，同时又成为忧郁性。②精神工作能力减退乃至不能工作：易于疲倦，思考力不集中，注意力散漫而无研究思考的要求。③怒怖感：时常呈现各种恐怖和嫌怒。④一般多失眠，但智力正常，无妄觉。

2. 肉体症状：其基础亦来自强迫观念，加以某种刺激，便发生下列不同症状：①脊髓症状：背部疼痛，下肢痛及异常感觉。②心脏症状：心脏部有压迫感，甚至发现疼痛、心悸亢进、胸内苦闷（心脏神经症）等。③胃症状：胃部压迫感、疼痛、呃逆（胃部神经症）等。④脑症状：头痛、眩晕、头重、失眠。⑤血管运动神经症状：心悸亢进、脉搏频速、颜面及手苍白或潮红，手足出汗或厥冷。⑥性神经衰弱症：男的常有梦中遗精、尿道痛、性交后的忧郁感或阴萎。女性则多为月经痛或月经不调。⑦有时可能现手指和舌的轻微震颤。

但是，这些症状在不严重的时期，不一定全部出现，仅出现其大部份或小部份。惟一般的营养往往不受障碍。

你们是否都有神经衰弱的情况，可藉此参考而做初步的主诉判断。

至于治疗不能一概而论，应根据你们的各别不同情况而处理。

张家全同志的恐怖感（即易受惊）颇重，宜用强壮镇静剂的"朱砂安神丸"（方附后）。

陈继炎、张英方同志的脑症状较严重（失眠、多梦、惊悸、眩晕），宜用滋养镇静剂的"茯神散"（方附后）。

杨俊容同志还有慢性胃病的可能，不宜多服"清热"药，"归脾汤"可以服用，仍宜兼服"朱砂安神丸"（方见后）。

盛利同志的失眠情况比较严重，并且是由于精神过劳所致，应以"健脑镇静"为主，试拟"养心汤"服用，服"五味子酊"亦可（方附后）。

山琥仁同志的神经衰弱，是由久病而引起的后遗症，宜先服"温胆汤"二至三剂后，再服"磁朱丸"，同时也可以兼服"琥珀养心丹"（方附后）。

至于谈均骅、杨先明两同志要服黄连阿胶汤，份量可以照我在本刊三月号所介绍，每次煎药的水，可比照全药的重量多三倍，煎到水仅有一小半的时候，便可以服用了，一剂药可以照这样煎三次，两个鸡蛋黄可均匀分成三份，每煎好药一次，便兑入一份服用。一天最多服三次，少则服两次，不论饭前饭后，只要是空肚子的时候就行。假如为了省麻烦，三次的量作为一次煎好也可以，但鸡蛋黄还是要在临服时兑入，服食第二第三次时，仍须要把药煎热，目前气候转热，并应防它发酵。药并没有其他的副作用，一般成人都可以照量服用。

（附方）

【朱砂安神丸】净朱砂一钱（研、水飞，留一半为衣），黄连（酒炒）一钱五分，炙甘草五分，生地黄一钱，当归头一钱，共研成细粉，酒泡湿，蒸成饼，再炼蜜为丸，丸如黍米大，每服十九或十五丸至三十丸，临卧时津液咽下。

【茯神散】茯神五钱，柏子仁三钱，酸枣仁三钱，黄芪二钱半，党参二钱半，熟地四钱，远志三钱，五味子五钱，共研为细粉，每服二至三钱，空心淡盐开水少许吞服。每日可服二至三次。

【养心汤】党参三钱，黄连一钱半，麦门冬三钱，茯苓三钱，当归三钱，炙甘草五钱，白芍三钱，远志四钱，陈皮三钱，柏子仁三钱，酸枣仁四钱，莲肉三钱，用三倍或四倍于全药量的水煎，煎得一半弱时，空心服食，日服二至三次。

【五味子酊】五味子四两，捣碎，用白干酒二十两浸泡，每日振荡一次，一个月后过滤去滓，服时加等量的开水，每日两次，每次十公撮（西西）。

【温胆汤】半夏二钱，橘皮三钱，炙甘草三钱，生姜二钱，竹茹三钱，枳实一钱，用全药的三至四倍水量煎，煎至仅有小半时取服。日服三次。

【磁朱丸】磁石二两，朱砂一两，神曲三两，研成细粉，炼蜜为丸，丸如梧桐子大，每服十丸，渐加至三十丸，空腹时米汤送下。

【琥珀养心丹】琥珀三钱，龙齿三钱，远志六钱，茯神六钱，石菖蒲三钱，人参五钱，酸枣仁六钱，当归三钱，生地四钱，黄连三钱，朱砂三钱，牛黄三钱，研成极细粉末，猪心血和丸，如黍米大，金箔为衣，每服五十丸，灯心草煎水吞。

三

猪肤，即是连皮带肥鲜的猪肉，绝不是皮垢。《仪礼》卷二十一《聘礼第八》载："牛羊豕鱼腊肠胃同鼎，肤鲜鱼鲜。"汉郑元注云："肤，豕肉也，惟牸者有肤。"唐贾公彦的"疏"也说："牛羊有肠胃而无肤，豕则有肤而无肠胃也。且豕则有肤，豚则无肤，故士丧礼豚皆无肤，以其皮薄故也。"《玉篇》："豕，猪之总名。"杨子《方言》："猪，关东谓之彘，或谓之豕。"《说文》："豚，小豕也。"《尔雅》："猪子曰豚。"据此，我们知道猪肉在汉代叫作"猪肤"，或者叫作"肤"。郑元说的"牸者有肤"，就等于是炖的有汤的猪肉，因为《集韵》曾说："牸、沉肉于汤也。"贾公彦说的"豚则无肤"，也就是小猪儿一般都用烧烤来吃，本来小猪儿的皮和肥肉部也就极薄，一经烧烤，只是瘦肉多肥肉少，皮则基本不能看到了。"牛羊有肠胃而无肤。"因为杀牛羊都要去掉皮，牛羊亦很少有肥肉，所以不能叫作"肤"。"豕则有肤而无肠胃"，是说这鼎里盛的是连皮带肥鲜的猪肉，而没有猪的肠胃。是猪肉在汉代叫作猪肤，了无余义，而《伤寒论新义》的著者，亦和吴绶、王好古、方有执、喻昌、吴仪洛、舒驰远、庞安时等人一样，只是凭主观意识的想象，而不客观地从考据方面加以探索，便说"由汉代至今，尚不知猪肤为何物"，这是欠妥当的。

四

中医诊脉，把寸口（桡骨动脉）分配脏腑，这是最不合情理的事，所以从王叔和起，一直是各说各有理，没有一个统一的意见，基本上也不能统一起来，兹把主要几家人的说法，列表如下：

左　　手			
	寸	关	尺
王叔和	外：心　内：小肠	外：肝　内：胆	外：肾　内：膀胱
张景岳	外：心　内：膻中	外：肝　内：胆	外：肾　内：膀胱大肠
李时珍	外：心　内：膻中	外：肝　内：胆	外：肾　内：小肠
医宗金鉴	外：膻中　内：心	外：胆　内：肝	外：小肠膀胱　内：肾

右　　手			
	寸	关	尺
王叔和	外：肺　内：大肠	外：脾　内：胃	外：命门　内：三焦
张景岳	外：肺　内：胸中	外：脾　内：胃	外：肾　内：小肠
李时珍	外：肺　内：胸中	外：胃　内：脾	外：肾　内：大肠
医宗金鉴	外：胸中　内：肺	外：胃　内：脾	外：大肠　内：肾

上列四家对脏腑分主的意见，可说没有哪一部是有统一认识的，言人人殊，难坏了陈修园在其中"折冲樽俎"，方方应付，他很圆滑地说：

"王叔和以大小二肠配于两寸，取心肺与二肠相表里之义也。李濒湖以小肠配于左尺，大肠配于右尺，上下分属之义也。张景岳以大肠宜配于左尺，取金水相从之义；小肠宜配于右尺，取火归火位之义，俱皆近理，常与病症相参……一家之说，俱不可泥如此。况右肾属火，即云命门亦何不可；三焦鼎峙两肾之间，以应地运之右转，即借诊于右尺，亦何不可乎。"

这样左右说都有理由，真是难坏了脏腑，脏腑自身也弄得莫明其妙，不知道究竟要怎么样的摆布才如人意呢？像这样不着实际的唯心理论，不但乱人耳目，亦且无济于事。不但我们生在今天要用科学的方法来批判，早在几百年前的明达之士，已经予以否认了。如李时珍说："余每见时医于两手六部之中，按之又按，曰某脏腑如此，某脏腑如彼，俨若脏腑居于两手之间，可扪而得，种种欺人之丑恶，实则自欺之甚也。"吴草芦也说："医者于寸关尺辄名之曰……此心脉、此肝脉、此肺脉、此脾脉、此肾脉者，非也，五脏六腑凡十二经，两手寸关尺者，手太阴肺经之一脉也……肺为气所出之门户，故名曰气口，而为脉之大会，以占一身焉。"

"尺"字在《内经》上只有两个意义，一个是指皮肤，即如本刊三月号

"读者信箱"栏所谈；一个是指"尺泽"，尺泽在桡骨与上膊的关节部，当二头膊肌腱的外缘，膊桡骨肌起始部的内缘，循返回桡骨动脉，分布桡骨神经、外膊皮神经等，如《内经》说："尺内两旁，则季胁也，尺外以候肾，尺里以候腹中，附上；左外以候肝，内以候膈，右外以候胃，内以候脾，上附上，右外以候肺，内以候胸中，左外以候心，内以候膻中，前以候前，后以候后，上竟上者，胸喉中事也；下竟下者，少腹腰股膝胫足中事也。"这是古人用手"尺泽"部来量胸、背、腰、腹内脏器的方式方法，绝不是"寸关尺"的"尺"。

妊娠可以影响脉搏，但亦不可能分作"寸关尺"来谈，即是说整个桡骨动脉都受影响，不可能单独影响"寸"或"尺"部，这与分主脏腑的说法一样不通，应予以批判。

一九五四年六月三日于重庆

回静生先生信

静生先生：

大函及尊著《针灸腧穴释名》《伤寒辨疑札记》两稿，均已拜读，一本东人治汉学之法，写成巨著，并多为人之所罕言者，无任佩服。又首得先为拜嘉，固不胜荣幸之至！第既承下询，一本千虑之忧，略陈数事于下，或有冒失，尚乞原宥也。

丰隆曰雷，列缺曰电，古义固如斯。若据以释神经之敏感，是又非治汉学之家法。盖经穴无不具神经之敏感作用，又何独丰隆、列缺二穴为然？窃意列缺位食指尽处，两筋骨罅中，列，即指两筋之排列，缺，即骨罅也。丰隆之雷，于卦曰震，震为足、为动，盖亦示足阳明燥热之气所在之处欤！若公孙，乃黄帝之姓，取其太阴为土之义，训为平分，似嫌牵强。惟大敦之敦，读如兑，确具卓识。

《札记》诸条，一以类条证之异同为说，此固为汉学家法，亦东人之所娴，惟仲景自言撰用《素问》《九卷》，如不从《内经》脏象、病机之理以释之，恐不能尽其用。盖头痛一证，三阴三阳均有，但其部位既有不同，寒热虚实之机，亦迥不相若，故不能以三阳之头痛释三阴，热证之头痛释寒证也。东人治《内经》有成者绝少，其所见解，常不能验证于临床，直是故也。

刍荛之言，毫无足取，阅后即作覆盆纸可也。即颂

撰祺！

一九六五年四月二十五日

回朱进忠信

朱进忠同志：

以厥逆说明休克，是可以的，所搜集的内容亦较丰富，惟对不同厥逆病变的分析略嫌不足。如寒厥、热厥、阴厥、阳厥、痰厥、食厥之类，应详加分辨，并尽可能说明其机理，若仅有丰富的资料，而不加以分析，则徒见其堆积而已。

《内经》之脱，并非休克，如《灵枢·决气》说："精脱者，耳聋；气脱者，目不明；津脱者，腠理开，汗大泄；液脱者，骨属屈伸不利，色夭，脑髓消，胫痠、耳数鸣；血脱者，色白，夭然不泽，其脉空虚。"都不可能是休克。

惟厥逆必须分辨闭与脱两大证候，如厥逆而口开、遗尿、手撒者为脱证；口噤、痰多、手握者为闭证。治法则闭证宜通，脱证宜补。如中风厥逆的闭证，闭在表用小续命汤，在里用三化汤。脱证，肾气脱用参附汤，脾气脱用术附汤，卫气脱用芪附汤，营气脱用归附汤之类。总之，闭证以去邪为主，脱证必须以扶正为先务。

因此，从病机言，脱与厥逆并称，似有未妥；从辨证言，只言脱，不言闭，又未全面。

一九七七年七月二十四日

回经纬同志信

经纬同志：

《中医辞典》"运气"初稿，我挑选略看一遍，感到某些辞条，写得不

甚确切，以送来的第一份第一页"运气学说"为例，起码应该写到下面这样的程度：

"运气学说，是古代探讨气候变化规律的一门知识。它是在当时历法、天文等学科的基础上逐渐发展起来的，略起于汉代，盛于唐宋以后。其法：以十天干的'甲乙'配为土运，'乙庚'配为金运，'丙辛'配为水运，'丁壬'配为木运，'戊癸'配为火运。前干属阳，后干属阴，如年干逢甲，便是阳土运年，年干逢己，便是阴土运年，阳年主太过，阴年主不及，依此推算，便知本年属某运。以十二地支的'巳亥'配为厥阴风木，'子午'配为少阴君火，'寅申'配为少阳相火，'丑未'配为太阴湿土，'卯酉'配为阳明燥金，'辰戌'配为太阳寒水，叫作六气。按风木、君火、相火、湿土、燥金、寒水顺序，分主于一年的二十四节气，是谓主气。又按风木、君火、湿土、相火、燥金、寒水的顺序，分为司天、在泉、左右四间气六步，是谓客气。主气分主于一年四季，年年不变、客气则须从每年的年支推算，如年支逢辰逢戌，总为寒水司天，湿土在泉；逢卯逢酉，总为燥金司天，君火在泉，司天管上半年，在泉管下半年，依此类推。从年干推算五运，从年支推算六气，并从运与气之间，观察其相互生治与承制的关系，从而判断本年的气候正常与否，这是运气学说的基本内容。这个学说，在古代的农家、医家、兵家、阴阳家、天文家、历法家等都广泛应用。在医家集中反映在王冰注释的《素问·天元纪大论》以下七篇大论中。"

如按照原稿的写法，看了之后，连"运"和"气"两个概念都得不出来。其他还有不甚确切的词条，在原稿上改了几页，请你斟酌！

至于词条的选择，我用红笔画上的，都不必用，只要有司天、在泉、胜气、复气、客气、迁正、退位几个词条，其他的全用不着。用上，有些像索引的词汇。相反，有些必须列入的词条，反而遗漏了。如：

苍天、丹天、玄天、素天、二十八宿、移光定位、天度、气数、黄道、赤道、白道、黑道、青道、戊分、己分、天门、地产、六六之节、九九制会、积余盈润、五日谓之候、三候谓之气、六气谓之时……

这些词条在运气学说中可说是常见的，如果不收，就太不完整了。甚至《素问》七篇大论的篇名也应该收入，因为毕竟是讲运气的专篇。

还有部分意见，我直接签在原稿上了，不再具述。惟限于我的时间，来

不及都看一遍，十分抱歉，此致

　　敬礼！

　　原稿璧还

一九七八年十一月二十三日

致间中喜雄先生信

间中喜雄先生：

　　前次来东京讲学，多承盛情款待，并获惠赐丹青，诸种盛况犹萦回于梦寐间也。读尊著悼亡诗，感人之至。学步五言排律一首，付诸装池兵头先生返国之便，特托其代陈，非足以言报，聊以修友谊之好云尔，临池不一。即颂

　　仁安

庚申小阳月于北京

回李裕同志信

李裕同志：

　　"商确"一文，已经读过，甚有启发。你认为疼痛可以互训，"薄"训为逼，"满"是充满，"和"有多义，"涩"即滞涩，我都同意。下面谨做三点说明：

　　一、苦楚即是痛，并非不痛。楚即痛也，犹言为痛所苦。《文选·陆士衡于承明作与士龙诗》："慷慨含辛楚。"唐人李善注云："楚犹痛也。"故今亦有痛楚之说。疼具痠痛之义，自《素问》以后，白沙、河间诸医家均有此说，并非创论。《医学大辞典》亦本诸家而言，故我不必引之以为据、惟苦楚为痛之说，辞典中固已有之。

　　二、凡立论皆当有前提，我所言者，仅限于疼痛之病机。故认为寒炅相薄，乃寒热之不协调，致气血紊乱而为痛耳，若如你所说为"激烈的矛盾冲突"，岂不为《素问·生气通天论》所说"形色绝而血菀于上"的薄厥证吗。

同一"薄"也，其病变的轻重缓急自不相同，不能一概论之。正因为这样一个道理，尽管"和"字有多义，涩脉有多种，我亦不能概举之，仅就发生疼痛之不和，以及血少之脉涩而言，此外，则非我于此处所要论及的范围，故没有掺杂的必要。

三、我引据某些经论而阐述之，是代表我的学术见解；你的不同意见，亦只能代表你一人文化水平，根本谈不到什么"这是关系到能否正确地继承和发扬祖国医学遗产的重要问题"。请问当今之世，谁具有这一"正确"的权威呢？我看，还是提倡百家争鸣为好。

最后提一个小意见，你全文所有的"痹"字都写成"痺"，这是错误的。"痺"音卑，鸟名，亦训为下。"痹"音畀，才是湿病，才是麻痹之痹，两字绝不相假。《毛泽东选集》第一卷出版后，发现"痹"误作"痺"，曾由人民日报向全国读者更正。

即致敬礼！

一九八一年一月十一日

致矢数道明先生信

矢数道明先生阁下：

先后奉二月一日便简及真柳诚君送来近世汉方《医书集成》十四卷，连客岁所惠四十六卷，则第一及第二两期全六十卷，均已齐全。这是贵国近代四百多年间最有代表性的汉方医学家的杰作，自田代三喜至村濑豆洲，也就是自后世派的开山祖师至明治汉方三大家，共一百余种，它代表了汉方医这一时期多方面的成就。经阁下及大塚敬节先生的努力，汇成洋洋大观，真令人发"观止矣"之叹。听说第三期亦已编成将继续梓行，诚学海之无际涯矣。

中国的医学丛书，惟明代王肯堂所辑的《古今医统正脉》最有权威。自唐王冰《素问释文》至明陶华《伤寒明理续论》凡四十四种，一百九十二卷，经吴勉学校刊以来，一直为人所称道。若与阁下所主编的《集成》相较，在选书方面的系统性较强，但对每书的成书原尾、主要内容以及作者的爵里世系等，并没有如阁下等于每书之首均作了详细而系统的介绍。我国著名的《四库全书》医家类，凡九十七部，一千八百一十五卷，虽经纪晓岚氏分别作了提要，但亦甚简略，远不如阁下之条贯而详尽。故我用了五天的时间将所惠书略事涉猎，所谓"走马看花"，但亦得瞻其崖略，而不禁敬佩阁下撰述功力之深之勤矣。阁下年逾古稀，精力尚如此充沛，成就如此其光辉，余实望尘莫及而徒增汗颜耳。

草此布意，顺颂

撰祺

任应秋再拜二月十五日

杂文随笔

苏子瞻先生养生杂记

（1947 年）

子瞻先生，姓苏名轼，蜀之眉山人也。眉山秀冠天下，先生出而秀气没，说之者曰：山之灵秀皆钟于先生也。比冠，举制科，召直史馆。神宗朝，与王安石不合，出知密州，坐乌台诗案，下台狱，寻赦，贬黄州。州之东，有东坡，先生筑室居之，自号东坡居士，常着四墙方巾，曰东坡巾。哲宗立，迁翰林学士兼侍读，旋出知杭州，又以元祐党人故，贬琼州，后赦还，卒于常州，谥文忠。

先生诗文，高绝千古，代有定评，独不知先生尤精于医道者。先生治医于未病，故常讲修炼养黄中之学，先生用药崇实验，黜意妄，读其斥欧阳文忠公医者以意用药之说，可以知也。尝论益智云：治水止气，而无益于智，智岂求之于药。又辩漆叶青黏散方，考证核实，精当无伦，微先生孰能当之。

先生论求医诊脉云：吾平生求医，盖于平时默验其工拙，至于有疾而求疗！必先尽告以所患而后求诊，使医者了然，知患之所在也，然后求之诊，虚实冷热，先定于中，则脉之疑似不能惑也，故虽中医治吾疾常愈，吾求疾愈而已，岂以困医为事哉？使病家、医者皆能熟谙，则世无枉死之鬼矣。

先生父洵，母程氏，世并称先生之父及弟辙为三苏。先生有小妹，工诗，早没，俗讹为秦少游之妻者，非也。

任应秋氏撰于大屋藏书楼

读《毛主席诗词》随笔七则

（1964-1965 年）

一

毛主席《题庐山仙人洞摄照》七绝云："暮色苍茫看劲松，乱云飞渡仍从容，天生一个仙人洞，无限风光在险峰。"当三尼反华之际，世界风云曾一度暮色苍茫，而人民中国屹立不摇，从容自若，何啻乱云飞渡中的劲松耶！吾人当具大无畏精神，尽历艰辛、攀登险峰之上，斯能领略天外风光之无限矣。

一九六四年七月九日

二

毛主席《咏梅·卜算子》词云："风雨送春归，飞雪迎春到，已是悬崖百丈冰，犹有花枝俏。俏也不争春，只把春来报，待到山花烂漫时，她在丛中笑。"能在百丈悬岩，风雨冰雪之中，送春迎春，而一枝独俏，已属大难；若当山花烂漫之时，反笑花丛中，俏不争春，则难之又难。人而若此，斯可以言革命矣。

一九六四年八月四日

三

读毛主席《到韶山》七律腹联云："为有牺牲多壮志，敢教日月换新天。"今之新天，实由无数先烈之牺牲换得而来。先烈胸怀壮志，敢于革命，不惜牺牲，将鲜血融汇成五星红旗，照耀全中国。吾人在五星红旗下，敢不敢继承先烈遗志而革命到底？则将应之曰：吾辈必须敢于斗争，敢于胜利，敢于将革命进行到底，而使日月不断更新。

一九六四年九月六日

四

毛主席《登庐山》七律尾联云："陶令不知何处去，桃花源里可耕田。"陶潜生当晋室偏安江左之际，深恶小朝廷争权夺利，坐令中原沦陷，而士大夫辈亦脱离实际，崇尚清谈，无济于世，竟弃官归田，躬耕自资，徒作世外桃源之幻想。今则春风杨柳，无地不是桃源；铁臂银锄，到处有田可种。试问尝以陶渊明自况者，何不争趋农业第一线，深入田间，共事农业生产之迅速发展，促进社会主义建设之不断发展和跃进乎！

一九六五年三月十一日

五

毛主席《答友人》七律尾联云："我欲因之梦寥廓，芙蓉国里尽朝晖。""晖"同"辉"，《说文》云："日光气也。"则"朝晖"应释为朝气。郭沫若谓主席此句，乃写大跃进中之湖南，盖据谭用之《秋宿湘江遇雨》诗"秋风万里芙蓉国"句而云然。大跃进之精神动力，本源于主席思想，竟使中国社会主义建设事业得到高速度之发展，则全中国之朝气，皆如是，其蓬蓬勃勃，固不仅限于芙蓉国也。

一九六五年七月九日

六

毛主席《为女民兵题照》七绝云："飒爽英姿五尺枪，曙光初照演兵场，中华儿女多奇志，不爱红装爱武装。"外而飒爽英姿，内而奇志独多，斯不惭为中华儿女。若雷锋、若黄继光、若穆桂英、若十姊妹班、若海上英雄十二女将皆是也。吾亦中华儿子，奇志英姿，两犹未备，首当以毛主席思想不断武装头脑，庶不见惭于红装，故余之急待武装者，尚未在五尺之枪也。

一九六五年十一月十日

七

毛主席《和郭沫若同志》七律颈联云："僧是愚氓犹可训，妖为鬼蜮必成灾。"郭诗原为观绍兴剧团演孙悟空三打白骨精而作，诗有"千刀当剐唐僧肉"句，意在斥责唐僧人妖不辨，敌友混淆，故责之不嫌其苛。殊不知唐僧只一愚氓耳！当受白骨精欺骗时，颠倒黑白固如斯之甚，但既经醒悟，仍能分清是非，思念悟空无已，主席以之为"愚氓犹可训"者此也。吾辈资产阶级知识分子，由于思想未能彻底改造，往往于大是大非之前，敌耶友耶，了不能识，终为鬼蜮之所惑而成灾，以致终身莫赎者有之。然则，吾人当以善于悔悟之唐僧为前车之鉴，认真改造思想，树立无产阶级世界观，一切问题，均能以阶级斗争为之分析，庶可免于鬼蜮之成灾，而为可训之僧乎！

一九六五年十一月十五日

杜 甫

（写作时间不详）

杜甫是人民歌手，是伟大的爱国诗人，他的诗反映了时代的特征，除了深寓着富有社会意义的思想主题以外，还有精美的艺术表现流溢着充沛的情感。所以有人称他的诗为诗史。有人说杜甫既无陶渊明的腐气，还同鲁迅一样，憎恶本阶级的感情极重（愿分竹实及蝼蚁，尽使鸥枭相怒号。——杜甫《朱凤行》），都有一些道理，惜乎我非诗人，不懂诗，不能做出恰当的品评。

草堂情况，我亦不熟习，无法介绍，白屋诗云："生前茅屋秋风破，死后祠堂野草森。"现在焕然一新，是成都唯一的胜地。

不过，我有两点感想：第一是杜甫的患病，第二是杜甫的死亡。

1. 疟疾 "疟疠三秋孰可忍，寒热百日相交战。"（《病后遇王倚饮赠歌》）

"三年犹疟疾，一鬼不销亡；隔日搜脂髓，增寒抱雪霜。"（《寄彭州高三十五使君》）

前诗作于开元天宝间，时留长安；后诗作于乾元中，时客秦州，中隔十多年，而疟疾未尝稍愈。

"疟病餐巴水，疮痍老蜀都。"（《哭台州郑司户苏少监》）诗作于成都，时为府德，距乾元又是十许年，疟犹未愈，又兼腹泻。

"省郎忧病士，书信有柴胡；饮子频通汗，怀君想报珠；亲知天畔少，药味峡中无。"（《寄韦有夏郎中》）

"峡中一卧病，疟疠终冬春。"（《寄薛三郎中》）

时居夔州，约在大历中。凡乎他一生都在害温疟。

2. 肺病 长安进《西岳赋》表云："臣常有肺气之疾。"时年四十三岁。又常言"少小多病"，或即指肺气而言。

"衰年肺病惟高枕，绝塞愁时早闭门。"（《返照》）

"即今倏忽已五十，坐卧只多少行立。"（《百忧集行》）

"江涛万古峡，肺气久衰翁。"（《秋峡》）

"艰难苦恨繁霜鬓，潦倒新停浊酒杯。"（《登高》）这是因肺气而戒酒。

"束比青刍色，圆齐玉箸头。衰年关膈冷，味暖并无忧。"（《秋日阮隐居致薤三十束》）薤白能治喘息、咳唾、胸背痛也。

3. 消渴 杜甫患消渴，约在广德中归成都草堂。"消中只自惜，晚起索谁亲。"（《赠王二十四侍御契四十韵》）晚起即由尿多。

"栖泊云安县，消中内相毒。旧疾廿载来，衰年得无足。"（《客堂》）是其去云安时，消渴仍剧。"我虽消渴甚，敢忘帝力勤。"（《别蔡十四著作》）"我多长卿病，日夕思朝廷；肺枯渴太甚，漂泊公孙城。"（《同元使君舂陵行》）以上皆居云安作。

"病渴身何去？春生力更无。"（《过南岳入洞庭湖》）约为其病死之前一年。

杜甫的消渴，曾用针灸治疗。"消中日伏枕，卧久尘及履。……针灸阻朋曹，糠籺对童孺。"（《雨》）此在夔府作。

4. 历节风 "年侵腰脚衰，未便阴崖秋。"（《寄赞上人》）为此病之渐，时客秦州，年四十八岁。"老妻忧坐痹，幼女问头风；平地专攲倒，分曹失异同；礼甘衰力就，义忝上官通。"（《遣闷奉呈严公二十韵》）时归成归，年五十三。"卧愁病脚废，徐步视小园。"（《客居》）"将衰骨尽痛，被褐味空频。"（《热三首》）

曾服苍耳治疗，"卷耳况疗风，童儿且时摘。"（《驱竖子摘苍耳》）并日晒太阳。"凛冽倦玄冬，负暄嗜飞阁；羲和流德泽，颛顼愧倚薄；毛发具自和，肌肤潜沃若；太阳信深仁，衰气欻有托；欹倾烦注眼，容易收病脚。"（《西阁曝日》）"此身飘泊苦西东，右臂偏枯耳半聋。"（《清明》）时已出峡居湖南也。

5. 五官病 "岂知牙齿落，名站荐贤中。"（《春日江村五首》）"男儿生无所成头皓白，牙齿欲落真可惜。"（《莫相疑行》）两诗皆成都草堂作，时年五十四。

"君不见夔子之国杜陵翁，牙齿半落左耳聋。"（《复阴》）时居夔州，五十六岁。

"眼复几时暗，耳从前月聋。"（《耳聋》）"亦知行不逮，苦恨耳多聋。"（《独坐二首》）均在夔州，时年五十七。

"鲁钝仍多病，逢迎远复迷；耳聋须画字，发短不胜篦。"（《水宿遣兴奉呈群公》）移耳江陵作，仍年五七。

6. 杜甫之死 其绝笔诗为《风疾舟中伏枕书怀三十六韵奉呈湖南亲友》："轩辕休制律，虞舜罢弹琴；尚错雄鸣管，犹伤半死心。"（龙门之桐，高百尺而无枝，其根半死半生。见七发，盖谓半死之桐，终觉乖戾失和，乃借

琴以喻己。并言轩律虞琴，本以调八风而应董风者，乃今此之风，足以致疾，必有其管错心伤虚也）

"转蓬忧悄悄，行药病涔涔；瘵天追潘岳，持危觅邓林；蹉跎翻学步，感激在知音。"（《风疾舟中伏枕书怀三十六韵奉呈湖南亲友》）持危谓病行须杖，邓林用夸父追日渴死化为邓林的故事。涔涔汗出，正是历节风证状之一。

"葛洪尸定解，许靖力还任；家事丹砂诀，无成涕作霖。"（《风疾舟中伏枕书怀三十六韵奉呈湖南亲友》）

杜甫既穷且病，生不逢时，空怀"致君尧舜上，再使风俗淳"（《奉赠韦左丞丈二十二韵》）、"安得广厦千万间，大庇天下寒士俱欢颜，风雨不动安如山"（《茅屋为秋风所破歌》）的抱负。

评《宋词》

1982 年 10 月 6 日

前人讲宋词，往往划分为"北宋词"和"南宋词"两个部分，也有的把宋词分作"婉约"和"豪放"两个派别。近些年来又有人把宋词的演变和发展分作六个阶段。周笃文同志对于宋词的研究，基本上参考了这些意见，但并不囿于一说，而有所创新。他认为词毕竟是上层建筑文学形式之一，它的产生和发展，是和一定的经济、社会条件相联系的，只有结合当时的历史环境进行分析，才能认识清楚。毫无疑义，作者这一观点是正确的。

作者认为：北宋至宣和末期，社会比较安定，故在初期，紧接五代令词发展之后，而小令盛行。稍后，由于广泛吸取了民间的新声，又以柳永的慢词见著。到了苏黄突起，词风则一变而为豪放。横逸之极，又渐趋向谨严，强调格律的典范化。时当末季，国势不振，如李清照的真挚清新，慷慨悲凉之曲，又为人所乐道。南渡以后，宋王朝慑于强敌，反映在词坛里，则爱国激情的高涨，辛弃疾是这一派的主将。及宋金渐趋于妥协，生活上得到暂时的宁静，以姜夔为代表的格律派雅词又乘势兴起。迨至南宋末期，蒙古铁骑压境，腐败的朝廷，无力抵御，这个时候，低回掩抑和激昂悲壮的情感在词中均有所反映，前者如周密、王沂孙、张炎；后者如文天祥、汪元量、刘辰翁等。这样历史地看问题，是符合历史唯物主义的思想方法的。因此，我认为《宋词》是写得很成功的，是一本较好文学知识书。